全国医学院校高职高专规划教材
供临床医学、护理类及相关专业用

人体解剖学与组织胚胎学
第 2 版

主　编　郭　兴　王喜梅　胡祥上
副主编　王岐本　黄　铠　刘文国　潘永天
编　者（按姓名汉语拼音排序）

曹妍群（邵阳学院）
郭　兴（邵阳学院）
贺　旭（益阳医学高等专科学校）
胡祥上（湖南医药学院）
黄　俊（邵阳学院）
黄　铠（邵阳学院）
蒋　洁（湖南医药学院）
李美秀立（邵阳学院）
刘文国（佛山科学技术学院）
陆曲折（邵阳学院）
潘永天（黔东南民族职业技术学院）
谯　兴（贵阳护理职业学院）
邱　铄（山东英才学院医学院）
宋应平（河西学院）
王岐本（湘南学院）
王喜梅（湖南医药学院）
王友良（湖南环境生物职业技术学院）
吴　斌（邵阳学院）
杨　明（黔东南民族职业技术学院）
易志勇（邵阳学院）
赵　爽（邵阳学院）
郑　欣（黔东南民族职业技术学院）

秘　书　李美秀立

北京大学医学出版社

RENTI JIEPOUXUE YU ZUZHI PEITAIXUE

图书在版编目（CIP）数据

人体解剖学与组织胚胎学 / 郭兴，王喜梅，胡祥上主编 . — 2 版 .
—北京：北京大学医学出版社，2016.7（2020.6 重印）
全国医学院校高职高专规划教材
ISBN 978-7-5659-1410-2

Ⅰ . ①人… Ⅱ . ①郭… ②王… ③胡… Ⅲ . ①人体解剖学
—高等职业教育—教材②人体组织学—人体胚胎学—高等职业
教育—教材 Ⅳ . ① R32

中国版本图书馆 CIP 数据核字 (2016) 第 129224 号

人体解剖学与组织胚胎学（第 2 版）

主　　编：	郭　兴　王喜梅　胡祥上
出版发行：	北京大学医学出版社
地　　址：	（100191）北京市海淀区学院路 38 号　北京大学医学部院内
电　　话：	发行部 010-82802230；图书邮购 010-82802495
网　　址：	http://www.pumpress.com.cn
E - mail：	booksale@bjmu.edu.cn
印　　刷：	北京金康利印刷有限公司
经　　销：	新华书店
责任编辑：	赵　欣　王孟通　　责任校对：金彤文　　责任印制：李　啸
开　　本：	850 mm×1168 mm　1/16　印张：23.75　字数：677 千字
版　　次：	2011 年 7 月第 1 版　2016 年 7 月第 2 版　2020 年 6 月第 6 次印刷
书　　号：	ISBN 978-7-5659-1410-2
定　　价：	78.00 元

版权所有，违者必究

（凡属质量问题请与本社发行部联系退换）

全国医学院校高职高专规划教材编审委员会

主 任 委 员 王德炳
学 术 顾 问 程伯基
副主任委员 马晓健　邓　瑞　匡奕珍　李金成　陈文祥
　　　　　　　唐　平　秦海洸　袁　宁
秘 书 长 陆银道　王凤廷
委　　　员（按姓名汉语拼音排序）

鲍缇夕　曹玉青　陈涤民　陈小红　陈小菊
邓开玉　段于峰　付林海　耿　磊　桂　芳
郭　兴　郝晓鸣　何辉红　贺志明　侯志英
胡祥上　黄雪霜　黄泽智　简亚平　江兴林
姜海鸥　蒋乐龙　金立军　雷芬芳　李　兵
李　青　李杰红　林新容　刘翠兰　刘美萍
柳　洁　吕　冬　栾建国　马尚林　马松涛
马新华　孟共林　聂景蓉　裴巧霞　彭　湃
彭艾莉　蒲泉州　饶利兵　申小青　舒安利
谭安雄　唐布敏　陶　莉　田小英　田玉梅
汪小玉　王化修　王嗣雷　王喜梅　王小莲
王玉明　魏明凯　邬贤斌　吴和平　吴水盛
谢日华　熊正南　徐友英　徐袁明　许健瑞
阎希青　阳　晓　姚本丽　义家运　易礼兰
应　萍　曾琦斐　张　申　张丽霞　张荔茗

序

医药卫生类高职高专教育是我国医学教育体系的重要组成部分，随着国家对医药卫生体制改革的逐步推进，社会对基层卫生服务人才的需求与日俱增，对新时期高职高专医学人才培养及教材建设提出了更高要求。北京大学医学出版社于2011年组织全国高职高专院校教师编写出版了本套高职高专教材，由于教材的内容精炼、案例经典、符合临床、实用性强，受到众多高职高专院校师生的好评。

高职高专医学教材应服务于人才培养目标，基于高职高专学生的认知特点，以学生为中心、以就业为导向、以职业技能和岗位胜任力培养为根本，与课程、临床岗位和行业需求对接，促进产教融合。为推进教材建设、更好地服务于人才培养目标、将本套教材锤炼为精品之作，北京大学医学出版社对参与这套教材编写与使用的院校进行了深入调研，于2014年下半年正式启动了本套教材的修订再版工作，首先召开了教材编审委员会议，统一了教材修订再版的总体精神，重新审定再版教材目录、对个别主编进行了调整，然后召开了全体主编人会议。本轮教材修订加大了"双师型"和临床实践一线作者的比例，更加紧密地结合国家临床执业助理医师、全国护士执业资格考试大纲，理论、知识强调"必需、够用"；精选案例以促进案例教学；专业课教材的学习目标按布卢姆教育目标分类编写，突出了职业技能和岗位胜任力培养。力求以学生为中心，引导自主学习，渗透职业教育理念。总之，本轮教材在延续上版优点的基础上，体例更加规范，版式更加精美，质量明显提升，适用性更强。

在本次修订再版工作中，各参编院校给予了高度重视和大力支持，众多参编教师投入了极大的热情和精力，在主编带领下克服困难，以严肃、认真、负责的态度出色地完成了编写任务，在此一并致以衷心的感谢！"知行合一、行胜于言"一定程度上体现了职业教育理念，相信在北京大学医学出版社精心组织、编审委员会顶层设计和全体作者对教材的精雕细琢下，这套教材一定能与时俱进、日臻完善，满足新时期高职高专医学人才培养的需求，在教学实践中经受住检验，在教材建设"百花齐放、百家争鸣"的局面中脱颖而出，成为好学、好教、好用的精品教材。

前言

在新一轮医药卫生体制改革逐步推进的大背景下，为进一步配合医药卫生类高职高专教育事业的发展，加强新时期高质量的高职高专教材建设，北京大学医学出版社启动了全国医学院校高职高专规划教材第二轮修订。本教材是在徐凤生、艾晓清、王喜梅主编的《人体解剖学与组织胚胎学》的基础上编写的。

本教材的修订，第一次全书采用彩色插图与实物标本图相结合，整书彩图近 500 幅。插图线条细腻清晰，色彩丰富美观，有很强的科学性和可视性。为了更好地适应教学改革，并增强教材的实用性，本教材在原有教材内容的基础上进行了认真的修改。强化案例教学，以引导学生思维；与临床、护理实践紧密结合，促进学生自主学习。新增部分知识链接，涉及相关领域的历史渊源、研究热点、最新成果和学科前沿、理论联系临床等内容，以拓宽学生的知识面，帮助学生更广泛、深入地了解相关知识，激发学生的学习兴趣。丰富了自测试题，题型根据章节内容特点设定，与最新的国家执业助理医师、护士执业资格考试一致。本教材基于高职学生的认知特点，以学生为中心，以就业为导向，以职业技能和岗位胜任力培养为根本，言简意赅、图文并茂，尽量与课程、临床岗位需求对接，促进产教融合。可供四年制本科、高职高专、成人教育专科及专升本等层次的基础医学、预防医学、临床医学、口腔医学、护理学、药学、医学检验技术等专业使用。

本教材的解剖学名词以全国科学技术名词审定委员会公布的《人体解剖学名词》（科学出版社，1992）和《汉英医学大词典》（人民卫生出版社，2000）为准。

在本教材的编写过程中，各院校领导、老师等给予了大力支持和帮助，在此表示诚挚的谢意。虽然编写过程中集思广益，博采众长，但受时间、学识和资讯等方面的限制，书中难免有不当之处，恳请各位读者在使用中提出宝贵的意见，使本教材不断完善。

郭 兴
2015 年 5 月 25 日

目 录

第一章 绪论 1
  一、人体解剖学与组织胚胎学的定义、研究内容及任务 1
  二、人体的组成、分部和体型 2
  三、人体解剖学与组织胚胎学的常用术语 ... 3
  四、人体解剖学与组织胚胎学的常用研究技术和方法 5
  五、学习人体解剖学与组织胚胎学的观点和方法 5

第二章 基本组织 8
  第一节 上皮组织 8
    一、被覆上皮 8
    二、腺上皮与腺 12
  第二节 结缔组织 15
    一、疏松结缔组织 15
    二、致密结缔组织 18
    三、脂肪组织 18
    四、网状组织 19
    五、软骨 19
    六、骨 20
    七、血液与血细胞的发生 23
  第三节 肌组织 28
    一、骨骼肌 28
    二、心肌 30
    三、平滑肌 31
  第四节 神经组织 32
    一、神经元 32
    二、突触 34
    三、神经胶质细胞 35
    四、神经纤维和神经 36
    五、神经末梢 37

第三章 运动系统 43
  第一节 概述 44
    一、骨的分类 44
    二、骨的构造 44
    三、骨的化学成分和物理特性 45
    四、骨连结 46
    五、肌 47
  第二节 躯干骨及其连结 50
    一、椎骨 51
    二、肋 55
    三、胸骨 55
    四、胸廓 56
  第三节 附肢骨及其连结 57
    一、上肢骨及其连结 57
    二、下肢骨及其连结 62
  第四节 颅骨及其连结 69
    一、颅骨 69
    二、颅骨的连结 76
  第五节 肌 77
    一、头颈肌 78
    二、躯干肌 80
    三、四肢肌 87
    四、常用肌性标志 95

第四章 消化系统 100
  第一节 概述 100
    一、胸部的标志线 101
    二、腹部的标志线和分区 101
  第二节 消化管 102
    一、消化管的一般结构 102
    二、口腔 103
    三、咽 106

四、食管 107
　　五、胃 108
　　六、小肠 110
　　七、大肠 113
　第三节　消化腺 115
　　一、肝 115
　　二、肝外胆道 117
　　三、胰 118

第五章　呼吸系统 121
　第一节　呼吸道 122
　　一、鼻 122
　　二、咽 125
　　三、喉 125
　　四、气管与主支气管 127
　第二节　肺 129
　　一、肺的位置与形态 129
　　二、肺内支气管和支气管肺段 ...130
　　三、肺的微细结构 131
　第三节　胸膜 134
　　一、胸腔、胸膜与胸膜腔的概念 ...134
　　二、胸膜的分部及胸膜隐窝 135
　　三、胸膜与肺的体表投影 136
　第四节　纵隔 137

第六章　泌尿系统 142
　第一节　肾 143
　　一、肾的形态与位置和毗邻 143
　　二、肾的被膜 144
　　三、肾的解剖结构 145
　　四、肾的血液循环 150
　第二节　输尿管 150
　　一、输尿管的位置与行程 150
　　二、输尿管的分段 151
　　三、输尿管的狭窄 151
　第三节　膀胱 151
　　一、膀胱的形态与结构 151
　　二、膀胱的位置与毗邻 151
　　三、膀胱的组织结构 152

　第四节　尿道 153

第七章　生殖系统 157
　第一节　男性生殖系统 157
　　一、睾丸 157
　　二、生殖管道 162
　　三、附属腺体 163
　　四、外生殖器 164
　第二节　女性生殖系统 168
　　一、卵巢 168
　　二、输卵管 172
　　三、子宫 172
　　四、阴道 176
　　五、外生殖器 176
　附　乳房和会阴 177
　　一、乳房 177
　　二、会阴 178
　第三节　腹膜 179
　　一、概述 179
　　二、腹膜与腹腔、盆腔脏器的关系 ...180
　　三、腹膜形成的结构 180

第八章　脉管系统 187
　第一节　心血管系统 188
　　一、概述 188
　　二、心 190
　　三、动脉 198
　　四、静脉 214
　　五、毛细血管 221
　　六、微循环 223
　第二节　淋巴系统 225
　　一、淋巴管道 226
　　二、淋巴组织 227
　　三、淋巴器官 227
　　四、扁桃体 233
　　五、单核吞噬细胞系统 234

第九章　感觉器官 238
　第一节　视器 239

一、眼球 239
　　二、眼副器 243
　　三、眼的血管 245
　　四、眼的神经 246
　第二节　前庭蜗器 247
　　一、外耳 247
　　二、中耳 248
　　三、内耳 249
　第三节　皮肤 252
　　一、皮肤线 252
　　二、皮肤的构造 252
　　三、皮肤的附属器 253

第十章　神经系统 257
　第一节　概述 258
　　一、神经系统的区分 258
　　二、神经系统的活动方式 258
　　三、神经系统的常用术语 258
　第二节　中枢神经系统 260
　　一、脊髓 260
　　二、脑 263
　第三节　周围神经系统 278
　　一、脊神经 278
　　二、脑神经 290
　　三、内脏神经 299
　第四节　神经系统的传导通路 303
　　一、感觉传导通路 303
　　二、运动传导通路 306
　第五节　脑和脊髓的被膜、血管及
　　　　　脑脊液循环 309
　　一、脑和脊髓的被膜 309
　　二、脑和脊髓的血管 311
　　三、脑脊液及其循环 313
　　四、脑屏障 314

第十一章　内分泌系统 321

　　一、甲状腺 322
　　二、甲状旁腺 324
　　三、肾上腺 325
　　四、垂体 326
　　五、弥散神经内分泌系统 329

第十二章　人体胚胎学总论 332
　第一节　概述 332
　第二节　生殖细胞与受精 332
　　一、生殖细胞的发生与成熟 .. 333
　　二、受精 333
　第三节　卵裂、胚泡形成与植入 ... 335
　　一、卵裂与胚泡形成 335
　　二、植入 336
　第四节　三胚层形成与分化 338
　　一、二胚层胚盘及相关结构的形成 .. 338
　　二、三胚层胚盘及相关结构的形成 .. 339
　　三、三胚层分化 340
　　四、胚体形成 343
　第五节　胎膜和胎盘 344
　　一、胎膜 344
　　二、胎盘 345
　第六节　胎期外形特征和胎龄的推算 347
　　一、胎期外形特征 347
　　二、胎龄的确定 348
　　三、预产期的推算 348
　第七节　双胎、多胎与联胎 348
　　一、双胎 348
　　二、多胎 349
　　三、联胎 349

中英文专业词汇索引 352

参考文献 367

第一章 绪 论

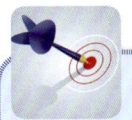

学习目标

掌握
　　人体的组成、分部以及组织、器官、系统的概念。
熟悉
　　人体解剖学与组织胚胎学的定义、分科及其在医学中的地位，人体解剖学姿势、轴、面和方位术语。
了解
　　学习人体解剖学与组织胚胎学的观点和方法。

一、人体解剖学与组织胚胎学的定义、研究内容及任务

（一）定义、研究内容

人体解剖学与组织胚胎学是研究正常人体形态结构及其发生、发展规律的科学。它包括**人体解剖学**（human anatomy）、**组织学**（histology）和**胚胎学**（embryology）3门学科，属生物科学中的形态学范畴。人体解剖学的分类主要有**系统解剖学**（systematic anatomy）和**局部解剖学**（topographic anatomy）。系统解剖学是按人体各功能系统（如运动系统、消化系统、呼吸系统等）来描述正常人体器官形态结构及其相关内容的科学。按人体的某一局部（如头部、颈部等）或某一器官由浅入深描述人体器官的层次结构、位置、毗邻关系的称局部解剖学。系统解剖学和局部解剖学主要通过肉眼观察的方法来描述人体的形态结构，故又称为**大体解剖学**（巨视解剖学）。组织学是解剖学的一个分支，是生命科学的组成部分。组织学包括细胞学、基本组织和器官组织学，是借助光学显微镜或电子显微镜研究人体的微细结构、超微结构甚或分子水平的结构及相关功能关系的一门科学，故也称**显微解剖学**。胚胎学主要是研究人体胚胎发育的形态、结构形成及变化特点或规律，包括生殖细胞发生、受精、卵裂、植入、胚胎发育、胚胎与母体的关系及先天畸形等。医学名词中有三分之一以上来源于人体解剖学与组织胚胎学。人体解剖学与组织胚胎学是医学科学中的一门重要基础课程，是基础医学科学中重要的学科之一。它是医学生的必修课。

> **知识链接**
>
> 在西方，使古罗马医学达到顶峰的是盖伦的研究。他所著的《论解剖规程》是第一部比较完整的解剖学著作。现代解剖学创始人维萨里（AndreasVesaliua，1514—1564）是16世纪比利时的著名医生，他被世人称为"解剖学之父"，并作为医学革新家而被载入史册。年轻的维萨里继承祖业，迈进医学大门后，他亲自进行尸体解剖，并认真细致地观察，开始了系统的人体探索。在实际探索中，他不断发现和纠正了盖伦的错误。在1543年，29岁的维萨里出版了《人体结构》这一划时代的解剖学巨著，书中纠正了盖伦的多处错误，奠定了人体解剖学的基础。

（二）课程教学目的和任务

人体解剖学与组织胚胎学的教学目的是使医学生掌握关于人体形态结构与功能的关系及其发生发展规律的基础理论和基础知识，并得到适当的基本技能训练。人体解剖学教学要求正确描述人体各系统、器官的形态结构、位置、毗邻和配布形式，使医学生能较全面、完整而系统地获得有关人体结构的知识。组织学教学要求正确描述机体细胞、组织和器官的微细结构、必要的超微结构及其相关功能，使医学生获得有关人体微细结构的知识。胚胎学教学要求正确描述出生前的个体发生和发展规律，如生殖细胞发生、受精、植入、胚胎发育、胚胎与母体的关系、先天畸形等，使医学生动态地、连续地和全面地获得有关人体发生、发育的知识。

人体解剖学与组织胚胎学的教学任务是让医学生通过对本课程的学习，理解和掌握人体各细胞、组织、器官正常的形态结构特征、位置、毗邻关系、生长发育变化规律及其相关功能意义，为学习其他基础医学和临床医学课程奠定坚实的形态学基础。只有掌握了人体正常形态结构，才能正确理解人体的生理和病理发展过程，正确判断人体的正常与异常，鉴别生理与病理状态，从而对疾病进行正确的诊断和治疗。

二、人体的组成、分部和体型

（一）组成

人体的基本结构和功能单位是**细胞**（cell）。成人共有 6×10^{13} 个细胞，其基本结构都是由细胞膜、细胞质、细胞核组成。许多形态相似、功能相近的细胞及细胞间质（细胞外基质）按一定方式组成具有一定功能的结构，称为**组织**（tissue）。人体有4种基本组织，即上皮组织、结缔组织、肌肉组织和神经组织。几种不同的组织结合成具有一定形态和功能的结构，称**器官**（organ），如心、肺、肾和胃等。许多器官联合在一起完成一个共同的生理功能，构成**系统**（system）。人体包括执行对机体的运动、保护、支持功能的运动系统；具有消化食物、吸收营养物质和排除食物残渣功能的消化系统；吸入氧气排出二氧化碳，完成气体交换并具有内分泌功能的呼吸系统；生成尿液，排出机体代谢产物（如尿素、尿酸等）的泌尿系统；产生生殖细胞、分泌性激素、执行繁殖后代功能的生殖系统；输送血液和淋巴在体内周而复始流动，主要完成物质运输功能的脉管系统；执行免疫功能，完成自身防御保护的免疫系统；感受机体内、外环境刺激并产生兴奋的感觉器官；调节和控制人体各系统和器官活动协调统一的神经系统；分泌激素，配合神经系统协调全身各系统器官活动的内分泌系统。在神经体液的调节下，彼此协调，相互联系，共同构成一个有机的整体。其中消化、呼吸、泌尿和生殖4个系统的大部分器官位于胸腔、腹腔和盆腔内，并借一定的管道直接或间接与外界相通，又称内脏。

(二)分部

人体按外部形态可分为头、颈、躯干和四肢4部分。头部分颅和面部；颈部分颈和项部；躯干的前面可分为胸和腹，后面可分为背和腰；四肢分为上肢和下肢，上肢又分肩、臂、前臂和手，下肢又可分成臀、股（大腿）、小腿和足。

(三)体型

人体的外形和体内构造虽然基本相同，但由于遗传、营养、职业、社会和体育锻炼等情况各不相同，可导致个体的形态大小、身体高矮不相同，体内器官的形态也有差别，这些特点的综合表现称为**体型**（body type）。人的体型可分为3类：①矮胖型——头大矮粗，四肢较短，腹围大于胸围；②瘦长型——身高体瘦，四肢较长，胸围大于腹围；③适中型——介于前两者之间。了解人体的体型特征，对理解体内器官的形态结构和位置的差异及临床诊断都有一定意义。

人体解剖学与组织胚胎学描述的器官形态结构、位置、大小、血液供应、神经支配等均属统计学的正常范围。人体的某些结构与正常的形态虽不完全相同，但较接近，不影响正常的生理功能，称**变异**（variation）。超出变异范围，统计学上出现率极低，影响正常的生理功能，称**畸形**（anomaly）或**异常**（abnormal）。

三、人体解剖学与组织胚胎学的常用术语

为了能正确地描述人体诸多器官的形态结构和位置，必须有公认的标准术语，以便统一认识，避免误解，为此提出了轴、面、方位、染色反应等名词。这些概念和名词是学习人体解剖学和组织学与胚胎学必须掌握的。

(一)解剖学姿势

解剖学姿势（anatomical position）是进行解剖学描述时使用的标准姿势，其规定为：人体直立，面向前，两眼平视正前方，两上肢垂于躯干两侧，掌心向前，两下肢并拢，足尖向前（图1-1）。

(二)方位术语

按照解剖学姿势规定的表示方位的名词，可以正确地描述人体各部或器官相对位置关系的常用术语有：

1. **上**（superior）和**下**（inferior）是描述位置高低的术语，近头者为上；近足者为下。为了与比较解剖学统一，也可用**颅侧**（cranial）和**尾侧**（caudal）作为对应名词。

2. **前**（anterior）和**后**（posterior）是指距离身体前、后面的相对远近关系而言。近腹面者为前，也称**腹侧**（ventral）；近背面者为后，也称**背侧**（dorsal）。

3. **内侧**（medial）和**外侧**（lateral）以人体的正中面为准，距其近者为内侧，距其远者为外侧。在前臂，内侧和外侧又分别称为**尺侧**（ulnar）和**桡侧**（radial）。在小腿，内侧和外侧分别称为**胫侧**（tibial）和**腓侧**（fibular）。

4. **内**（internal）和**外**（external）用以描述距中空器官内腔的相对距离，距内腔近者为内，距内腔远者为外。

5. **浅**（superficial）和**深**（profundal）以人体的体表表面为准，距其近者为浅，距其远者为深。

6. **近侧**（proximal）和**远侧**（distal）用于描述四肢结构距肢体根部的相对距离，距肢体根部近者为近侧，距肢体根部远者为远侧。

(三)轴和面

为了分析关节的运动，在解剖学姿势下，假设了人体有3种相互垂直的轴，即矢状轴、冠状轴和垂直轴。按照这些轴，还设立了3种相互垂直的面：矢状面、冠状面和水平面（图1-2）。

1. **轴** 主要用于描述关节的运动。

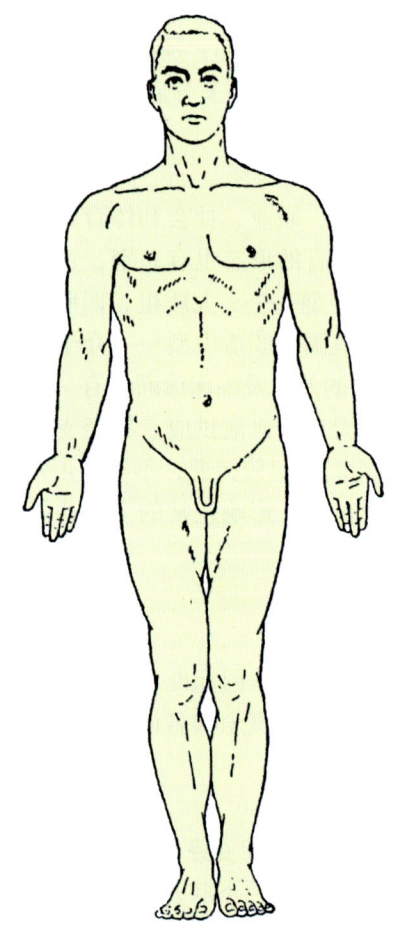

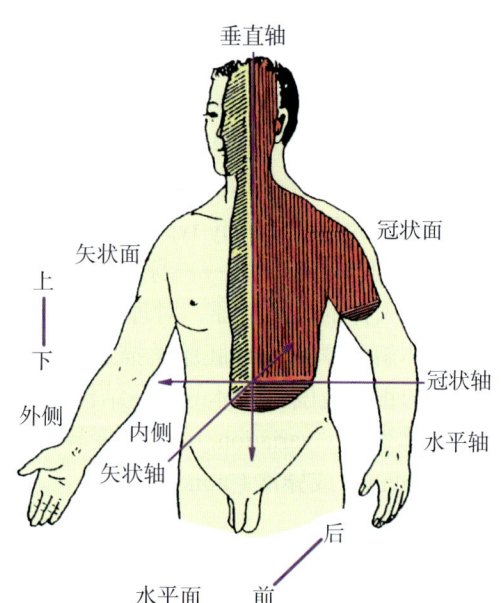

图 1-1 解剖学姿势及方位术语

图 1-2 人体的轴和面示意图

（1）**矢状轴**（sagittal axis）：是以前后方向穿过人体的水平线。
（2）**冠状轴**（coronal axis）：是按左右方向穿过人体的水平线，又称额状轴（frontalaxis）。
（3）**垂直轴**（vertical axis）：是自上而下、垂直于地平面的轴。

2. **面** 人体或任何一局部可在解剖学姿势条件下作互相垂直的3个切面。

（1）**矢状面**（sagittal plane）：是按矢状轴的方向，将人体纵切成左、右两部分的切面。其中将人体分成左、右两等分的切面，称正中矢状面（median sagittal plane）。于该面上可描述器官相互之间的上、下和前、后关系。

（2）**冠状面**（coronal plane）：以左、右方向将人体分成前、后两部分的纵切面，又称额状面（frontalplane）。于该面上可描述器官相互之间的上、下和左、右（内侧、外侧）的关系。

（3）**水平面**（horizontal plane）：与地面平行，将人体分成上、下两部分的切面。该切面因其与人体的长轴垂直，也称**横断面**（transverse plane）。于该面上可描述器官之间前、后和左、右（内侧、外侧）的关系。

以上平面均可描述器官相互之间的深、浅关系。在对器官切面进行描述时，则以器官的长轴为准，与长轴平行的切面称**纵切面**（longitudinal section），与长轴垂直的切面称**横切面**（transverse section）。

四、人体解剖学与组织胚胎学的常用研究技术和方法

（一）光学显微镜技术

光学显微镜（light microscope，LM）简称光镜，是最常用的观察工具。显微镜的放大倍率与其分辨率有关。人眼分辨两点之间最小距离的能力，称为分辨率。人裸眼的分辨率仅为0.2mm。光学显微镜的分辨率为0.2μm，可使物体放大几十倍至1500倍。它以普通光线为光源，借助光镜观察到的细胞组织微细结构，称光镜结构（图1-3）。其组织标本（5~7μm薄片）需经染色和封片制成组织切片，在显微镜下观察。

（二）电子显微镜技术

透射电子显微镜（transmission electron microscope，TEM）简称电镜。电镜以电子束为光源，其分辨率为0.2nm，放大倍率为几千倍至几十万倍。借助电镜观察到的细胞组织微细结构，称超微结构。被观察的组织需制备成50~80nm的超薄切片，用重金属盐进行染色后观察。

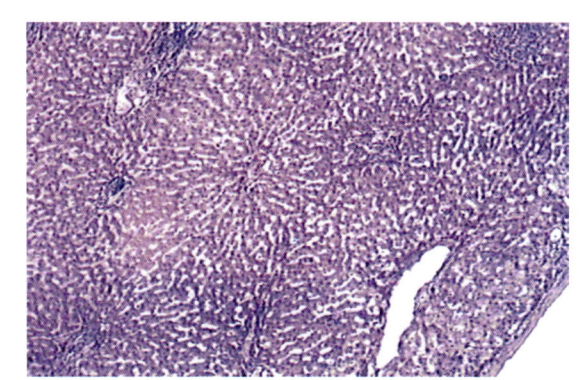

图1-3 猪肝切面光学镜像，HE染色

（三）HE染色

一般细胞组织多无色透明，需进行染色才能在光镜下观察。最常用的是**苏木精**（hematoxylin）和**伊红**（eosin）染色法，简称HE染色（图1-3）。苏木精为碱性染料，可将细胞核染为蓝色。伊红为酸性染料，将细胞质染为红色。组织细胞成分易被碱性染料染上颜色的，称为嗜碱性；易被酸性染料染上颜色的，称为嗜酸性；对两种染料的亲和力均不强，着色很浅，则称为中性。用硝酸银将组织切片有的组织成分（如神经细胞）染成棕黑色或棕黄色，称为嗜银性。用碱性染料（甲苯胺蓝）进行染色时，将肥大细胞内的分泌颗粒染成紫红色，并非染成蓝色，这种呈现出的颜色与染料颜色不同的特性称为异染性。

五、学习人体解剖学与组织胚胎学的观点和方法

学习人体解剖学与组织胚胎学需确立正确的学习目标，掌握科学的学习方法，遵循循序渐进的原则，以下是有关学习人体解剖学与组织胚胎学的基本观点和方法。

（一）进化发展的观点

人类是低等动物经过不同的阶段长期逐渐发展进化而来的，是种系发生的结果。虽然形态结构至今还保留着许多与动物尤其是哺乳类动物相似的特征，但人类在长期生产劳动、语言交流和社会生活过程中，形态结构，特别是脑的发展，已经与动物有了本质的区别，不仅具有与高等动物类似的中枢，还具有人类特有的思维活动和语言中枢。这使人类不仅能适应外界环境的变化，并且能主动认识世界和改造世界，使自然界为人类服务。现代人类仍然在不断发展变化，人体的细胞、组织和器官一直处于不断新陈代谢、分化和发育的动态之中。另外，不同的自然因素、社会生活、劳动条件等均可影响人体的结构与功能的发展。所以人体的形态结构在不同性别之间、不同人种之间、不同地区之间，均有差异。

（二）形态与功能相互联系的观点

人体每个器官都具有特定的形态，不同的形态显示着一定的功能，器官的形态结构是功能的物质基础。如动物的四肢只适应于持重和行走的功能。而人类由于直立行走和生产劳动，上、下肢功能有了明确的分工，形态结构也有着显著的差异，上肢细长、运动灵巧，从事着精细运动，

下肢粗壮、有力，适应于维持人体的直立、负重和行走。有这样的形态结构，必然有这样的功能出现；有这样的功能，必然有这样的形态结构存在。形态结构的改变必然导致功能的变化，功能的改变又反过来影响相应的形态结构变化。加强体育锻炼可使肌肉发达，长期卧床可使肌肉萎缩、骨质疏松。了解形态和功能的相互关系，能更好地理解和掌握人体器官的形态结构特点。

（三）局部与整体统一的观点

人体是由许多器官、系统和许多局部组成的有机体，任何器官、系统、局部都是整体不可分割的一部分，不可能离开整体而独立存在。它们相互影响，彼此协调，如肌肉经常活动可促进心、肺等器官的发育等。但在学习过程中必须注意各器官、系统、局部之间的联系和影响及其在整体中的地位和作用，即必须注意从整体的角度了解局部，通过局部更深入地理解整体。

（四）理论与实践相结合的观点

学习人体解剖学与组织胚胎学的目的是为了更好地了解人体，掌握各器官、系统、局部的形态结构，为学习其他医学基础课和临床课奠定形态学基础。为此在学习过程中，必须重视人体形态结构的基本特征，理论联系实际，结合临床，做到学用结合。

人体解剖学与组织胚胎学是以描述形态结构为主，学习过程中会感到其名词多、描述多，不易记忆，如死记硬背书本，必将感到枯燥乏味。学习时要特别注意书中插图及挂图、模型、标本、组织切片、尸体、活体触摸和观察、多媒体教学，要多看、多问、多动，加深印象，多联系临床，增进理解和记忆。人体解剖学与组织胚胎学名词往往与形态、大小、位置、作用等有关，故必须学会分析、归纳和总结；组织胚胎学的学习中，还要注意立体形态和平面形态的关系，理解其形态结构特征。总之，必须重视实验，把书本理论与实际结合起来，才能学好人体解剖学与组织胚胎学。

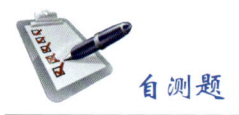

一、名词解释

1. 组织　　　　2. 内脏　　　　3. 解剖学姿势

二、填空题

1. 人体的基本组织分_____、_____、_____、_____4类。
2. 人体从外形上可分_____、_____、_____、_____4部分。
3. 内脏包括_____、_____、_____、_____4个系统的器官。
4. 人体有_____、_____、_____3个相互垂直的轴。

三、选择题

1. 构成人体结构和功能的基本单位是

    A. 组织

    B. 器官

    C. 细胞

    D. 系统

    E. 内脏

2. 以体表为准的方位术语是

    A. 前和后

    B. 上和下

    C. 浅和深

D. 内和外

E. 内侧和外侧

四、问答题

1. 简述人体的组成。人体可分为哪九个系统？
2. 何谓解剖学姿势？在标本或活体上区别常用的方位术语。

（郭　兴）

第二章 基本组织

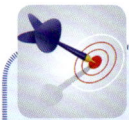

学习目标

掌握
　　上皮组织的结构特点；被覆上皮的分类、分布与结构特点；结缔组织的特点与分类；疏松结缔组织中各种细胞的结构与功能；血液的组成及血细胞的结构、功能与正常值；肌组织的特点与分类；3种肌组织的形态结构与功能；神经元的光、电镜结构与分类；突触的定义、分类与结构特点。

熟悉
　　上皮特殊结构与功能；腺上皮和腺的结构与分类；软骨和骨的结构与分类；神经纤维和神经末梢的结构与分类。

了解
　　中枢神经系统和周围神经系统的胶质细胞的种类、结构与功能；神经末梢的种类、分布和主要功能。

第一节　上皮组织

　　上皮组织（epithelial tissue）简称上皮，主要分布于人体外表、空腔器官内表面、腺体及感觉器官等处，具有保护、吸收、分泌和排泄等功能。上皮组织具有以下结构特点：①细胞多且排列紧密，细胞外基质极少；②上皮细胞有极性，细胞一面朝向体表或有腔器官的腔面，称游离面，与游离面相对的另一面借基膜与深部的结缔组织相连，称基底面；③一般无血管，其营养由深部结缔组织内的毛细血管提供；④有丰富的神经末梢。

一、被覆上皮

　　被覆上皮（covering epithelium）覆盖于人体体表或体内管、腔、囊的内表面，呈膜状。根据细胞排列层数及细胞形态，分为下列类型（表2-1）。

（一）被覆上皮的类型结构分布

　　1. 单层扁平上皮（simple squamous epithelium）　又称单层鳞状上皮，由一层紧密排列的扁平似鱼鳞状的细胞组成。表面观，细胞为多边形，边缘呈锯齿状，相互嵌合（图2-1）；侧面观，细胞呈扁平梭形，胞质很少，含核部分略厚，核椭圆形，位于细胞中央（图2-2）。

　　衬贴在心、血管和淋巴管腔面的单层扁平上皮，称**内皮**（endothelium）。内皮薄且表面光滑，有利于血液、淋巴液的流动及血管内外物质交换。吸烟和酗酒可导致血管内皮受损、血栓形成

表 2-1　被覆上皮的类型和主要分布

上皮类型		主要分布
单层上皮	单层扁平上皮	内皮：心、血管和淋巴管 间皮：胸膜、腹膜和心包膜 其他：肺泡和肾小囊壁层
	单层立方上皮	肾小管、甲状腺滤泡等
	单层柱状上皮	胃、肠、子宫和输卵管等
	假复层纤毛柱状上皮	呼吸道等的腔面
复层上皮	复层扁平上皮	未角化型：口腔、食管和阴道 角化型：皮肤表皮
	变移上皮	肾盏、肾盂、输尿管和膀胱

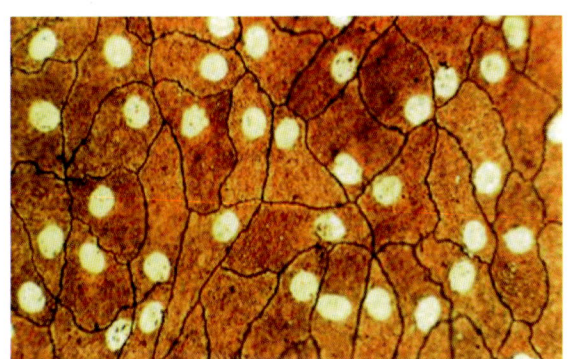

图 2-1　单层扁平上皮（银染）

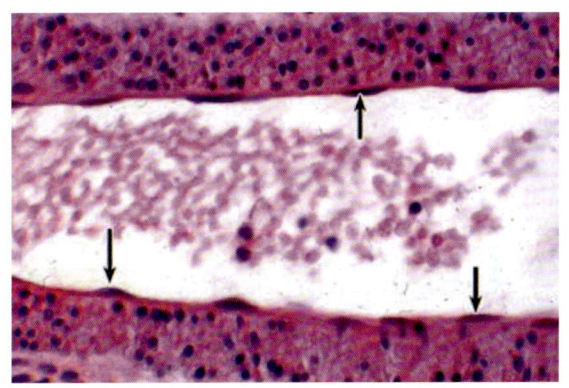

图 2-2　内皮　兔小动脉（纵切）

和栓塞发生，严重时引起组织坏死。被覆在胸膜、腹膜和心包膜表面的单层扁平上皮，称**间皮**（mesothelium）。间皮表面光滑、湿润，可减少脏器运动时的摩擦。间皮具有很强的吸收功能，消化道穿孔、膀胱破裂时，腹膜间皮吸收大量的毒素，可引起严重的全身中毒症状。此外，单层扁平上皮还分布在肺泡和肾小囊壁层等处，分别参与气体交换和尿液生成等。

2. **单层立方上皮**（simple cuboidal epithelium）　由一层排列紧密的矮棱柱状细胞组成。表面观，细胞呈六边形或多边形；侧面观，细胞呈立方形，核圆形，位于细胞中央（图 2-3）。此类上皮主要分布于肾小管、甲状腺滤泡、小叶间胆管等处，具有吸收、分泌、排泄等功能。

3. **单层柱状上皮**（simple columnar epithelium）　由一层排列紧密的高棱柱状细胞组成。表面观，细胞呈六边形或多边形；侧面观，细胞呈柱状，核长椭圆形，多靠近细胞基底部，核长轴多与细胞长轴一致（图 2-4）。此类上皮主要分布于胃、肠、子宫、输卵管、胆囊及肾集合管等处，具有保护、吸收和分泌等功能。肠壁的单层柱状上皮中常夹有单个的**杯状细胞**（goblet cell），形似高脚酒杯，底部狭窄，顶部膨大，质内充满黏原颗粒，是一种单细胞腺，分泌黏液，可润滑和保护上皮。

4. **假复层纤毛柱状上皮**（pseudostratified ciliated columnar epithelium）　由形态不同、高矮不等的细胞构成。表面观，有大量纤毛；侧面观，上皮由梭形细胞、锥形细胞、柱状细胞

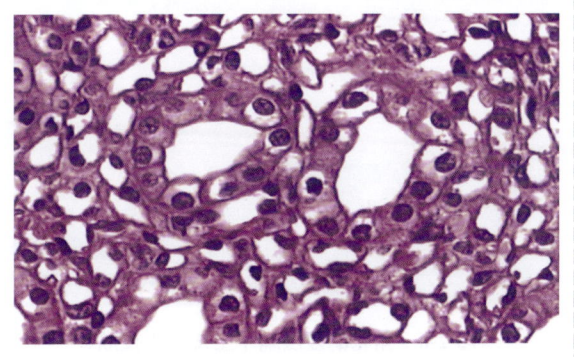

图 2-3　单层立方上皮　肾脏（肾小管）

和杯状细胞组成。侧面观，胞核的位置不在同一平面上，貌似复层，但所有细胞基底部都附着于基膜上，故实为单层（图 2-5）。这种上皮主要分布在呼吸管道的腔面，具有重要的清洁与保护功能。慢性支气管炎时，上皮细胞增生，腺体分泌物增多，但大量纤毛出现倒伏甚至脱落，故患者出现痰液增多但排出困难，严重时可导致窒息。

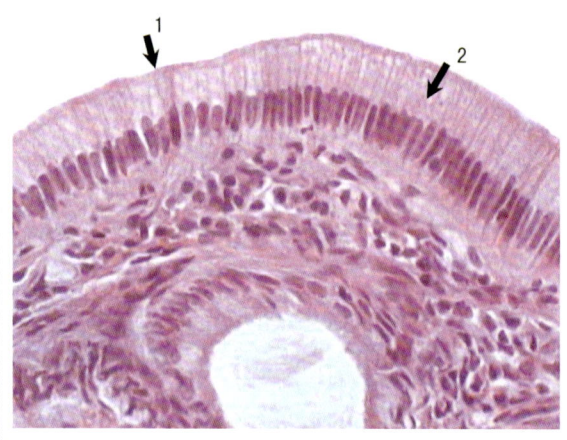

图 2-4　单层柱状上皮　HE 染色
1. 纤毛；2. 细胞

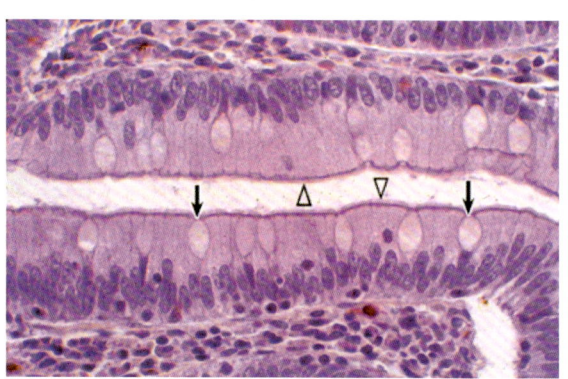

图 2-5　假复层纤毛柱状上皮　狗气管
箭头示杯状细胞，三角形示柱状细胞游离面的纤毛

5. 复层扁平上皮（stratified squamous epithelium）　又称复层鳞状上皮，较厚，由多层细胞组成。侧面观，紧靠基膜的一层为矮柱状细胞，是有分裂增殖能力的干细胞；中间由深至浅为多边形和梭形细胞；表层为数层扁平鳞片状细胞，可不断脱落。分布于体表、手掌和脚掌等处的复层扁平上皮，表层细胞的核与细胞器消失，胞质内充满角蛋白，称为角化的复层扁平上皮（图 2-6）；分布于口腔、食管、阴道等处的复层扁平上皮，浅层细胞有核，胞质中角蛋白较少，称为非角化的复层扁平上皮（图 2-7）。

复层扁平上皮的特点是耐磨擦，具有较强的机械保护作用。此种上皮还具有吸收功能，如长期接触有毒物质可引起机体慢性中毒。

6. 变移上皮（transitional epithelium）　又称移行上皮，由多层细胞组成，主要分布在肾盂、肾盏、输尿管、膀胱等排尿管道的腔面。变移上皮的特点是细胞形状和层次可随器官容积的变化而发生变化。如膀胱空虚时，细胞层数变多，细胞体积变大，上皮变厚，此时表层细胞呈大立

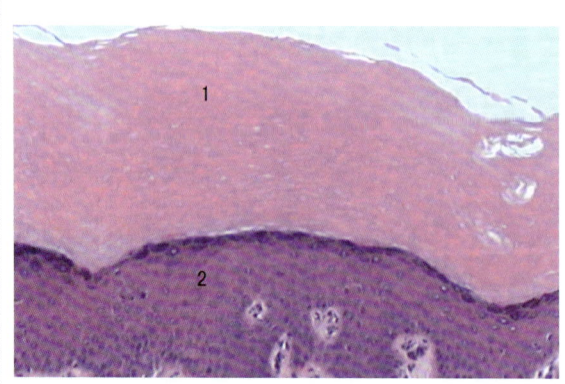

图 2-6　角化的复层扁平上皮　人皮肤
1. 角化层；2. 细胞层

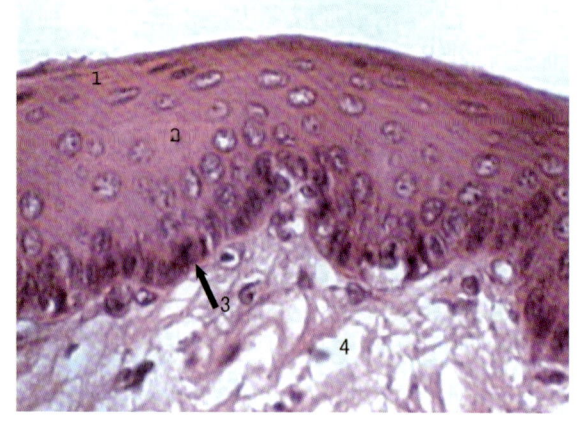

图 2-7　非角化的复层扁平上皮　狗食管
1. 扁平细胞层；2. 多形细胞层；3. 基底层；4. 结缔组织

方形或矩形，称**盖细胞**（tectorial cell）。盖细胞有的有双核，其浅层胞质较浓密，嗜酸性强，具有很强的对抗尿液腐蚀的作用（图 2-8）。膀胱充盈时，细胞变扁，细胞层数减少，上皮变薄。

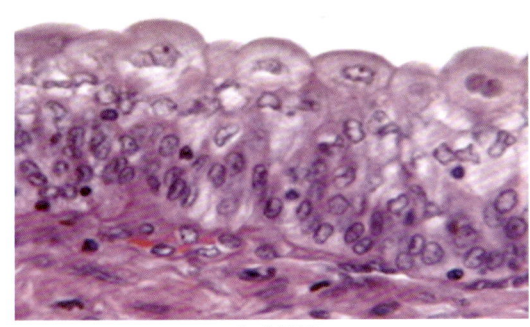
空虚膀胱

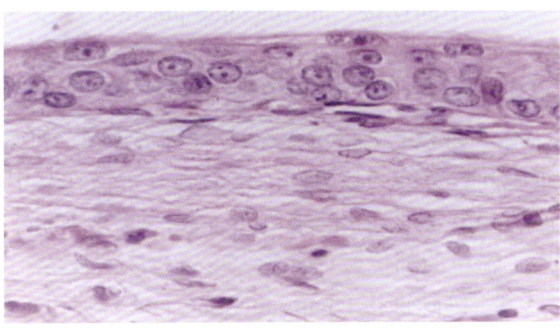
充盈膀胱

图 2-8　变移上皮　狗膀胱（收缩和舒张状态）

（二）上皮细胞的特殊结构

上皮细胞呈极性分布，其两极常处在不同的环境中，为了与其功能相适应，在细胞游离面、侧面和基底面常形成不同的特殊结构。

1. 上皮细胞的游离面

（1）**微绒毛**（microvillus）：是上皮细胞向游离面伸出的细短的指状突起，直径约 100nm，光镜下难辨认。电镜观，微绒毛表面为细胞膜，中轴为细胞质，胞质内含许多纵行的微丝，微丝运动可使微绒毛伸长或缩短。微绒毛的作用是扩大细胞表面积，增强细胞吸收功能。

（2）**纤毛**（cilium）：是上皮细胞向游离面伸出的粗长能摆动的突起，长 5~10μm，直径 300~500nm，光镜下清晰可见。电镜观，纤毛表面为细胞膜，中轴为细胞质，胞质内含纵行排列的微管（图 2-9）。微管能朝一定方向进行节律性摆动。呼吸道上皮表面的纤毛摆动，可将黏附的灰尘、异物、细菌等运送到咽部排出。

2. 上皮细胞的侧面　上皮细胞排列紧密，相邻细胞间常形成各种**细胞连接**（cell junction），常见的有以下 4 种（图 2-10）。

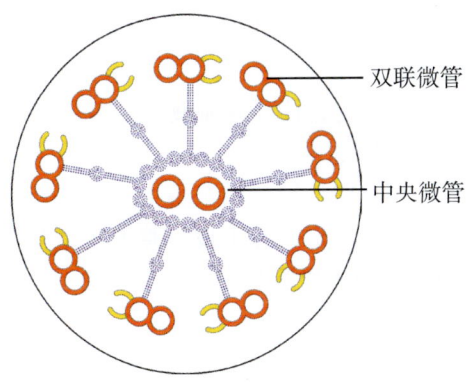

图 2-9　纤毛横切面电镜结构模式图

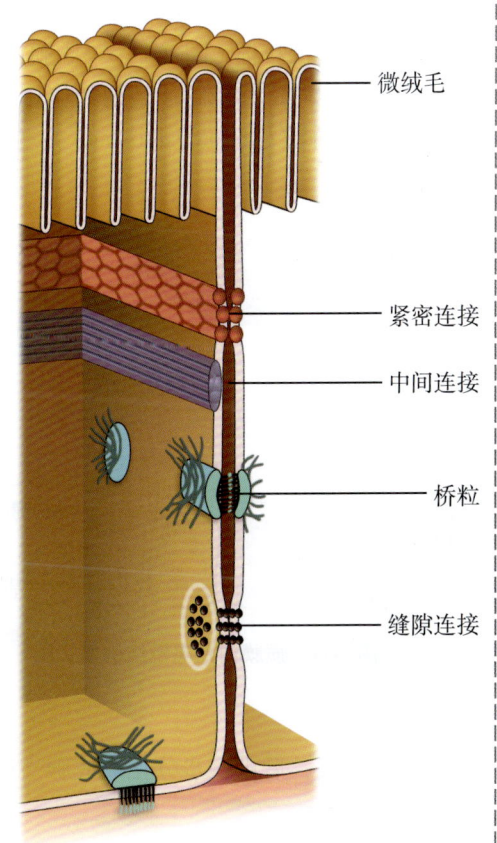

图 2-10　单层柱状上皮特化结构模式图

（1）**紧密连接**（tight junction）：又称闭锁小带，靠近细胞游离面，多呈带状环绕细胞，是相邻上皮细胞侧面细胞膜的外层间断性相互融合形成，连接处细胞间隙消失。紧密连接具有机械性的连接和屏障作用，可防止大分子物质进入上皮深部的结缔组织和阻止组织液从上皮溢出。

（2）**中间连接**（intermediate junction）：又称黏着小带，位于紧密连接的下方，是相邻细胞间的一狭小间隙，间隙内充满丝状物。该处两侧胞膜的胞质面附有致密物和细丝，具有加强细胞黏着和传递细胞间收缩力等作用。

（3）**桥粒**（desmosome）：又称黏着斑，是最常见的连接方式，位于中间连接的深部，是相邻细胞间较宽的间隙，间隙内充满丝状物，其中央有一条纵行的致密中间线，由细丝交织而成，与间隙相应处细胞膜的胞质面有致密物构成的附着斑。桥粒有很强的细胞连接作用，多见于易受摩擦、牵拉的部位，如食管上皮、皮肤表皮等。

（4）**缝隙连接**（gap junction）：又称通讯连接，位于桥粒深部，该处相邻细胞的细胞膜呈间断融合形成许多直径2nm的规则小管，某些小分子物质和离子可以通过小管进行交换，具有传递化学信息和电冲动的作用。

上述两种或两种以上的细胞连接排列在一起时，称为连接复合体（junction complex）。典型的连接复合体见于胃、肠柱状上皮细胞顶部的侧面。此外，连接复合体也存在于结缔组织、肌肉组织和神经组织中。

3. 上皮细胞的基底面

（1）**基膜**（basement membrane）：位于上皮基底面与结缔组织之间的一层薄膜，又称基底膜，主要成分是糖蛋白。电镜观，基膜由基板和网板组成。基板靠近上皮细胞，是上皮细胞产生的致密均质状物质；网板位于基板深面，由结缔组织中成纤维细胞产生的网状纤维和基质组成。基膜对上皮细胞具有连接、支持和固着作用，并且是一种半透膜，具有选择性通透作用。

（2）**质膜内褶**（plasma membrane infolding）：由上皮细胞基底面的细胞膜向胞质内凹陷形成，其附近有大量线粒体（图2-11）。质膜内褶常见于肾小管上皮细胞的基底面，具有增加细胞表面积，增强细胞对水和电解质转运的作用。线粒体为此过程提供能量。

（3）**半桥粒**（hemidesmosome）：位于某些上皮细胞基底面与基膜之间的上皮一侧，具有桥粒的一半结构。其主要作用是将上皮细胞固着在基膜上。

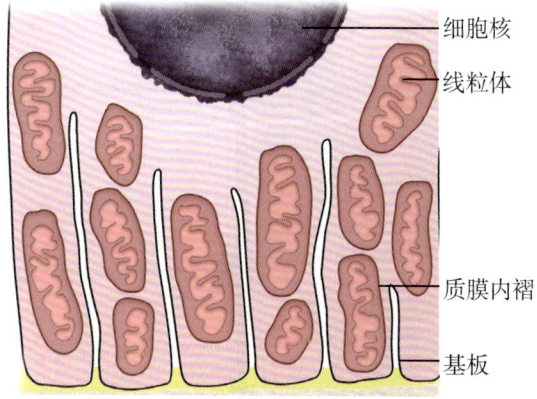

图2-11 质膜内褶电镜结构模式图

二、腺上皮与腺

机体内以分泌功能为主的上皮称**腺上皮**（glandular epithelium），以腺上皮为主构成的器官称**腺**（gland）。腺分为**外分泌腺**（exocrine gland）和**内分泌腺**（endocrine gland）。外分泌腺的分泌物经导管排泌到体表或器官管腔内；内分泌腺无导管，腺细胞周围有丰富的毛细血管，其分泌物直接释入血液。

（一）腺的发生

胚胎时期，原始的被覆上皮向深层结缔组织增生、迁移形成腺上皮。腺上皮最初是实心的上皮细胞索，后进一步分化形成腺。腺在发生过程中，如形成导管与表面的上皮联系，这种腺称为外分泌腺,也称有管腺,如汗腺、唾液腺和胰腺等。如上皮细胞索逐渐与表面的上皮脱离,不形成导管,其间有丰富的毛细血管或淋巴管,这种腺则称为内分泌腺,也称无管腺,如甲状腺、甲状旁腺、肾上腺等。

(二)外分泌腺的一般结构

外分泌腺包括单细胞腺和多细胞腺两种。

1. 单细胞腺(unicellular gland) 如杯状细胞。

2. 多细胞腺(multicellular gland) 由表面的结缔组织被膜与深层的实质和间质构成,腺实质分导管部和分泌部。

(1)分泌部:又称**腺泡**(acinus),一般由单层细胞围成,中央有腺泡腔。根据腺细胞分泌物的性质,又可将腺细胞分为浆液性腺细胞和黏液性腺细胞两种。如腺泡由纯浆液性细胞构成,则为浆液性腺泡,分泌浆液,含酶多。如腺泡由纯黏液性腺细胞构成,则为黏液性腺泡,分泌黏液。如腺泡由浆液性腺细胞和黏液性腺细胞共同构成,则为混合性腺泡,既分泌浆液又分泌黏液(图 2-12,图 2-13,图 2-14)。

(2)导管:导管与分泌部直接通连,由单层或复层上皮构成,具有输送分泌物的功能。根据腺导管有无分支及腺泡形态,可将多细胞腺分为单管状腺、复管状腺、复泡状腺和复管泡状腺等。

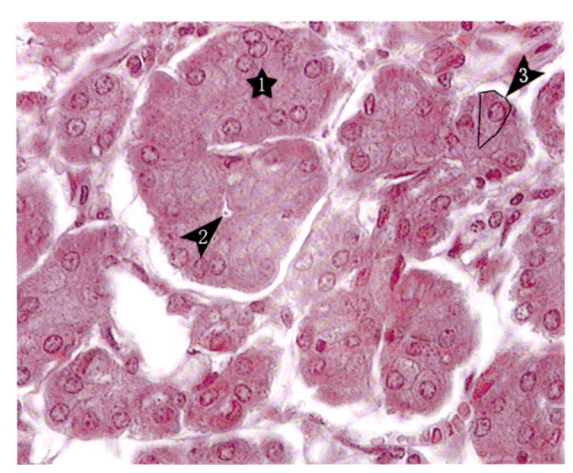

图 2-12 浆液性腺泡 狗腮腺
HE 染色 ×400
1. 浆液性腺泡;2. 腺泡腔;3. 浆液性腺细胞

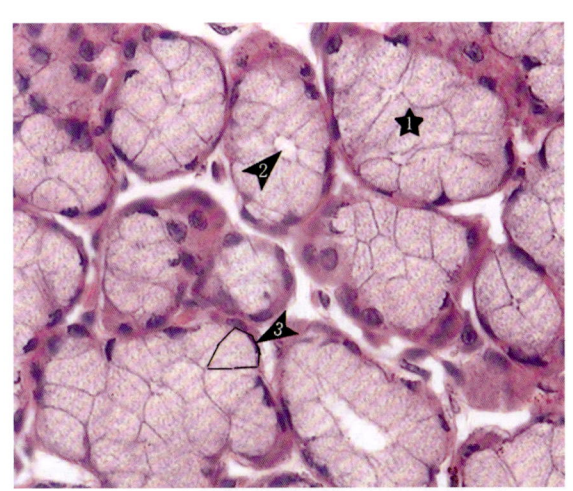

图 2-13 黏液性腺泡 狗下颌下腺
HE 染色 ×400
1. 黏液性腺泡;2. 腺泡腔;3. 黏液性腺细胞

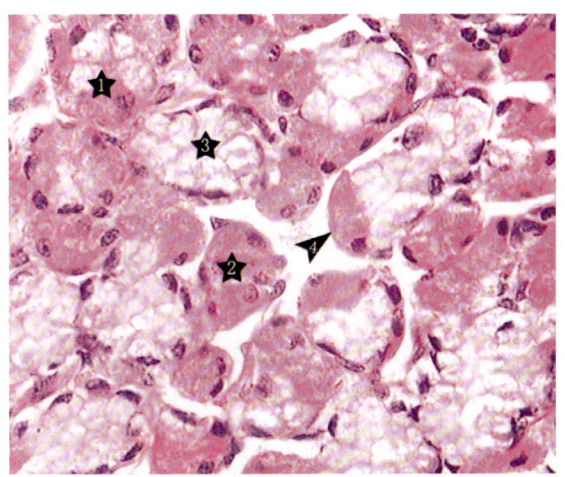

图 2-14 混合性腺泡 狗下颌下腺
HE 染色 ×400
1. 混合性腺泡;2. 浆液性腺泡;3. 黏液性腺泡;
4. 半月

知识链接

2012年《Nature》杂志发表的两篇有关上皮组织细胞数量控制的文章指出，维持上皮组织细胞平衡的机制可能与癌症有关。上皮在高度紧张的地方会将活细胞而不是正在死亡的细胞挤出去。而被挤出去的细胞则会因为存活因子的失去而死亡。因此，"挤出"可能提供了一个肿瘤的抵制机制，该机制可能被用来消除过剩的细胞。然而，在具有高水平的存活信号通道的癌症中，"挤出"可能会促进肿瘤细胞入侵。

自测题

一、名词解释

1. 内皮　　3. 腺上皮
2. 间皮　　4. 连接复合体

二、填空题

1. 上皮细胞呈极性分布，朝向腔面或体表的一面，称＿＿＿＿面，朝向基膜的一面，称＿＿＿＿面。
2. 假复层纤毛柱状上皮由＿＿＿＿、＿＿＿＿、＿＿＿＿和＿＿＿＿四种细胞构成。＿＿＿＿和＿＿＿＿细胞顶部到达腔面。＿＿＿＿细胞顶部有纤毛。
3. 分布在膀胱内表面的上皮为＿＿＿＿上皮，该上皮细胞的＿＿＿＿和＿＿＿＿随器官的充盈与排空而变化，该上皮表层细胞称＿＿＿＿细胞。
4. 心的内表面为＿＿＿＿上皮，而外表面为＿＿＿＿上皮。
5. 上皮细胞游离面有＿＿＿＿和＿＿＿＿两种特殊结构，其中＿＿＿＿可增加细胞表面积，＿＿＿＿可摆动。

三、选择题

1. 下列哪一项**不是**上皮组织的特点
   A. 上皮细胞多，细胞间质少
   B. 上皮细胞有极性
   C. 分布于体表和有腔器官腔面
   D. 上皮组织内神经末稍丰富
   E. 上皮组织内毛细血管丰富

2. 分布于胸膜、腹膜和心包膜表面的是
   A. 内皮
   B. 间皮
   C. 单层立方上皮
   D. 单层柱状上皮
   E. 假复层纤毛柱状上皮

3. 复层扁平上皮的结构特点**不包括**
   A. 由多层细胞组成
   B. 表层细胞呈扁平形
   C. 中间层细胞呈多边形
   D. 基底层细胞呈高柱状
   E. 基底层细胞有活跃的分裂增殖能力

4. 纤毛的结构特点是内含
   A. 微管
   B. 微丝
   C. 微体
   D. 微管和微体
   E. 微管和微丝

5. 上皮细胞侧面**不存在**哪种细胞连接
   A. 桥粒
   B. 紧密连接
   C. 半桥粒
   D. 中间连接
   E. 缝隙连接

6. 关于腺上皮的描述，哪项正确
   A. 构成腺体的上皮细胞
   B. 主要行使分泌功能的上皮
   C. 具有分泌功能的上皮
   D. 凡能排出物质的上皮细胞
   E. 以腺上皮为主要成分构成腺，腺由导管和腺泡构成

四、问答题：

1. 试述上皮组织的结构特点。
2. 简述被覆上皮的分类、各类被覆上皮的结构特点与分布。

（王喜梅）

第二节　结缔组织

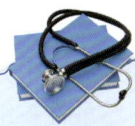

案例 2-1

男性，55岁。3个月来乏力，面色苍白，体重下降6kg。既往体健。化验 Hb 60g/L，RBC 3.0×10^{12}/L，WBC 8.2×10^{9}/L，外周血涂片见红细胞中心淡染区扩大。

问题与思考：
1. 上述患者最可能的诊断是什么？
2. 诊断的依据是什么？
3. 为明确病因，首选的检查是什么？

结缔组织（connective tissue）是大部分脊椎动物的基本组织之一，出现迟于上皮组织。均起源于胚胎时期的中胚层的间充质，由细胞和细胞间质组成。与上皮组织相比较，在结缔组织中，细胞间质多，形态多样，有液态、固态及细丝状的纤维，细胞数量较少，但细胞种类多，细胞呈无极性状态分散存于细胞间质中。广义的结缔组织，根据结构及功能特点，可分为柔软的固有结缔组织，包括疏松结缔组织、致密结缔组织、网状组织及脂肪组织；固态的结缔组织，包括软骨组织与骨组织；液态的结缔组织，即血液及淋巴液，一般所说的结缔组织仅指固有结缔组织而言。结缔组织在机体中存在广泛，主要起支持、连接、营养、修复、防御、保护等作用。

一、疏松结缔组织

疏松结缔组织（loose connective tissue）又称**蜂窝组织**（areolar tissue），由多种形态的细胞和大量的细胞间质构成，广泛存在于机体的细胞间、组织间及器官间，具有支持、连接、保护、修复、营养及防御等功能（图2-15）。

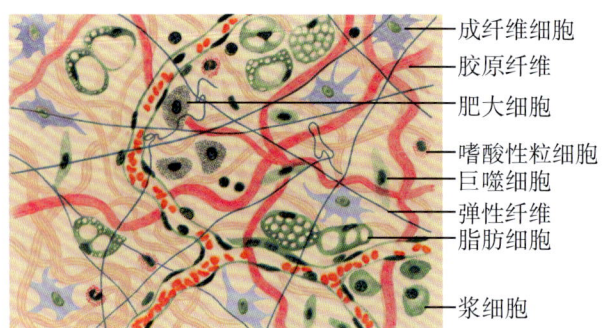

图 2-15　疏松结缔组织模式图

（一）细胞

疏松结缔组织中有多种不同形态及功能的细胞，分散存在于结缔组织基质中。

1. **成纤维细胞**（fibroblast）　呈扁平星形，有突起；细胞核大，椭圆形，着色淡，核仁清楚；细胞质呈弱嗜碱性，内含丰富的粗面内质网、游离的核糖体及高尔基复合体（图 2-16）。

成纤维细胞是构成疏松结缔组织的主要细胞。产生结缔组织纤维及基质。此细胞静止状态下体积变小，称纤维细胞（图 2-16）。

2. **巨噬细胞**（macrophage）　又称**组织细胞**（histocyte），呈圆形或椭圆形，有短突起；细胞核较小，圆形或椭圆形，着色较深，常位于细胞偏心侧；细胞质丰富，呈嗜酸性，内含大量溶酶体、吞噬体及残余体等（图 2-17）。

巨噬细胞是血液中单核细胞穿出血管后逐渐分化而成的。具有较强的趋化运动、吞噬衰老死亡的细胞、分泌生物活性物质的能力，并参与免疫应答，是机体的重要防御细胞之一。

3. **浆细胞**（plasma cell）　呈圆形或卵圆形；核圆形较小，位于细胞偏侧，核内染色质呈辐射状排列；细胞质强嗜碱性，含丰富的粗面内质网（图 2-18）。浆细胞是 B 淋巴细胞受到抗原刺激后母化增殖分化形成的，可产生免疫球蛋白，参与机体的体液免疫。

4. **肥大细胞**（mast cell）　胞体较大，呈圆形或椭圆形；核较小，圆形，多居中；胞质中充满大量的，具有异染性的嗜碱性颗粒，可被甲苯胺蓝染成紫红色。颗粒内含有组胺、嗜酸性粒细胞趋化因子及肝素等与过敏反应有关的物质（图 2-19）。

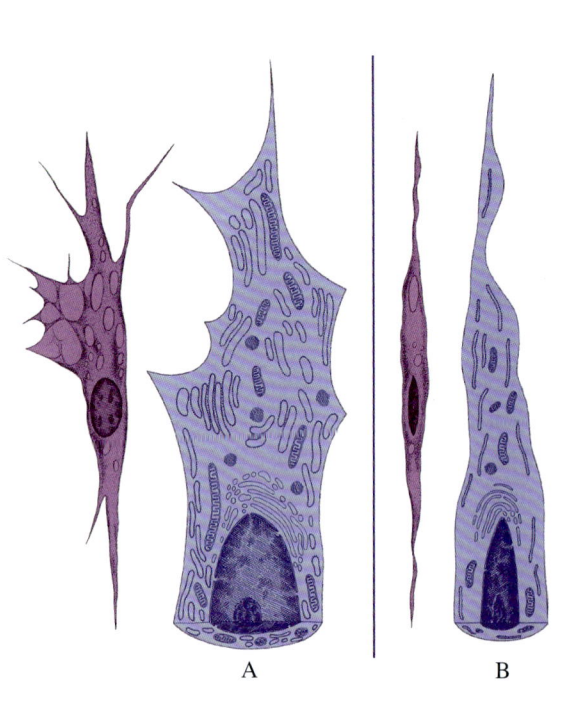

图 2-16　成纤维细胞（A）和纤维细胞（B）光镜、电镜结构模式图

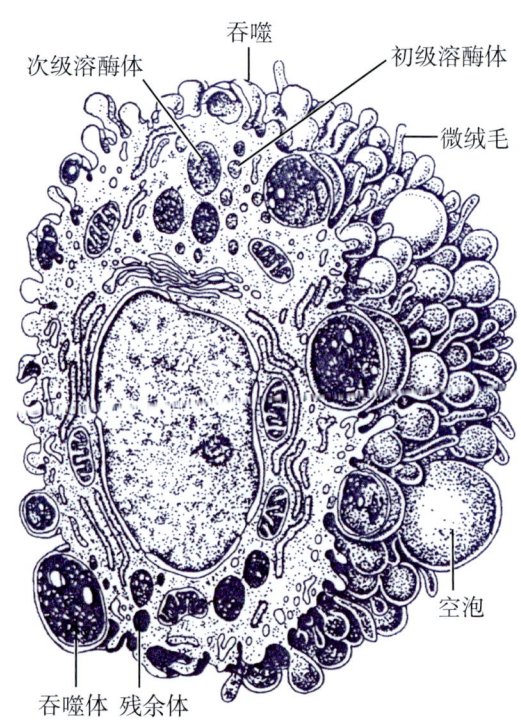

图 2-17　巨噬细胞立体结构模式图

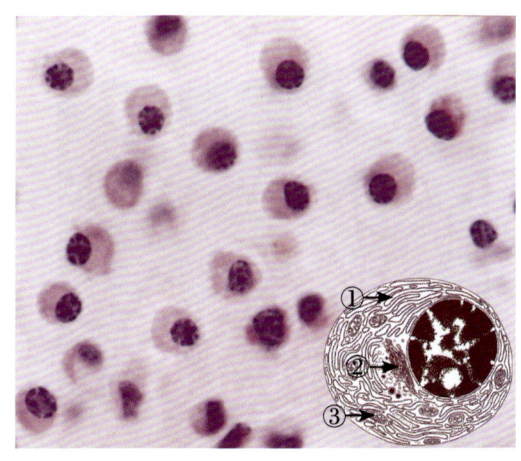

图 2-18 浆细胞光镜像和电镜结构模式图（右下图）
1 粗面内质网 2 高尔基复合体 3 线粒体

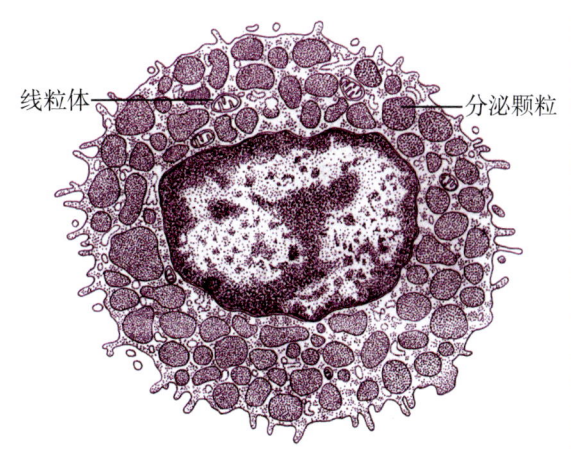

图 2-19 肥大细胞电镜结构模式图
肥大细胞多沿小血管分布，主要参与机体的过敏反应。

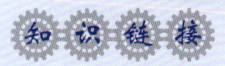

过敏体质

过敏是指机体再次接受相同抗原刺激后，发生的以组织细胞损伤或生理功能紊乱为主的特异性免疫应答。结缔组织中的肥大细胞是过敏反应的启动和参与者。肥大细胞表面有大量与过敏原相结合的受体，由于受体的种类和数量在不同的人和同一个人不同的生理年龄时期是可变的，因此，肥大细胞的活性有所差异。肥大细胞功能活性较高者称为过敏体质。过敏体质者，过敏原谱广、过敏发生率高、过敏反应重。

肥大细胞多位于结缔组织中的小血管周围，当其受到抗原刺激时，释放多种介质，致支气管平滑肌收缩，毛细血管扩张，通透性增强，大量组织液渗出，造成局部水肿，支气管通气不畅，引起哮喘等过敏反应，严重者可导致休克及死亡。

5. **脂肪细胞**（fat cell） 体积较大的圆形细胞，或被挤压成多边形，脂肪在胞质聚集成大的脂滴，将细胞质及细胞核挤到周边，细胞质较少，细胞核较小，呈扁圆形，位于细胞一侧（图 2-15）。脂肪细胞合成、贮存脂肪，并参与脂类代谢。

6. **未分化的间充质细胞**（undifferentiated mesenchymal cell） 这是一种未分化的原始细胞，其形态与纤维细胞不易区分，在损伤修复过程中，可分化成血管内皮细胞、平滑肌细胞及成纤维细胞等。

（二）细胞间质

疏松结缔组织的细胞间质较多，有细丝状的纤维和不定形的基质。

1. 纤维

（1）**胶原纤维**（collagenous fiber）：新鲜时呈白色（又称白纤维）。数量多，苏木精-伊红（HE）染色着粉红色，粗细不等，有分支（图 2-20）。成纤维细胞产生的胶原蛋白聚合成胶原原纤维，胶原原纤维被黏合物质黏合成胶原纤维。胶原纤维有较大的韧性，抗拉力强。

（2）**弹性纤维**（elastic fiber）：新鲜时呈黄色，又称黄纤维。数量较胶原纤维少，HE 染色着粉红色，粗细不等，比胶原纤维细，分支多（图 2-20）。弹性纤维是由弹性蛋白和微原纤维构成，

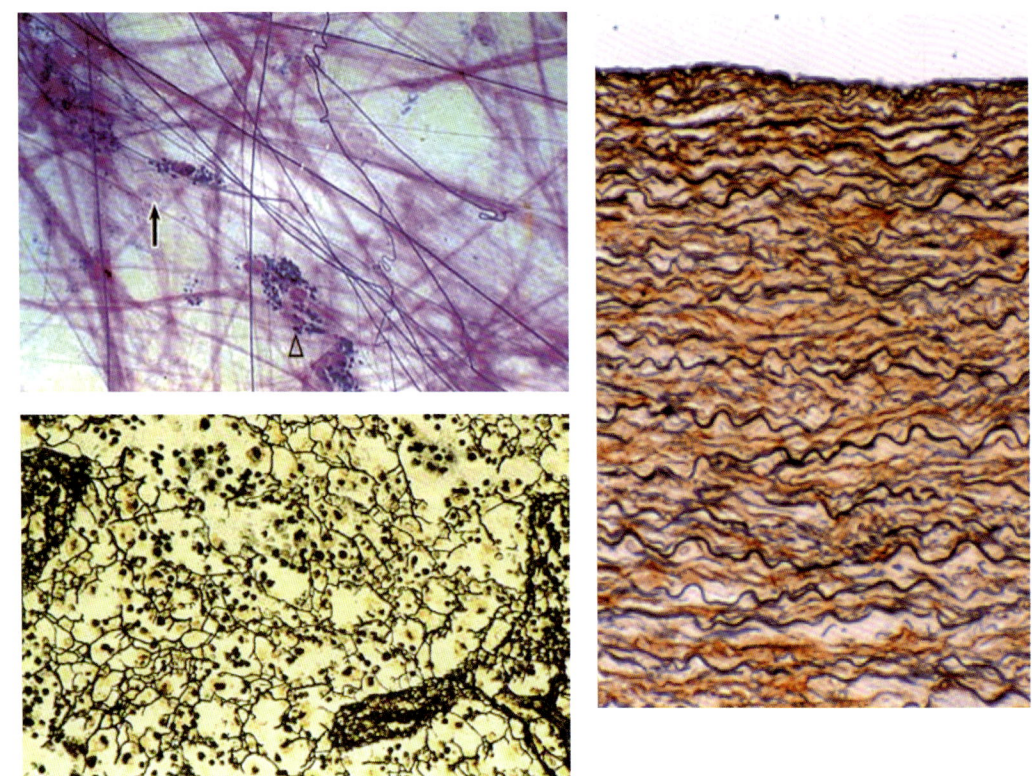

图 2-20 疏松结缔组织

具有丰富的弹性，可拉长到原长度的 1.5 倍，去除外力后可恢复原长度。

（3）**网状纤维**（reticular fiber）：**HE** 染色标本不着色，银染可将其染成黑褐色，又称嗜银纤维。网状纤维很细，分支多，交织成网，主要存在于网状组织中。

2. **基质**（ground substance） 为无定形的胶状物，具有一定的黏性，其主要化学成分是生物大分子物质，包括蛋白多糖和纤维粘连蛋白。

二、致密结缔组织

致密结缔组织（dense connective tissue）是由大量的纤维和少量的细胞及基质成分构成的，细胞主要是成纤维细胞。

1. **规则的致密结缔组织** 由大量排列成束的胶原纤维构成，成纤维细胞成行存在于纤维束之间，主要分布于肌腱、腱膜等处（图 2-21）。

2. **不规则致密结缔组织** 由方向不一的粗大胶原纤维彼此交织成致密的板层结构，纤维之间含少量基质和成纤维细胞。主要分布于真皮、硬脑膜、巩膜及许多器官的被膜等（图 2-22）。

3. **弹性组织** 是以弹性纤维为主的致密结缔组织。粗大的弹性纤维或平行排列成束，如项韧带和黄韧带，以适应脊柱运动，或编织成膜状，如弹性动脉中膜，以缓冲血流压力。

三、脂肪组织

脂肪组织（adipose tissue）由大量的脂肪细胞密集排列而成，又被疏松结缔组织分隔成许多脂肪小叶。在机体中主要存在于皮下组织、网膜、肠系膜等处。具有贮存能量、参与脂肪代谢以及连接、保护、充填等作用。

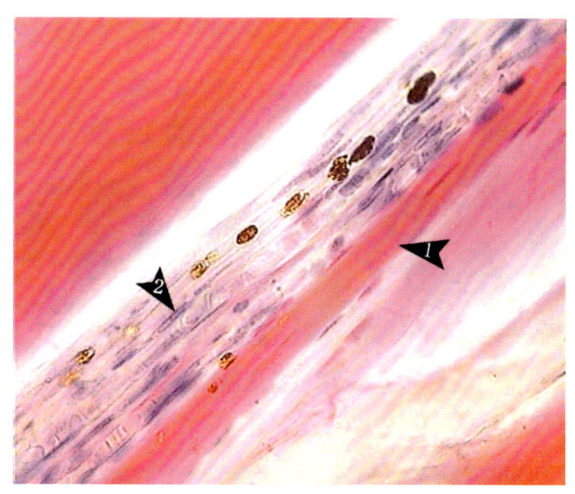

图 2-21 规则致密结缔组织 猫肌腱
HE 染色 ×400
1. 胶原纤维束 2. 腱细胞

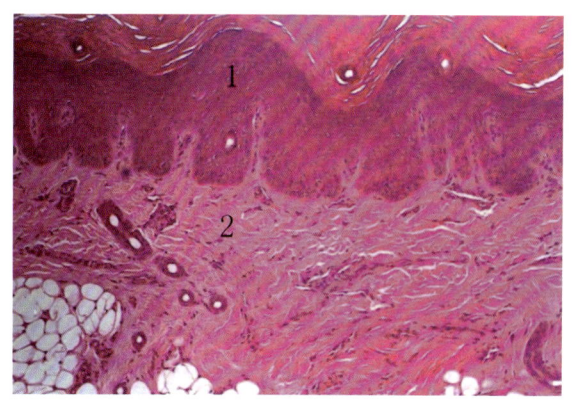

图 2-22 不规则致密结缔组织（皮肤真皮）光镜像
1. 复层上皮 2. 结缔组织

知识链接

肥胖病

肥胖病是指体重超过标准 20% 以上者。肥胖患者大量的脂肪组织堆积在皮下、网膜及肠系膜等处。据统计，肥胖患者发生糖尿病、心脑血管等疾病的概率远远高于体重正常的人，严重影响其健康。

肥胖病的发生与遗传、环境及饮食习惯等多种因素有关。少年发病者为增生型，间充质细胞大量增殖分化成了脂肪细胞，以脂肪细胞数量的增加为发病基础。成年发病者为肥大型，脂肪细胞体积可达原来的 10 倍，以脂肪细胞体积增大为发病基础。

四、网状组织

网状组织（reticular tissue）主要由网状细胞和网状纤维构成。网状细胞星形有突起，相邻细胞的突起彼此相连；细胞核大，着色浅，核仁清楚；细胞质丰富；网状纤维细小，沿网状细胞排列，与网状细胞共同构成网状支架（图 2-23）。网状组织主要分布在造血器官和淋巴器官，构成血细胞和淋巴细胞发育的微环境。

五、软骨

软骨（cartilage）是由软骨组织和软骨膜构成的，软骨组织没有血管、神经及淋巴管，软骨组织的营养代谢是依靠软骨膜上的血管渗透实现的。有支持、保护等作用。

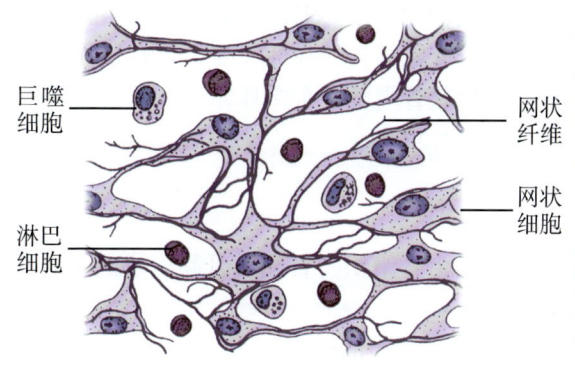

图 2-23 网状组织结构模式图

（一）软骨组织的结构

软骨组织（cartilage tissue）是由软骨细胞和细胞间质构成的。

1. **软骨细胞**（chondrocyte） 存在于软骨基质中，软骨细胞在软骨基质中所占有的空间为软骨陷窝。在软骨组织周边，每个软骨陷窝中有一个较小的软骨细胞，为幼稚的软骨细胞。越向软骨组织深部，细胞越成熟。每个软骨陷窝中可有2~8个较大的软骨细胞，它们都源于一个幼稚的软骨细胞，称同源细胞群（图2-24）。软骨细胞呈圆形或椭圆形；每个细胞有一个较小、着色深的核；胞质弱嗜碱性；可合成软骨组织的基质和纤维。

2. **细胞间质**（intercellular substance） 软骨组织的细胞间质是由基质和纤维构成的。基质呈凝胶状，主要化学成分是水和蛋白聚糖，HE染色呈嗜碱性。每个软骨陷窝周围的基质中含有较多的硫酸软骨素，HE染色呈强嗜碱性，称软骨囊（图2-25）。软骨组织的纤维成分埋于软骨基质当中，纤维的性质决定了软骨组织的类型及特性。

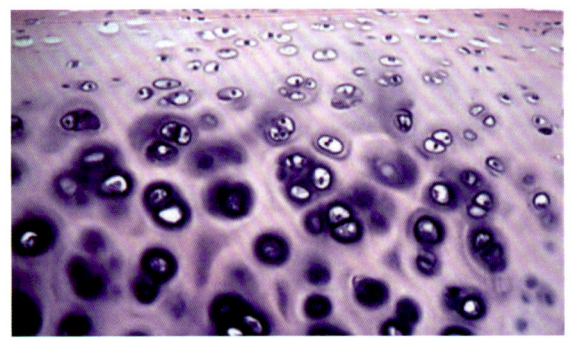

图2-24　透明软骨低倍镜光镜像

（二）软骨组织的类型

1. **透明软骨**（hyaline cartilage） 新鲜时呈半透明状，电镜观察可见基质中含许多交织排列的胶原原纤维，且折光性与基质相同，有较强的抗压性和一定的弹性。透明软骨主要分布在机体的关节、肋软骨及呼吸道等处（图2-24，图2-25）。

2. **纤维软骨**（fibrous cartilage） 呈不透明的乳白色，基质中含大量的成束或交织排列的胶原纤维，软骨细胞较小，常沿纤维束成行排列，具有较强大的韧性。纤维软骨主要分布在机体的椎间盘、耻骨联合等处（图2-26）。

3. **弹性软骨**（elastic cartilage） 基质中含有大量交织排列的弹性纤维，具有较强的弹性。弹性软骨主要分布在耳郭、会厌及喉软骨等处（图2-27）。

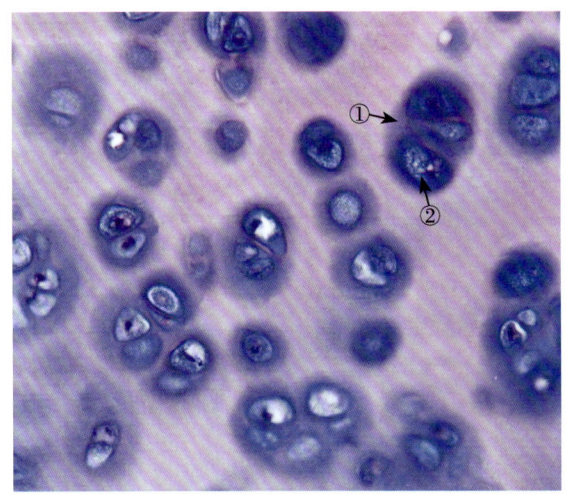

图2-25　透明软骨高倍镜光镜像
1.软骨囊　2.软骨细胞

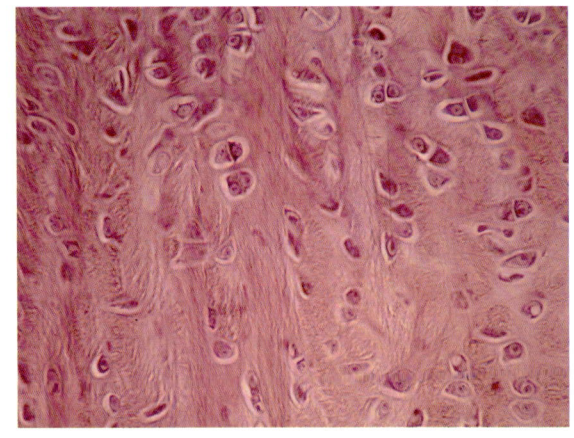

图2-26　纤维软骨低倍镜光镜像

六、骨

骨是由骨组织、骨膜及骨髓构成的，对机体具有支持和保护功能，同时也贮存着体内99%的钙。

（一）骨组织的结构

骨组织（osseous tissue）是由坚硬的细胞间质（骨基质）和细胞构成（图2-28）。

第二章　基本组织

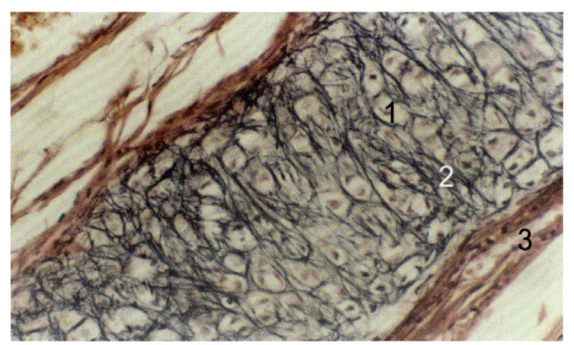

图 2-27　弹性软骨高倍镜光镜像

1. **骨基质**　由有机成分和无机成分构成。有机成分是由成骨细胞产生的，包括少量无定形的胶状基质和大量的胶原纤维，基质的主要化学成分是糖胺聚糖和多种糖蛋白，可将胶原纤维黏合在一起形成类骨质；无机成分也称骨盐，主要是羟基磷灰石结晶，其化学结构式为 $Ca_{10}(PO_4)_6(OH)_2$，沉积于类骨质中，将其钙化，并成板层样坚硬的骨板（图 2-29）。成骨细胞被埋在其中，分化成为骨细胞。

2. **骨组织的细胞**

（1）**骨原细胞**（osteoprogenitor cell）：是较小的梭形细胞，位于骨膜处骨质的表面，在骨组织生长、改建及损伤修复时，可分化成成骨细胞，是骨组织中的干细胞（图 2-28）。

（2）**成骨细胞**（osteoblast）：胞体较大，立方形或矮柱状；核圆形，核仁明显；细胞质强嗜碱性；常排列成一层位于骨质表面。成骨细胞合成、分泌骨质中的有机成分（图 2-28），之后分化成为骨细胞。

（3）**骨细胞**（osteocyte）：较小，呈扁椭圆形，有许多突起，位于骨板内或骨板间，骨细胞胞体所占的空间为骨陷窝，突起所占的缝隙为骨小管。相邻骨细胞的突起借缝管连接彼此沟通信息（图 2-28，图 2-29）。

（4）**破骨细胞**（osteoclast）：数量少，体积较大，是多个单核细胞融合而成的巨大细胞，所以有多个细胞核；胞质嗜酸性；位于

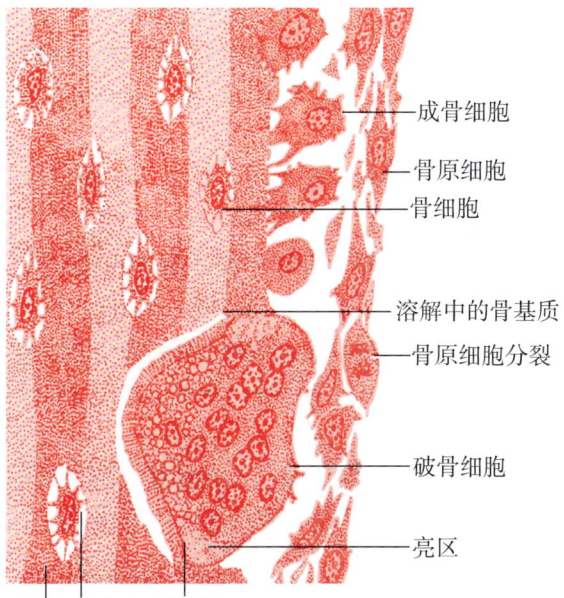

图 2-28　骨组织结构模式图

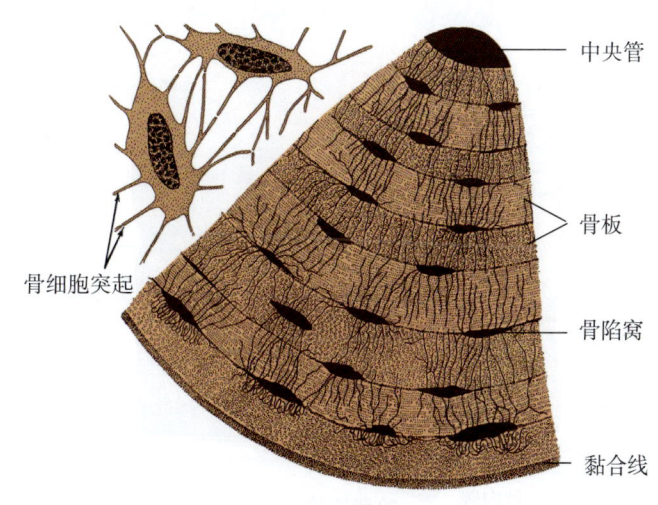

图 2-29　骨细胞
A. 电镜像　B. 模式图

骨质表面。破骨细胞有很强的重吸收骨的能力（图2-28）。

在骨的发生、生长和发育过程中，成骨细胞成骨与破骨细胞破骨、重吸收骨的协同活动，完成了骨的成形与改建。

（二）长骨的结构

长骨由骨松质、骨密质、骨膜、关节软骨和骨髓等构成。

1. **骨松质**（spongy bone） 呈海绵状，在长骨的骨骺部。是由大量针叶状骨小梁交织连接构成的网架结构，网眼中充满着红骨髓。骨小梁由成层排列的骨板构成，其排列与骨所承受的压力和张力的方向一致，因而能承受较大的重量。颅盖骨表层为密质，分别称外板和内板，外板厚而坚韧，富有弹性，内板薄而松脆，故颅骨骨折多见于内板。二板之间的松质，称板障，有板障静脉经过。

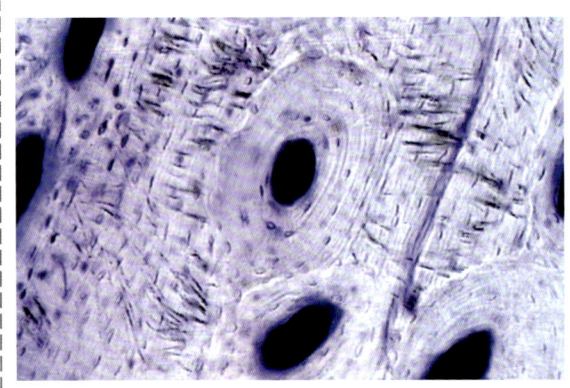

图2-30 长骨骨干磨片光镜像

2. **骨密质**（compact bone） 主要分布在长骨的骨干部。骨密质中骨板排列紧密，分环骨板、骨单位和间骨板（图2-30）。

（1）**环骨板**（circumferential lamella）：分外环骨板和内环骨板。外环骨板环绕骨干外表面，由数层或十几层环形的骨板构成，排列整齐，外面与骨膜相连。内环骨板位于骨干的骨髓腔面，只有几层环行骨板构成，且排列不平整，内衬骨内膜。环骨板上可见横向穿行的小管为穿通管（perforating canal，又称福克曼管），与纵行的中央管（central canal，又称哈弗斯管）相通，是小血管和神经进出骨组织通道（图2-31）。

（2）**骨单位**（osteon）：又称哈弗斯系统（Haversian system），位于内、外环骨板之间，是构成骨密质的主要成分。骨单位中央有一纵行的小管，为中央管，也称哈弗斯管，内有血管、神

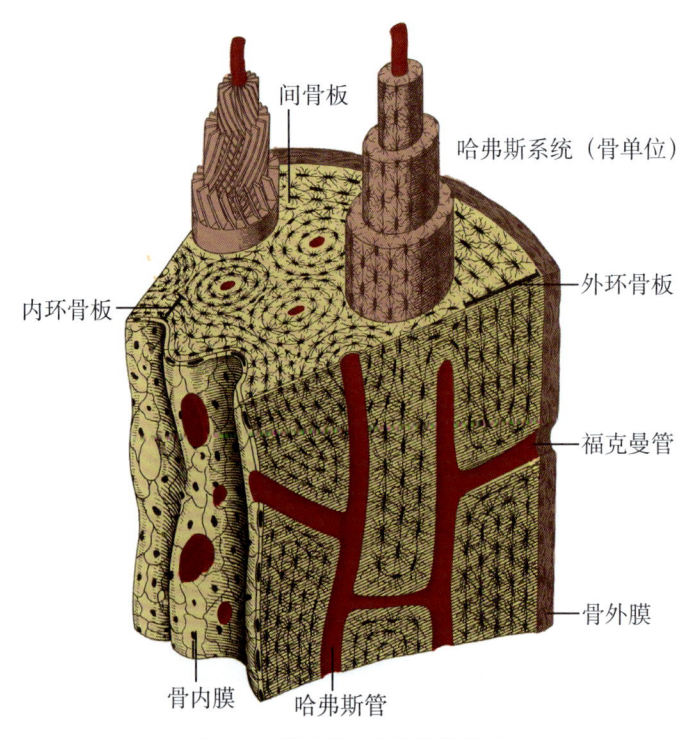

图2-31 长骨骨干立体结构模式图

经及结缔组织，并与穿通管相连。以中央管为圆心，有几层至十几层骨板环绕排列，这些骨板称骨单位骨板，也称哈弗斯骨板（图2-31）。骨单位内的骨陷窝借骨小管相互连通，最内层的骨小管与中央管相通，以此进行物质交换（图2-31）。

（3）**间骨板**（interstitial lamella）：位于内、外环骨板和骨单位之间的一些不规则骨板，是环骨板和骨单位被吸收后的残存部分（图2-31）。

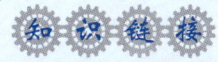

骨质疏松症

骨质疏松症是由于骨盐及骨基质等不断减少，致使骨的微细结构受损，骨脆性增加的全身骨代谢障碍疾病。在导致骨质疏松的诸多因素中，钙的流失是首要原因。正常人体体液的pH维持在7.35～7.45，一旦这种正常弱碱性环境被打破，体液趋于酸性时，骨中的钙将游离出来中和酸性物质，以维持机体的酸碱平衡，因此，任何能使体液pH下降的因素都将致使钙流失，如高蛋白、高糖饮食、吸烟、饮酒、浓咖啡、睡眠不足等，都能引起体液酸化。

七、血液与血细胞的发生

（一）血液的组成及血细胞的分类和正常值

血液（blood）是循环流动在心血管系统内的液态组织，占成人体重的7%左右。血液由血浆和血细胞构成。

1. **血浆**（plasma） 相当于细胞外基质，为淡黄色液体。其成分中90%是水，其余为血浆蛋白（白蛋白、球蛋白、纤维蛋白原）、脂蛋白、脂滴、酶、激素、维生素、无机盐和各种代谢产物。从血浆中去除纤维蛋白原后的淡黄色透明液体为**血清**（serum）。

2. **血细胞**（blood cell） 血细胞数量在正常生理状况下保持动态的相对稳定，其分类和正常值如下（表2-2）：

表2-2 血细胞分类和计数的正常值

血细胞	正常值
红细胞	男：$(4.0～5.5) \times 10^{12}/L$
	女：$(3.5～5.0) \times 10^{12}/L$
白细胞	$(4.0～10.0) \times 10^9/L$
中性粒细胞	50%～70%
嗜酸性粒细胞	0.5%～3%
嗜碱性粒细胞	0%～1%
单核细胞	3%～8%
淋巴细胞	25%～30%
血小板	$(100～300) \times 10^9/L$

（二）各类血细胞的形态结构

观察外周血细胞的光镜下形态结构，通常用Wright或Giemsa染色的血涂片标本（图2-32）。

1. **红细胞**（erythrocyte） 呈双面凹的圆盘状，中央较薄，周边较厚，直径7～8μm（图2-33）。

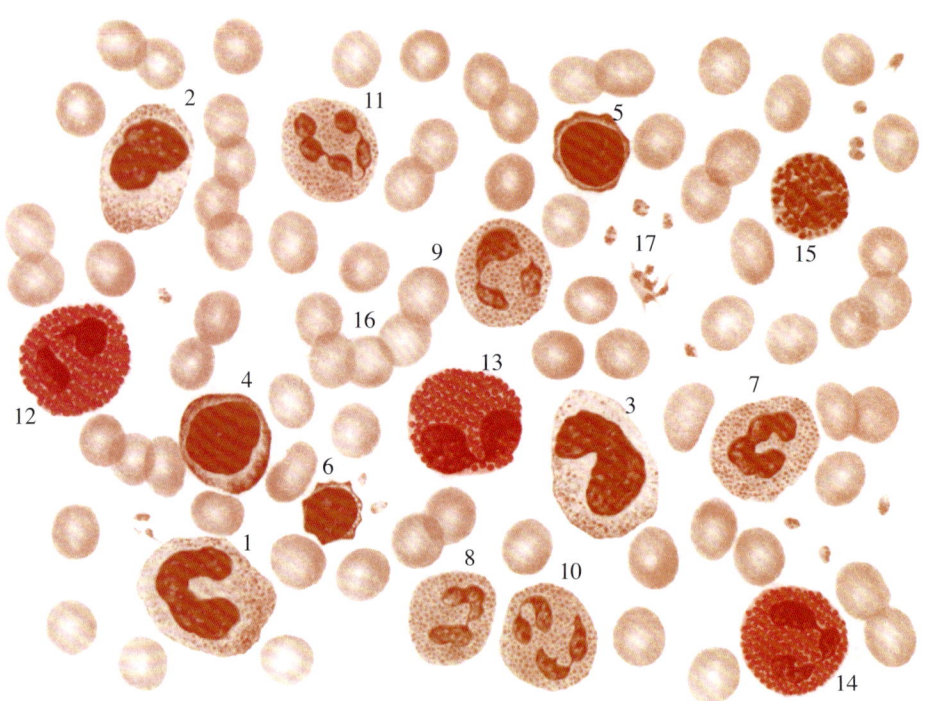

图 2-32　各种血细胞和血小板光镜结构模式图
1～3. 单核细胞；4～6. 淋巴细胞；7～11. 中性粒细胞；
12～14. 嗜酸性粒细胞；15. 嗜碱性粒细胞；16. 红细胞；17. 血小板

成熟的红细胞无细胞核和细胞器；胞质中含大量的**血红蛋白**（hemoglobin，Hb），使新鲜的红细胞呈猩红色；正常成人血液中，女性含红细胞（3.5～5.0）×10^{12}/L，含血红蛋白 110～150g/L。男性含红细胞（4.0～5.5）×10^{12}/L，含血红蛋白 120～160g/L。血红蛋白具有较强的与 O_2 和 CO_2 结合的能力，携带 O_2 和 CO_2 于组织细胞与肺泡间完成气体交换。成熟红细胞在周围血液循环中的寿命为 120 天左右。

成人外周血中有 0.5%～1% 未完全成熟的红细胞，称**网织红细胞**（reticulocyte），新生儿血中可达 3%～6%。常规染色下网织红细胞与成熟红细胞两者不易区分，用煌焦油蓝体外活体染色，可见细胞内有蓝色细网或颗粒，它是残留在细胞内的核糖体（图 2-34）。

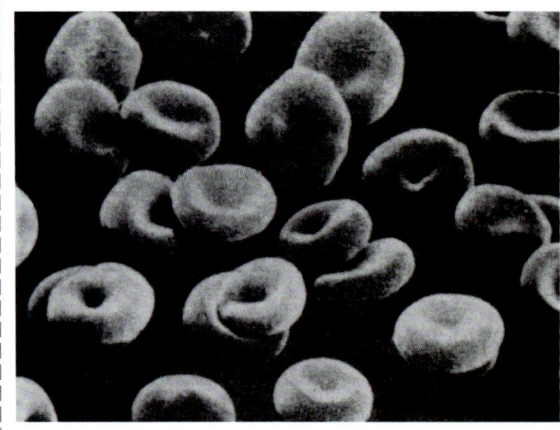

图 2-33　人外周血红细胞扫描电镜像

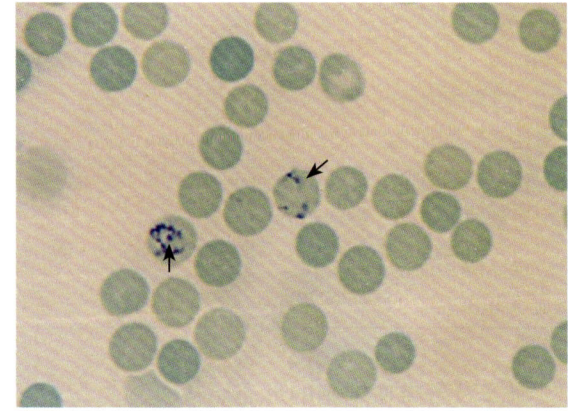

图 2-34　人外周血网织红细胞光镜像
箭头示被煌焦油蓝所染色的细网或颗粒

2. **白细胞**（leukocyte） 为无色、有核的圆球形或椭圆球形细胞。成人正常值为 $(4.0 \sim 10) \times 10^9/L$，婴幼儿稍高于成人。根据胞质中有无特殊颗粒，白细胞又分为有粒白细胞和无粒白细胞。有粒白细胞根据胞质中特殊颗粒的嗜色性不同，又分为中性粒细胞、嗜酸性粒细胞和嗜碱性粒细胞；无粒白细胞根据形态和功能又分为单核细胞和淋巴细胞。

（1）**中性粒细胞**（neutrophilic granulocyte）：是数量最多的白细胞。呈圆球形，直径 10～12μm。核可以是杆状，也可分 2～5 个叶，分 2～3 叶核居多，核叶间有细丝相连，核分叶越多说明细胞越衰老（图 2-35）。细胞质着淡粉色，含两种颗粒，细小的紫色颗粒为嗜天青颗粒，占 20%，为一种溶酶体，能消化和分解吞噬的细菌和异物。另一种浅红色颗粒为特殊颗粒，占 80%，内含碱性磷酸酶、吞噬素、溶菌酶等，具有杀菌作用（图 2-35）。中性粒细胞具有很强的趋化作用与吞噬功能，可吞噬细菌和异物，在体内起着重要的防御作用。当吞噬、杀死细菌后，自身也常死亡形成脓细胞（脓球）。中性粒细胞由骨髓产生释放到周围血循环中，约停留 6～8h，然后穿出毛细血管进入结缔组织中，存活 2～3 天。

（2）**嗜酸性粒细胞**（eosinophilic granulocyte）：数量较少。呈圆球形，直径 10～15μm。核以两叶核居多。胞质中含大量粗大的、大小均匀的、被染成橘红色的嗜酸性颗粒（图 2-36），嗜酸性颗粒是一种特殊的溶酶体，内含酸性磷酸酶、过氧化物酶、芳基硫酸酯酶和组胺酶等，能减轻过敏反应，并有很强的杀灭寄生虫作用。嗜酸性粒细胞有变形运动能力，也有趋化性。在血液停留 6～8h，进入结缔组织可存活 8～12 天。

（3）**嗜碱性粒细胞**（basophilic granulocyte）：数量最少。呈圆球形，直径 10～12μm。核可呈分叶状、S 形或不规则形，着色浅，常被嗜碱性颗粒掩盖。胞质中含有大小不等、分布不均匀的嗜碱性颗粒，并具有异染性（图 2-37）。嗜碱性颗粒内含肝素、组胺、嗜酸性粒细胞趋化因子等，参与过敏反应。嗜碱性粒细胞进入结缔组织分化成肥大细胞，可存活 10～15 天。

（4）**淋巴细胞**（lymphocyte）：淋巴细胞大小不均，呈圆形或椭圆形，小淋巴细胞直径

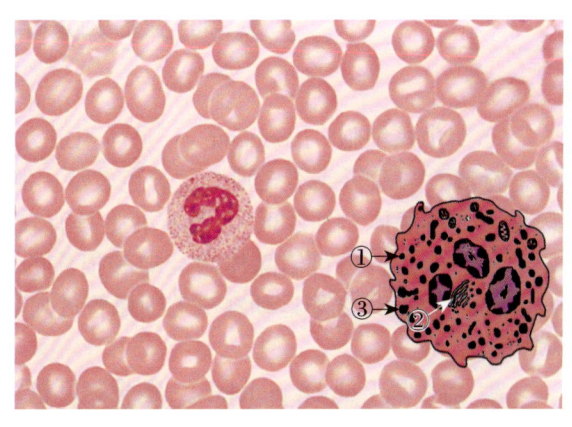

图 2-35 人外周血中性粒细胞光镜像和电镜结构模式图（右下插图）

1 特殊颗粒 2 高尔基复合体 3 嗜天青颗粒

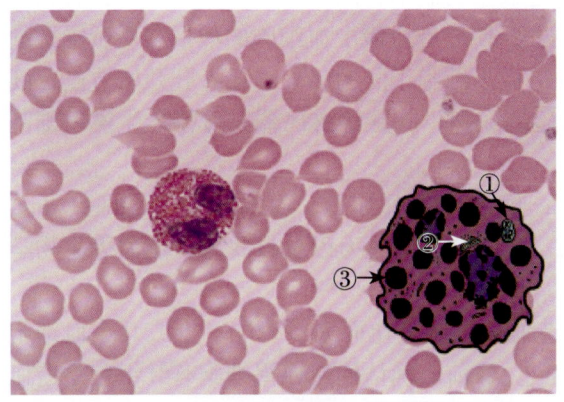

图 2-36 人外周血嗜酸性粒细胞光镜像和电镜结构模式图（右下插图）

1. 线粒体 2. 高尔基复合体 3. 特殊颗粒

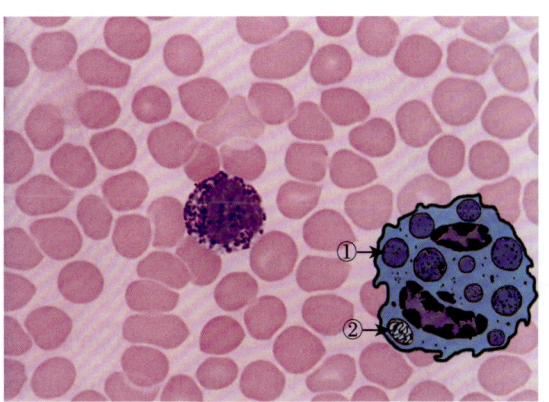

图 2-37 人外周血嗜碱性粒细胞光镜像和电镜结构模式图（右下插图）

1. 特殊颗粒 2. 线粒体

6~8μm，中淋巴细胞直径 10~12μm，大淋巴细胞直径 13~20μm，血液中大部分是小淋巴细胞，也有少量中淋巴细胞，但无大淋巴细胞。淋巴细胞核圆形，一侧常有浅凹，核染色质浓密，着色较深；胞质较少，胞质有较强的嗜碱性，含嗜天青颗粒（图2-38）。淋巴细胞根据来源、形态特点及功能等可分3类：**T**淋巴细胞、**B**淋巴细胞和自然杀伤（**NK**）细胞。淋巴细胞是主要的免疫细胞，在机体防御疾病过程中具有重要的作用。

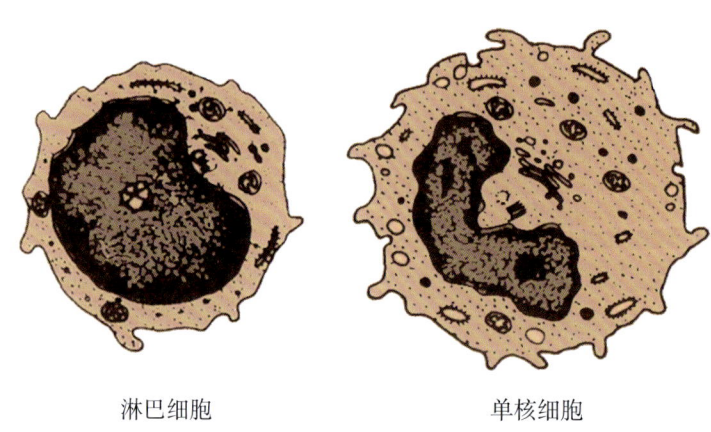

淋巴细胞　　　　　　　　单核细胞

图 2-38　人外周血淋巴细胞光镜像和电镜结构模式图

（5）**单核细胞**（monocyte）：是体积最大的白细胞。呈圆形或椭圆形，直径 14~20μm。核可呈肾形、马蹄形或不规则形，着色较淡。胞质丰富，弱嗜碱性，胞质内有许多细小的嗜天青颗粒，即溶酶体（图2-38）。单核细胞具有较强的变形运动能力和吞噬功能，不仅有吞噬、杀死细菌的能力，也可消除体内衰老和损伤的细胞，并参与免疫作用。单核细胞在血液中停留12~48h，然后以变形运动穿出毛细血管进入其他组织，分化成巨噬细胞，并仍然保持较强的吞噬功能。

3. **血小板**（blood platelet）　是骨髓巨核细胞质脱落下来的小块，并非严格意义的细胞。血小板呈双面凸的圆盘状，直径 2~4μm，当受到理化刺激时变成不规则形，血涂片上常聚集成群。血小板无细胞核，中央区有紫蓝色颗粒，称颗粒区，周边区均匀称透明区（图2-32）。血小板参与止血和凝血。

（三）血细胞发生

人体的血细胞具有一定的寿命，每天都会有一定数量的血细胞因衰老而死亡，同时也有相同数量的血细胞由造血器官产生，并释放到血循环中去，使外周血液中血细胞的数量和质量维持动态平衡。人胚第2周末卵黄囊壁出现血岛，血岛的造血干细胞于胚胎第6周迁入肝开始造血，胚胎12周脾造血干细胞出现，并开始增殖，从胚胎后期除脾、胸腺等淋巴器官保持产生淋巴细胞功能外，骨髓成为主要造血器官，直至一生。

1. **造血干细胞**（hemopoietic stem cell）　是最原始的造血细胞，又称**多能干细胞**（multipotential stem cell）。此细胞具有很强的增殖潜能、多向分化的能力以及自我更新能力等生物学特性。

2. **造血祖细胞**（hemopoietic progenitor）　由造血干细胞分化而来，可向一个或几个血细胞系定向分化，又称**定向干细胞**（committed stem cell）。目前已确认的造血祖细胞有红细胞系造血祖细胞、粒细胞-单核细胞系造血祖细胞和巨核细胞系造血祖细胞。

3. **血细胞的发育阶段**　血细胞的发生是一个连续的过程，各种血细胞的发育大致分3个阶段：原始阶段、幼稚阶段和成熟阶段（图2-39）

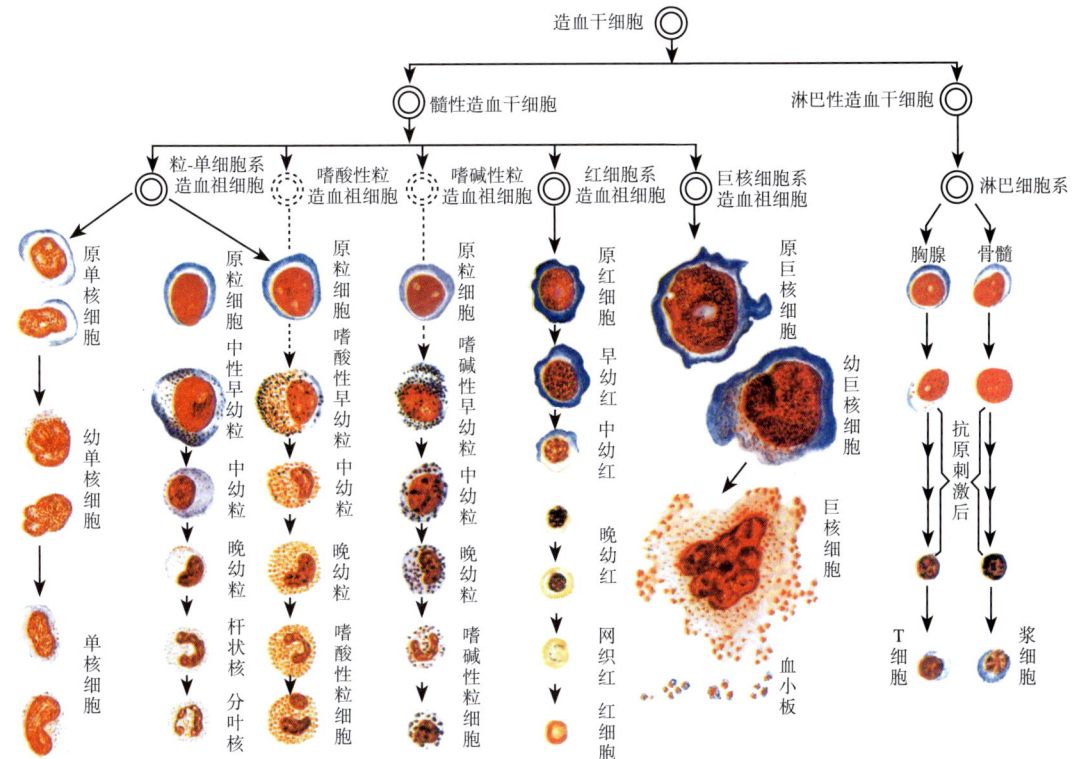

图 2-39　血细胞发生示意图

知识链接

造血干细胞有两个重要特征：其一，高度的自我更新或自我复制能力；其二，可分化成所有类型的血细胞。造血干细胞采用不对称的分裂方式：由一个细胞分裂为两个细胞。其中一个细胞仍然保持干细胞的一切生物特性，从而保持身体内干细胞数量相对稳定，这就是干细胞自我更新。而另一个则进一步增殖分化为各类血细胞、前体细胞和成熟血细胞，释放到外周血中，执行各自任务，直至衰老死亡，这一过程是不停地进行着的。

造血干细胞移植是现代生命科学的重大突破。造血干细胞移植可治疗恶性血液病，部分恶性肿瘤，部分遗传性疾病等75种致死性疾病。包括急性白血病、慢性白血病、骨髓增生异常综合征、造血干细胞疾病、骨髓增殖性疾病、淋巴增殖性疾病、巨噬细胞疾病、遗传性代谢性疾病、组织细胞疾病、遗传性红细胞疾病、遗传性免疫系统疾病、遗传性血小板疾病、浆细胞疾病、地中海贫血、非血液系统恶性肿瘤、急性放射病等。

（潘永天）

第三节 肌组织

肌组织（muscle tissue）主要由肌细胞组成。其间有少量结缔组织、血管、淋巴管和神经。肌细胞细长，呈纤维状，又称**肌纤维**（muscle fiber）。肌细胞的细胞膜称肌膜（sarcolemma），细胞质称肌质（sarcoplasm），又称**肌浆**。肌浆内含有大量与肌细胞长轴平行排列的肌丝，是肌细胞进行收缩和舒张运动的基础。

根据肌纤维的形态结构、存在部位及功能特点，可将肌组织分为3类：**骨骼肌、心肌**和**平滑肌**（图2-40）。

骨骼肌的运动受意识支配，属**随意肌**；心肌和平滑肌的运动不受意识支配，属**不随意肌**。

一、骨骼肌

骨骼肌（skeletal muscle）借助肌腱附着于骨骼上。每条肌纤维周围包裹有少量的结缔组织，称**肌内膜**（endomysium）。数十条肌纤维平行排列形成肌束，包绕肌束的结缔组织称肌束膜（perimysium）。若干肌束组成一块肌肉，外包裹结缔组织，称**肌外膜**（epimysium）（图2-41）。

（一）骨骼肌纤维的光镜结构

骨骼肌纤维呈长圆柱状，长1～40mm，直径10～100μm，一条肌纤维含有数十个到数百个扁椭圆形的细胞核（图2-40A），靠近肌膜下方。肌质中含有大量与肌纤维长轴平行排列的**肌原**

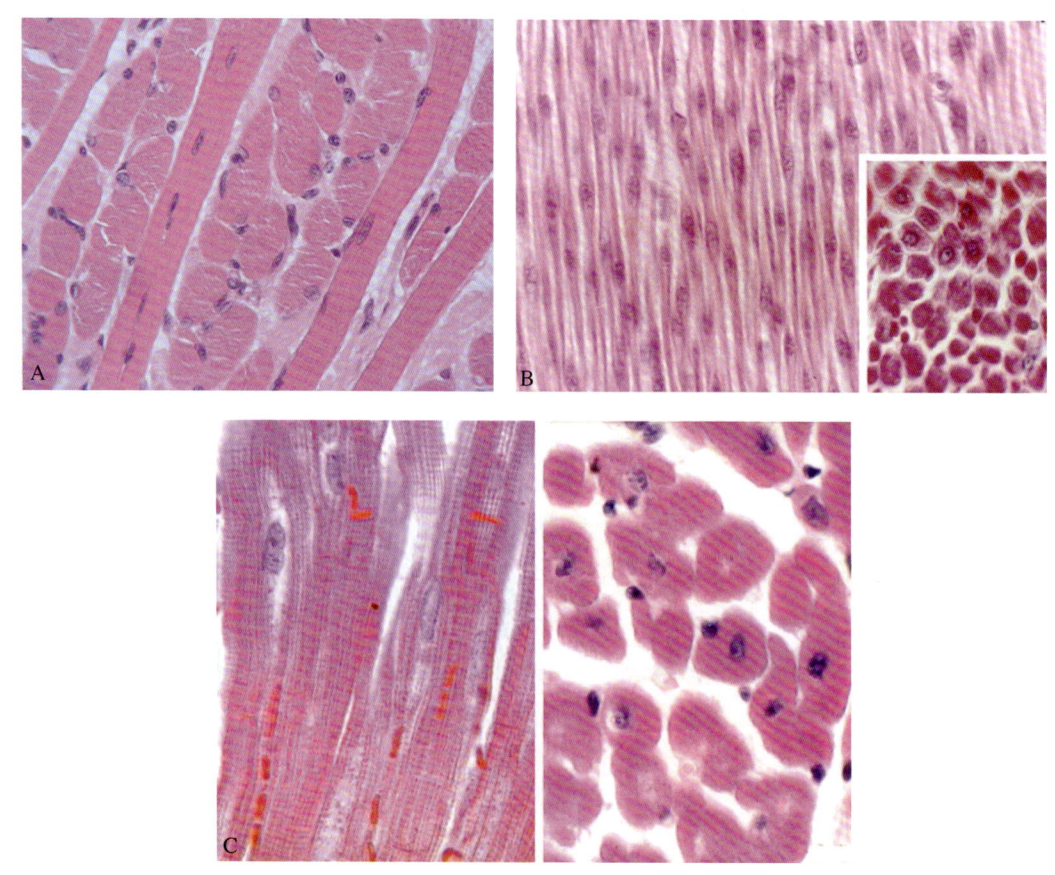

图2-40 骨骼肌（A）心肌（B）平滑肌（C）光镜结构模式图

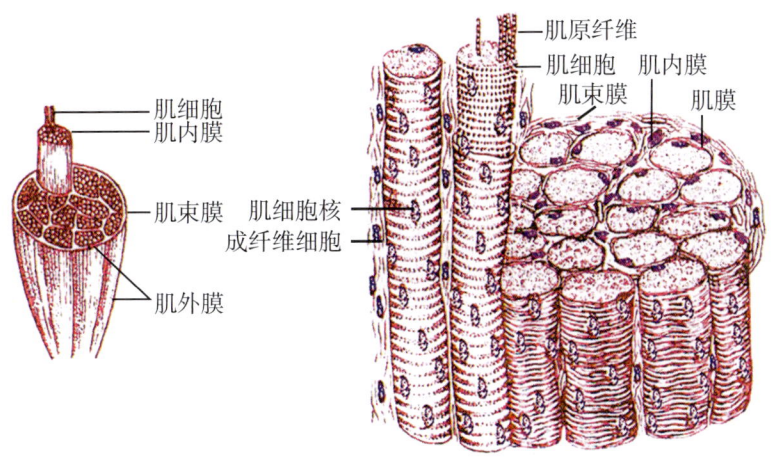

图 2-41　骨骼肌光镜立体结构模式图

纤维（myofibril）。肌原纤维呈细丝状，直径 1~2μm（图 2-42）。每条肌原纤维上都有明暗相间的带，明带又称 I 带，暗带又称 A 带。明带中央有一条深色的 Z 线，暗带中央有一条染色较浅的窄带称 H 带，H 带中央有一条深色的 M 线。相邻两条 Z 线之间的一段肌原纤维，称为**肌节**（sarcomere）。每个肌节由 1/2 I 带 +A 带 +1/2 I 带组成（图 2-43）。肌节是骨骼肌纤维的基本结构和功能单位。

（二）骨骼肌纤维的超微结构

1. **肌原纤维**　电镜下可见肌原纤维由粗肌丝和细肌丝有规律地穿插排列组成。粗肌丝位于肌节的 A 带，中央固定在 M 线上，两端游离。细肌丝一端固定于 Z 线上，另一端游离，插入粗肌丝之间，止于 H 带的外缘。I 带内只有细肌丝，H 带内只有粗肌丝，A 带中除去 H 带，其余部分由粗、细两种肌丝相间排列形成（图 2-43）。

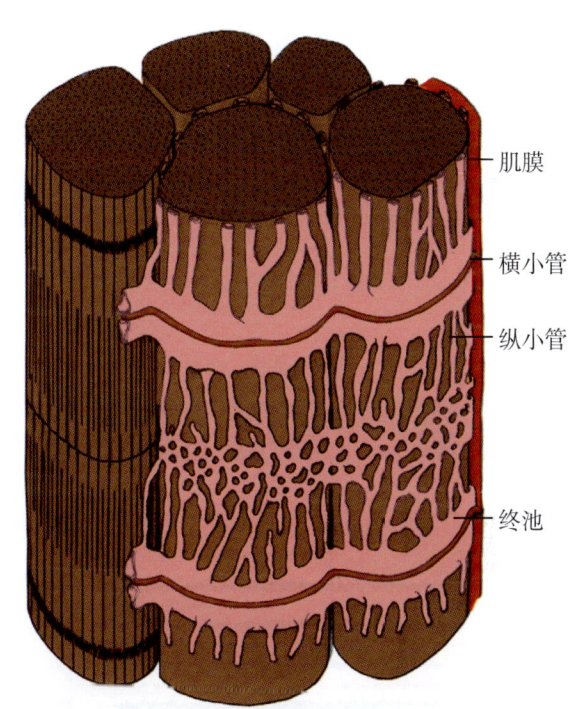

图 2-42　骨骼肌纤维电镜结构模式图

2. **横小管**（transverse tubule）　也称 T 小管，由骨骼肌纤维的肌膜向肌质内凹陷形成的小管，垂直于肌纤维的长轴。同一水平的横小管相互连通成网。哺乳动物骨骼肌的横小管位于每一个明暗带交界处（图 2-42）。横小管的功能是将肌膜的兴奋快速同步地传至每个肌节。

3. **肌质网**（sarcoplasmic reticulum）　是特化的滑面内质网，环绕在每条肌原纤维的周围，在横小管两侧，肌质网膨大汇合形成环形的扁囊，称为**终池**（terminal cisterna），终池内有大量的 Ca^{2+}（图 2-42）。

每条横小管与其两侧的终池共同形成**三联体**（triad）。肌质网的功能是调节肌质内钙离子的浓度。

二、心肌

心肌（cardiac muscle）分布于心脏，心肌的收缩具有自动节律性，缓慢而持久，不易疲劳，属于不随意肌。

（一）心肌纤维的光镜结构

心肌纤维呈短圆柱状，有分支，互相连接成网，心肌纤维之间的连接称为闰盘（inter-calated disc），在 HE 染色的标本中呈染色较深的横行或阶梯状粗线，心肌细胞的细胞核呈卵圆形，位居中央，有 1~2 个。心肌纤维的肌质较丰富，多位于细胞两端，其中含有线粒体、脂滴和脂褐素等。心肌的横纹不如骨骼肌明显（图 2-40）。

（二）心肌纤维的超微结构特点

心肌纤维电镜下观察也由粗、细两种肌丝构成（图 2-44），与骨骼肌相比有如下特点：

1. 肌原纤维不明显，大量纵行排列的肌丝组成粗细不等、不完整的肌丝束。
2. 心肌纤维的横小管较粗短，位于 Z 线水平。
3. 心肌纤维的肌质网较稀疏，终池不发达，故贮存钙离子的能力较弱。横小管和一侧略微膨大的终池相贴组成**二联体**（diad）。
4. 闰盘位于 Z 线水平，在横向连接部分有中间连接和桥粒，起牢固连接的作用。在纵向连接部分有缝隙连接，以保证心肌纤维收缩的同步性和协调性，使心肌成为一个功能整体。
5. 心房肌纤维除具有收缩功能外，还具有内分泌的功能，可分泌心房钠尿肽（或称为心钠素），具有排钠、利尿和扩张血管、降低血压的作用。

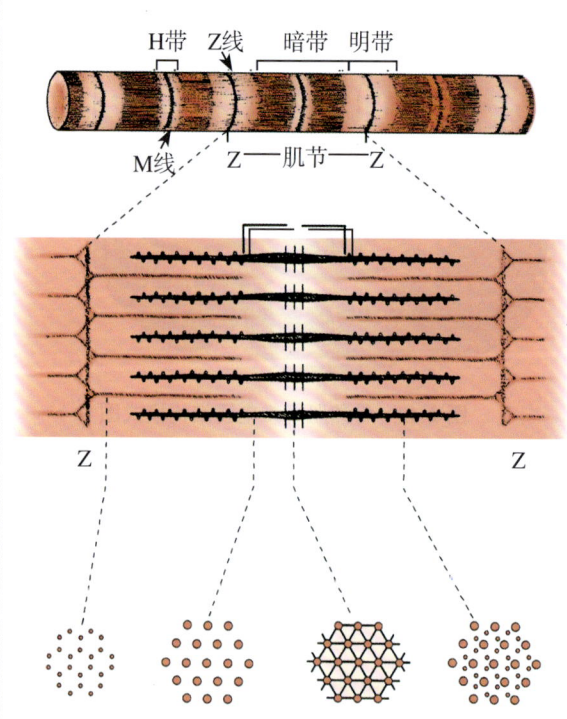

图 2-43　骨骼肌肌原纤维电镜结构模式图

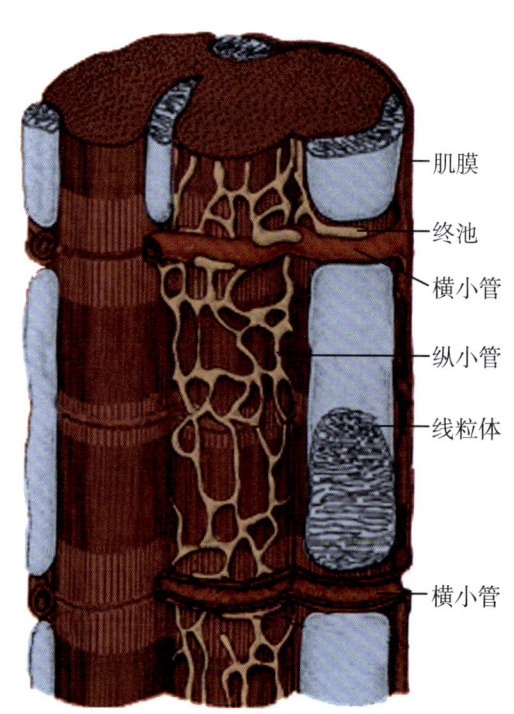

图 2-44　心肌纤维电镜结构立体模式图

> **知识链接**
>
> 过去,很多严重的心脏病患者只能把治愈的希望寄托在心脏移植上。但是现在,有一种新的治疗方法,将患者本人的具有再生能力的肌细胞注入心脏,从而使坏死的心脏细胞重新复活,这种技术给心脏病患者带来了希望。
>
> 这种肌细胞注入技术的过程是,先从患者大腿肌肉中提取一些具有再生肌细胞能力的休眠细胞,然后将这些细胞进行培养,这个过程大约需要21天,再将培养出来的8亿~9亿个细胞直接注入心脏的坏死部分,使坏死部分心脏的功能得到恢复。一般几周后,患者的病情就可有明显改善。目前已经安全地用这种技术为患者做了心脏手术,没有发现任何排斥现象。

三、平滑肌

平滑肌（smooth muscle）广泛分布于内脏器官和血管壁,无横纹,收缩缓慢而持久,属于不随意肌。

(一)平滑肌纤维的光镜结构

平滑肌纤维呈长梭形,每个细胞有一个长椭圆形或杆状的细胞核,位于细胞中央（图2-45）。平滑肌收缩时,核常扭曲呈螺旋状或折叠。细胞核两端的肌质较丰富。平滑肌纤维一般长200μm,但不同器官的平滑肌长短不一,如小血管壁的平滑肌短至20μm,妊娠期子宫平滑肌可长达500μm。

(二)平滑肌纤维的超微结构特点

平滑肌纤维内无肌原纤维,肌膜向内凹陷形成许多**小凹**（caveola）,相当于横纹肌的横小管,肌质网不发达,呈小管状。细胞核两端的肌质比较丰富,内含线粒体、高尔基复合体、游离核糖体以及少量粗面内质网。平滑肌骨架系统比较发达,由密斑、密体和中间丝组成。密斑和密体都是电子致密的小体,但分布部位不同。密斑位于肌膜的内面,密体位于细胞质内,两者之间由中间丝相连（图2-46）。平滑肌纤维肌质内含有粗、细两种肌丝。细肌丝一端固定于密斑或密体上,另一端游离。粗肌丝均匀地分布于细肌丝之间。若干条粗肌丝和细肌丝聚集成肌丝单位,又

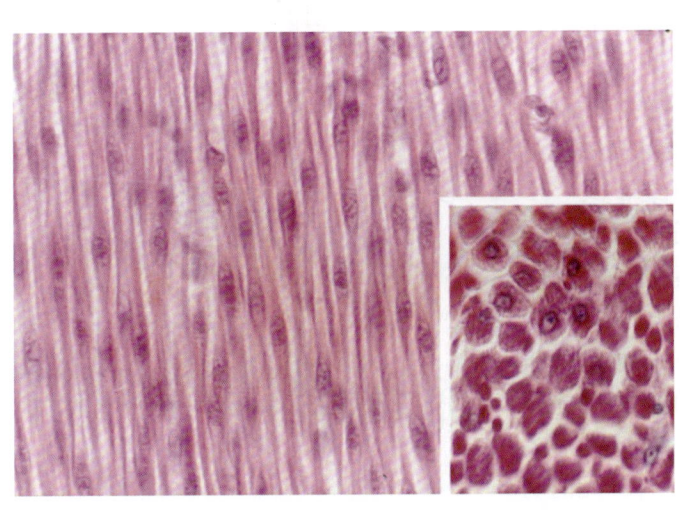

图2-45 平滑肌纵、横切面光镜结构模式图

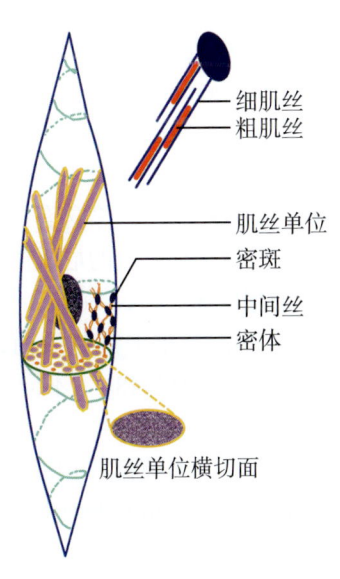

图2-46 平滑肌肌丝单位结构模式图

称收缩单位。

相邻的平滑肌之间有较发达的缝隙连接，便于肌纤维之间的化学信息和神经冲动的传导，使众多平滑肌纤维同步收缩而形成功能整体。

（潘永天）

第四节 神经组织

神经组织（nerve tissue）是高度分化的组织，构成神经系统的主要组成成分。主要由**神经细胞**（nerve cell）和**神经胶质细胞**（neuroglial cell）组成。神经细胞是神经系统的结构和功能单位，也称为神经元。一个成人约有 10^{12} 个神经元，形态多样，具有接受体内、外刺激，传导神经冲动和整合信息的功能。此外，有些神经元还有内分泌功能。神经胶质细胞的数量约为神经元的 10~50 倍，主要分布于神经元之间，无传导冲动的功能，对神经元起支持、营养、绝缘和保护等作用。这两种细胞的形态和功能不同，但联系非常密切。

一、神经元

神经元（neuron）形态多样，可分为胞体和突起两部分（图 2-47）。

神经元的突起是胞体伸出的延伸部分，各种神经元突起的形态和数量各异，一般可分为**树突**和**轴突**两种。神经元的突起彼此以突触相连接，形成复杂的神经通路和网络。

（一）神经元的结构

1. **胞体**（cell body） 神经元的胞体位于中枢神经系统的灰质和周围神经系统的神经节内，形态各异、大小不等，表现为圆形、梭形、梨形、星形和锥体形等。胞体直径为 5~150μm，是神经元的代谢和营养中心。结构类似于一般细胞，由细胞膜、细胞质和细胞核组成。

（1）**细胞膜**：神经元的细胞膜是**可兴奋膜**（excitable membrane），具有接受刺激、处理信息、产生及传导神经冲动的功能。

（2）**细胞质**：位于核的周围，胞体内的胞质称**核周体**（perikaryon），除含有一般的细胞器和高尔基复合体外，还含有大量的尼氏体和神经原纤维等。

1）**尼氏体**（Nissl body）：又称**嗜染质**（chromophil substance），分布于细胞质内，光镜下呈嗜碱性的颗粒或斑块状（图 2-48）。不同神经元的尼氏体的形状、数量和大小不一。电镜下，尼氏体是由平行排列的粗面内质网和游离核糖体构成的。尼氏体的主要功能是合成蛋白质，包括复制细胞器及与产生神经递质有关的蛋白质和酶。尼氏体的形态结构可反映神经元的功能状态。

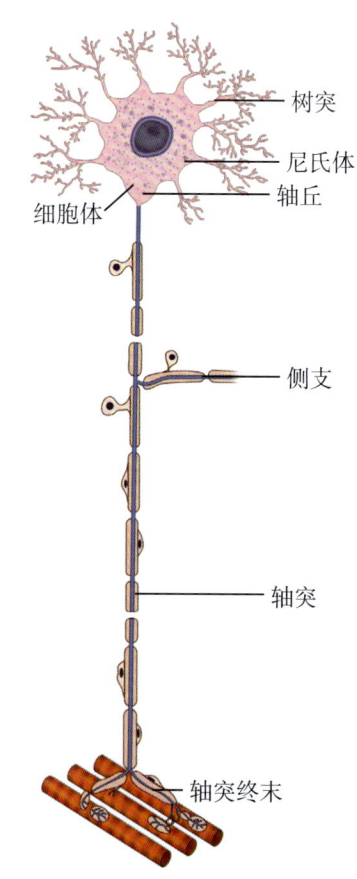

图 2-47 脊髓前角运动细胞光镜结构模式图

2）**神经原纤维**（neurofibril）：神经原纤维是存在于胞质内的丝状纤维结构，银染色切片中可见神经元内含有很细的棕黑色神经原纤维，在胞体内交织成网，并且伸入树突和轴突中（图 2-48）。神经原纤维由神经丝和神经微管组成，构成神经细胞的骨架，并参与物质运输。

（3）**细胞核**：神经元的细胞核于胞体中央，核大而圆，异染色质少，着色较浅，核仁大而明显。

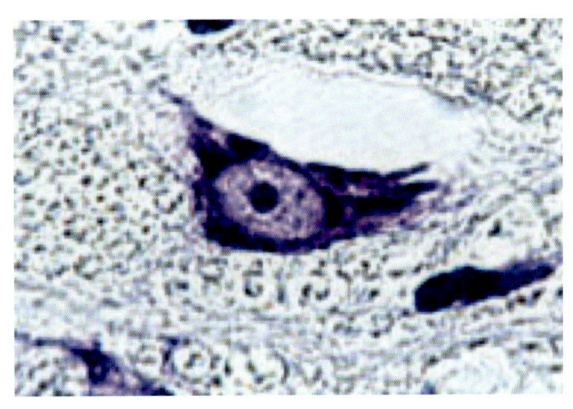

图 2-48　神经元光镜像

2. **突起**（process） 是神经元胞体的延伸，据突起的形态结构和功能将其分为树突和轴突。

（1）**树突**（dendrite）：树突是从胞体发出的一至多个突起，经过反复分支后，突起呈树枝状。树突结构与胞体基本相似，但无高尔基复合体。树突表面有许多棘状的小突起，称树突棘。树突棘是神经元之间形成突触的主要部位。树突的分支和树突棘可以扩大神经元接受刺激的面积，其功能是接受刺激，并将冲动传入胞体。

（2）**轴突**（axon）：一个神经元只有一根轴突，胞体发出轴突的部位常呈圆锥形，着色较浅，称轴丘。轴突长短不一，短者仅数微米，长者可达 1m 以上。轴突直径较均一，分支较少，可有呈直角分出的侧支。光镜下轴突内无尼氏体和高尔基复合体，不能合成蛋白质。轴突的主要功能是将神经冲动传导至其他神经元或效应器。

（二）神经元的分类

神经元的分类有多种方法，常以神经元突起的数目、轴突的长短、神经元的功能以及神经元释放的神经递质进行分类。

1. 根据神经元突起数目，将其分为 3 类（图 2-49）。

（1）**多极神经元**（multipolar neuron）：从胞体发出 1 个轴突和多个树突。在人体内多极神经元数量最多，如脑皮质的锥体细胞、脊髓灰质和自主神经节内的神经元。

（2）**双极神经元**（bipolar neuron）：从胞体两端各发出 1 个突起，即 1 个树突和 1 个轴突。如视网膜、耳蜗神经节、嗅黏膜的感觉神经元。

（3）**假单极神经元**（pseudounipolar neuron）：从胞体发出 1 个突起，离胞体不远处再分为 2 支。一支进入中枢，称**中枢突**（central process），将冲动传递给另一个神经元，相当于轴突；另一支突起细长，进入周围，称**周围突**（peripheral process），其功能相当于树突，感受刺激且将冲动传向胞体。

2. 根据神经元功能，可分成 3 类（图 2-49）。

（1）**感觉神经元**（sensory neuron）：又称传入神经元，多为假单极或双极神经元，如位于内耳的前庭神经节、螺旋神经节和脑、脊神经节内的神经元，其周围突分布到各器官和组织中，末端分支形成感觉神经末梢，可接受体内外化学或物理性的刺激，并将神经冲动传向中枢。

（2）**运动神经元**（motor neuron）：又称传出神经元，是传导运动冲动的神经元。胞体位于脑、脊髓和自主神经节内的多极神经元，其长轴突进入各器官组织中，末端分支形成运动神经末梢，将冲动传给肌纤维或腺细胞，使肌纤维收缩或腺细胞分泌。

（3）**中间神经元**（interneuron）：又称联络神经元，主要为多极神经元，负责神经元之间的联络和信息加工。中间神经元主要分布于中枢神经系统的灰质内。动物进化越高级，中间神经元就越多。中间神经元在中枢神经系统构成复杂网络，是学习、记忆和思维的基础。

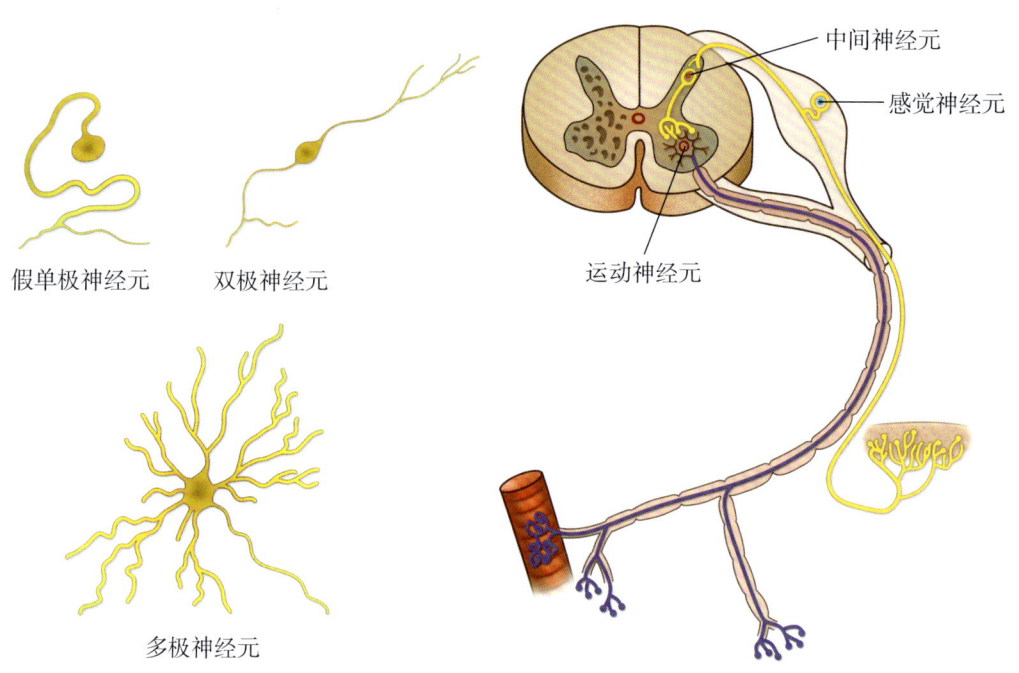

图 2-49 神经元的主要类型模式图

3. 根据神经元释放的神经递质分类

（1）**胆碱能神经元**（cholinergic neuron）：释放乙酰胆碱，如脊髓前角运动神经元等。

（2）**去甲肾上腺素能神经元**（noradrenergic neuron）：释放去甲肾上腺素等递质。

（3）**胺能神经元**（aminergic neuron）：释放多巴胺，5-羟色胺等递质。

（4）**肽能神经元**（peptidergic neuron）：释放脑啡肽、神经肽等递质。

（5）**氨基酸能神经元**（amino acidergic neuron）：释放甘氨酸、谷氨酸、γ-氨基丁酸等氨基酸类递质。

二、突触

突触（synapse）是指神经元之间或神经元与非神经细胞（肌细胞、腺细胞）之间一种传递信息的特化连接结构。

突触可分为**化学突触**和**电突触**两大类。化学突触是以化学物质（神经递质）作为传递信息的媒介，电突触是通过电流（电讯号）传递电信息。神经元之间彼此相邻的部位几乎都能形成突触。化学性突触中最常见的形式是一个神经元的轴突终末与另一个神经元的树突、树突棘或胞体表面，分别构成轴—树、轴—棘和轴—体突触（图 2-50），此外，还有轴—轴和树—树突触等。

电镜下，突触的结构可分为**突触前部**、**突触间隙**和**突触后部** 3 部分（图 2-51）。突触前、后部彼此相对的细胞膜分别称突触前膜和突触后膜。

（1）**突触前部**（presynaptic element）：神经元末端膨大，轴膜增厚形成突触前膜。内含有许多突触小泡、线粒体、微丝和微管等。突触小泡内含有神经递质。

（2）**突触间隙**（synaptic cleft）：突触前膜和突触后膜之间的狭窄缝隙。

（3）**突触后部**（postsynaptic element）：突触后膜上有特异性受体及离子通道。

当神经冲动传至突触前膜时，促使突触小泡贴附在突触前膜上，以胞吐方式将突触小泡内的神经递质释放到突触间隙，并作用于突触后膜上的相应受体，使突触后膜发生兴奋或抑制。使突

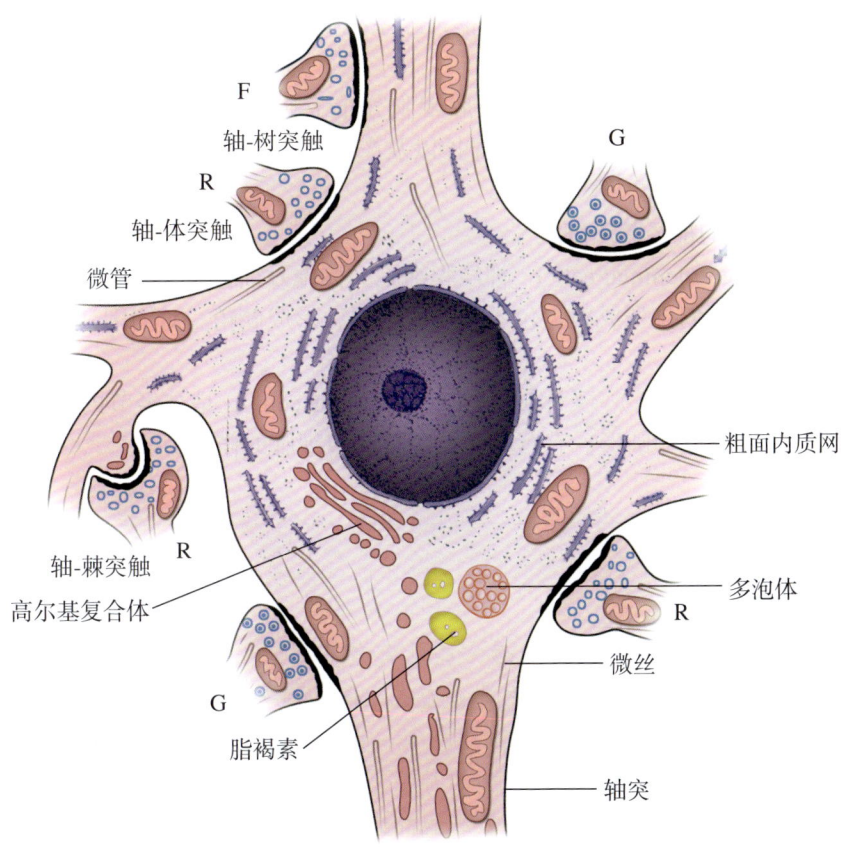

图 2-50　神经元及突触电镜结构模式图

R：突触扣结内含圆形清亮突触小泡　F：突触扣结内含扁平清亮突触小泡　G：突触扣结内含颗粒型突触小泡

触后膜发生兴奋的，称兴奋性突触，而使突触后膜发生抑制的，称抑制性突触。化学突触传递神经冲动是单向的，但电突触可双向传递神经冲动。

三、神经胶质细胞

神经胶质（neuroglia）又称**神经胶质细胞**（neuroglial cell），广泛分布于神经系统。其数量是神经元的 10~50 倍。神经胶质也是具有突起的细胞，但其胞突不分树突和轴突，无传导神经冲动的功能。神经胶质对神经元具有支持、保护、营养、绝缘和防御作用，并具备分裂增殖和再生修复等多种作用。

（一）中枢神经系统的神经胶质细胞

1. **星形胶质**（astroglia）　又称**星形胶质细胞**（astrocyte），是神经胶质中体积最大、数量最多的一种，胞体呈星形，核大呈圆形，染色较浅。胞体伸出多个突起与中枢神经系统内毛细血管相连，它在神经元的物质交换中起媒介作用，并通过分泌和合成神经营养因子帮助中枢神经在损伤后修复。

2. **少突胶质**（oligodendroglia）　又称**少突胶质细胞**（oligodendrocyte），分布于灰质和白质内，位于胞体、突起的周围，包卷神经元的轴突形成髓鞘。

3. **小胶质**（microglia）　又称，是神经胶质中体积最小的一种。小胶质来源于血中单核细胞，

分布于灰质和白质内，具有吞噬功能。当中枢神经系统损伤时，小胶质细胞可转变为巨噬细胞，吞噬细胞碎屑及退化变性的髓鞘。

4. **室管膜细胞**（ependymal cell） 室管膜细胞分布于脑室和脊髓中央管壁的单层上皮称为室管膜（ependyma）。对神经元具有支持、保护以及产生脑脊液的功能。

（二）周围神经系统的神经胶质细胞

1. **神经膜细胞**（neurolemmal cell） 神经膜细胞又称**施万细胞**（Schwann cell），是周围神经系统的髓鞘形成细胞，它们排列成串，包裹在轴突周围，形成髓鞘。对周围神经再生起着重要作用。

2. **卫星细胞**（satellite cell） 又称**被囊细胞**（capsular cell），是神经节内包裹神经元的一层扁平细胞。细胞核呈圆形或卵圆形。有营养和保护神经节细胞的作用。

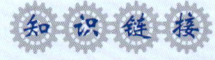

神经组织和其他组织一样，存在着一些具有增殖和分化潜能的细胞，称为神经干细胞。目前研究表明，成人神经干细胞主要分布在大脑的海马和脑与脊髓的室管膜下区（即室管膜周围区域），其形态与星形胶质细胞相似，因此不易分辨，但它们表达一种特殊的中间丝蛋白——巢蛋白，因此，它成为检测神经干细胞的标记物。神经干细胞在特定的环境下，可以增殖分化为神经元、星形胶质细胞和少突胶质细胞，它们可作为神经组织的一种后备细胞，替换正常凋亡的细胞，并在一定程度上参与神经组织损伤后的修复。神经干细胞的发现，为研究神经系统损伤后的修复机制，以及治疗神经系统的退行性和创伤性疾病开辟了一条新的途径。

四、神经纤维和神经

（一）神经纤维

神经纤维（nerve fiber）是由神经细胞的长突起和包在它外表的神经胶质所组成的纤维状结构。根据神经纤维有无髓鞘，分为有髓神经纤维和无髓神经纤维两种。

1. **有髓神经纤维**（myelinated nerve fiber） 周围神经系统的有髓纤维是由一个神经膜细胞的细胞膜呈阶段性包卷在轴突表面形成的多层膜结构。一条有髓神经纤维是由轴突、髓鞘和神经膜细胞形成的神经膜组成（图2-51）。相邻的两个神经膜细胞不完全相连，各节段之间形成藕节

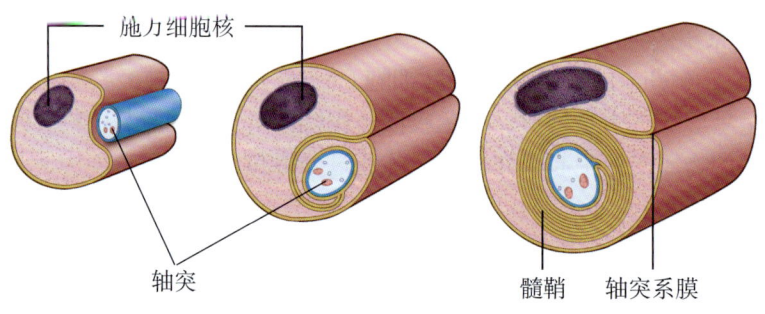

图 2-51　周围有髓神经纤维模式图

状的无髓鞘缩窄部位称**郎飞结**（Ranvier node）（图2-52）。相邻两个郎飞结之间的一段神经纤维称**结间体**（internode）。

中枢神经系统的有髓神经纤维是由少突胶质细胞伸出的多个叶片状突起包绕神经元的轴突形成的。

有髓神经纤维的神经冲动的传导呈跳跃式，即从一个郎飞结跳到相邻的另一个郎飞结，因此传导速度快。

2. **无髓神经纤维**（unmyelinated nerve fiber） 周围神经系统的无髓神经纤维是由一个神经膜细胞包绕数条轴突形成的，无髓鞘，无郎飞结（图2-53）。

中枢神经系统的无髓神经纤维轴突外无胶质细胞包绕，因此轴突是裸露的。因为无髓鞘和朗飞结，无髓神经纤维的神经冲动的传导是连续的，因此传导速度较慢。

（二）神经

周围神经系统的神经纤维集合在一起构成神经。神经分布于全身各器官和组织。包裹在神经外面的致密结缔组织称神经外膜。组成神经的许多神经纤维，又被结缔组织分隔成大小不等的神经纤维束，包裹神经纤维束的结缔组织称神经束膜。神经纤维束内的每条神经纤维周围的薄层疏松结缔组织称神经内膜。神经内的血管丰富。

五、神经末梢

神经末梢（nerve ending）一般是指周围神经纤维的终末部分终止于全身各种组织或器官中所形成的特有结构。根据其功能的不同，可分为感觉神经末梢与运动神经末梢。

（一）感觉神经末梢

感觉神经末梢（sensory nerve ending）是感觉神经元周围突的终末部分，它与其他组织共同构成特定结构，称为**感受器**（receptor）。它能感受人体的各种刺激，并转化为神经冲动，传到中枢。按结构可将感觉神经末梢分为游离神经末梢和有被囊神经末梢两类。

1. **游离神经末梢**（free nerve ending） 游离神经末梢广泛分布于表皮、角膜、浆膜、毛囊、肌肉和各种类型结缔组织中，是由较细的有髓或无髓的感觉神经纤维终末部分失去神经膜细胞，并反复分支形成的裸露游离细支（图2-54）。游离神经末梢的主要功能是感受冷、热、轻触和疼痛的刺激。

2. **有被囊神经末梢**（encapsulate nerve ending） 此类神经末梢形式多样，均有结缔组织包裹，大小不一。常见的有触觉小体、环层小体和神经肌梭。

（1）**触觉小体**（tactile corpuscle）：又称Meissner小体，分布于皮肤的真皮乳头内，多见于手指掌面、足趾底面。小体呈圆形或椭圆形。其主要功能是感受

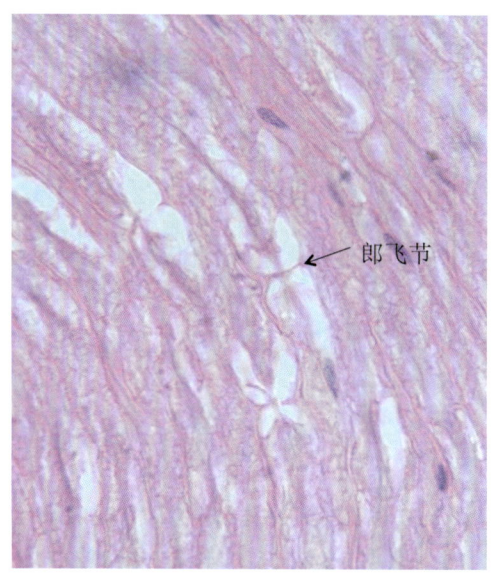

图 2-52　有髓神经纤维光镜像

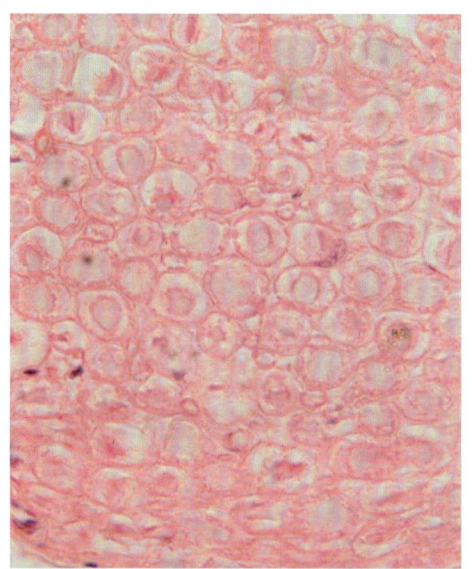

图 2-53　周围无髓神经纤维横切图

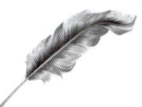

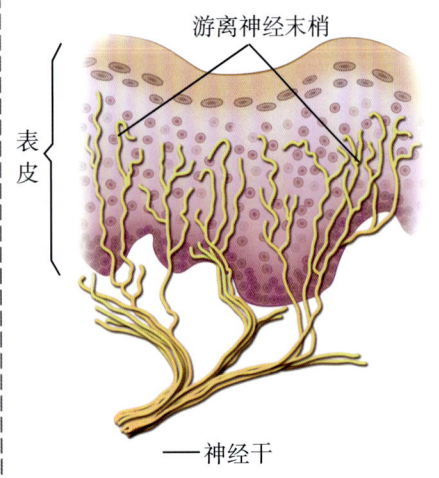

图 2-54 表皮内游离神经末梢结构模式图

触觉。

（2）**环层小体**（pacinian corpuscle）：又称为潘氏小体，广泛分布于皮下组织、肠系膜、骨膜、韧带、关节囊、胸膜、腹膜和胰腺等处。小体多呈圆形或椭圆形，大小不一。环层小体的主要功能是感受压觉、振动和触觉。

（3）**神经肌梭**（neuromuscular spindle）：简称**肌梭**（muscle spindle），分布于骨骼肌内，呈细长梭形，表面有结缔组织被囊（图2-55）。肌梭是一种本体感受器，主要感受肌纤维的伸缩变化，在调节骨骼肌的活动中起重要作用。

（二）运动神经末梢

运动神经末梢（motor nerve ending）是分布于肌组织和腺体内的运动神经纤维的终末结构，支配肌纤维的收缩和腺体的分泌。运动神经末梢终止于骨骼肌、平滑肌及腺体等，与所支配的组织组成效应器。运动神经末梢可分为躯体运动神经末梢和内脏运动神经末梢两大类。

1. **躯体运动神经末梢**（somatic motor nerve ending） 是运动神经元轴突终末与骨骼肌肌膜形成的化学性突触，又称运动终板（图2-56），是支配骨骼肌的运动神经末梢。运动神经末梢到达骨骼肌纤维处失去髓鞘后，分支呈爪状，末端形成椭圆形的板状膨大，贴附在骨骼肌纤维表面。

2. **内脏运动神经末梢**（visceral motor nerve ending） 分布于内脏及血管的平滑肌、心肌和腺细胞上，并构成突触。

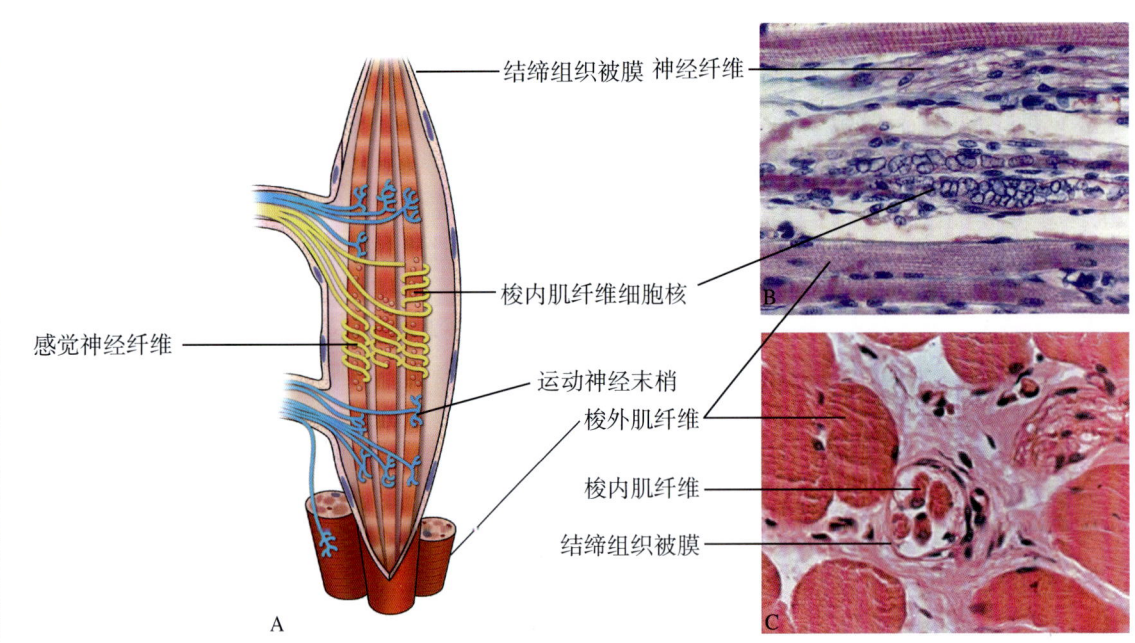

图 2-55 肌梭
A.立体模式图　B.纵切面光镜像　C.横切面光镜像

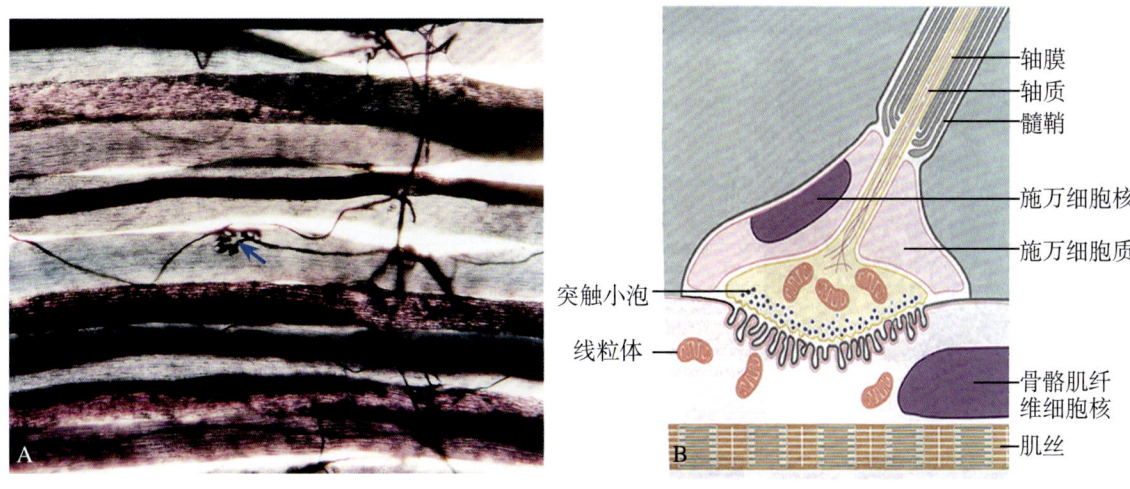

图 2-56 运动终板
A.光镜像（骨骼肌纤维压片，氯化金法；箭头示终板）B.电镜结构模式图

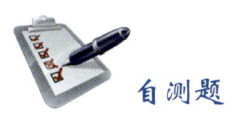 **自测题**

一、名词解释

1. 骨板　　　　4. 内皮　　　　7. 横小管　　　　10. 尼氏体
2. 血浆　　　　5. 间皮　　　　8. 闰盘　　　　　11. 突触
3. 血清　　　　6. 肌节　　　　9. 肌质网　　　　12. 郎飞结

二、填空题

1. 上皮细胞呈极性分布，朝向腔面或体表的一面，称_____，朝向基膜的一面，称_____。
2. 假复层纤毛柱状上皮由_____、_____、_____和_____四种细胞构成；_____和_____细胞顶部到达腔面，_____细胞顶部有纤毛。
3. 分布在膀胱内表面的上皮为_____上皮，该上皮细胞的_____和_____随器官的充盈与排空而变化，该上皮表层细胞称_____细胞。
4. 浆细胞呈_____，核_____位于细胞的_____，核内染色质呈_____，胞质呈_____，此细胞具有_____的功能。
5. 胶原纤维是由更细的_____构成，新鲜时呈_____色，所以又称_____，其特点是富有_____性。
6. 构成疏松结缔组织的主要细胞是_____，其细胞形态_____，每个细胞一个核，核仁_____，胞质嗜_____性，可产生_____和_____。
7. 软骨按基质中所含有的纤维成分不同，可分类为_____、_____和_____三类。
8. 白细胞根据_____可分_____和_____两大类；有粒白细胞根据胞质中_____可分类为_____、_____及_____3类；红细胞呈_____，无_____和_____，胞质中含有大量的_____，功能是_____；血小板是由骨髓内_____的胞质脱落而形成的，它呈_____状，没有_____，在_____中起重要作用。

9. 肌组织根据形态可分类为_____、_____和_____；根据神经支配可分为_____和_____。

10. 肌节是_____结构和功能的基本单位，它是由_____带+_____带+_____带构成。肌丝可分_____和_____两种。

11. 骨骼肌细胞呈_____形，每个细胞有_____个_____状细胞核，位于细胞的_____，胞质中含有大量的_____，并可见明显的_____。

12. 神经元分_____和_____两部分，一个神经元有一个或多个_____，但只有一个_____。

13. 根据功能的不同，可把神经元分为_____、_____和_____。

14. 神经组织主要由_____、_____组成，前者的功能是_____；后者的功能是_____、_____、_____等。

15. 尼氏体是存在于神经元的_____和_____内的小块状结构，它的功能是合成_____。

16. 神经纤维可分为_____和_____两类，前者在中枢神经系统是由_____和_____组成；在周围神经系统由_____和_____形成。

17. 神经末梢按功能不同分为_____和_____两类。

三、选择题

1. 下列哪一项**不是**上皮组织的特点 A．上皮细胞多，细胞间质少
   B．上皮细胞有极性
   C．分布于体表和有腔器官腔面
   D．上皮组织内神经末梢丰富
   E．上皮组织内毛细血管丰富

2. 复层扁平上皮的结构特点**不包括** A．由多层细胞组成
   B．表层细胞呈扁平形
   C．中间层细胞呈多边形
   D．基底层细胞呈高柱状
   E．基底层细胞有活跃的分裂增殖能力

3. 纤毛的结构特点是内含
   A．微管
   B．微丝
   C．微体
   D．微管和微体
   E．微管和微丝

4. 上皮细胞侧面**不存在**哪种细胞连接
   A．桥粒
   B．紧密连接
   C．半桥粒
   D．中间连接
   E．缝隙连接

5. 下列哪种细胞来自骨髓单核细胞 A．成纤维细胞
   B．巨噬细胞
   C．肥大细胞
   D．浆细胞
   E．脂肪细胞

6. 下列哪种细胞是由B淋巴细胞转化来的
   A．成纤维细胞
   B．巨噬细胞
   C．肥大细胞
   D．浆细胞
   E．脂肪细胞

7. 下列哪种细胞可产生免疫球蛋白 A．成纤维细胞
   B．巨噬细胞
   C．肥大细胞
   D．浆细胞
   E．脂肪细胞

8. 下列哪种细胞可产生胶原纤维和基质
   A．成纤维细胞
   B．巨噬细胞
   C．肥大细胞
   D．浆细胞
   E．脂肪细胞

9. 具有较强韧性的纤维是
    A. 胶原纤维
    B. 弹性纤维
    C. 网状纤维
    D. 神经原纤维
    E. 肌原纤维
10. 下列哪种纤维 HE 染色标本**不着色**
    A. 胶原纤维
    B. 弹性纤维
    C. 网状纤维
    D. 神经纤维
    E. 肌原纤维
11. 透明软骨的基质中所含有的纤维为
    A. 胶原纤维
    B. 胶原原纤维
    C. 弹性纤维
    D. 网状纤维
    E. 以上都不是
12. 弹性软骨与纤维软骨结构的区别是
    A. 纤维类型不同
    B. 纤维数量和排列不同
    C. 基质成分不同
    D. 软骨细胞分布不同
    E. 软骨膜不同
13. 血清与血浆的主要区别在于
    A. 液体的颜色
    B. 水分的多少
    C. 有无纤维蛋白原
    D. 有无激素
    E. pH 的不同
14. 有粒白细胞的分类是根据
    A. 细胞形态
    B. 细胞核的形态
    C. 细胞质中有无颗粒
    D. 细胞质中有无特殊颗粒
    E. 细胞质中特殊颗粒的嗜色性的不同
15. 下列哪种结构可以贮存钙离子
    A. 肌质网
    B. 三联体
    C. 肌原纤维
    D. 横小管
    E. 肌节
16. 下列哪种结构可将兴奋传到肌细胞内
    A. 肌质网
    B. 三联体
    C. 肌原纤维
    D. 横小管
    E. 肌节
17. 骨骼肌纤维有
    A. 一个杆状核位于细胞的中央
    B. 一个杆状核位于细胞的周边
    C. 多个杆状核位于细胞的中央
    D. 多个杆状核位于细胞的周边
    E. 一个大椭圆形核位于细胞中央
18. 下列哪种结构是心肌的特异性结构
    A. 横纹
    B. 横小管
    C. 闰盘
    D. 肌质网
    E. 二联体
19. 神经元尼氏体分布在
    A. 细胞体内
    B. 轴突内
    C. 树突内
    D. 细胞体和树突内
    E. 树突和轴突内
20. 电镜下的尼氏体是由下列哪些结构组成
    A. 滑面内质网和溶酶体
    B. 线粒体和粗面内质网
    C. 粗面内质网和游离核糖体
    D. 高尔基复合体和粗面内质网
    E. 游离核糖体和滑面内质网
21. 神经元的轴突内**无**
    A. 神经丝
    B. 线粒体
    C. 微管
    D. 滑面内质网
    E. 尼氏体
22. 关于神经胶质细胞的描述，哪一项是**错误**的
    A. 广泛分布于中枢神经和周围神经系统
    B. 细胞和突起内无尼氏体

C．对神经元起支持营养保护和绝缘等作用
D．有分裂和增殖能力
E．释放特定种类的神经递质

23．中枢有髓神经纤维的髓鞘形成细胞是
A．小胶质细胞
B．纤维性星形胶质细胞
C．原浆性星形胶质细胞
D．少突胶质细胞
E．室管膜细胞

24．来源于血液单核细胞的是
A．星形胶质细胞
B．少突胶质细胞
C．小胶质细胞
D．神经膜细胞
E．卫星细胞

25．有髓神经纤维神经冲动的传导是
A．在轴膜上连续传导
B．由一个郎飞结向另一个郎飞结跳跃式的传导
C．由一个结间体向另一个结间体跳跃式的传导
D．由一个髓鞘切迹向另一个髓鞘切迹跳跃式的传导
E．在髓鞘上传导

26．突触的结构包括
A．突触前成分
B．化学性突触
C．突触间隙
D．突触后成分
E．电突触

27．游离神经末梢感受
A．压力觉
B．振动觉
C．肌张力变化
D．冷热与疼痛
E．触觉

28．环层小体分布于
A．皮下组织
B．上皮组织
C．肌组织
D．真皮乳头
E．毛乳头

29．肌梭感受
A．压力觉
B．振动觉
C．肌张力变化
D．冷热与疼痛
E．触觉

四、问答题

1．简述被覆上皮的特点、分类与分布。
2．何谓腺上皮？何谓腺？根据分泌物的排出方式不同，腺分哪几种？
3．简述血细胞的分类及正常值。
4．结缔组织是如何分类的？
5．比较骨骼肌与心肌的超微结构。
6．叙述神经元的结构特点和功能。
7．叙述周围有髓神经纤维的结构特点与功能。

（贺　旭）

而松弛，则该关节运动灵活而稳固性较差，反之，则该关节稳固性强而灵活性较差。内层为**滑膜**（synovial membrane），由疏松结缔组织构成，两端附于关节软骨周围，薄而松弛，内面光滑，滑膜富含血管网，能产生和吸收滑液，滑液不仅有润滑、减少关节运动时摩擦的作用，而且有营养关节软骨的作用。

（3）**关节腔**（articular cavity）：是关节囊滑膜层和关节面共同围成的密闭腔隙。内含有少量滑液，呈负压，使邻接的关节面相贴，利于关节的稳固。

2. 关节的辅助结构

（1）**韧带**（ligament）：是连于相邻两骨之间的致密结缔组织束，使相邻两骨的连接更牢固，具有稳固关节、限制其过度运动的作用。按位置不同，韧带分为囊内、囊外韧带两种。位于关节囊内的为囊内韧带，表面贴滑膜，不在关节腔内。位于关节囊外的为囊外韧带。有的囊外韧带紧贴关节囊，表现为关节囊局部增厚；有的囊外韧带与关节囊分离。

（2）**关节盘**（articular disc）：是位于关节面之间的纤维软骨盘，附于关节囊，使关节腔分为两部分，增加了关节的运动形式和活动范围，即增加关节的灵活性。关节盘多呈圆盘状，边缘厚，中央薄，使相对的两关节面形态相适应，利于关节的稳固。例如，膝关节关节盘变两块，每块呈半月形，称半月板。

（3）**关节唇**（articular labrum）：是附着于关节窝周缘的纤维软骨环，它能加深关节窝，增大关节面，有利于关节的稳固性。

(四) 关节的运动

（1）**屈和伸**：通常关节绕冠状轴运动时，若相关节的两骨之间夹角变小称为屈（flexion），反之，称为伸（extension）。但踝关节绕冠状轴、足尖往上、夹角变小的运动，称踝关节伸（又称背屈）；反之，称踝关节屈（又称跖屈）。

（2）**收和展**：通常关节绕矢状轴运动时，若骨靠近正中矢状面称为收（adduction），反之，称为展（abduction）。手指靠近中指为收，反之，为展，因为5个手指，中指最不灵活。脊柱绕矢状轴运动称侧屈。

（3）**旋转**：通常关节绕垂直轴进行运动时，若骨的前面转向内侧称**旋内**（medial rotation），反之称**旋外**（lateral rotation）。在前臂，将手背转向前方的运动称旋前，反之称旋后。脊柱的旋转称旋左、旋右。

（4）**环转**（circumduction）：是运动骨的近侧端在原位转动、远侧端作圆周运动、全骨运动的轨迹绘成一个圆锥形的运动。凡既能绕冠状轴、又能绕矢状轴运动的关节，都能作环转运动，它实际上是屈、展、伸、收依次进行的连续运动。

五、肌

运动系统的肌属骨骼肌，附着于骨骼。其收缩和舒张直接受人的意志控制，故又称为随意肌。骨骼肌共有600多块，约占体重的40%。每块肌有一定的形态、结构、位置和辅助装置，并有各自的血管和淋巴管分布和神经支配，执行一定的功能，故每块肌都视为一个器官。

(一) 肌的构造和形态

骨骼肌由**肌腹**和**肌腱**两部分构成（图3-7）。**肌腹**（muscle belly）位于肌的中部，色红，质地柔软，主要由肌纤维构成，有收缩舒张功能；**肌腱**（tendon）位于肌的两端，附着于骨，色白，质地坚韧，主要由致密结缔组织构成。肌腹收缩时，通过肌腱牵拉骨而产生运动，故肌腱在肌腹与骨之间，起连接和传递力量的作用。扁肌的肌腱呈薄膜状，又称腱膜。

按肌的形态，可将肌分为**长肌**、**短肌**、**扁肌**、**轮匝肌**4种（图3-7）。**长肌**（long muscle）呈长梭形或带状，多见于四肢，收缩时长度显著缩短，故能产生大幅度运动；**短肌**（short muscle）

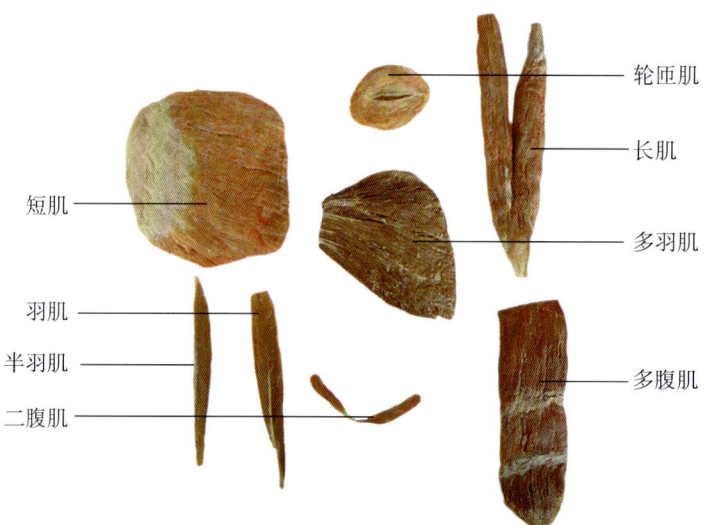

图 3-7　肌的形态

短小，多见于躯干深层，具有明显的节段性，收缩时长度缩短幅度小，如肋间肌；**扁肌**（flat muscle）又称阔肌，宽而扁，呈薄膜状，多见于躯干浅层，除运动功能外，还有保护和支持腔内器官的功能；**轮匝肌**（orbicular muscle）呈环形，位于孔裂的周围，收缩时可以关闭孔裂。

（二）肌的起止和作用

肌通常附着在两块或两块以上的骨上，中间跨过一个或多个关节。肌收缩产生运动时，一般两块骨之中一块骨的位置相对固定，而另一块骨相对移动。肌在相对固定骨上的附着点称定点，在相对移动骨上的附着点称动点。规定：肌在躯干内侧端的附着点或在四肢近侧端的附着点为肌肉的起点，反之，为止点。大多数情况下起点为定点，止点为动点，但少数情况下相反（图3-8）。

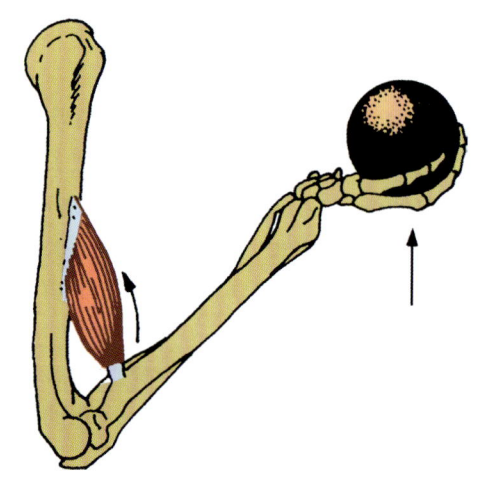

图 3-8　肌的起止点

肌的配布与关节的运动轴密切相关。关节每一运动轴两侧均配布着作用相反的肌，如冠状轴两侧分别配布屈肌和伸肌，矢状轴两侧分别配布收肌和展肌。配布在关节运动轴两侧，作用相反的肌称为拮抗肌。拮抗肌在功能上既相互对抗，又相互协调，共同准确地完成某一动作。配布在关节运动轴同侧，作用相同的肌称为协同肌。

（三）肌的辅助结构

1. 筋膜　遍布全身，分浅筋膜和深筋膜两种（图3-9）。

（1）**浅筋膜**（superficial fascia）：浅筋膜位于皮肤的深面，故又称皮下筋膜，由疏松结缔组织构成，内含脂肪组织、浅静脉、皮神经、浅淋巴管等，临床上常在此作皮下静脉穿刺。皮下脂肪多少与部位、性别和营养状态等有关，有维持体温和保护深部结构的作用。

（2）**深筋膜**（deep fascia）：又称固有筋膜，位于浅筋膜的深面，包被肌和血管神经，由致密结缔组织构成。在四肢，深筋膜深入肌群之间，并附着于骨，构成肌间隔，分隔肌群，以保

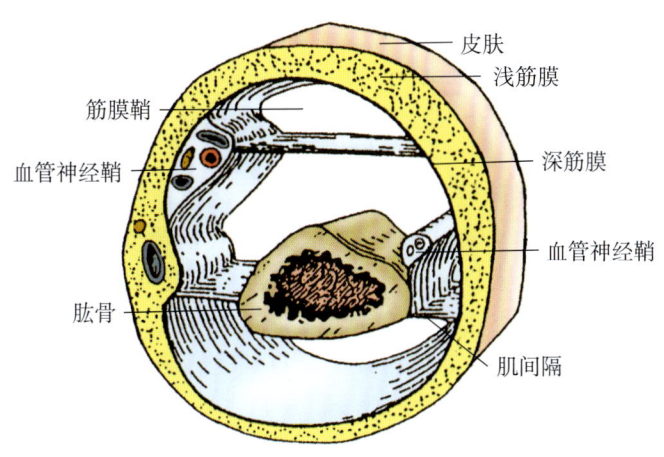

图 3-9 筋膜

证肌群能单独进行活动。包裹肌群的深筋膜形成筋膜鞘，可潴留脓液、限制炎症的扩散。深筋膜包绕血管、神经，形成血管神经鞘。腕部和踝部，深筋膜增厚形成支持带，对经过其深部的肌腱有保护和约束作用，并能改变肌的牵引方向。

2. **滑膜囊**（synovial brusa） 滑膜囊为扁平密闭的结缔组织小囊，内含滑液，多位于肌腱与骨相接触处，以减少两者之间的摩擦。有些滑膜囊邻近关节，可与关节腔相通。滑膜囊炎症可引起局部疼痛和运动障碍。

3. **腱鞘**（tendinous sheath） 腱鞘是包围在某些长肌腱外面的结缔组织鞘管（图 3-10），分布于活动幅度大、摩擦大的部位，如腕、踝、手指和足趾等处。腱鞘分为两层。外层称**纤维层**（fibrous layer），又称**腱纤维鞘**（fibrous sheath of tendon），由深筋膜增厚而成，附于骨面，对肌腱起约束和滑车作用。内层称**滑膜层**（synovial layer），又称**腱滑膜鞘**（synovial sheath of tendon），由滑膜构成。它又分脏层、壁层，脏层包在肌腱的表面，壁层贴在腱纤维层的内面。脏、壁两层互相移行，形成密闭的滑膜腔，内含少量滑液，可减少肌腱活动时的摩擦。脏层、壁层在骨面与肌腱之间相移行形成**腱系膜**（mesotendon），其中有供应肌腱的血管通过。

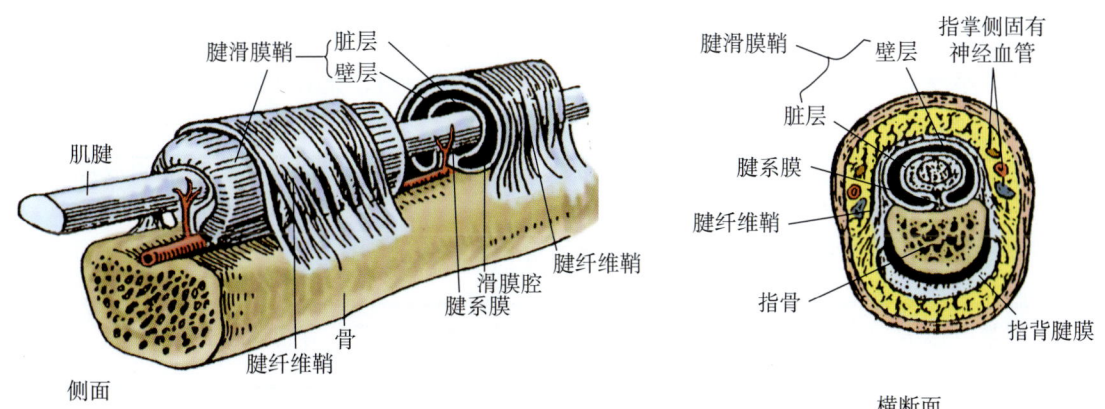

图 3-10 腱鞘示意图

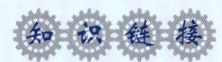

佝偻病

佝偻病是一种因钙磷代谢障碍而致的慢性营养缺乏病，多因维生素D供给不足所致，主要见于3岁以下婴幼儿。维生素D能促进钙、磷吸收，调节钙、磷代谢，提高血中钙、磷浓度，促进骨质钙化。维生素D缺乏时食物中钙和磷不能被充分吸收利用造成钙、磷代谢紊乱，骨组织钙化不良，骨骼生长发育缓慢，以致骨骼软化变形，甚至骨折。婴幼儿食物中摄入不足或紫外线照射不足时，体内维生素D缺乏，易患此病。佝偻病临床表现主要有两个方面：一是全身表现，另一是骨骼改变。早期主要表现为神经精神症状：患儿易怒、烦躁、汗出多、睡眠不安，夜惊、夜啼，枕秃。病情进一步发展，除上述症状外，主要是骨骼改变如颅囟闭合推迟、方颅、头颅骨软化（用手轻轻按压婴儿颞枕部的颅骨时，有似按乒乓球的感觉）、出牙晚、鸡胸或漏斗胸、肋骨与肋软骨交界处膨大呈"串珠"状、脊柱弯曲，四肢骨骼变形，出现"O"形腿或"X"形腿。此外，还会出现肌肉松弛、贫血、消化不良、发育迟缓、身体抵抗力降低等。经适当治疗后，患儿临床症状减轻和接近消失，精神状态和生长发育恢复正常，3岁以上儿童会遗留骨骼畸形。佝偻病的预防和治疗包括加强户外活动，多晒太阳，尽量母乳喂养，及时补充维生素D和钙。

（王友良）

第二节　躯干骨及其连结

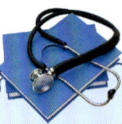

案例 3-2

女医生，45岁，搬动办公桌时用力过猛致腰扭伤，直腰困难，且越来越严重。同事将其扶至病房卧床休息，一小时后，腰痛愈发剧烈，且有右下肢剧烈酸痛伴麻木感，以大腿后部，小腿后部和足背明显，下肢和腰部稍有活动时加剧，尤其当腰向前曲、左侧曲时为甚。

体格检查：腰部无红肿，明显压痛，以L3-L5棘突附近尤为明显，上抬右下肢时患者痛苦不堪，双侧膝反射及跟腱反射正常。

放射检查：脊柱CT扫描发现L4-L5椎间盘偏右侧突出。

临床诊断：腰椎间盘突出。

问题与思考：什么是椎间盘？椎间盘突出好发的部位在哪？有何临床症状？

躯干骨包括24块椎骨、1块骶骨、1块尾骨、1块胸骨和12对肋，它们参与脊柱、骨性胸廓和骨盆的构成。

一、椎骨

幼年时椎骨为 32～33 块，包括**颈椎** 7 块，**胸椎** 12 块，**腰椎** 5 块，**骶椎** 5 块，尾椎 3～4 块。成年后，5 块骶椎融合为 1 块骶骨，3～4 块尾椎融合为 1 块尾骨。

（一）椎骨的一般形态

椎骨（vertebrae）一般分为椎体和椎弓两部分（图 3-11）。前部为**椎体**（vertebral body），呈短圆柱形，是椎骨的负重部分，表面是薄层骨密质，内部充满骨松质，受暴力冲击可压成楔形，称压缩性骨折。后部为**椎弓**（vertebral arch），呈弓形。椎体与椎弓围成**椎孔**（vertebral foramen），所有椎孔相连成**椎管**（vertebral canal），容纳并保护脊髓。椎弓又分为**椎弓根**和**椎弓板**。连接椎体的较细部分，称椎弓根，其后方较宽的板状部分，称椎弓板，左、右椎弓板在中线融合。椎弓根的上、下缘各有一凹陷，分别为椎上、下切迹，相邻两椎骨的椎下、椎上切迹共同围成**椎间孔**，孔内有脊神经和血管通过。从椎弓发出 7 个突起：**棘突** 1 个，由椎弓中线发出，伸向后方或后下方，各椎骨棘突后端大多数在体表可摸到，是重要的骨性标志；**横突** 1 对，伸向两侧；向上的 1 对上关节突和向下的 1 对下关节突，关节突上有光滑的关节面，与相邻椎骨的上、**下关节突**构成关节突关节。

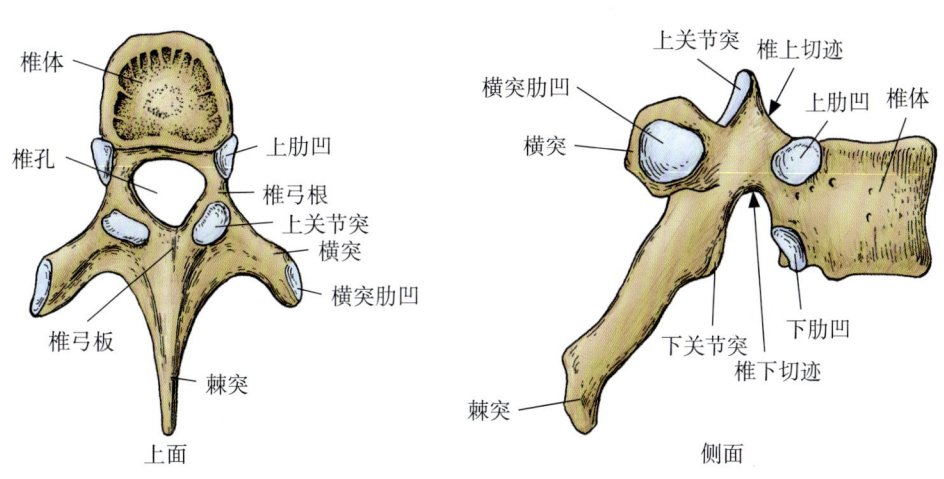

图 3-11　胸椎

（二）各部椎骨的主要形态特点

1. **颈椎**（cervical vertebrae）（图 3-12）　椎体较小，横断面呈椭圆形。椎孔较大，呈三角形。横突有孔，称横突孔，孔内有椎动脉、椎静脉通过。第 2～6 颈椎的棘突较短，末端分叉。第 1、2、7 颈椎另具各自特点。

第 1 颈椎又名**寰椎**（atlas）（图 3-13），呈环状，无椎体、棘突和关节突，分为前弓、后弓及左、右侧块。前弓较短，其后面中部有关节面，称齿突凹，与枢椎的齿突相关节。后弓较长。侧块上、下面均有关节面，上关节面较大，呈椭圆形凹陷，与枕髁构成寰枕关节，下关节面较小，呈圆形，与第 2 颈椎上关节面相关节。

第 2 颈椎又名**枢椎**（axis）（图 3-14），椎体向

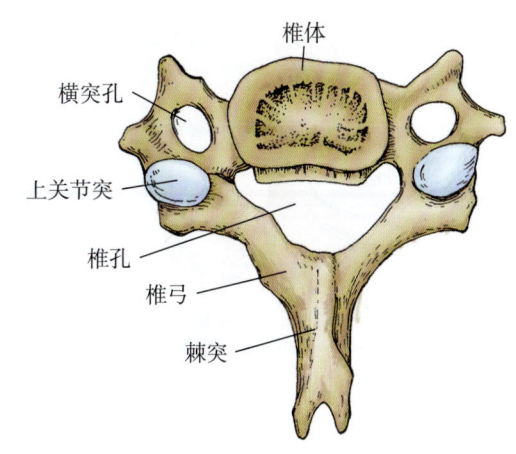

图 3-12　颈椎（上面）

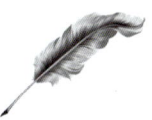

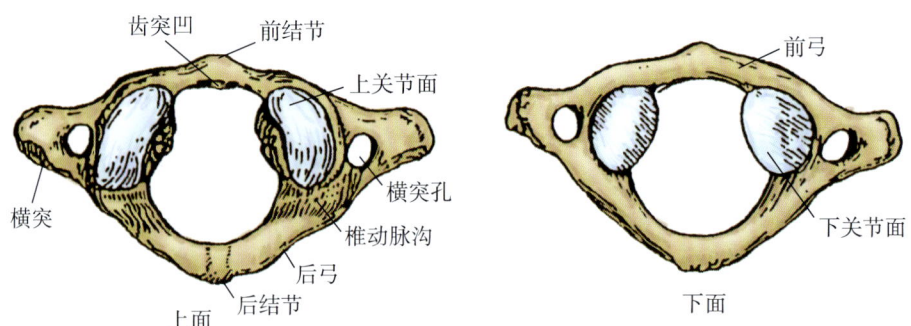

图 3-13 寰椎

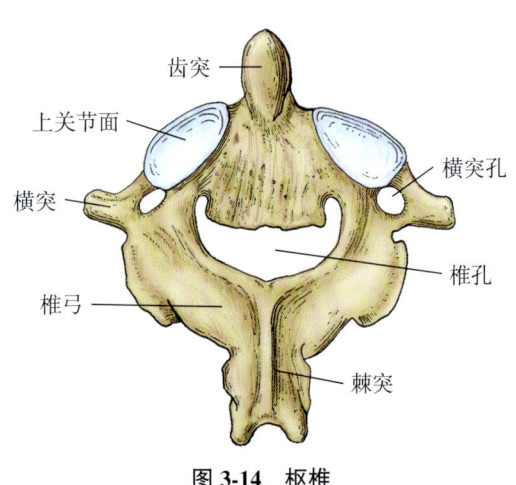

图 3-14 枢椎

上伸出一个突起，称为齿突，与寰椎齿突凹相关节。

第 7 颈椎又名**隆椎**（vertebra prominens），棘突较长，末端不分叉，在项的下部形成隆起，低头时，很容易摸到或看到，常作为计数椎骨序数的重要标志。

2. **胸椎**（thoracic vertebrae）（图 3-11） 椎体从上向下逐渐增大，横断面呈心形。椎体侧后部上、下缘及横突末端前面均有肋凹，分别与肋头、肋结节相关节。棘突细长，伸向后下方，呈叠瓦状排列。关节突的关节面几乎呈冠状位，上关节突的关节面朝后，下关节突的关节面朝前。

3. **腰椎**（lumbar vertebrae）（图 3-15） 椎体大，横断面呈肾形。棘突宽短，呈板状，近似水平伸向后方，棘突间的间隙较宽，故在腰椎棘突间进行椎管穿刺比较容易。关节突的关节面几乎呈矢状位。

4. **骶骨**（sacrum）（图 3-16） 由 5 块骶椎融合而成。略呈倒置的三角形。底朝上，与第 5 腰椎相连，其前缘中部向前隆凸，称岬（promontory）；尖朝下，接尾骨。前面光滑凹陷，中部有 4 条横线，为骶椎椎体融合的痕迹，横线两侧有 4 对骶前孔；后面粗糙隆凸，中线有骶正中棘，

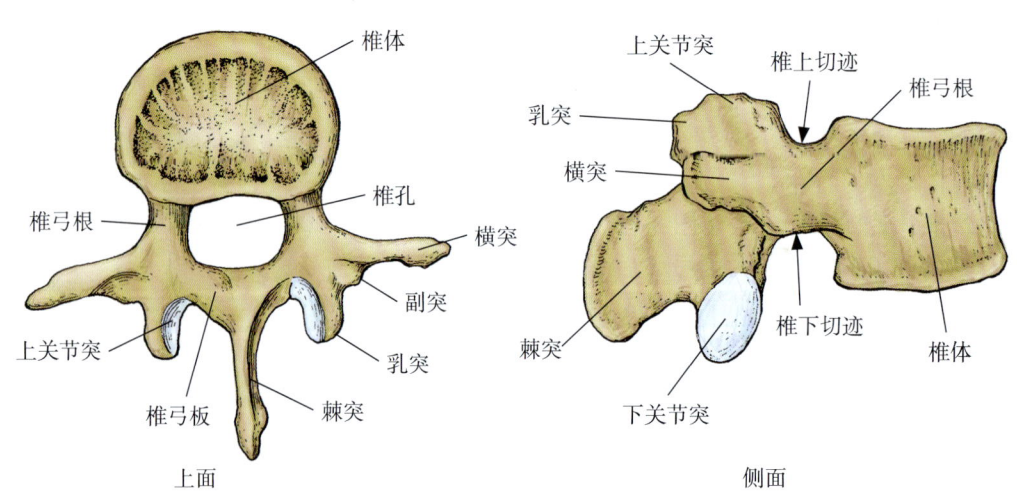

图 3-15 腰椎

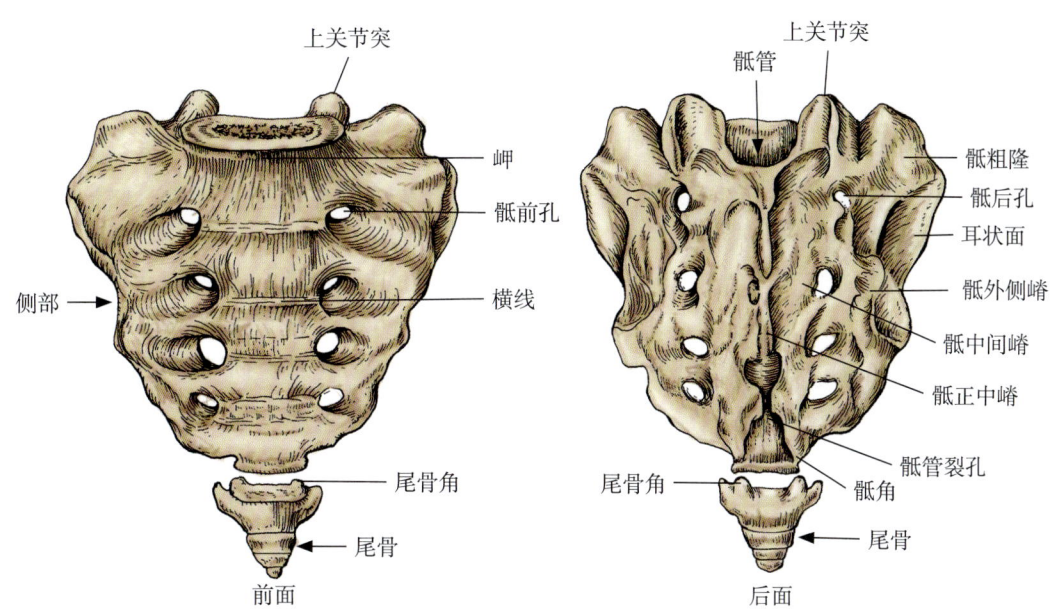

图 3-16 骶骨和尾骨

为棘突融合而成,其两侧有4对骶后孔,骶前孔、骶后孔相当于椎间孔。骶管由各骶椎的椎孔串联而成,是纵贯骶骨的椎管,与骶前、后孔相通。骶管下端的开口称骶管裂孔,位于骶正中棘下方,裂孔两侧有向下突出的**骶角**(sacral cornu),可在体表触及,骶管麻醉常以骶角作为确定骶管裂孔的标志。骶骨侧部上份的关节面为耳状面,与髂骨耳状面构成骶髂关节。

5. **尾骨**(coccyx)(图3-16) 由3~4块退化的尾椎融合而成。略呈倒置的小三角形,上接骶骨,下端游离为尾骨尖。

(三)椎骨的连结

1. **椎间盘**(intervertebral discs) 是位于相邻两椎体之间,连结相邻两椎体的纤维软骨盘(图3-17)。分为两部分,中央部为髓核,是柔软而富有弹性的胶状物质。周围部为纤维环,由多层呈同心圆状排列的纤维软骨环构成。坚韧的纤维环有能牢固连接椎体、承受较大压力及限制髓核向外膨出的作用。椎间盘的弹性可缓冲冲击及震荡,可使椎间盘各部的厚度变化,如弯腰时,腰椎间盘前部变薄、后部变厚,有利于增加脊柱的运动幅度。由于纤维环前部厚、后部薄,纤维环正后方被所贴的后纵韧带加强,故在负重过大、过度劳损、体位突变等情况下,纤维环破裂常发生在后外侧部,导致髓核从后纵韧带的两侧脱出,突入椎间孔或椎管,压迫脊神经根或脊髓,临床称为椎间盘脱出症。椎间盘共有23个,椎间盘总厚度相当于脊柱长度的1/4。椎间盘的厚度与部位有关,中胸部最薄,颈部较厚,腰部最厚,故脊柱颈部、腰部活动度较大,加上腰部椎间盘负重最大,故椎间盘脱出症多发生在腰部。

2. **韧带**(图3-18)

(1)**前纵韧带**(anterior longitudinal ligament):牢固附着于椎体和椎间盘前面,宽而厚。

(2)**后纵韧带**(posterior longitudinal

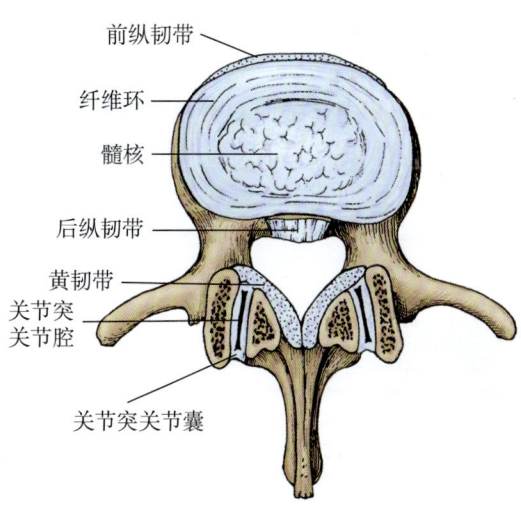

图3-17 椎间盘和关节突关节

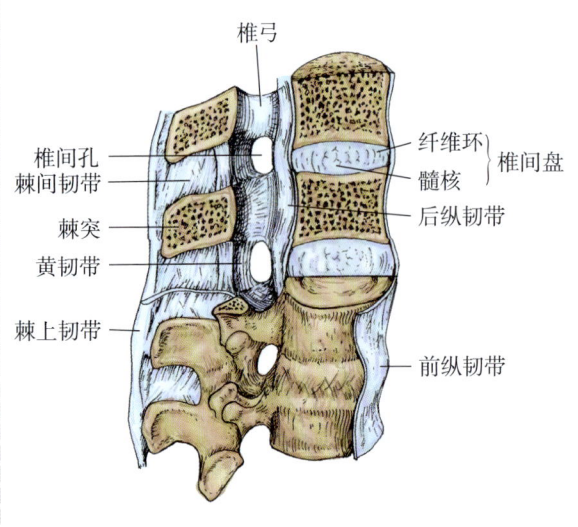

图 3-18 椎骨间的连结

ligament）：位于椎管前壁内，附着于椎体和椎间盘的后面，窄而薄。

（3）**黄韧带**（ligament flava）：为连于相邻两椎弓板之间的短韧带，参与构成椎管后壁，由黄色的弹性纤维构成，坚韧而富有弹性。

（4）**棘间韧带**（interspinal ligament）：为连于相邻两棘突之间的短韧带，向前与黄韧带相移行，向后与棘上韧带相移行的薄层纤维，与黄韧带及棘上韧带相比，棘间韧带比较薄弱。

（5）**棘上韧带**（supraspinal ligament）：是连结各椎骨棘突末端的纵行长韧带，十分坚韧。在项部，棘上韧带扩展为正中矢状位、三角形的项韧带。

前纵韧带有防止脊柱过度后伸的作用；后纵韧带、黄韧带、棘间韧带和棘上韧带有限制脊柱过度前屈的作用。

椎管穿刺时，穿刺针尖依次经过棘上韧带、棘间韧带和黄韧带。针尖穿入棘间韧带时，阻力感不明显；针尖穿入棘上韧带、黄韧带时，阻力感较大；针尖穿入黄韧带时，还有较大的弹性感；针尖穿过棘上韧带、黄韧带后，均有阻力突然消失的落空感；因此，穿刺过程中，根据感觉可判断针尖所到达的部位。

3．**关节** 有关节突关节、寰枢关节和寰枕关节。

关节突关节（zygapophysial joints）：由相邻椎骨的上、下关节突构成，只能作轻微滑动。

寰枢关节（atlantoaxial joint）（图 3-19）：主要由寰椎前弓和枢椎齿突构成，可作旋环运动。

寰枕关节（atlantooccipital joint）（图 3-19）：由寰椎上关节面与枕髁构成。两侧联动，可作前俯、后仰、侧屈及环转运动。

4．**脊柱的形态** 脊柱由 24 块椎骨、1 块骶骨和 1 块尾骨连结而成（图 3-20）。

（1）脊柱前面观（图 3-20）：自上而下，椎体逐渐变大。这是因为自上而下，椎体负重逐渐增加。但至骶骨耳状面以下，椎体逐渐变小。这是因为在骶骨耳状面处，机体重量经骶髂关节已传递给下肢，骶骨耳状面以下的椎体不再负重。

（2）脊柱后面观：可见所有椎骨棘突连贯形成纵嵴。颈椎棘突短而分叉，近水平位；胸椎棘突细长，斜向后下方，呈叠瓦状排列；腰椎棘突呈板状，水平伸向后方。

（3）脊柱侧面观（图 3-20）：可见脊柱有 4 个生理性弯曲。其中，颈曲和腰曲凸向前，胸曲和骶曲凸向后。颈曲、腰曲分别有利于抬头、直立时，维持身体重心的平衡；胸曲、骶曲分别扩大胸腔、盆腔的容积；4 个生理性弯曲增大了脊柱的弹性，可缓冲冲击、减轻震荡，保护脑和

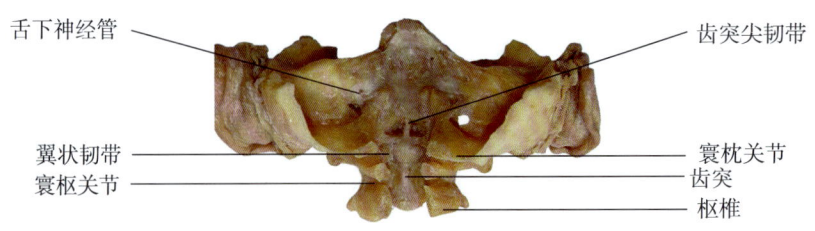

图 3-19 寰枢、寰枕关节

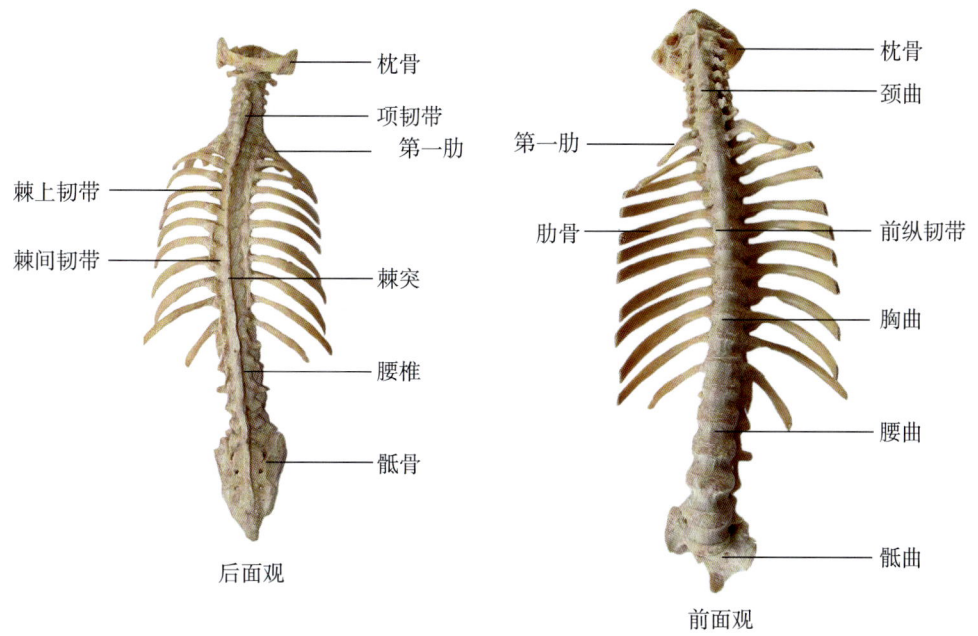

图 3-20 脊柱

内脏等。

5. **脊柱的运动**　相邻两椎骨之间运动幅度很小，但整个脊柱运动幅度很大，可作屈、伸、侧屈、旋转和环转运动。

二、肋

肋（ribs）（图 3-21）由肋骨和肋软骨组成，共 12 对。第 1～7 肋前端借肋软骨与胸骨直接相连称真肋。第 8～12 肋前端与胸骨不直接相连称假肋，其中第 8～10 对肋前端借肋软骨依次与上位肋软骨相连形成**肋弓**（costal arch），第 11～12 对肋前端游离称浮肋。

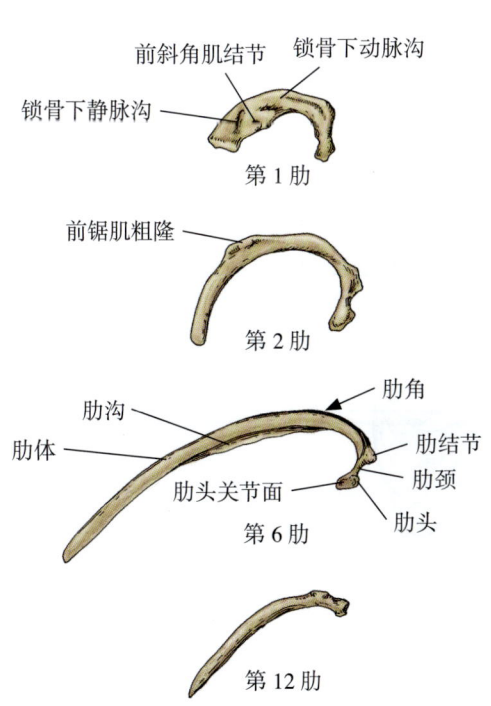

图 3-21　肋骨

肋骨（costal bone）为弓形扁骨，分一体两端。后端膨大，称肋头，肋头外侧稍细，称肋颈，颈后外侧的向后粗糙突起，称肋结节，肋头、肋结节分别与胸椎椎体肋凹、横突肋凹相关节。肋体长而扁，内面近下缘处有肋沟，沟内走行有肋间神经和血管。在胸后壁进行胸膜腔穿刺，为避开肋间神经和血管，应在肋体上缘进针。体的后份急转弯处称肋角，易发生骨折。前端较宽，连肋软骨。

肋软骨（costal cartilage）位于肋的前部，终生不骨化。

三、胸骨

胸骨（sternum）（图 3-22）位于胸前壁正中，为剑形扁骨，自上而下分为胸骨柄、胸骨体和剑突 3 部分。胸骨柄较宽，且上宽下窄，其上缘有 3 个凹陷，中部凹陷为颈静脉切迹，易在体表触及；两侧凹陷为锁切迹，与锁骨相关节。胸骨柄与胸骨体连接处向前微突的横嵴，称**胸骨角**（sternal angle），易在体表触

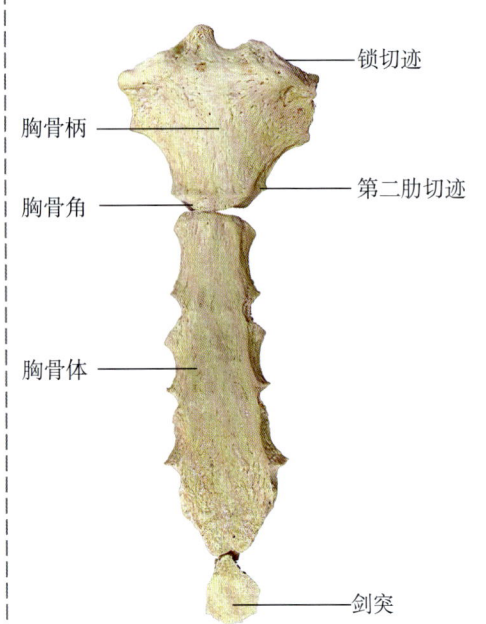

图 3-22 胸骨（前面）

及，其后平对第 4 胸椎体下缘，其两侧与第 2 肋软骨相连，是胸前壁计数肋的重要骨性标志。胸骨体呈长方形，外侧缘连第 2～7 肋软骨。剑突薄而细长，下端游离。

四、胸廓

胸廓（图 3-23）由 12 块胸椎、12 对肋、1 块胸骨连结而成。胸廓呈前后稍扁圆锥形，有上、下两口。胸廓上口较小，前低后高，由第 1 胸椎体、第 1 对肋和胸骨柄上缘围成。胸廓下口较大而不整齐，由第 12 胸椎体、两侧第 12 对肋、两侧第 11 对肋前端、两侧肋弓和剑突围成。两侧肋弓之间向下开放的夹角称胸骨下角，角尖内有剑突。相邻两肋之间的间隙称肋间隙。胸廓的形状和大小随年龄、性别及健康状况的不同而不同。新生儿胸廓的左右径与前后径相近，呈圆桶状；成年人胸廓的左右径长于前后径，呈扁圆锥形；老年人胸廓常更扁；成年女性胸廓较成年男性胸廓各径均小，胸廓上口更倾斜；佝偻病患儿的胸廓前后径大，胸骨向前突出，形成"鸡胸"；肺气肿患者的胸廓各径增大，呈"桶状胸"。

胸廓有保护和支持胸腔器官、腹腔上部器官及参与呼吸运动等功能。吸气时，在肌牵拉下，肋前端连同胸骨上升，胸廓前后径、左右径变大，胸廓容积扩大；呼气时，相反。

躯干骨的骨性标志主要有第 7 颈椎棘突、颈静脉切迹、胸骨角、肋弓和骶角等。

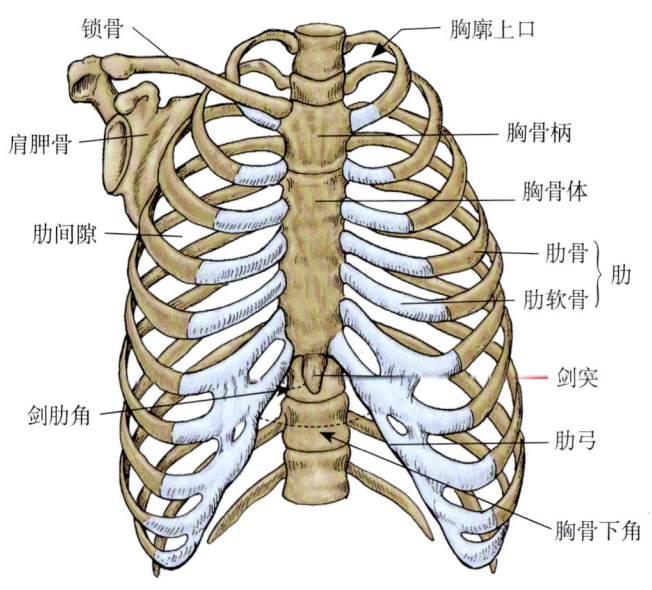

图 3-23 胸廓

知识链接

颈椎人工椎间盘置换术

颈椎椎间盘退变，弹性减退、脆性增加，造成椎体骨质增生及椎间盘破裂、髓核脱出，压迫颈脊神经根或脊髓。传统的手术方式是自前路摘除该椎间盘并作自体骨椎体间植骨融合术，即颈前路减压置骨融合术（ACDF）。ACDF使手术处颈椎间活动度大大减小，颈部活动时，由于通过增加邻近颈椎间活动度来代偿，造成邻近椎间盘承受的压力增加、退变的速度加快，患者常因邻近椎间盘退变而行再次手术。近年发展了一种新的手术方式——颈椎人工椎间盘置换术，它可以使手术处颈椎间活动度保持接近正常，可以避免上述后果。

（王友良）

第三节　附肢骨及其连结

一、上肢骨及其连结

（一）上肢带骨

1. **锁骨**（clavicle）（图3-24）　呈"～"形弯曲，架于胸廓前上方。内侧端粗大，为胸骨端，有关节面与胸骨柄相关节。外侧端扁平，为肩峰端，有小关节面与肩胛骨肩峰相关节。内侧2/3凸向前，呈三棱棒形；外侧1/3凸向后，呈扁平形，二者交界处较薄弱，锁骨骨折多发生在此处。锁骨将肩胛骨支撑于胸廓之外，以保证上肢的灵活运动。

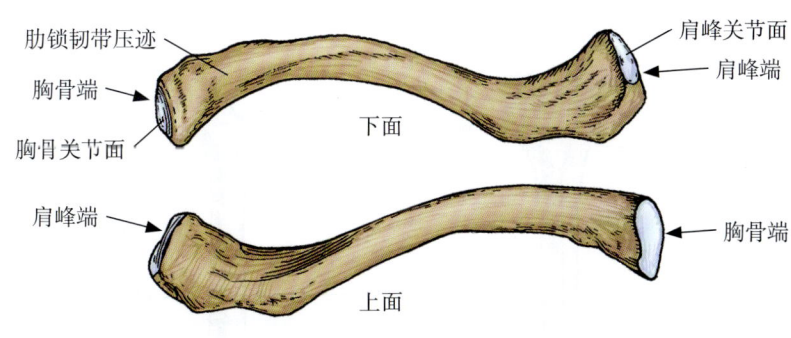

图3-24　锁骨

2. **肩胛骨**（scapula）（图3-25）　为三角形扁骨，贴于胸廓后外面。可分2面、3缘和3个角。肩胛骨前面微凹，称**肩胛下窝**。背侧面有一横嵴，称**肩胛冈**。肩胛冈向外侧延伸的扁平突起，称**肩峰**（acromion），是肩部最高点，与锁骨的肩峰端相接。冈上、下方的浅窝，分别称**冈上窝**和**冈下窝**。上缘短而薄，外侧分有**肩胛切迹**，切迹外侧有向前的指状突起称**喙突**。内侧缘薄而锐利，临近脊柱故又称脊柱缘。外侧缘肥厚邻近腋窝，又称腋缘。上角为上缘与脊柱缘会合处，平对第2肋。下角为脊柱缘与腋缘会合处，平对第7肋或第7肋间隙，为计数肋的标志。外侧角为腋缘与上缘会合处，最肥厚，为朝向外侧方的梨形浅窝，称**关节盂**，与肱骨头相关节。盂上、下方各有一粗糙隆起，分别称**盂上结节**和**盂下结节**。

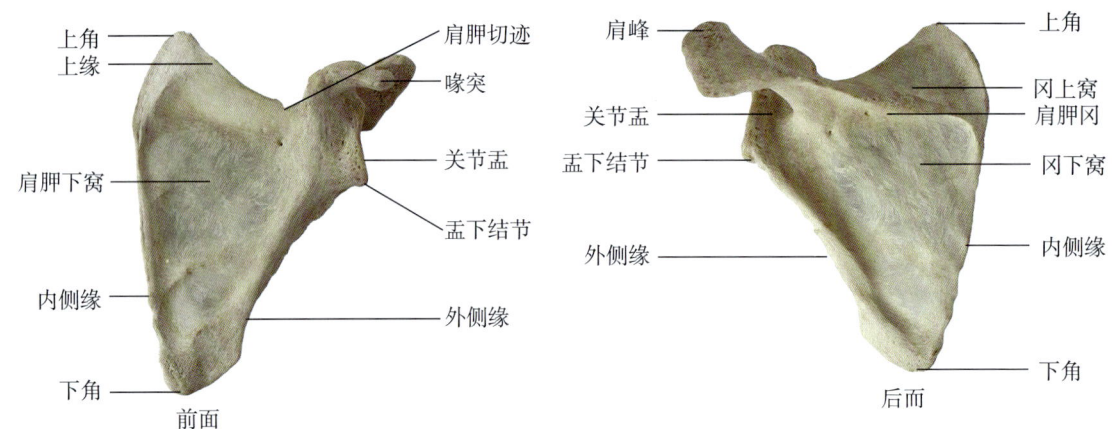

图 3-25　肩胛骨

（二）自由上肢骨

1. **肱骨**（humerus）（图 3-26）　分一体及上、下两端。上端有朝向上后内方呈半球形的肱骨头，与肩胛骨的关节盂相关节。肱骨头周围的环状浅沟，称**解剖颈**。肱骨头的外侧和前方分别有隆起的**大结节**和**小结节**，它们向下各延伸一嵴，称**大结节嵴**和**小结节嵴**。两结节间有一纵沟，称**结节间沟**。上端与体交界处稍细，称**外科颈**，较易发生骨折。

肱骨体上半部呈圆柱形，下半部呈三棱柱形。中部外侧面有粗糙的**三角肌粗隆**，为三角肌附着处。中部后面有一自内上斜向外下的浅沟，称**桡神经沟**，桡神经和肱深动脉沿此沟经过，肱骨中部骨折可能伤及桡神经。内侧缘近中点处有开口向上的滋养孔。

下端较扁，外侧部前面有半球状的**肱骨小头**，与桡骨相关节；内侧部有滑车状的**肱骨滑车**，与尺骨形成关节。滑车前面上方有一窝，称**冠突窝**；肱骨小头前面上方有一窝，称**桡窝**；滑车后面上方有一窝，称**鹰嘴窝**，伸肘时容纳尺骨鹰嘴。小头外侧和滑车内侧各有一突起，分别称外上髁和内上髁。内上髁后方有一浅沟，称**尺神经沟**，尺神经由此经过。下端与体交界处，即肱骨内、

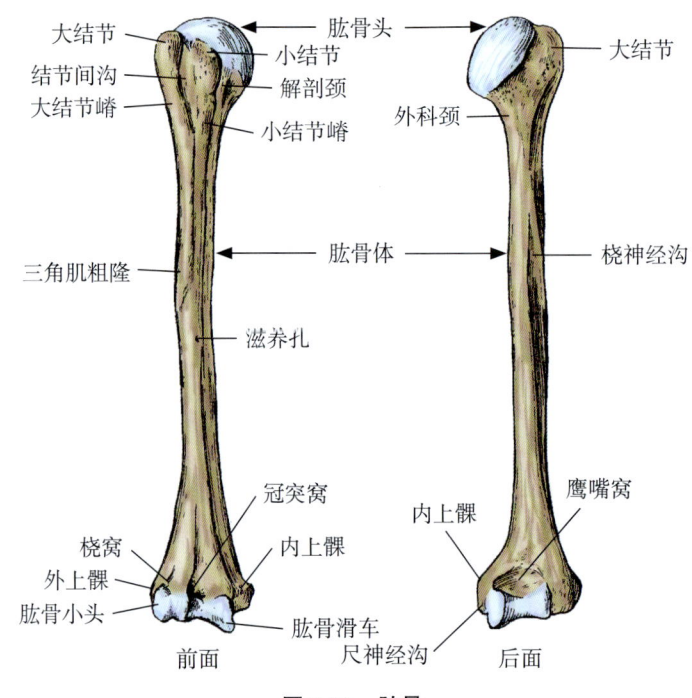

图 3-26　肱骨

外上髁稍上方，骨质较薄弱，受暴力可发生肱骨髁上骨折。

2. **桡骨**（radius）（图3-27） 位于前臂外侧部，分一体两端。上端膨大称**桡骨头**，其上面有关节凹与肱骨小头相关节；周围的环状关节面与尺骨相关节；桡骨头下方略细，称**桡骨颈**。颈的内下方有一突起称**桡骨粗隆**。桡骨体呈三棱柱形，内侧缘为薄锐的骨间缘。下端前凹后凸，外侧向下突出，称**桡骨茎突**。下端内面有关节面，称**尺切迹**，与尺骨头相关节，下面有腕关节面与腕骨相关节。

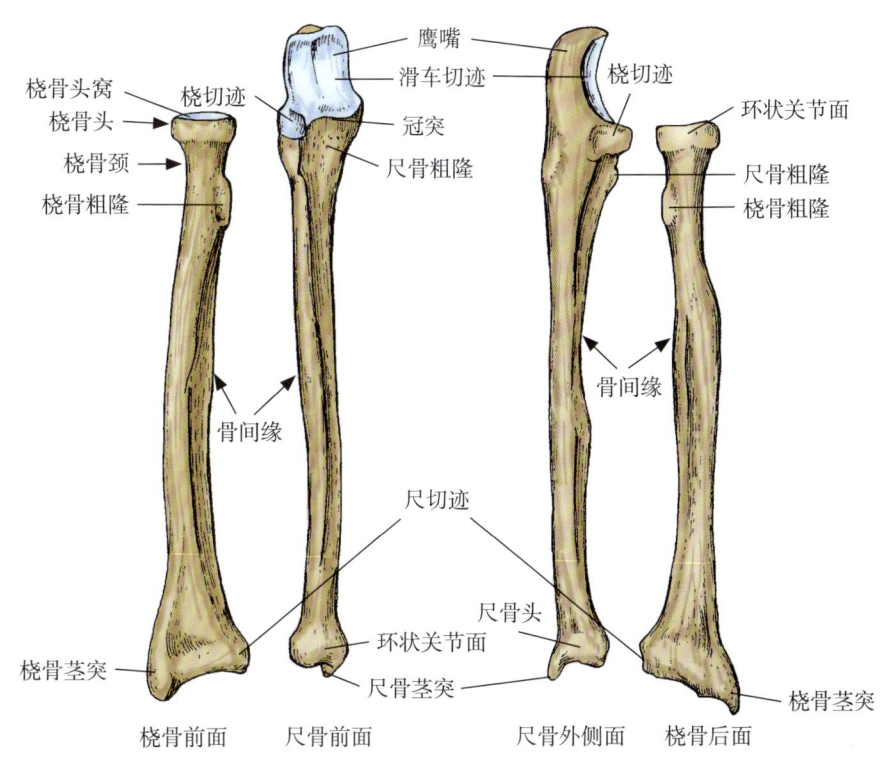

图3-27 桡骨、尺骨

3. **尺骨**（ulna）（图3-27） 居前臂内侧部，分一体两端。上端粗大，前面有一半圆形深凹，称**滑车切迹**，与肱骨滑车相关节。切迹后上方的突起称**鹰嘴**，前下方的突起称**冠突**。冠突外侧面有**桡切迹**，与桡骨头相关节；冠突下方的粗糙隆起，称**尺骨粗隆**。尺骨体上段粗，下段细，外缘锐利，为**骨间缘**，与桡骨的骨间缘相对。下端为**尺骨头**，其前、外、后有环状关节面与桡骨尺切迹相关节，下面光滑借三角形的关节盘与腕骨隔开。尺骨头后内侧的锥状突起，称**尺骨茎突**。

4. **手骨**

（1）**腕骨**（carpal bone）：8块。排成近、远2列（图3-28）。近侧列由桡侧向尺侧为：**手舟骨、月骨、三角骨**和**豌豆骨**。远侧列为：**大多角骨、小多角骨、头状骨**和**钩骨**。

（2）**掌骨**（metacarpal bone）：5块。由桡侧向尺侧，依次为第1~5掌骨（图3-28）。掌骨近端为底，接腕骨；远端为头，接指骨，中间部为体。

（3）**指骨**（phalanges of fingers）：共14块，属长骨（图3-28）。拇指有2节，分别为近节和远节指骨，其余各指为3节，分别为**近节指骨、中节指骨**和**远节指骨**。远节指骨远端掌面粗糙，称**远节指骨粗隆**。

（三）上肢骨的连结

1. **胸锁关节** 是上肢骨与躯干骨之间的唯一关节，由胸骨柄的锁切迹与锁骨的胸骨端构成，属微动关节（图3-29）。

2. **肩锁关节** 由锁骨的肩峰端与肩胛骨的肩峰构成，属微动关节。

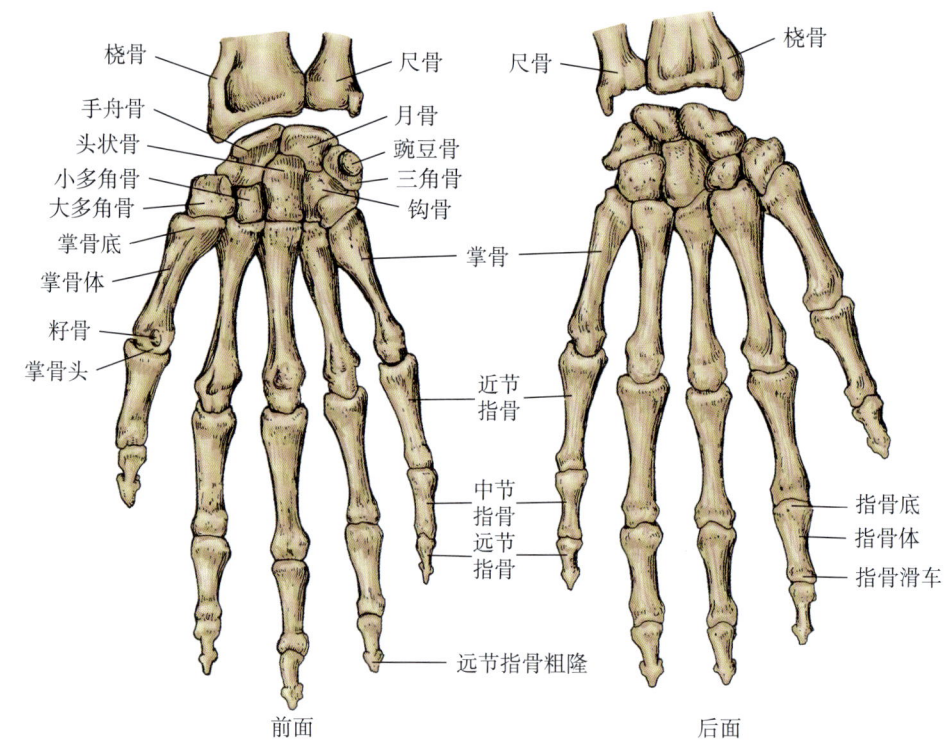

图 3-28 手骨

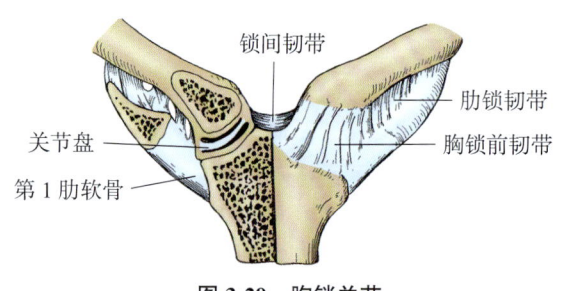

图 3-29 胸锁关节

3. **肩关节**（shoulder joint）（图 3-30） 由关节盂与肱骨头构成，由于肱骨头大，关节盂浅小，关节盂只容纳肱骨头的小部分。肩关节囊薄而松弛，故肩关节运动幅度大，为全身最灵活的关节。肩关节周围均有三角肌包围，上壁还有韧带加强，下壁无肌腱和韧带的保护，最为薄弱，故肩关节脱位时肱骨头常从下方滑出，滑至腋窝。关节盂周缘附有关节唇即盂唇，加深关节盂，肱二头肌长头腱起于盂上结节，外被滑膜，在肩关节囊内向外越过肱骨头上面经结节间沟穿出关节囊。肩关节可作屈、伸、收、展、旋内、旋外及环转运动。

4. **肘关节**（elbow joint） 为复合关节（图 3-31）。由肱骨下端与尺、桡骨上端构成，包括三个关节。

（1）**肱尺关节**：由肱骨滑车和尺骨滑车切迹构成，是肘关节的主要关节。

（2）**肱桡关节**：由肱骨小头和桡骨头关节凹构成。

（3）**桡尺近侧关节**：由桡骨头环状关节面和尺骨桡切迹构成。

上述 3 个关节包在同一个关节囊内。关节囊内、外侧壁厚而紧张，并且分别有尺、桡侧副韧带加强，囊前、后壁薄而松弛，后壁最薄弱。另外，当桡、尺骨上端向前移位时，尺骨鹰嘴被肱骨下端阻挡，故常见桡、尺骨上端向后上方脱位，移向肱骨的后上方。桡骨环状韧带包绕桡骨头环状关节面的周围，附于尺骨桡切迹前、后端，与桡切迹共同形成骨纤维环，该环呈上大下小漏斗形，有固定桡骨头，防止往下脱位的作用。小儿桡骨头尚在发育中，较小，桡骨环状韧带相对较大，较松弛，伸肘时用力拉前臂，桡骨头可稍下移，但仍卡在桡骨环状韧带内，称桡骨头半脱位。肘关节可做屈伸运动。当肘关节伸直时，肱骨的内上髁、外上髁和尺骨鹰嘴三点

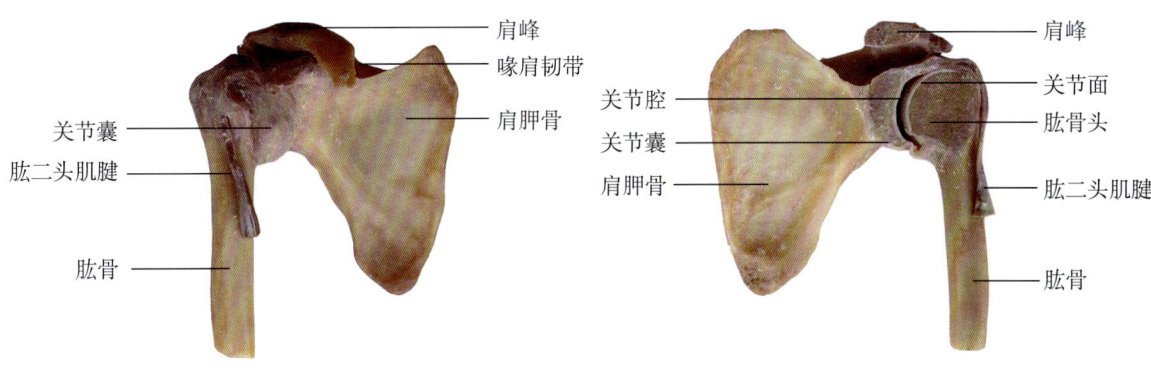

图 3-30 肩关节

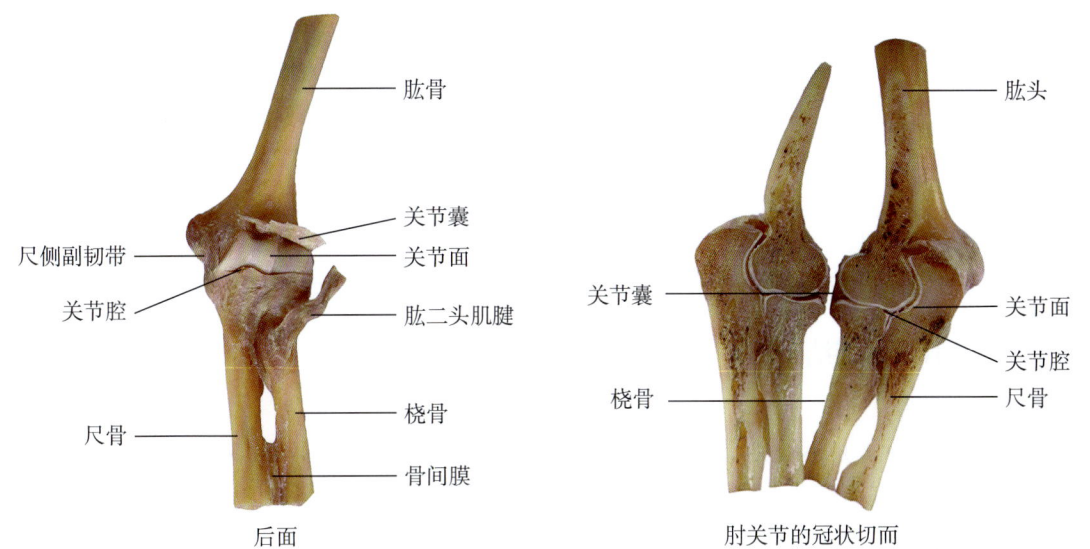

图 3-31 肘关节

在一条直线上，当屈肘时，三点连成等腰三角形，肘关节脱位时，三点位置关系发生改变，肱骨髁上骨折时，三点位置关系不发生改变。

知识链接

桡骨小头半脱位是婴幼儿常见的肘部损伤之一，发病年龄为1～5岁，其中2～3岁发病率最高，日常生活成人牵拉小儿手上下台阶时最易发生。5岁以下小儿桡骨头未发育好，桡骨颈部的环状韧带只是一片薄弱的纤维膜。一旦前臂被牵拉或提拉，桡骨头即向远端滑移，恢复原位时环状韧带的上半部来不及退缩，卡压在肱桡关节内，形成桡骨小头半脱位。临床表现为患儿哭闹，常有被牵拉史，诉肘部疼痛，不肯用该手取物和活动肘部。

5.前臂骨间的连结 包括桡尺近侧关节、桡尺远侧关节和前臂骨间膜（图3-32）。

（1）**桡尺近侧关节**：属肘关节的一部分。

（2）**桡尺远侧关节**：由桡骨尺切迹、尺骨头和尺骨头下方的关节盘构成，关节盘呈三角形，连于桡骨尺切迹下缘与尺骨茎突之间，将桡尺远侧关节与桡腕关节分开。

（3）**前臂骨间膜**：是连在桡骨、尺骨骨间缘之间的致密结缔组织膜，纤维的方向主要从桡骨斜向内下达尺骨。

6. **手关节**（图3-33）　包括桡腕关节、腕骨间关节、腕掌关节、掌骨间关节、掌指关节和指骨间关节。

（1）**桡腕关节**（radiocarpal joint）：又称**腕关节**（wrist joint），是典型的椭圆关节。由手的舟骨、月骨和三角骨的近侧关节面作为关节头，桡骨的腕关节面和尺骨头下方的关节盘作为关节窝而构成。关节囊松弛，关节的前、后和两侧均有韧带加强，其中掌侧韧带最为坚韧，所以腕的后伸运动受限。桡腕关节可作屈、伸、展、收及环转运动。

（2）**腕骨间关节**：为相邻各腕骨之间构成的关节，可分为近侧列腕骨间关节、远侧列腕骨间关节和两列腕骨之间的腕中关节。

（3）**腕掌关节**：由远侧列腕骨与5个掌骨底构成。除拇指和小指的腕掌关节外，其余各指的腕掌关节运动范围极小。

（4）**掌骨间关节**：是第2～5掌骨底相互之间的平面关节，其关节腔与腕掌关节腔交通。

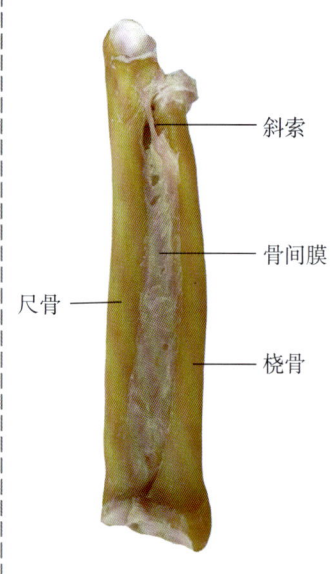

图3-32　前臂骨间连结

（5）**掌指关节**：共5个，由掌骨头与近节指骨底构成。

（6）**指骨间关节**：共9个，由各指相邻两节指骨的底和滑车构成。

二、下肢骨及其连结

（一）下肢带骨

髋骨（hip bone）是不规则骨。上部扁阔，中部窄厚，有朝向下外的深窝，称**髋臼**；下部有一大孔，称闭孔。左右髋骨与骶、尾骨围成**骨盆**。髋骨由**髂骨**、**耻骨**和**坐骨**组成，三骨会合于髋臼，16岁左右完全融合（图3-34）。

1. **髂骨**（ilium）　构成髋骨上部，分为肥厚的髂骨体和扁阔的髂骨翼。髂骨体构成髋臼的上2/5，翼上缘肥厚，形成弓形的**髂嵴**（iliac crest）。髂嵴前端为**髂前上棘**，后端为**髂后上棘**。髂前上棘后方5～7cm处，髂嵴外唇向外突起，称**髂结节**，它们都是重要的体表标志。在髂前、后

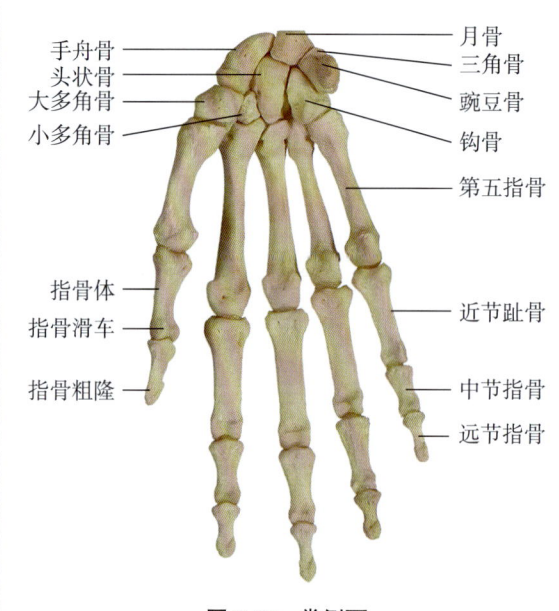

图3-33　掌侧面

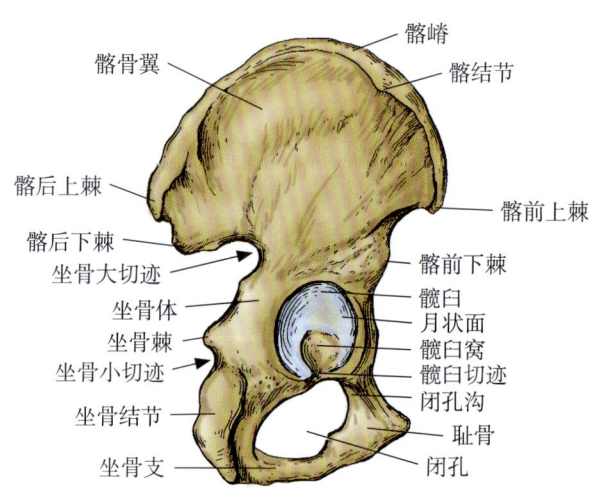

图3-34　髋骨（外面）

上棘的下方各有一薄锐突起，分别称**髂前下棘**和**髂后下棘**。髂后下棘下方有深陷的坐骨大切迹。髂骨翼内面的浅窝称**髂窝**，髂窝下界有圆钝骨嵴，**称弓状线**。髂骨翼后下方粗糙的耳状关节面称**耳状面**，与骶骨的耳状面相关节。耳状面后上方有**髂粗隆**，与骶骨间借韧带相连结。髂骨翼外面称为**臀面**，有臀肌附着。

2. **坐骨**（ischium） 构成髋骨下部，分坐骨体和坐骨支。坐骨体组成髋臼的后下 2/5，后缘有尖形的**坐骨棘**，棘下方有**坐骨小切迹**。坐骨棘与髂后下棘之间为**坐骨大切迹**。坐骨体下后部向前、上、内延伸为较细的坐骨支，其末端与耻骨下支结合。坐骨体与坐骨支移行处的后部是粗糙的隆起，为**坐骨结节**（ischial tuberosity）。

3. **耻骨**（pubis） 构成髋骨前下部，分体和上、下两支。体组成髋臼前下 1/5。与髂骨体的结合处上缘骨面粗糙隆起，称**髂耻隆起**，由此向前内伸出**耻骨上支**，其末端急转向下，成为**耻骨下支**。耻骨上支上面有一条锐嵴，称**耻骨梳**，向后移行于弓状线，向前终于**耻骨结节**，是重要体表标志。耻骨结节到中线的粗钝上缘为**耻骨嵴**，也可在体表扪到。耻骨上、下支相互移行处内侧的椭圆形粗糙面，称**耻骨联合面**，两侧联合面借软骨相接，构成耻骨联合。耻骨下支伸向后、下、外，与坐骨支结合，这样，耻骨与坐骨共同围成**闭孔**。髋臼由髂、坐、耻三骨的体合成。窝内半月形的关节面称**月状面**。窝的中央未形成关节面的部分，称**髋臼窝**。髋臼边缘下部的缺口称**髋臼切迹**。

（二）自由下肢骨

1. **股骨**（femur）（图 3-36） 是人体最长、最结实的长骨，长度约为体高的 1/4，分一体两端。上端有朝向内上前的**股骨头**（femoral head），与髋臼相关节。头中央稍下有小的股骨头凹。头下外侧的狭细部称**股骨颈**。颈与体连接处上外侧的方形隆起，称**大转子**；内下方的隆起，称**小转子**，有肌肉附着。大、小转子之间，前面有**转子间线**，后面有**转子间嵴**。大转子是重要的体表标志，可在体表扪到。股骨体略弓向前，上段呈圆柱形，中段呈三棱柱形，下段前后略扁。体后面有纵行骨嵴，为粗线。此线上端分叉，向上外延续于粗糙的**臀肌粗隆**，向上内侧延续为**耻骨肌线**。粗线下端也分为内、外两线，两线间的骨面为腘面。粗线中点附近，有口朝下的滋养孔。下端有两个向后突出的膨大，为**内侧髁**和**外侧髁**。两髁后分之间的深窝称**髁间窝**。两髁侧面最突起处，分别为**内上髁**和**外上髁**。

2. **髌骨**（patella）（图 3-37） 是人体最大的籽骨，位于股骨下端前面，在股四头肌腱内，

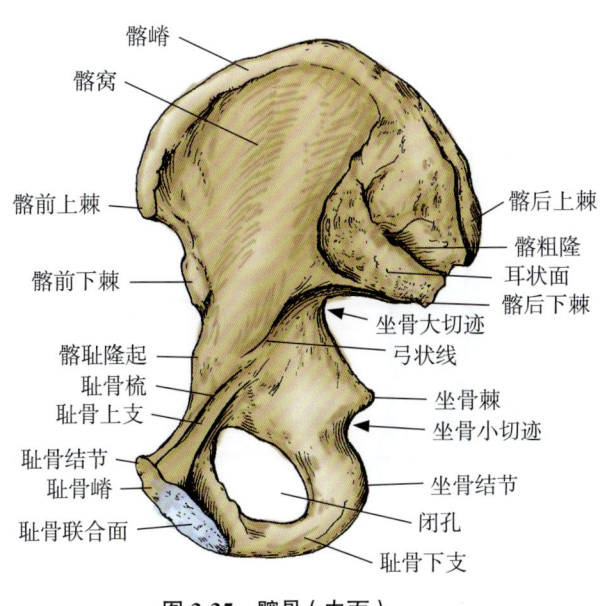

图 3-35 髋骨（内面）

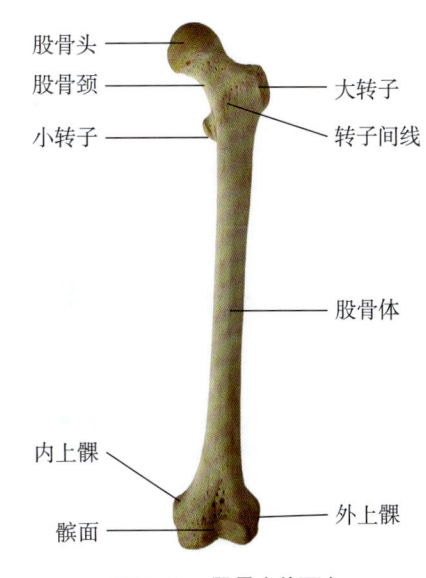

图 3-36 股骨（前面）

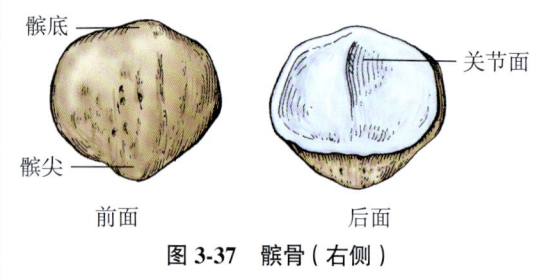

图 3-37 髌骨（右侧）

上宽下尖，前面粗糙，后面为关节面，与股骨髌面相关节。髌骨可在体表扪到。

3. **胫骨**（tibia）（图 3-38） 位于小腿内侧部，是粗大的长骨。上端膨大，向两侧突出，形成**内侧髁**和**外侧髁**。两髁上面各有上关节面，与股骨髁相关节。两上关节面之间的粗糙小隆起，称**髁间隆起**。外侧髁后下方有腓关节面与腓骨头相关节。上端前面的隆起称**胫骨粗隆**。内、外侧髁和胫骨粗隆于体表均可扪到。胫骨体呈三棱柱形，较锐的前缘和平滑的内侧面直接位于皮下，外侧缘有小腿骨间膜附着，称**骨间缘**。后面上份有斜向下内的比目鱼肌线。体后面上、中 1/3 交界处附近，有向上开口的滋养孔。胫骨下端稍膨大，其内下方有一突起，称**内踝**。下端的下面和内踝的外侧面有关节面与距骨相关节。下端的外侧面有腓切迹与腓骨相接。

4. **腓骨**（fibula）（图 3-38） 位于胫骨外后方，为细长的长骨。上端稍膨大，称腓骨头，有腓骨头关节面与胫骨相关节。头下方缩窄，称腓骨颈。体内侧缘锐利，称**骨间缘**，有小腿骨间膜附着，体内侧近中点处，有向上开口的滋养孔。下端膨大，形成**外踝**。其内侧有外踝窝，与距骨相关节。

5. **足骨**（图 3-39）

（1）**跗骨**（tarsal bones）：7 块，属短骨。分前、中、后 3 列。后列包括上方的**距骨**和下方的**跟骨**；中列为位于距骨前方的**足舟骨**；前列为**内侧楔骨**、**中间楔骨**、**外侧楔骨**及跟骨前方的**骰骨**。跗骨几乎占据全足的一半，与下肢支持和负重功能相适应，距骨上面有前宽后窄的关节面，称**距骨滑车**，与内、外踝和胫骨的下关节面相关节。距骨下方与跟骨相关节。跟骨后端隆突，为**跟骨结节**。距骨前接足舟骨，足舟骨内下方的隆起称**舟骨粗隆**。足舟骨前方与 3 块楔骨相关节，

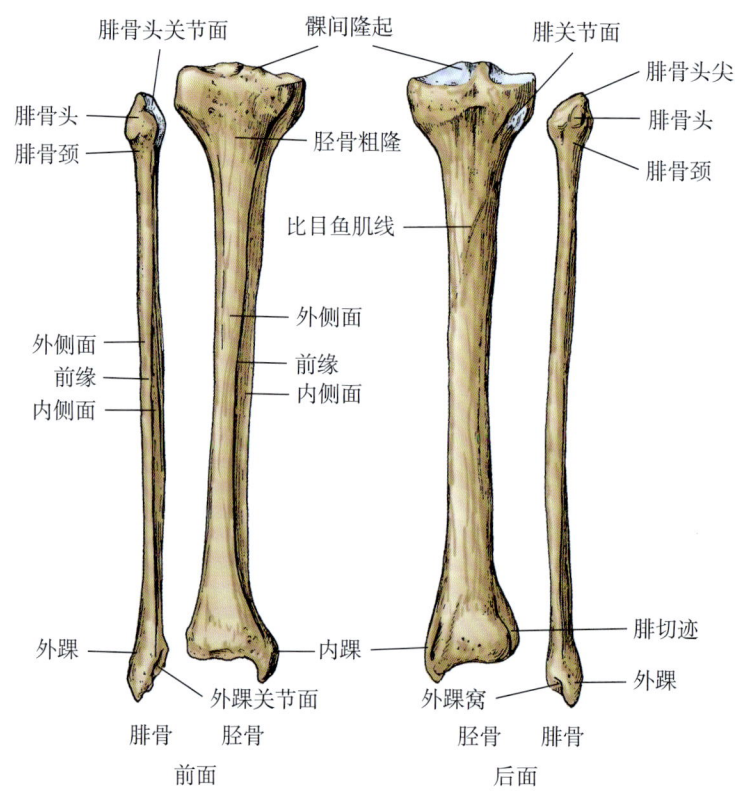

图 3-38 胫骨和腓骨

外侧的骰骨与跟骨相接。

（2）**跖骨**（metatarsal bones）：5块，由内侧向外侧依次为第1~5跖骨，形状和排列大致与掌骨相当，但比掌骨粗大。

（3）**趾骨**（phalanges of toes）：共14块。拇趾为2节，其余各趾为3节。形态和命名与指骨相同。

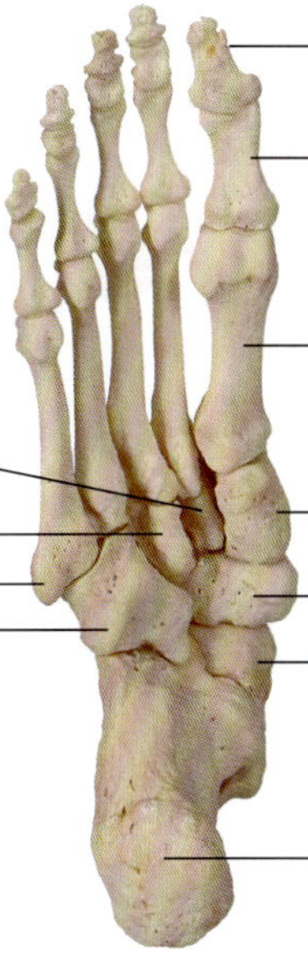

(三) 下肢骨的连结

1. **骶髂关节** 由**骶骨**和**髂骨**的耳状面构成，关节面凹凸不平，彼此结合十分紧密。关节囊紧张有骶髂前、后韧带加强。关节后上方尚有骶髂骨间韧带充填和连结。骶髂关节具有相当大的稳固性，以适应支持体重的功能。妊娠妇女其活动度可稍增大。

2. **骶骨与髋的韧带连结** 骶骨与髋骨常借下列韧带加固（图3-40）。

（1）**髂腰韧带**：强韧肥厚，由第5腰椎横突横行放散至髂嵴的后上部。

（2）**骶结节韧带**：位于骨盆后方，起自骶、尾骨的侧缘，呈扇形，集中附着于坐骨结节内侧缘。

（3）**骶棘韧带**：位于骶结节韧带的前方，起自骶、尾骨侧缘，呈三角形，止于坐骨棘，其起始部为骶结节韧带所遮掩。

3. **耻骨联合**（pubic symphysis）（图3-41） 由两侧耻骨联合面借纤维软骨构成的耻骨间盘连结而成。

4. **骨盆**（pelvis）（图3-41） 由左右髋骨和骶、尾骨以及其间的骨连结构成。人体直立时，骨盆向前倾斜，两侧髂前上棘与两耻骨结节位于同一冠状面内，此时，尾骨尖与耻骨联合上缘位于同一水平面上。骨盆可由骶岬向两侧经弓状线、耻骨梳、耻骨结节至耻骨联合上缘构成的环形界线，分为上方的大骨盆，又称假骨盆，以及下方的小骨盆，又称真骨盆。大骨盆由界线上方的髂骨翼和骶骨构成。由于骨盆向前倾斜状，故大骨盆几乎没有前壁。小骨盆是大骨盆向下延伸的骨性狭窄部，可分为骨盆上口、骨盆下口和骨盆腔。骨盆上口由上述界线围成，呈圆形或卵圆形。骨盆下口由尾骨尖、骶结节韧带、坐骨结节、坐骨支、耻骨下支和耻骨联合下缘围成，呈

图3-39 足骨（下面观）

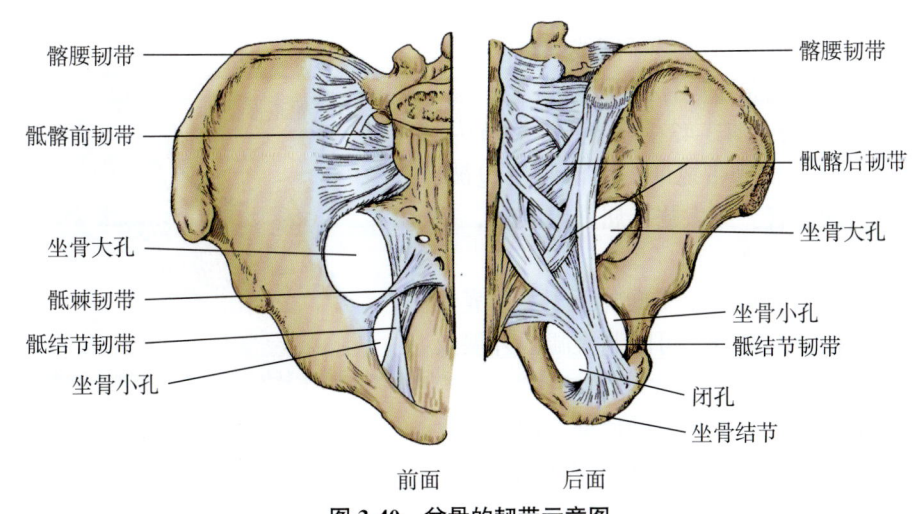

图3-40 盆骨的韧带示意图

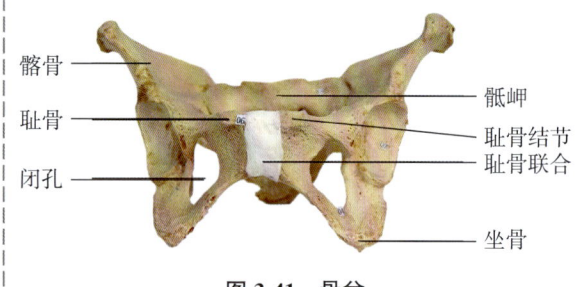

图 3-41 骨盆

菱形。两侧坐骨支与耻骨下支连成耻骨弓，它们之间的夹角称为耻骨下角。

骨盆的性别差异：在人的全身骨骼中，男女骨盆的差别最为显著，甚至在胎儿时期的耻骨弓就有明显性别差异。骨盆的性别差异与其功能有关，虽然骨盆的主要功能是运动，但女性骨盆还要适应分娩的需要（表 3-1）。

表 3-1 男、女性骨盆的差异

项目	男性	女性
骨盆外形	窄而长	宽而短
骨盆上口	心形、较小	椭圆形、较大
小骨盆	漏斗状	圆筒状
骨盆下口	较窄	较宽
耻骨下角	70°~75°	90°~100°

5. **髋关节**（hip joint）（图 3-42） 由髋臼与股骨头构成，属球窝关节。髋臼的周缘附有纤维软骨构成的髋臼唇，以增加髋臼的深度。关节囊周围有多条韧带加强。

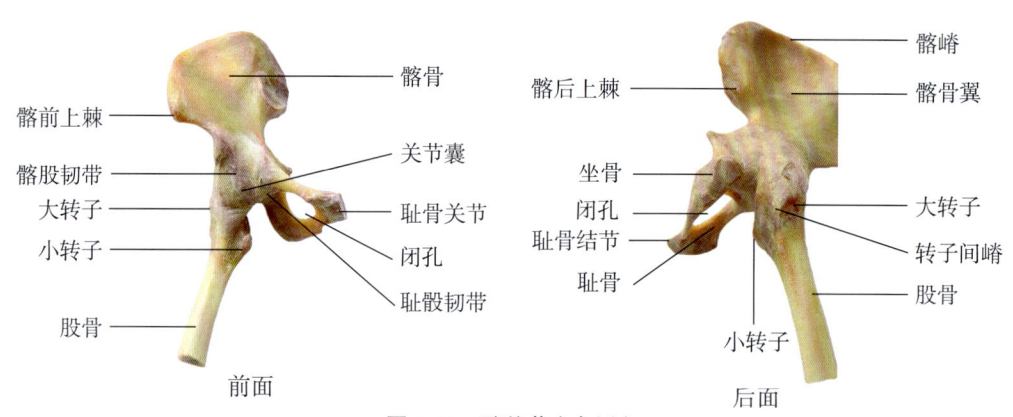

图 3-42 髋关节（右侧）

（1）**髂股韧带**：最为强健，起自髂前下棘，呈"人"字形向下经囊的前方止于转子间线。可限制大腿过伸，对维持人体直立姿势有很大作用。

（2）**股骨头韧带**（图 3-43）：位于髋关节内，连结股骨头凹和髋臼横韧带之间，为滑膜所包被，内含营养股骨头的血管。当大腿半屈并内收时，韧带紧张，外展时韧带松弛。

（3）**耻股韧带**：由耻骨上支向外下于关节囊前下壁与髂股韧带的深部融合。可限制大腿的外展及旋外运动。

（4）**坐股韧带**：加强关节囊的后部，起自坐骨体，斜向外上与关节囊融合，附着于大转子根部。可限制大腿的旋内运动。

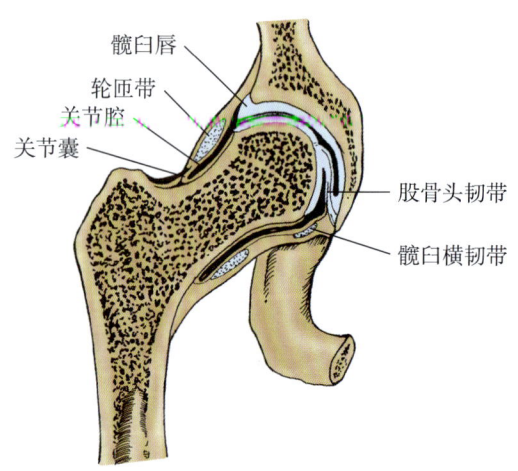

图 3-43 髋关节（左侧，冠状切面）

髋关节可做屈、伸、收、展、旋转和环转运动。

6. **膝关节**（knee joint）（图 3-44，图 3-45） 由股骨下端、胫骨上端和髌骨构成。髌骨与股骨的髌面相接，股骨的内、外侧髁分别与胫骨的内、外侧髁相对。膝关节可做屈、伸运动。在半屈膝时，还可做轻微的旋转运动。

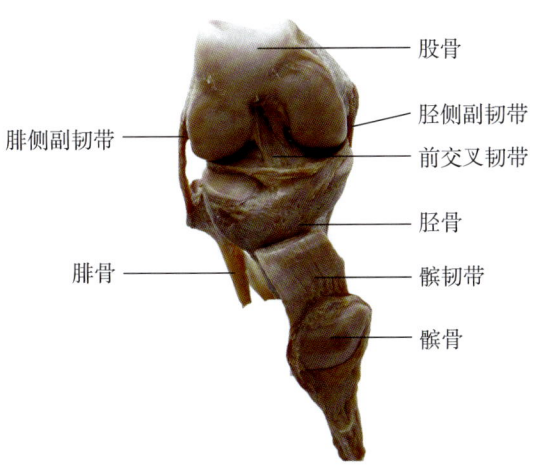

图 3-44　膝关节（前面）

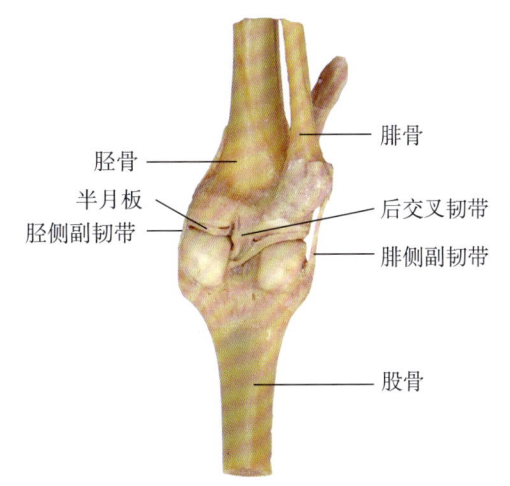

图 3-45　膝关节（后面）

膝关节的关节囊薄而松弛，周围有韧带加固，以增加关节的稳定性。主要韧带有：

（1）**髌韧带**：为股四头肌肌腱的中央部纤维索，自髌骨向下止于胫骨粗隆。髌韧带扁平而强韧，其浅层纤维越过髌骨连于股四头肌腱。

（2）**腓侧副韧带**：为条索状坚韧的纤维索，起自股骨外上髁，向下延伸至腓骨头。韧带表面大部分被股二头肌腱所遮盖，与外侧半月板不直接相连。

（3）**胫侧副韧带**：呈宽扁束状，位于膝关节内侧后份。起自股骨内上髁，向下附着于胫骨内侧髁及相邻骨体，与关节囊和内侧半月板紧密结合。

半月板（articular meniscus）（图 3-46）：是垫在股骨内、外侧髁与胫骨内、外侧髁关节面之间的两块半月形纤维软骨板，分别称为内、外侧半月板。内侧半月板较大，呈"C"形，前端窄后份宽，外缘与关节囊及胫侧副韧带紧密相连。外侧半月板较小，近似"O"形，外缘亦与关节囊相连。

> **知识链接**
>
> ### 膝关节损伤
>
> 膝关节损伤包括膝关节半月板损伤、膝关节韧带损伤、髌骨脱位、肌腱断裂等一系列损伤性疾病。膝关节半月板损伤患者多见于膝关节突然旋转、跳起落地时扭伤，或有多次膝关节扭伤、肿痛病史。损伤时患膝内有撕裂感。随即关节疼痛、肿胀，关节内积血。一般为关节一侧或后方痛，位置较固定。部分患者会发生关节交锁（伸屈障碍）、不稳或滑落感（俗称打软腿），在上、下楼梯时明显。半月板损伤有时会合并膝关节交叉韧带、侧副韧带损伤，当合并韧带损伤时，可能会有关节不稳的表现。膝关节韧带损伤常合并膝关节半月板损伤，MRI 检查可以帮助诊断。

7. **胫腓连结**　胫、腓两骨之间的连结紧密，上端由胫骨外侧髁与腓骨头构成微动的胫腓关

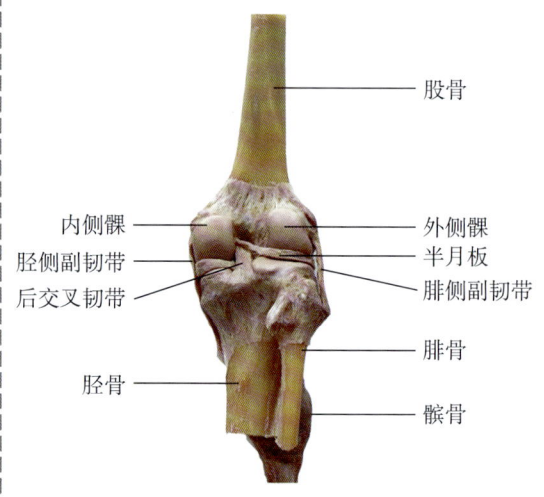

图 3-46 半月板（后面观）

节，两骨干之间有坚韧的小腿骨间膜相连，下端借胫腓前、后韧带构成坚强的韧带连结。小腿两骨间的活动度甚小。

8. **足关节** 包括距小腿（踝）关节、跗骨间关节、跗跖关节、跖骨间关节、跖趾关节和趾骨间关节。

（1）**距小腿关节**（talocrural joint）（图3-47）：亦称**踝关节**（anklejoint），由胫、腓骨的下端与距骨滑车构成，关节不够稳定，踝关节可做屈（伸）和跖屈（屈）运动。踝关节扭伤多发生在跖屈（如下山、下坡、下楼梯）的情况。

（2）**跗骨间关节**（图3-48）：是跗骨诸骨之间的关节，以距下关节（也称距跟关节）、距跟舟

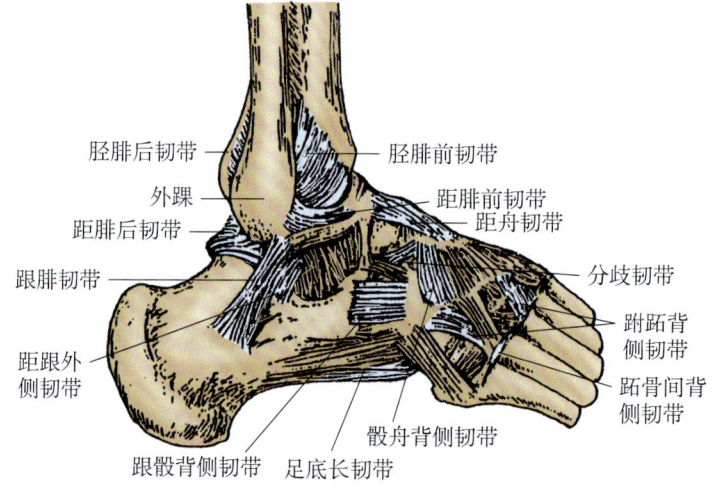

图 3-47 踝关节周围韧带

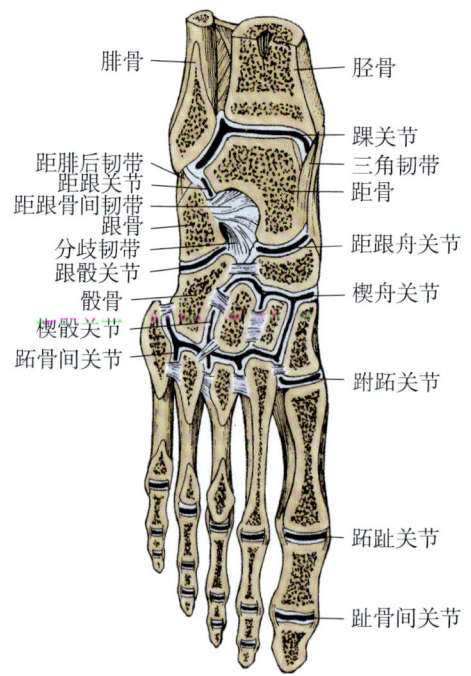

图 3-48 右侧足关节水平断面示意图

关节和跟骰关节较为重要。

（3）**跗跖关节**：由3块楔骨和骰骨的前端与5块跖骨的底构成，属平面关节，可作轻微滑动。在内侧楔骨和第1跖骨之间可有轻微的屈、伸运动。

（4）**跖骨间关节**：位于第2~5跖骨底的毗邻面之间，属平面关节，活动甚微。而第1、2跖骨底之间并未相连，在这一点上拇趾与拇指相似。

（5）**跖趾关节**：由跖骨头与近节趾骨底构成，可作轻微的屈、伸、收、展运动。

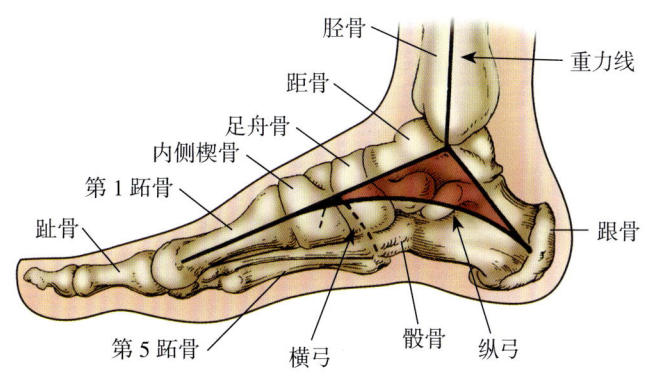

图 3-49　足弓

（6）**趾骨间关节**：由各趾相邻的两节趾骨的底与滑车构成，可作屈、伸运动。

9. **足弓**（arches of foot）（图3-49）　跗骨和跖骨借其连结形成凸向上的弓，称为足弓。

足弓增加了足的弹性，使足成为具有弹性的"三脚架"。人体的重力从踝关节经距骨向前、后传递到跖骨头和跟骨结节，从而保证直立时足底着地支撑的稳固性，在行走和跳跃时发挥弹性和缓冲震荡的作用。足弓还可保护足底的血管、神经免受压迫，减少地面对身体的冲击，以保护体内器官，特别是大脑免受震荡。

四肢骨的骨性标志：锁骨、肩胛冈、肩峰、肩胛骨下角、肱骨大结节、肱骨内上髁、肱骨外上髁、尺神经沟、桡骨茎突、桡骨头、鹰嘴、尺骨茎突、髂嵴、髂结节、髂前上棘、髂后上棘、耻骨结节、坐骨结节、股骨大转子、髌骨、腓骨头、胫骨粗隆、内踝、外踝跟骨结节。

（吴　斌　赵　爽）

第四节　颅骨及其连结

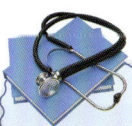

案例 3-3

患者，女，20岁。因与朋友嬉戏大笑致右侧下颌疼痛，不能活动1h来院就诊。

查体：右侧下颌肿胀，功能障碍。口呈半开合状，语言不清，流涎并吞咽困难，下颌骨偏向健侧微向前伸。耳屏前可扪到凹陷区。

诊断为右侧颞下颌关节前脱位。

问题与思考：
1. 颞下颌关节由哪些颅骨组成？
2. 颞下颌关节可以做什么运动？

一、颅骨

颅（cranium）位于脊柱上方，成年人颅骨有23块（不包括位于颞骨内的3对听小骨）。除下

颌骨和舌骨外，各颅骨之间多借缝和软骨紧密相连为一整体，对脑、感觉器官等起保护和支持作用，同时构成了消化、呼吸系统的起始部。颅骨可分为后上部的脑颅和前下部的面颅两部分（图3-50）。

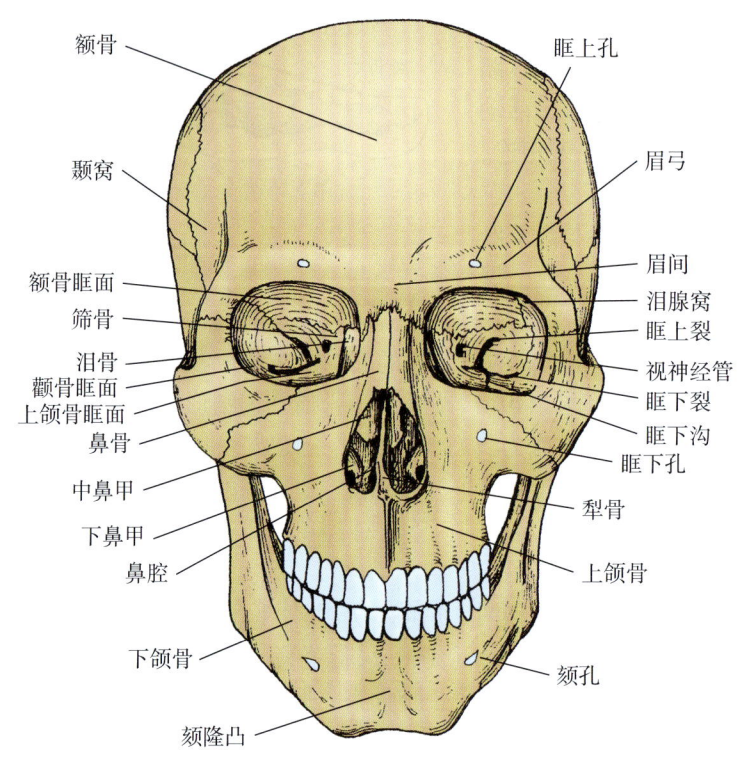

图 3-50　颅的前面观

（一）脑颅骨

脑颅（cerebral cranium）由8块脑颅骨组成，包括**额骨**（frontal bone）、**筛骨**（ethmoid bone）、**蝶骨**（sphenoid bone）、**枕骨**（occipital bone）各1块，**顶骨**和**颞骨**各2块。它们共同围成颅腔（cranial cavity），容纳脑（表3-2）。

表 3-2　脑颅骨的名称、位置、分部及形态

名称（数量）	位置	分部及形态
额骨（1块）	颅前上方	额鳞（内含额窦）、眶部、鼻部
筛骨（1块）	两眶之间	筛板、垂直板、筛骨迷路（内含筛窦）
蝶骨（1块）	颅底中央	体（内含蝶窦）、大翼、小翼、翼突
枕骨（1块）	颅后下部	基底部、枕鳞、侧部
顶骨（成对）	颅顶中部	呈四边形
颞骨（成对）	颅骨两侧	鳞部、鼓部、岩部

（二）面颅骨

面颅（facial cranium）骨有15块，包括**下颌骨**、**犁骨**、**舌骨**各1块，**上颌骨**、**腭骨**、**颧骨**、**鼻骨**、**泪骨**及**下鼻甲**各2块（表3-3）。它们共同构成了颜面的支架，并参与围成眶腔、鼻腔与口腔。其中下颌骨为面颅骨中最大者，呈蹄铁形，分一体两支。

1. **下颌体**（body of mandible）　弯曲成"U"形，构成下颌骨的中间部分。其下缘称**下颌底**；上缘称**牙槽弓**，有容纳牙根的牙槽。体前面正中突向前称**颏隆凸**，前外侧面中部有**颏孔**。

2. **下颌支**（ramus of mandible） 呈方形，自体的后份伸向后上方，末端有两个向上的突起，前方的称**冠突**，后方的称**髁突**，两突之间的凹陷称**下颌切迹**。髁突的上端膨大称**下颌头**，头下缩细处为**下颌颈**。下颌支内面中央有**下颌孔**，有下牙槽神经和血管通过，再经下颌管通颏孔。下颌支后缘与下颌底相续处形成**下颌角**，是重要的骨性标志。

表 3-3 面颅骨的名称、位置、分部及形态

名称（数量）	位置	分部及形态
下颌骨（1块）	面部前下份	下颌体、下颌支
犁骨（1块）	骨性鼻中隔后下份	呈斜方形
舌骨（1块）	喉上方	体、大角、小角
上颌骨（成对）	颜面中央部	体（内含上颌窦）、突
腭骨（成对）	上颌骨腭突与蝶骨翼突之间	垂直板、水平板
颧骨（成对）	眶外下方	呈菱形
鼻骨（成对）	鼻背	呈长条形
泪骨（成对）	眶内侧壁前份	呈方形
下鼻甲（成对）	骨性鼻腔外侧壁下份	呈薄而卷曲的板状

知识链接

在下颌体的外面，有向上外方的颏孔，颏神经麻醉时，应朝颏孔方向穿刺。下颌支内面中央有下颌孔，下牙槽神经及血管通过此孔，下牙槽神经阻滞麻醉时，在下颌孔上方1cm处进针，将麻醉药注入翼腭间隙。

（三）颅的整体观

1. **颅的顶面观** 呈卵圆形，前窄后宽，光滑隆凸。可见 3 条缝，额骨与顶骨之间有**冠状缝**，左、右顶骨之间有**矢状缝**，两顶骨与枕骨之间有**人字缝**。

2. **颅的侧面观**（图 3-51） 中部有**外耳门**，前上方有**颧弓**，后方有**乳突**，均可在体表触及，是重要的骨性标志。颧弓上方的凹陷为**颞窝**（temporal fossa），下方的凹陷为**颞下窝**（infratemporal fossa）。

颞窝前下部，额骨、顶骨、蝶骨和颞骨会合处常形成"H"形的缝，称**翼点**（pterion）。此处骨质薄弱，内面有脑膜中动脉的前支经过，发生骨折时，易损伤该动脉而引起颅内硬脑膜外血肿压迫脑。中医的"太阳穴"即在翼点处。

3. **颅的前面观**（图 3-50） 分为额区、眶、骨性鼻腔和骨性口腔。

（1）额区：为眶以上的部分，两侧有明显隆起的额结节。其下方有与眶上缘平行的弓形隆起称眉弓。左右眉弓间的平坦部，称眉间。眉弓与眉间均是重要的体表标志。

（2）眶（orbit）：为 1 对四棱锥形深窝，容纳眼球和附属结构。眶有**底**、**尖**和上、下、内、外**四壁**。

1）底：朝向前外，眶上缘中、内 1/3 交界处有**眶上切迹**或**眶上孔**（有眶上神经和血管通过）。下缘中点下方有**眶下孔**（有眶下神经和血管通过）。

2）尖：向后内，经视神经管通颅中窝。

3）四壁：上壁前外侧部有**泪腺窝**，容纳泪腺；下壁中部有眶下沟，向前经眶下管开口于眶下孔；内侧壁前下部有**泪囊窝**，容纳泪囊，向下经鼻泪管通鼻腔；外侧壁其后部与上壁交界处有**眶上裂**（通颅中窝），与下壁交界处有**眶下裂**（通翼腭窝和颞下窝）。

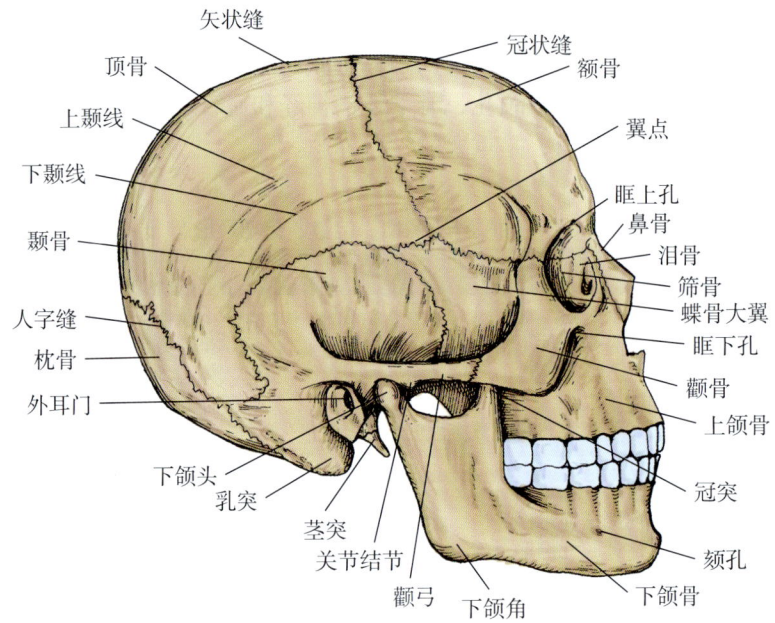

图 3-51　颅的侧面观

（3）**骨性鼻腔**（bonynasal cavity）（图 3-50）：位于面颅中央，介于两眶与上颌骨之间，被骨性鼻中隔分成左、右两部分。骨性鼻腔有前、后、顶、底和内、外侧壁。

1）前方开口于**梨状孔**，后方开口于**鼻后孔**。

2）顶主要为筛板构成，经筛孔通颅前窝；底为骨腭，前端借切牙管通口腔。

3）内侧壁即骨性鼻中隔，由犁骨和筛骨垂直板构成。

4）外侧壁（图 3-52）结构较复杂，有 3 个卷曲的骨片，自上而下分别称**上、中、下鼻甲**，各鼻甲下方有相应的间隙，分别称**上、中、下鼻道**。下鼻道前份有鼻泪管开口。上鼻甲后上方与蝶骨体之间的间隙称**蝶筛隐窝**。

（4）**鼻旁窦**（paranasal sinuses）（图 3-53）：是位于鼻腔周围某些颅骨内的含气骨腔，其开口

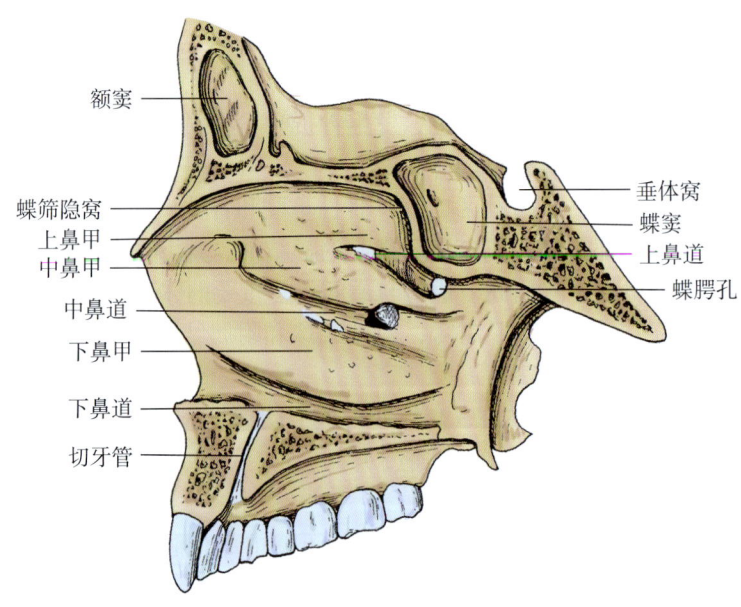

图 3-52　鼻腔的外侧壁

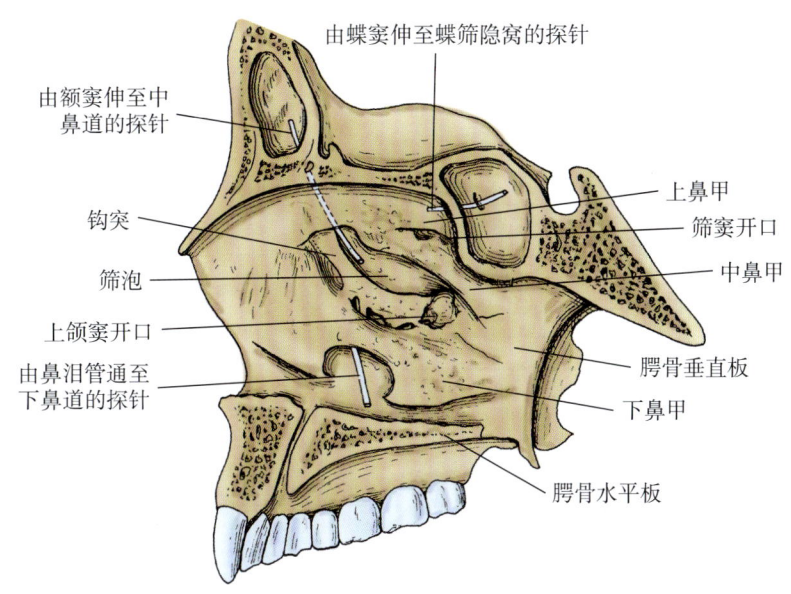

图 3-53 鼻旁窦及其开口

于鼻腔,具有发音共鸣及减轻颅骨重量的作用。鼻旁窦共 4 对(表 3-4)。

表 3-4 鼻旁窦的组成、开口部位及位置

鼻旁窦的组成		开口部位	位置
蝶窦		蝶筛隐窝	蝶骨体
筛窦	后群	上鼻道	筛骨迷路
	前、中群	中鼻道	
额窦			额骨体
上颌窦			上颌骨体

知识链接

鼻窦炎

由于鼻旁窦的黏膜与鼻腔的黏膜相连续,所以当患急性鼻炎时,鼻窦常同时受累,特别是窦口附近因其黏膜较厚,肿胀时,由于鼻窦口变小,影响窦口的引流,使其分泌物潴留于腔内,继而引起急性鼻旁窦炎。尤以上颌窦炎、筛窦炎较为多见。

上颌窦位于上颌骨体内,是鼻旁窦中最大的一个,由于其窦口位于内侧壁的最高处,开口较高,对窦的通气和引流均为不利,且其开口在其他鼻旁窦开口之下,他处感染脓液易顺流侵入,引起上颌窦炎。特别是当鼻黏膜炎症时,可引起上颌窦腔内炎症,窦口黏膜肿胀,使窦口缩小,其分泌物更不易引流而潴留其内,更加重了上颌窦的炎症。

(5) **骨性口腔**(bony oral cavity):由上颌骨、腭骨和下颌骨围成。顶由骨腭构成。前壁和外侧壁由上、下颌骨的牙槽突、牙和下颌骨围成。骨性口腔的底缺如,由软组织封闭。

4. 颅底内面观（图 3-54） 颅底内面凹陷，承托脑，并与脑底形态相适应，形成由前向后呈阶梯状的**颅前窝**、**颅中窝**、**颅后窝** 3 个窝。

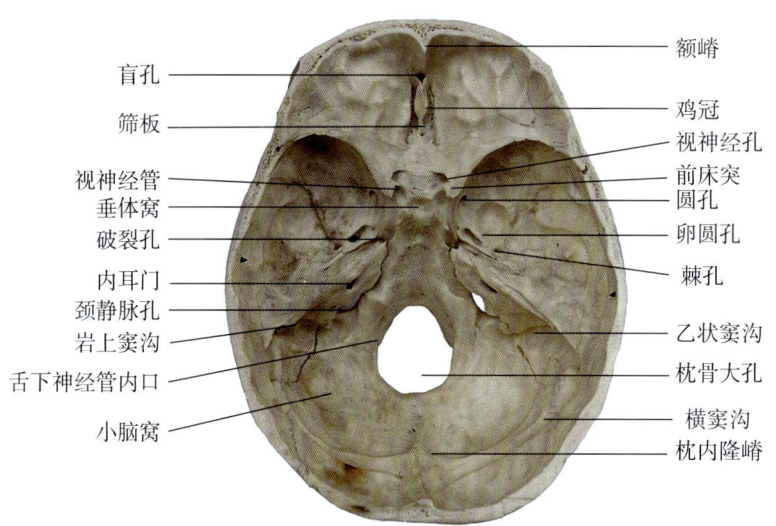

图 3-54 颅底内面观

（1）**颅前窝**（anterior cranial fossa）：位置最高，由额骨、筛骨和蝶骨构成。窝中央有一突起称**鸡冠**，两侧低凹处的水平骨板称**筛板**，有许多筛孔通鼻腔。

（2）**颅中窝**（middle cranial fossa）：位置较颅前窝低，由蝶骨体、大翼、颞骨岩部构成。中央是蝶骨体，其上面凹陷称**垂体窝**，窝的前外侧有圆形的**视神经管**，管口的外侧有眶上裂，后两者均通眶。在蝶骨体两侧，自前向后外依次有**圆孔**、**卵圆孔**和**棘孔**（分别有上颌神经、下颌神经、脑膜中动脉通过）。自棘孔有分支状的**脑膜中动脉沟**行向外上方。颞骨岩部前面外侧部较平坦，为**鼓室盖**，其下方有鼓室。岩部尖端朝向蝶骨体，两者间有不规则的**破裂孔**。近岩部尖端处有浅凹，称**三叉神经压迹**（是三叉神经节的位置所在）。

（3）**颅后窝**（posterior cranial fossa）：位置最低，主要由枕骨和颞骨岩部后面构成。中央有一大孔称**枕骨大孔**，孔前方的斜行骨面，称**斜坡**。孔的前外侧缘上有舌下神经管内口（有舌下神经通过）；孔的后上方有一隆起称**枕内隆凸**。隆凸两侧有横行的**横窦沟**，此沟先后向外内下移行于**乙状窦沟**，末端终于**颈静脉孔**。颞骨岩部后面中央有**内耳门**（有前庭蜗神经通过），通内耳道。

5. 颅底外面观（图 3-55） 颅底外面高低不平，有很多神经血管通过的孔裂。

（1）**前部**：可见呈铁蹄形隆起的**牙槽弓**；被牙槽弓围绕的水平骨板称**骨腭**（由上颌骨和腭骨构成）；骨腭正中近前缘处有**切牙孔**（有鼻腭神经血管出入）；两侧近后缘处有**腭大孔**（腭前神经血管通过）。

（2）**中部**：骨腭后上方有被犁骨分成左、右两半的**鼻后孔**。颧弓根部后方有**下颌窝**，窝前方的横行隆起称**关节结节**。

（3）**后部**：中央是**枕骨大孔**，其后上方有**枕外隆凸**，两侧有隆起的椭圆形关节面，称**枕髁**。枕髁外侧，枕骨与颞骨岩部交界处有不规则的孔，称**颈静脉孔**（颈内静脉起始处），孔的前方有圆形的**颈动脉管外口**（有颈内动脉通过），由此向颞骨岩部内延续为颈动脉管。颈静脉孔的后外侧有细长的**茎突**，茎突后方根部有**茎乳孔**（有面神经穿出）。

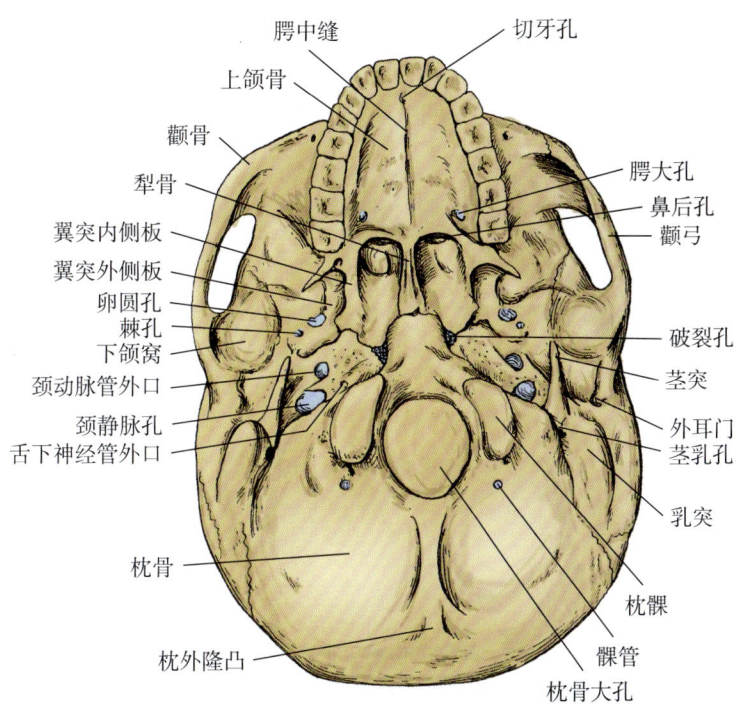

图 3-55　颅底外面观

知识链接

颅底骨折

颅底骨折在颅脑损伤中较为常见，颅底的沟管裂孔较多，均有重要的血管、神经经过，同时硬脑膜与颅底紧密相贴，所以颅底骨折时，同时引起神经、血管损伤和硬脑膜撕裂伤较为常见。如：①颅前窝骨折伴脑膜和鼻腔顶部黏膜撕裂，可引起鼻出血和脑脊液外流等。因为鼻腔的顶部与颅前窝仅有很薄的一层筛板相隔，筛板上的许多小孔是嗅神经通过的地方，当颅前窝骨折累及筛板时，导致血液或脑脊液沿破裂处不断流出鼻腔，形成血性或清水样，滴漏不止，即脑脊液鼻漏，患者会出现鼻流血水的症状。②颅中窝骨折，多发生在蝶骨中部和颞骨岩部，如损伤颈内静脉和海绵窦，可引起眼静脉淤血，出现搏动性突眼症状等。当颅中窝骨折时，可损伤颞骨的岩部，脑脊液可经中耳腔沿鼓膜裂孔处流出，造成脑脊液耳漏，出现耳朵流血水。所以，当外伤患者出现鼻血水样液体不断流出时，就可以考虑有颅底骨折的可能。当眼眶上方的骨板骨折时，血液可流进眶内，在眼睑中或球结膜下形成淤血，使眶周广泛淤血而引起"熊猫眼"。③颅后窝骨折常在枕骨大孔附近，如损伤小脑或脑干时，可出现严重的相应症状。

（四）新生儿颅的特征及出生后变化

由于胎儿时期的脑和感觉器官比咀嚼和呼吸器官发育快，所以脑颅远大于面颅。新生儿面颅和全颅的比为 1∶8，而成人为 1∶4（图 3-56）。

新生儿颅尚未发育完全，各骨之间有较大的间隙，由结缔组织膜封闭，称**颅囟**（cranial fontanelles）。前囟闭合的早晚可作为婴幼儿发育的标志之一及观察颅内压力变化的部位，颅囟的

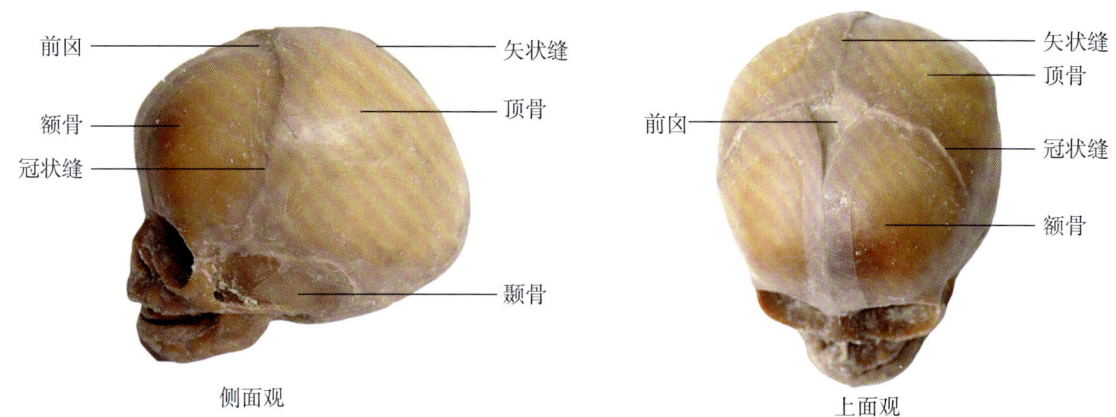

图 3-56 新生儿颅

位置、形态及闭合时间见表 3-5。

表 3-5 颅囟的位置、形态及闭合时间

颅囟名称	位置、形态	闭合时间
前囟（额囟）	位于矢状缝与冠状缝交汇处，呈菱形	出生后 1～2 岁闭合
后囟（枕囟）	位于矢状缝与人字缝交汇处，呈三角形	出生后 3 个月闭合
蝶囟	于顶骨的前下角	出生后闭合
乳突囟	位于顶骨的后下角	

知识链接

临床上常以颅囟的闭合时间作为婴幼儿发育状态及判断颅内压高低的重要标志。如前囟正常时平坦，扪及柔软，可见其随脉搏而跳动。如颅囟闭合延迟，一般与营养不良有关，颅内压增高时可膨隆（如急性脑膜炎、脑积水等），颅内压降低时下陷（如脱水等）。佝偻病、脑积水等疾病时前、后囟闭合时间延长。

颅骨的骨性标志：颧弓、翼点、枕外隆凸、乳突、下颌角和舌骨。

二、颅骨的连结

颅骨的连结可分为纤维连结、软骨连结和滑膜关节（颞下颌关节）。

1. 颅骨的纤维连结和软骨连结

（1）颅盖骨之间多借纤维连结（缝）。舌骨与颅底茎突之间借韧带相连，形成韧带连结，可上、下活动。

（2）颅底骨借软骨相连形成软骨连结（蝶枕软骨结合）。

这两种连结使颅顶和颅底骨彼此紧密结合，非常牢固，无活动性。随年龄增长，某些缝和软骨连结可骨化，变成骨性结合。

2. **颞下颌关节**（temporomandibular joint） 又称**下颌关节**（图 3-57）。

（1）组成：由下颌头、下颌窝和关节结节构成。

（2）结构特点：关节腔内有纤维软骨构成的关节盘，其周缘附着于关节囊，将关节腔分成上、下两个腔。关节囊松弛，外侧有外侧韧带加强，前部较薄弱，所以关节易向前脱位。

（3）运动形式：颞下颌关节属联合关节，两侧关节同时运动可使下颌骨做上提（闭口）、下降（张口）、前进、后退和侧方等运动。张口时，下颌头连同关节盘向前滑动到关节结节的下方。

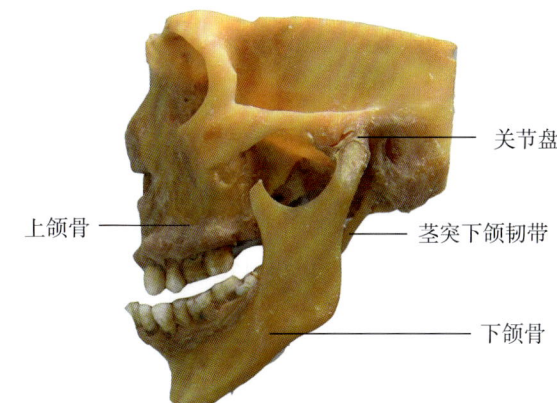

图 3-57　颞下颌关节

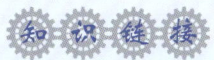

颞下颌关节脱位及功能紊乱综合征

由于颞下颌关节的关节囊前部薄弱，如张口过大时，下颌头可滑到关节结节的前方而不能退回关节窝，患者不能闭口，造成下颌关节前脱位。复位时，须先将下颌骨向下拉并超过关节结节，再将下颌骨推向后上方，才能将下颌头纳回下颌窝内。

颞下颌关节功能紊乱综合征由关节运动失调引起，为口腔科常见病，主要症状为关节区疼痛，张口受限，下颌运动时有弹响或摩擦音。顽固性病例的治疗采用下颌头高位切除术，可收到较好的治疗效果。

（邱　铄）

第五节　肌

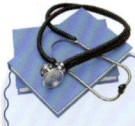

案例 3-4

患者，男性，18 岁。右侧腹股沟区可复性肿块 6 年。患者于 6 年前活动后发现右腹股沟区有一约拇指头大小肿块，无疼痛，可自行回纳。此后肿块渐增大，于咳嗽后突出明显，并逐渐进入阴囊。现增大如鸡蛋大小，性质同前。患者无其他不适。

体格检查：患者直立时，右侧阴囊肿块明显，手按压肿块并嘱患者咳嗽，可有膨胀冲击感。平卧数分钟后肿块自行消失。

临床诊断：右侧腹股沟可复性斜疝。

问题与思考：腹壁外侧肌群有哪些？腹股沟管位于何处？两口四壁由何结构围成？内有何结构通过？患者肿块为什么会进入阴囊？

一、头颈肌

（一）头肌

分为面肌和咀嚼肌两部分。

1. **面肌**（表情肌） 为扁薄的皮肌，数量多，多起自颅骨，止于面部皮肤，主要分布于口裂、眼裂和鼻孔周围，收缩时可开大或关闭孔、裂，同时牵动皮肤，显示出各种不同的表情。较大的有枕额肌、眼轮匝肌和口轮匝肌（图 3-58）。

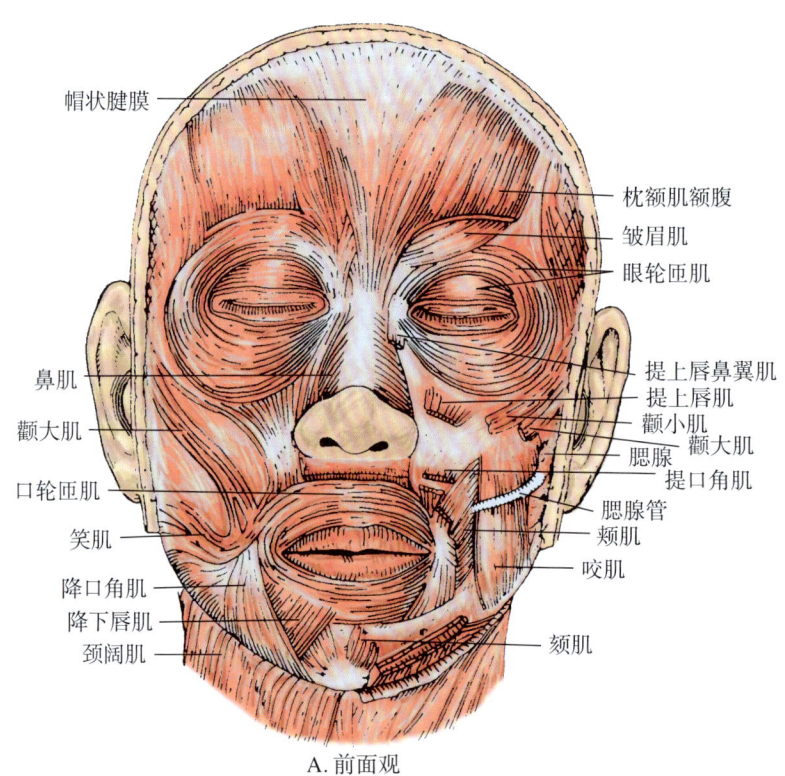

A. 前面观

图 3-58　头肌（前面）

（1）**枕额肌**（occipitofrontal）：位于颅盖中线的两侧，由前方的额腹、后方的枕腹和中间的帽状腱膜构成。额腹位于额部皮下，收缩可提眉，出现额纹；枕腹位于枕部皮下，收缩可紧张帽状腱膜。

（2）**眼轮匝肌**（orbicularis oculi）：位于睑裂周围，收缩可关闭睑裂。

（3）**口轮匝肌**（orbicularis oris）：位于口裂周围，收缩可关闭口裂。

（4）**颊肌**（buccinator）：位于面颊深部的口腔侧壁，收缩可使颊部紧贴牙和牙龈，协助咀嚼和吸吮。

2. **咀嚼肌**　共四对，位于颞下颌关节周围，参与咀嚼运动。

（1）**颞肌**（temporalis）：扇形，起自颞窝，向下止于下颌骨的冠突。收缩可上提下颌骨（图 3-59）。

（2）**咬肌**（masseter）：长方形，起自颧弓，止于下颌角的外侧面。收缩可上提下颌骨。

（3）**翼内肌**（medial pterygoid）：起自翼突，止于下颌角内面。收缩可上提并向前运动下颌骨。

（4）**翼外肌**（lateral pterygoid）：起自蝶骨大翼和翼突，止于下颌颈，收缩可使下颌骨向前，并作侧方运动（图 3-60）。

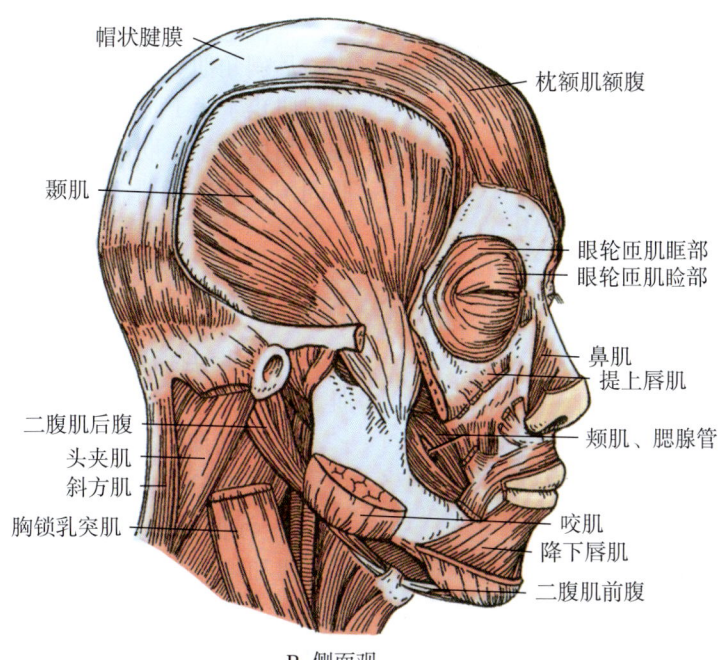

图 3-59　头肌（侧面）

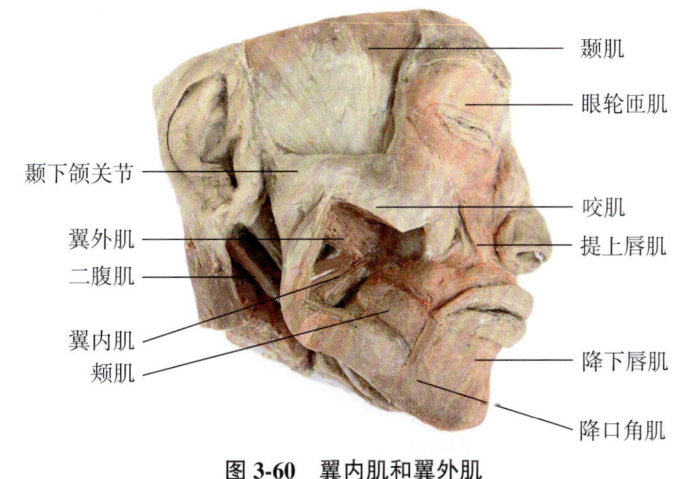

图 3-60　翼内肌和翼外肌

（二）颈肌

1. 浅群

（1）**颈阔肌**（platysma）：位于颈前部两侧的浅筋膜中，薄而宽阔。收缩可下拉口角并使颈部出现皮纹（图 3-61）。

（2）**胸锁乳突肌**（sternocleidomastoid）：位于颈部两侧、颈阔肌的深面，体表可见其轮廓。起于胸骨柄和锁骨的胸骨端，止于颞骨乳突。一侧收缩使头偏向同侧，面转向对侧；双侧同时收缩使头后仰。胸锁乳突肌位置表浅，是重要的肌性标志（图 3-62）。

（3）**舌骨上肌群**：位于舌骨与下颌骨和颅底之间。收缩时下降下颌骨，并可上提舌骨，协助吞咽。

（4）**舌骨下肌群**：位于舌骨下方，颈前正中线两侧，覆盖于喉、气管及甲状腺的前方。收缩时可下降舌骨和喉，并能提喉协助吞咽和发音。

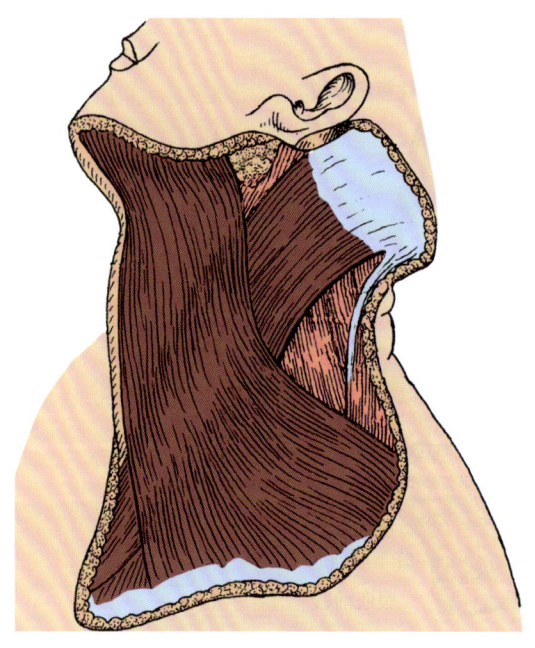

图 3-61　颈肌（前面）

2. **深群**　位于脊柱的两侧和前方，有前、中、后斜角肌，均起自颈椎横突。其中前、中斜角肌止于第 1 肋，后斜角肌止于第 2 肋。前、中斜角肌与第 1 肋围成三角形的裂隙，称斜角肌间隙，内有锁骨下动脉和臂丛神经通过（图 3-63）。

二、躯干肌

躯干肌包括背肌、胸肌、膈、腹肌和会阴肌。

（一）背肌

位于躯干的背侧，分浅、深两群。

1. **浅群肌**　主要有斜方肌、背阔肌、肩胛提肌和菱形肌（图 3-64）。

（1）**斜方肌**（trapezius muscle）：位于项部及背上部浅层。一侧呈三角形，两侧呈斜方形，起自枕外隆凸、项韧带、第 7 颈椎和全部胸椎棘突，止于锁骨的外侧 1/3、肩峰和肩胛冈。上部肌束收缩可上提肩胛骨，下部肌束收缩可下降肩胛骨，全肌收缩使肩胛骨向脊柱靠拢。

（2）**背阔肌**（latissimus dorsi）：为全身最大的扁肌，位于背下部、腰部和胸侧壁。起自下位六个胸椎的棘突、全部腰椎棘突和髂嵴后份，肌束向外上方集中，止于肱骨小结节嵴。收缩时可使臂内收、旋内和后伸，上肢固定时可上提躯干。

（3）**肩胛提肌**（levator scapulae）：呈带状，位于项部两侧，斜方肌深面。起自上 4 个颈椎的横突，止于肩胛骨的上角。收缩时可上提肩胛骨。

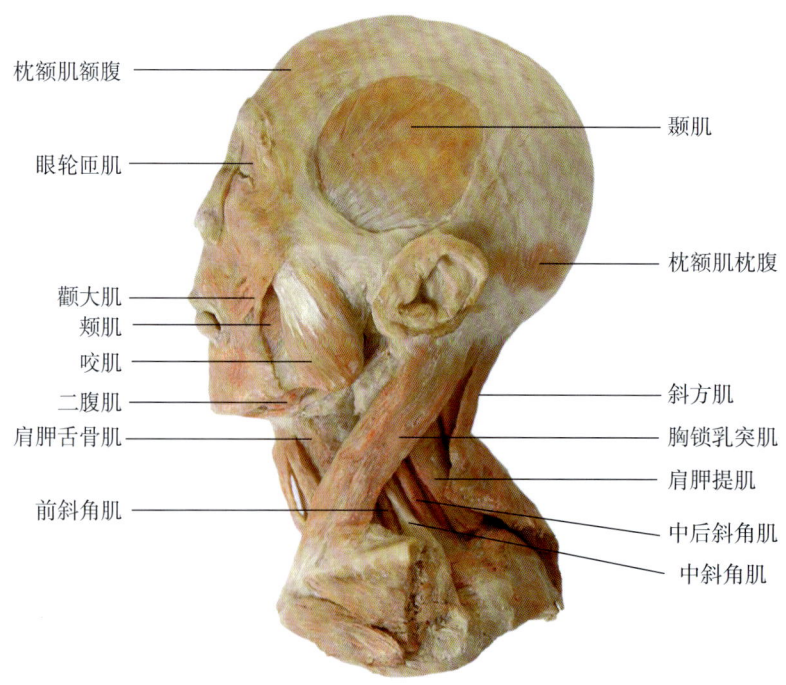

图 3-62　颈肌侧面

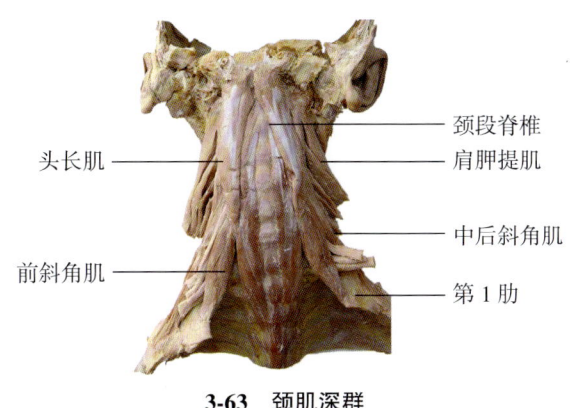

3-63 颈肌深群

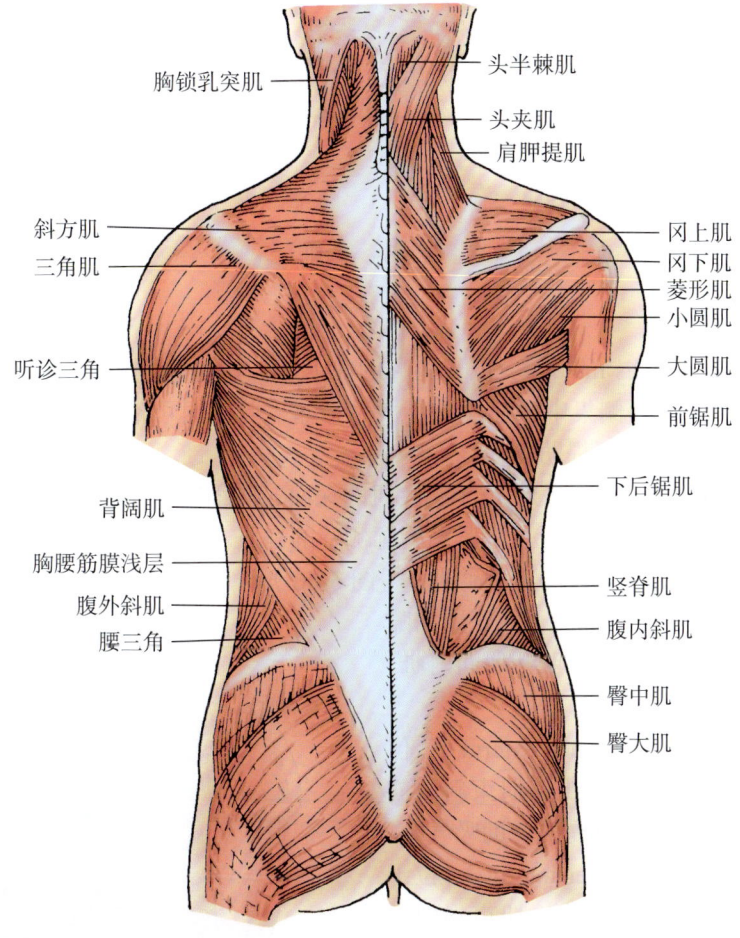

图 3-64 背肌

（4）**菱形肌**（rhomboideus）：位于斜方肌中部深面，呈菱形，起自下位两个颈椎和上位4个胸椎的棘突，止于肩胛骨的内侧缘。收缩时可使肩胛骨向脊柱靠拢并向上移动。

2. **深群肌** 主要有竖脊肌。

竖脊肌（erector spinae，又称骶棘肌），为一纵行肌，位于脊柱两侧的纵沟内。起自骶骨骨背面和髂嵴后份，向上沿途止于椎骨、肋骨及颞骨乳突。双侧同时收缩时使脊柱后伸和仰头，一侧收缩使脊柱侧屈。

(二)胸肌

可分为胸上肢肌和胸固有肌。

1. 胸上肢肌 起自胸廓，止于上肢骨，收缩时运动上肢。包括胸大肌、胸小肌和前锯肌（图3-65）。

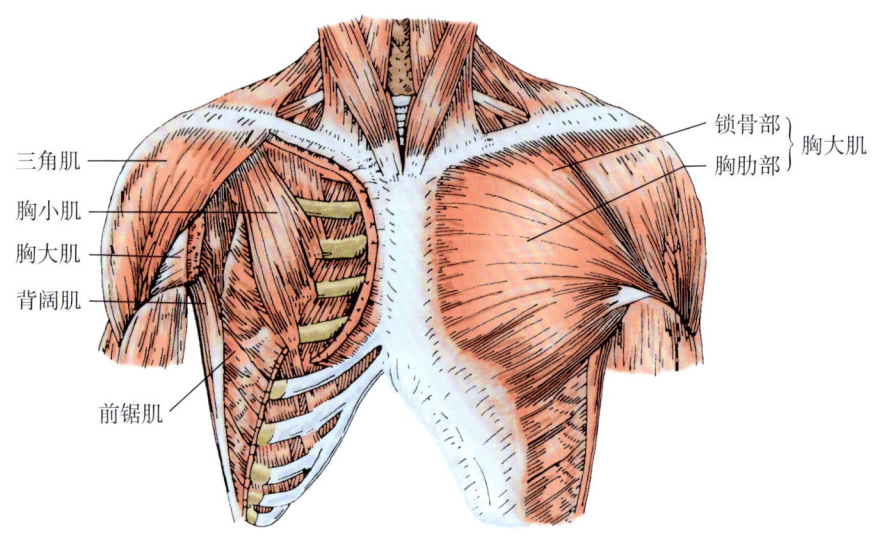

图 3-65 胸肌

（1）**胸大肌**（pectoralis major）：位于胸廓的前上部，位置表浅，起自锁骨内侧半、胸骨和第1～6肋软骨，肌束向外侧集中，止于肱骨大结节嵴。收缩时可使肩关节内收、旋内和前屈，如上肢固定可上提躯干，也可提肋助吸气。

（2）**胸小肌**（pectoralis minor）：位于胸大肌的深面，收缩时可拉肩胛骨向前下。

（3）**前锯肌**（serratus anterior）：为紧贴胸廓侧壁的扁肌。收缩时可拉肩胛骨向前并使其紧贴胸廓。下部肌束使肩胛骨下角旋外，助臂上举（图3-66）。

2. 胸固有肌 参与构成胸壁，位于肋间隙内，收缩时运动胸廓。有肋间外肌和肋间内肌，是主要的呼吸肌。

（1）**肋间外肌**（intercostales externi）：位于肋间隙浅层，起自上位肋下缘，肌束斜向前下，止于下位肋上缘。收缩时提肋，助吸气。

（2）**肋间内肌**（intercostales interni）：位于肋间外肌深面，起自下位肋上缘，肌束斜向内上，止于上位肋下缘。收缩时降肋，助呼气。

(三)膈

膈（diaphragm）位于胸、腹腔之间，为一向上膨隆的穹窿状扁肌。周围部为肌性部分，附于胸廓下口周缘的内面。中央部为腱膜，称中心腱。膈上有3个孔：在第12胸椎前方有主动脉裂孔，内有主动脉和胸导管通过；在主动脉裂孔的左前上方，约平第10胸椎水平有食管

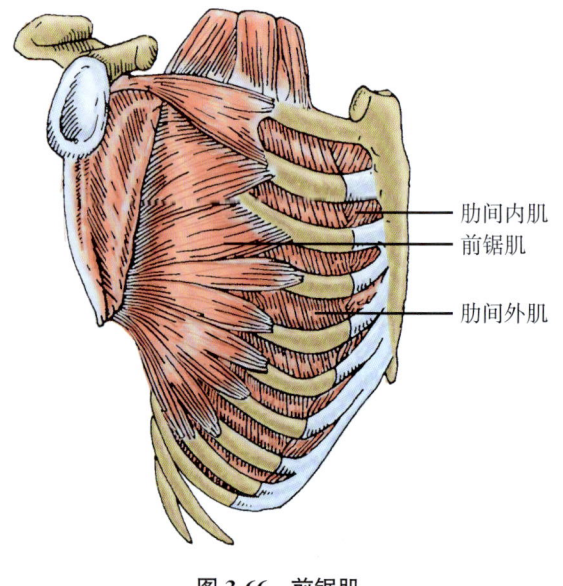

图 3-66 前锯肌

裂孔，内有食管和迷走神经通过；在主动脉裂孔的右前上方，约平第 8 胸椎水平有腔静脉孔，内有下腔静脉通过（图 3-67）。

膈是主要的呼吸肌，收缩时膈穹窿下降，胸腔容积扩大，助吸气。舒张时膈穹窿上升恢复原位，胸腔容积缩小，助呼气。膈与腹肌同时收缩，可增加腹压，协助排便、分娩、呕吐、咳嗽等功能。

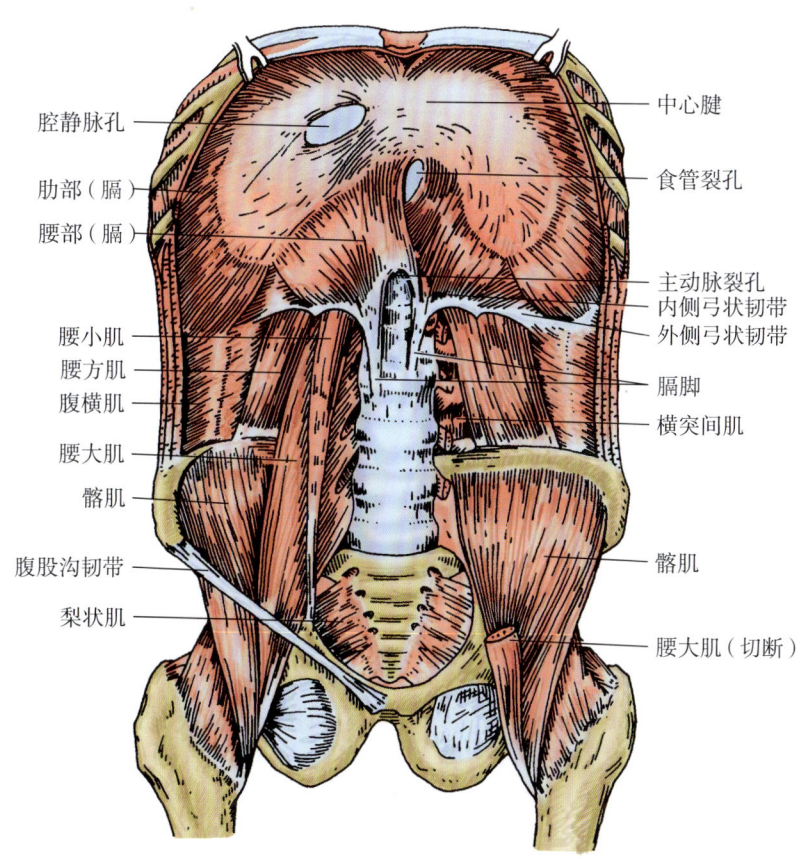

图 3-67　膈及腹后壁肌

（四）腹肌

腹肌位于胸廓下部与骨盆之间，可分为前外侧群和后群（图 3-68）。

1. 前外侧群　参与组成腹腔的前外侧壁，包括腹直肌、腹外斜肌、腹内斜肌和腹横肌（图 3-68，图 3-69）。

（1）**腹直肌**（rectus abdominis）：位于腹前正中线两侧的带状肌，外被腹直肌鞘包裹。该肌起自耻骨联合和耻骨嵴，肌束向上止于胸骨剑突和第 5～7 肋软骨的前面。肌的全长由 3～4 条横行的腱分隔成多个肌腹。

（2）**腹外斜肌**（obliquus externus abdominis）：位于腹前外侧壁最浅层的斜行扁肌。起自下位 8 个肋骨的外面，肌纤维斜向前内下，在腹直肌外侧缘及髂前上棘平面以下移行为腱膜，向内参与构成腹直肌鞘的前层及腹白线，腱膜的下缘增厚卷曲连于髂前上棘与耻骨结节之间，称**腹股沟韧带**（inguinal ligament）。在耻骨结节外上方，腱膜形成三角形的裂孔，为腹股沟管浅（皮下）环。

（3）**腹内斜肌**（obliquus internus abdominis）：位于腹外斜肌深面，肌束呈扇形，大部分肌束向前上方延为腱膜，并在腹直肌外侧缘分为前、后两层，分别参与构成腹直肌鞘的前、后层，终于白线。下部的肌束行向前下，越过精索前面，延为腱膜，与腹横肌的腱膜会合成腹股沟镰（或称联合腱），止于耻骨梳。腹内斜肌的最下部发出少量肌纤维包绕精索和睾丸，形成提睾肌，

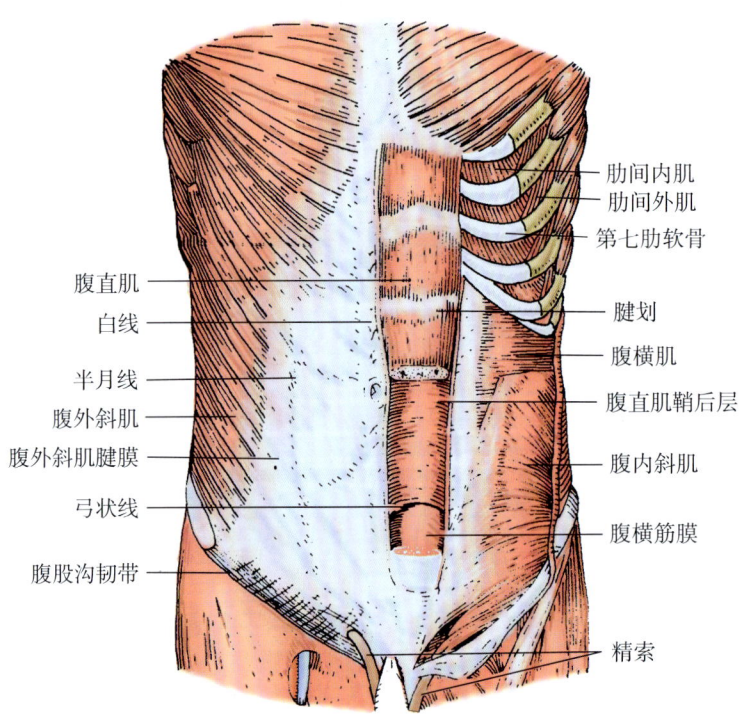

图 3-68　腹前壁肌

收缩时可上提睾丸。

（4）腹横肌（transversus abdominis）：位于腹内斜肌深面，肌纤维向前内横行，在腹直肌外侧缘移行为腱膜，参与构成腹直肌鞘后层，终于白线（图 3-69）。

腹前外侧群肌参与腹腔的围成，具有保护和固定腹腔脏器的作用。收缩时缩小腹腔，增加腹压，协助呼气、排便、呕吐和分娩，还能使脊柱前屈、侧屈和旋转。

2. 后群　位于腹后壁脊柱两侧，参与组成腹腔的后壁，有腰大肌和腰方肌，腰大肌在下肢肌中叙述。**腰方肌**（quadratus lumborum）位于腹后壁脊柱两侧，起于髂嵴，止于第 12 肋和腰椎

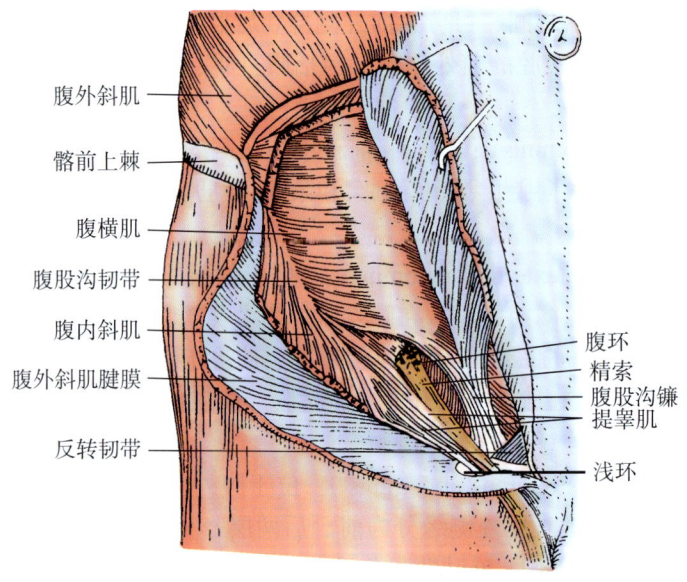

图 3-69　腹前壁下部肌及结构

横突。收缩时使脊柱侧屈、下降或固定第12肋（图3-67）。

3. 腹肌的肌间结构

（1）**腹直肌鞘**（sheath of rectus abdominis）：是腹前外侧壁三块扁肌的腱膜包裹腹直肌形成的纤维性鞘。分前、后两层，前层由腹外斜肌腱膜与腹内斜肌腱膜前层构成，后层由腹横肌腱膜与腹内斜肌腱膜后层构成。在脐下4~5cm以下，三块扁肌的腱膜全部转到腹直肌的前面构成腹直肌鞘的前层，腹直肌鞘的后层在该处形成一凸向上方的弧形线，称弓状线（半线环），此线以下腹直肌后面直接与腹横筋膜相贴（图3-70）。

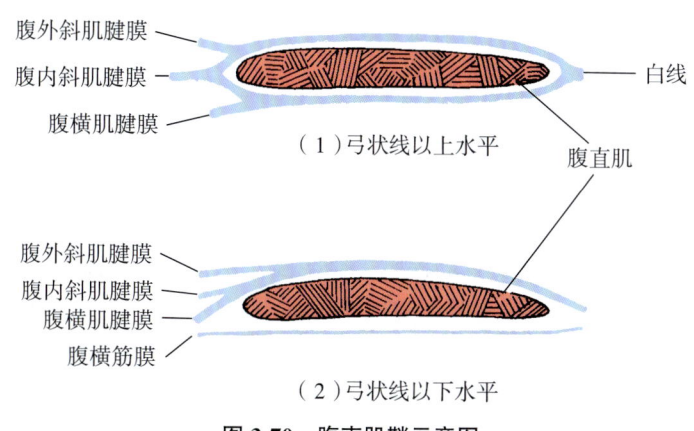

图3-70 腹直肌鞘示意图

（2）**白线**（white line）：位于腹前壁正中线上，两侧腹直肌之间，上至剑突，下至耻骨联合，由三对扁肌的腱膜在前正中线交织而成。白色，坚韧，血管少。白线是腹部手术切口的常选部位。白线上宽下窄，约在白线的中点有一瘢痕组织区即脐环，在胎儿时期，有脐带相连，是腹壁的一个薄弱点，若腹腔脏器由此处膨出，称为脐疝。

（3）**腹股沟管**（inguinal canal）（图3-71）：位于腹前外侧壁下部，腹股沟韧带内侧半的上方，是腹前壁肌和肌腱之间的斜行裂隙，长约4~5cm。有两口四壁。内口称腹股沟管深（腹）环，在腹股沟韧带中点上方约1.5cm处，外口即腹股沟管浅（皮下）环。前壁是腹外斜肌腱膜和腹内斜肌，后壁是腹横筋膜和腹股沟镰，上壁为腹内斜肌和腹横肌的弓状下缘，下壁为腹股沟韧带。此管内男性有精索通过，女性有子宫圆韧带通过。其为腹壁的薄弱区，是疝的好发部位。在病理情况下，腹腔内容物可经此管突出腹腔而形成疝，称腹股沟斜疝。

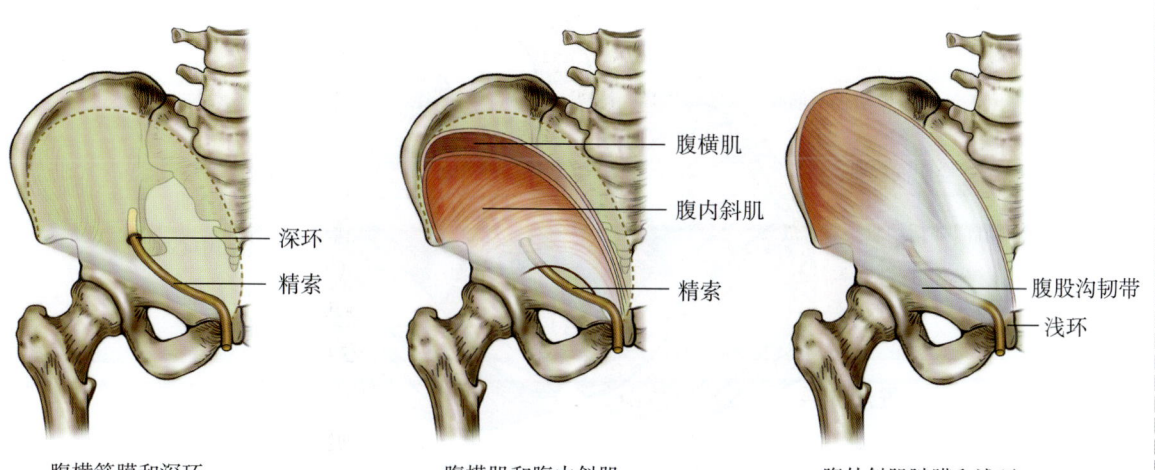

图3-71 腹股沟

知识链接

腹部常用手术切口的解剖层次

1. 上腹正中切口：经皮肤—浅筋膜—腹白线—腹横筋膜—腹膜外脂肪—壁腹膜—腹膜腔。

2. 上腹左侧经腹直肌切口：经皮肤—浅筋膜—腹直肌鞘前层—腹直肌—腹直肌鞘后层—腹横筋膜—腹膜外脂肪—壁腹膜—腹膜腔。

3. 右下腹在麦氏点做麦氏切口：经皮肤—浅筋膜—腹外斜肌腱膜—腹内斜肌—腹横筋膜—腹膜外脂肪—壁腹膜—腹膜腔。

(五) 会阴肌

指封闭小骨盆下口的诸肌，主要有肛提肌，会阴浅、深横肌，尿道括约肌等。

1. 肛提肌（levator ani） 呈漏斗形，封闭小骨盆下口的大部分。肛提肌起自小骨盆腔的前壁和外侧壁的内面，肌束向内、后止于直肠壁、阴道壁和尾骨尖。其构成盆底，承托盆腔脏器，并对肛管、阴道有括约作用。

2. 盆膈（pelvic diaphragm） 为盆腔的底，由盆膈上筋膜、盆膈下筋膜及其间的肛提肌和尾骨肌构成，为盆腔的底，有直肠穿过（图 3-72，图 3-73）。

3. 会阴浅横肌（superficial transverse muscle of perineum） 左、右各一，起自坐骨结节，止于会阴中心腱，有固定会阴中心腱的作用。

4. 会阴深横肌（deep transverse muscle of perineum） 为位于小骨盆下口前下部的扁肌，肌束横行附于两侧的坐骨支。

5. 尿道括约肌（sphincter of urethra） 位于会阴深横肌的前方，围绕在尿道周围，在女性围绕尿道和阴道，称尿道阴道括约肌。

6. 尿生殖膈（urogenital diaphragm） 由尿生殖膈上筋膜、尿生殖膈下筋膜及其间的会阴深横肌和尿道括约肌构成。男性有尿道通过，女性有尿道和阴道通过。

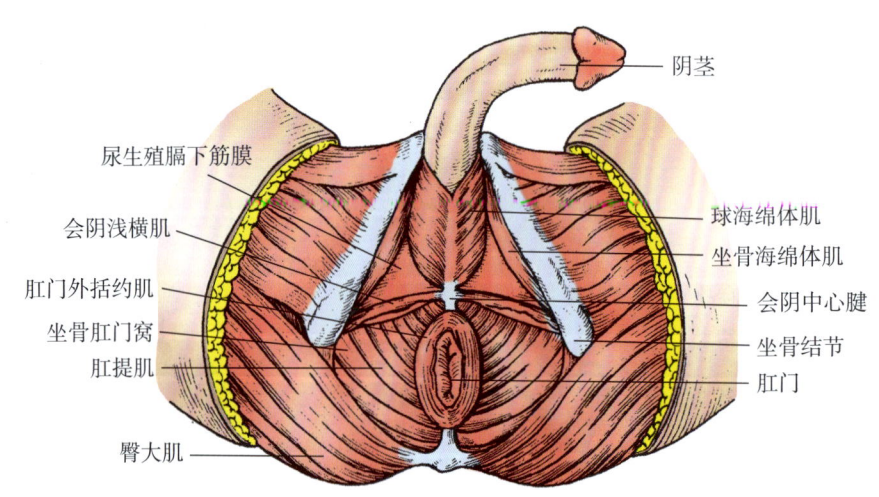

图 3-72 男性会阴肌（浅层）

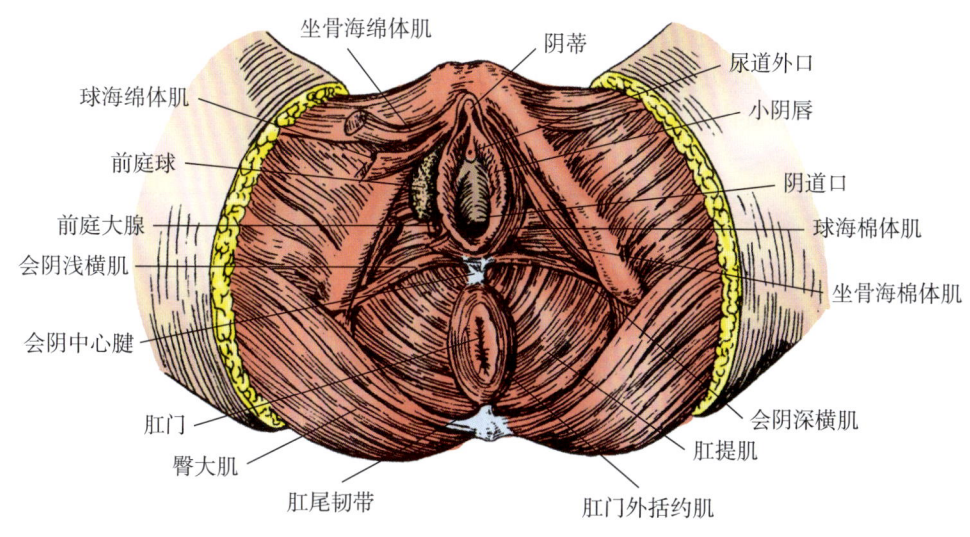

图 3-73　女性会阴肌（浅层）

三、四肢肌

分上肢肌和下肢肌。

（一）上肢肌

上肢肌按部位分上肢带肌（肩肌）、臂肌、前臂肌和手肌。

1. **上肢带肌**（肩肌）　位于肩关节周围，均起于上肢带骨，止于上肢骨，可运动肩关节，并增强肩关节的稳固性。包括三角肌、冈上肌、冈下肌、小圆肌、大圆肌和肩胛下肌（图 3-74）。

（1）**三角肌**（deltoid）：位于肩关节的外侧，起自锁骨外侧端、肩峰和肩胛冈，止于肱骨的三角肌粗隆。收缩时使肩关节外展。三角肌的上 1/3 部分肌较厚，深部无大的神经和血管通过，为肌内注射的常用部位。若在其下后部进针易伤及其深面的桡神经。

（2）**冈上肌**（supraspinatus）：起自肩胛骨的冈上窝，越过肩关节的上方，止于肱骨大结节的上部。收缩时可使肩关节外展。

（3）**冈下肌**（infraspinatus）：起自肩胛骨的冈下窝，经肩关节的后方，止于肱骨大结节中部。收缩时可使肩关节旋外。

（4）**小圆肌**（teres minor）：位于冈下肌的下方，起自肩胛骨外侧缘的背侧面，止于肱骨大

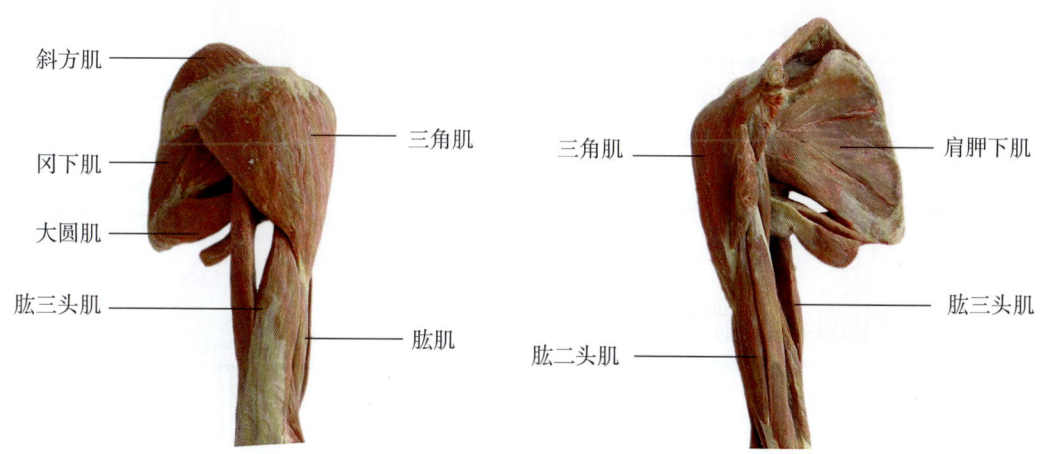

图 3-74　上肢带肌

结节的下部。收缩时可使肩关节旋外。

（5）**大圆肌**（teres major）：位于小圆肌的下方，起自肩胛骨下角的背面，止于肱骨小结节嵴。收缩时可使肩关节内收和旋内。

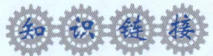

三角肌注射法

三角肌的上 1/3 部位较厚，深部无大的血管和神经通过，其下后部深面则有桡神经通过。因此三角肌注射法一般选择三角肌的上 1/3 部进针，若在其下后部进针，易损伤其深面的桡神经。

2. **臂肌**　位于肱骨周围，分前、后两群。前群为屈肌，后群为伸肌。

（1）**前群**：有肱二头肌、肱肌和喙肱肌（图 3-75，图 3-76）。

1）**肱二头肌**（biceps brachii）：呈梭形，有长、短两个头，分别起自肩胛骨关节盂上方和喙突，两头在臂中部合成一肌腹，经肘关节前方，止于桡骨粗隆。收缩时可屈肘关节，并协助屈

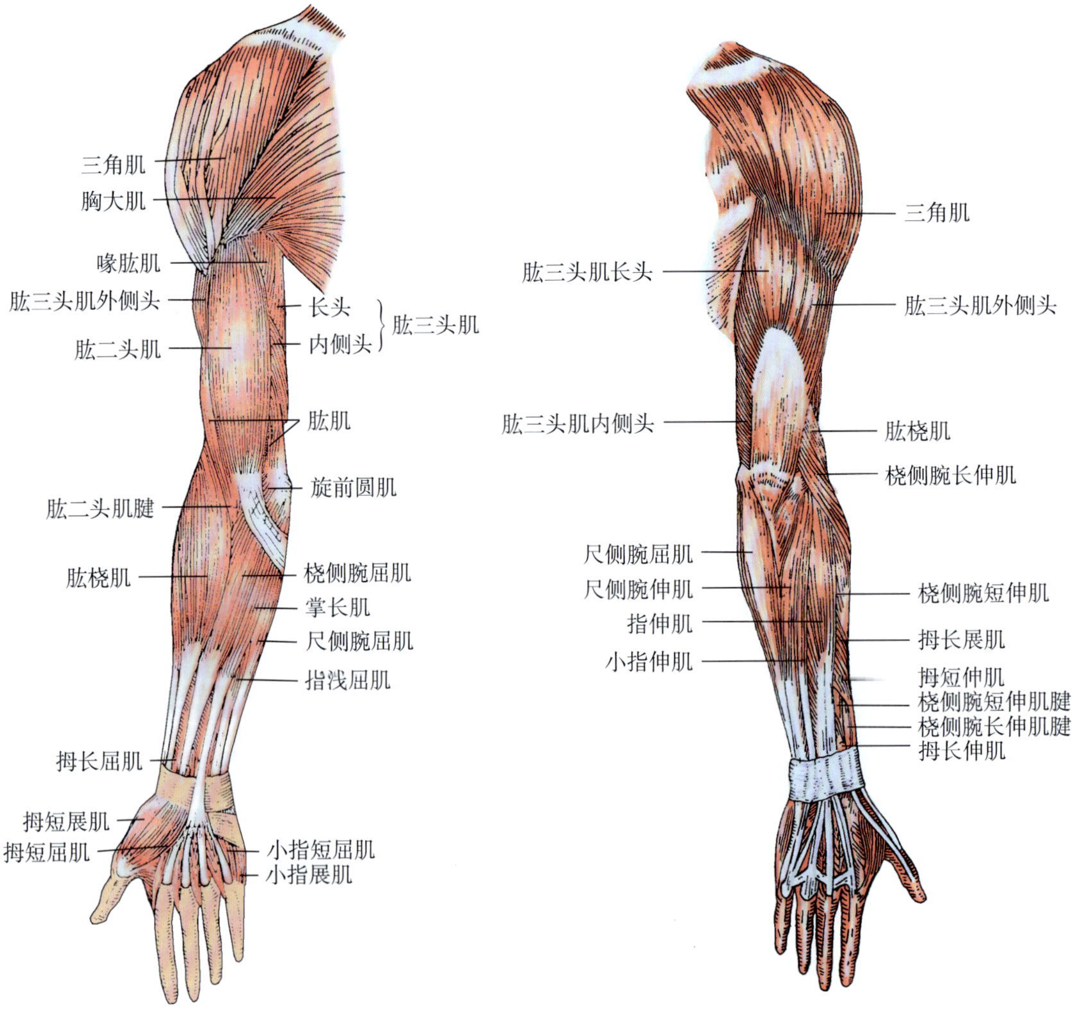

图 3-75　上肢浅层肌（前面）

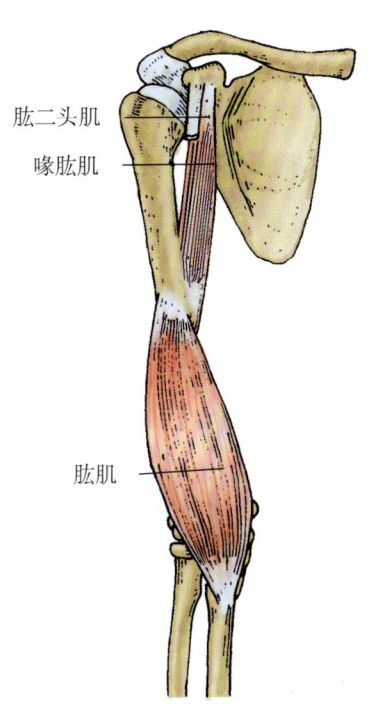

图 3-76 喙肱肌和肱肌

肩关节，当前臂处于旋前位时，还可使前臂旋后。

2）喙肱肌（coracobrachialis）：在肱二头肌短头的后内侧，起自肩胛骨喙突，止于肱骨中部的内侧。收缩时可使肩关节屈和内收。

3）肱肌（brachialis）：位于肱二头肌下半部的深面，起自肱骨体下半部的前面，止于尺骨粗隆。收缩时可屈肘关节。

（2）后群：即肱三头肌。

肱三头肌（triceps brachii）：起端有3个头，长头起自肩胛骨关节盂下方，内、外侧头均起自肱骨背面，3头合成肌腹后以肌腱止于尺骨鹰嘴。作用：伸肘关节，长头还能使肩关节后伸和内收（图3-77）。

3. 前臂肌 位于尺、桡骨周围，分前后两群，有19块。

（1）前群：位于前臂的前面，共9块。主要为屈肘、屈腕、屈指和使前臂旋前的肌，称屈肌群，分浅、深两层（图3-75，图3-78）。

1）浅层：有6块肌，自桡侧向尺侧依次为肱桡肌、旋前圆肌、桡侧腕屈肌、掌长肌、指浅屈肌和尺侧腕屈肌。①**肱桡肌**（brachioradialis）：起自肱骨外上髁上方，止于桡骨茎突。收缩时可屈肘关节。②**旋前圆肌**（pronator teres）：起自肱骨内上髁，止于桡骨体中部外侧。收缩时可使前臂旋前并能屈肘关节。③**桡侧腕屈肌**（flexor carpi radialis）：起自肱骨内上髁，止于第2掌骨底前面。收缩时可屈腕及外展桡腕关节。④**掌长肌**（palmaris longus）：起自肱骨内上髁，向下以长腱止于掌腱膜。收缩时可屈腕关节、紧张掌腱膜。⑤**尺侧腕屈肌**（flexor carpi ulnaris）：起自肱骨内上髁，止于豌豆骨。收缩时可屈腕和内收

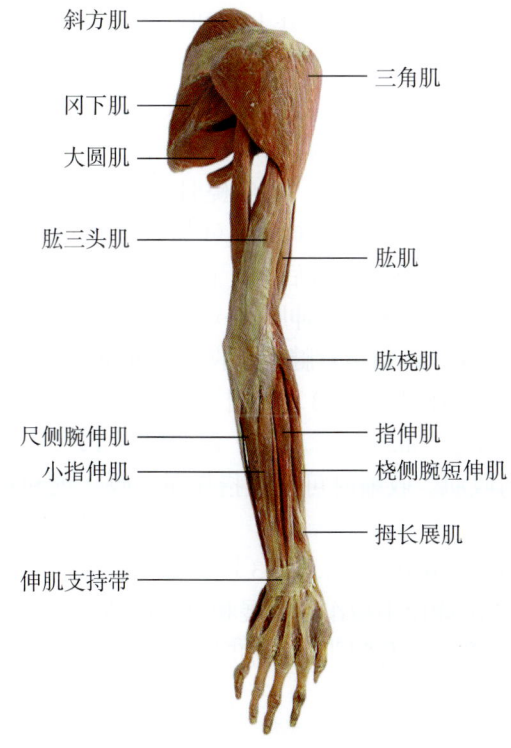

图 3-77 上肢浅层肌（后面）

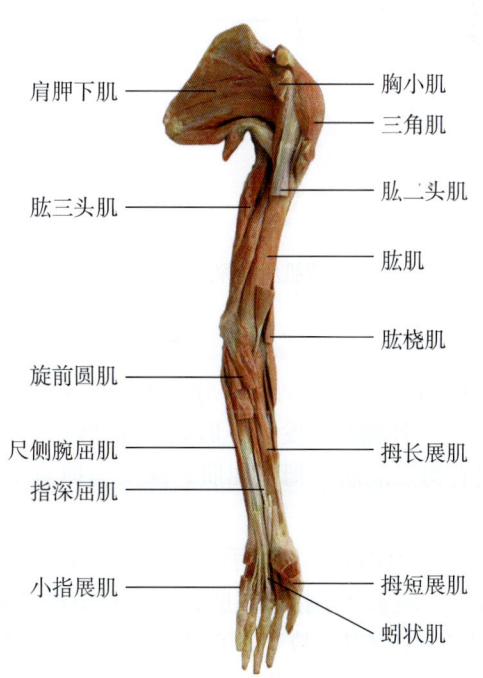

图 3-78 前臂肌前群深层肌（前面）

桡腕关节。⑥**指浅屈肌**（flexor digitorum superficialis muscle）：位于上述肌的深面，起自肱骨内上髁及桡骨上半部前面，肌纤维向下移行为4条肌腱，经腕管入手掌，止于第2~5指中节指骨底两侧。收缩时可屈腕关节，掌指关节及第2~5指近侧指间关节。

2）深层：有3块，紧贴于桡、尺骨及前臂骨间膜的掌侧面。①**拇长屈肌**（flexor pollicis longus）：起自桡骨近侧端前面，经腕管止于拇指远节指骨底。收缩时可屈拇指指骨间关节和掌指关节。②**指深屈肌**（flexor disitorum profundus）：起自尺骨近侧端前面及骨间膜上部，肌腹向下移行为4个肌腱，经腕管和手掌，止于第2~5指远节指骨底前面。收缩时可屈第2~5指指骨间关节、掌指关节和腕关节。③**旋前方肌**（pronator quadrates）：紧贴桡、尺骨远侧端的前面，起自尺骨，止于桡骨。收缩时可使前臂旋前。

（2）**后群**：位于前臂的后面，共10块肌肉。分浅、深两层。

1）浅层：有5块肌，由桡侧向尺侧依次为桡侧腕长伸肌、桡侧腕短伸肌、指伸肌、小指伸肌、尺侧腕伸肌（图3-77，图3-79）。①**桡侧腕长伸肌**（extensor carpi radialis longus）：起自肱骨外上髁，止于第2掌骨底。收缩时可伸、展腕关节。②**桡侧腕短伸肌**（extensor carpi radialis brevis）：起自肱骨外上髁，止于第3掌骨底。收缩时可伸、展腕关节。③**指伸肌**（extensor digitorum）：起自肱骨外上髁，肌纤维向下分为4个腱，分别止于第2~5指中节和远节指骨底。收缩时可伸第2~5指和伸腕关节。④**小指伸肌**（extensordigitiminimi）：起自肱骨外上髁，止于小指指背腱膜。收缩时可伸小指。⑤**尺侧腕伸肌**（extensorcarpiulnaris）：起自肱骨外上髁，止于第5掌骨底。收缩时可伸腕和内收腕关节。

2）深层：有5块肌，由近侧向远侧依次为旋后肌、拇长展肌、拇短伸肌、拇长伸肌和示指伸肌。①**旋后肌**（supinator）：起自肱骨外上髁和尺骨上端，止于桡骨近端。收缩时可使前臂旋后。②**拇长展肌**（abductor pollicis longus）：起自桡骨和尺骨上部，止于第1掌骨底。收缩时可外展拇指和桡腕关节。③**拇短伸肌**（extensor pollicis brevis）：起自桡骨后面，止于拇指近节指骨底。收缩时可伸拇指。④**拇长伸肌**（extensor pollicis longus）：起自尺骨后面，止于拇指近节指骨底。收缩时可伸拇指。⑤**示指伸肌**（extensor indicis）：起自尺骨后面，止于示指指背腱膜。收缩时可伸示指。

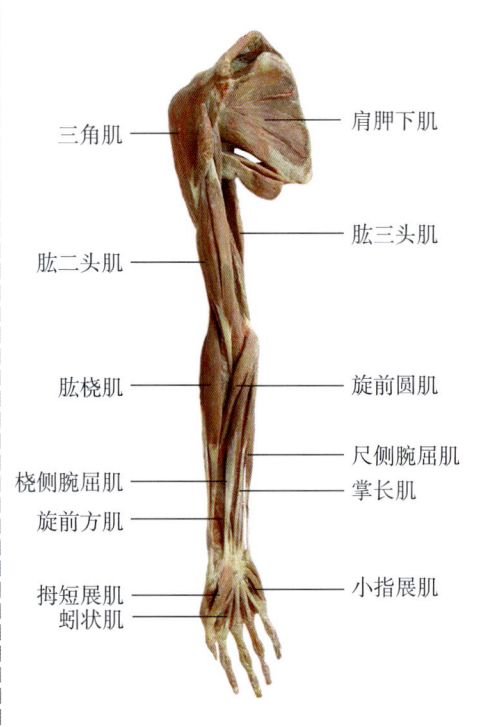

图3-79　前臂肌后群深层肌

4. **手肌**　短小，集中分布于手的掌面，分外侧、内侧和中间3群（图3-80）。

（1）**外侧群**：发达，形成手掌外侧的隆起，称**鱼际**（thenar），由浅、深两层共4块肌组成。浅层有拇短展肌、拇短屈肌；深层为拇对掌肌、拇收肌。收缩时可使拇指作屈、收、展和对掌等运动。

（2）**内侧群**：形成手掌内侧的隆起，称**小鱼际**（hypothenar），有3块，分浅、深两层。浅层有小指展肌和小指短屈肌；深层有小指对掌肌。收缩能使小指作屈、展和对掌运动。

（3）**中间群**：位于掌心及掌骨间，有4块蚓状肌和7块骨间肌。收缩时可屈掌指关节、伸指骨间关节和使手指内收、外展（图3-81）。

5. **上肢的局部结构**

（1）**腋窝**（axillary cavity）：为位于胸外侧壁与臂上部之间的锥形腔隙。可分顶、底和四壁。

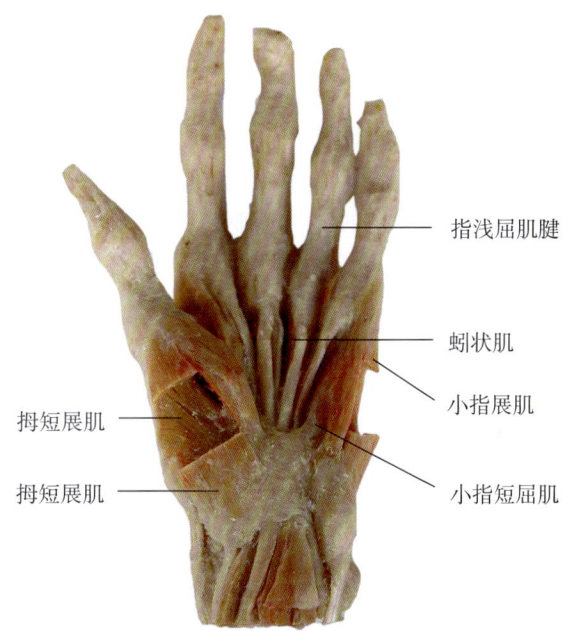

图 3-80　手肌（前面）

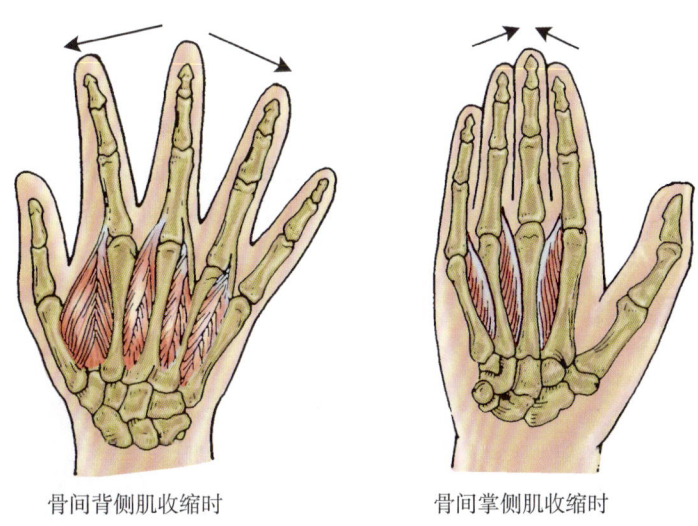

图 3-81　骨间肌及作用示意图

前壁为胸大、小肌；后壁为肩胛下肌、大圆肌、背阔肌和肩胛骨；内侧壁为胸壁上部和前锯肌；外侧壁为喙肱肌、肱二头肌短头和肱骨。顶由锁骨、肩胛骨的上缘和第 1 肋围成，向上与颈部相通；底由腋筋膜构成。内有上肢的血管、神经，还有脂肪、淋巴结和淋巴管等。

（2）**肘窝**（cubital fossa）：位于肘关节前面，为呈三角形的浅窝，外侧界为肱桡肌，内侧界为旋前圆肌，上界为肱骨内、外上髁之间的连线。窝内有血管、神经通过。

（3）**腕管**（carpal canal）：位于腕部掌侧，由腕骨沟和屈肌支持带围成。管内有指浅、深屈肌腱，正中神经通过。

（二）下肢肌

可分为髋肌、大腿肌、小腿肌和足肌。

1. **髋肌**　位于髋关节周围，分前、后两群，起于骨盆的内面和外面，止于股骨上部，主要运动髋关节。

（1）**前群**：主要有髂腰肌和阔筋膜张肌（图 3-82）。

1）髂腰肌（iliopsoas）：由腰大肌和髂肌组成。腰大肌起自腰椎体侧面和横突，髂肌起自髂窝，两肌汇合向下，经腹股沟韧带深面，止于股骨小转子。收缩时可使髋关节前屈和旋外，当下肢固定时，可使躯干前屈。

2）阔筋膜张肌（tensor fasciae latae）：位于大腿上部的前外侧，起自髂前上棘，向下移行为髂胫束，止于胫骨外侧髁。收缩时可紧张阔筋膜并屈髋关节。

（2）**后群**：多位于臀部，又称臀肌，主要有臀大、中、小肌，梨状肌，闭孔内肌，闭孔外肌等。

1）臀大肌（gluteus maximus）：位于臀部浅层，为臀部最大的一块肌，形成臀部隆起。该肌起自骶骨背面和髂骨翼外面，止于股骨的臀肌粗隆和髂胫束。收缩时可使髋关节后伸和旋外，在人体直立时可防止躯干前倾。臀大肌的外上部为肌内注射的常用部位（图3-83）。

2）臀中肌、臀小肌：臀中肌位于臀大肌深面，臀小肌在臀中肌深面。两肌都起自髂骨翼外面，止于股骨大转子。两肌同时收缩，可使髋关节外展（图3-83，图3-84）。

3）梨状肌（piriformis）：位于臀中肌内下方，起自骶骨前面，穿坐骨大孔出盆腔，止于股骨大转子。收缩时可使髋关节旋外（图3-84）。坐骨大孔被梨状肌分隔成梨状肌上、下孔，孔内

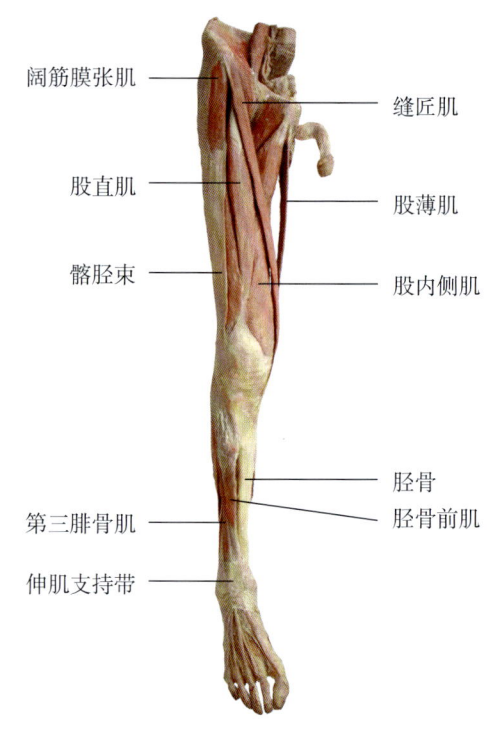

图 3-82　髋肌及大腿前群肌

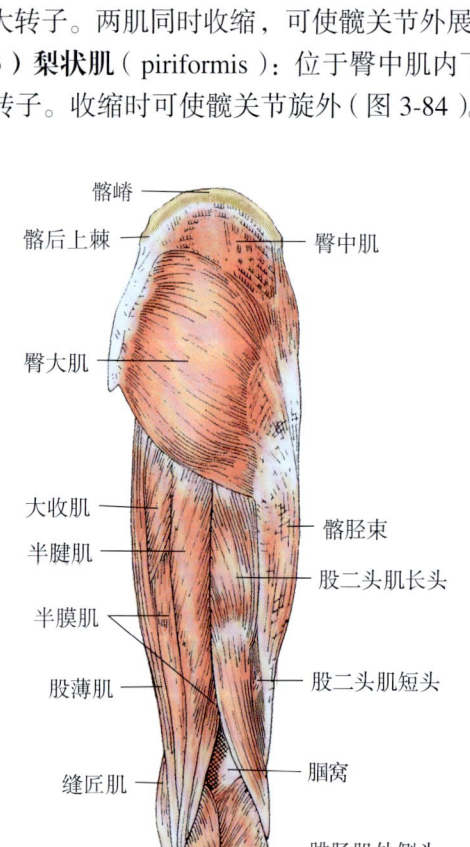

图 3-83　髋肌及大腿后群肌（浅层）

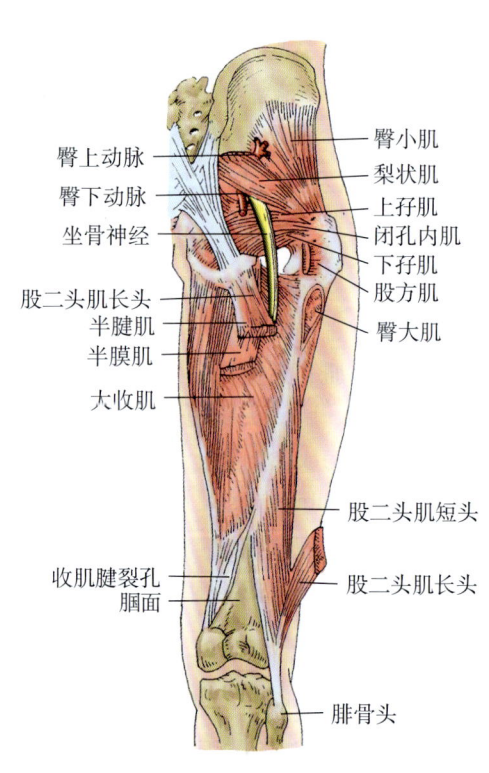

图 3-84　髋肌及大腿后群肌（深层）

有盆部的血管和神经通过。

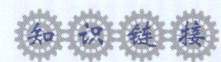

临床常用的下肢肌内注射部位及其解剖学关系

1. 臀大肌注射法：臀大肌起自髂后上棘与尾骨尖之间，肌纤维平行向外下止于股骨上部。坐骨神经起自骶丛，自梨状肌下孔出骨盆至臀部，在臀大肌深部，约在坐骨结节与大转子之间中点处下降至股部。行臀大肌肌内注射时应选择臀大肌上外1/3部位，以免损伤坐骨神经。

2. 臀中肌、臀小肌注射法：臀中肌位于臀大肌外上部的深面，臀小肌在臀中肌深面。该处血管、神经分布较少，且脂肪组织较薄，故亦常用做肌内注射部位。

3. 股外侧肌注射法：位置为大腿中段外侧。一般可取髋关节下10cm至膝上10cm之间的一段范围，该处大血管、神经干很少通过，且部位较广，可供多次注射。

2. **大腿肌** 位于股骨周围，分前、后和内侧3群。

（1）**前群**：位于大腿前面，有缝匠肌和股四头肌（图3-82）。

1）**缝匠肌**（sartorius）：是人体最长的肌，呈扁带状，起自髂前上棘，斜向内下方，止于胫骨上端的内侧面。收缩时可屈髋、膝关节。

2）**股四头肌**（quadriceps femoris）：是人体内体积最大、最发达的肌，由四个头组成，即股直肌、股内侧肌、股外侧肌和股中间肌。股直肌起自髂前下棘，其余三肌均起自股骨，4个头向下合为一肌腱，包绕髌骨的前面和两侧后延续为髌韧带，止于胫骨粗隆。收缩时可伸膝关节、屈髋关节。对维持人体直立及行走起重要作用。

（2）**内侧群**（内收肌群）：位于大腿内侧（图3-82，图3-85），共5块，分别是**耻骨肌**（pectineus）、**长收肌**（adductor longus）、**股薄肌**（gracilis）、**短收肌**（adductor brevis）和**大收肌**（adductor magnus）。它们收缩时可内收髋关节。

（3）**后群**：位于大腿后面，共有3块（图3-83，图3-84）。

1）**股二头肌**（biceps femoris）：位于股后部外侧，有长、短两头，长头起自坐骨结节，短头起自股骨粗线，两头合并后，止于腓骨头。

2）**半腱肌**（semitendinosus）：位于股后内侧部，腱细长，几乎占肌的一半。起自坐骨结节，止于胫骨上端的内侧面。

3）**半膜肌**（semimembranosus）：位于半腱肌的深面，起自坐骨结节，以扁薄的腱膜止于胫骨内侧髁的后面。收缩时可屈膝关节、伸髋关节。

3. **小腿肌** 位于胫、腓骨周围，参与维持人体的直立姿势和行走。分前、后和外侧3群。

（1）**前群**：位于小腿骨和小腿骨间膜前方，自胫侧向腓侧依次为胫骨前肌、拇长伸肌和趾长伸肌（图3-86）。

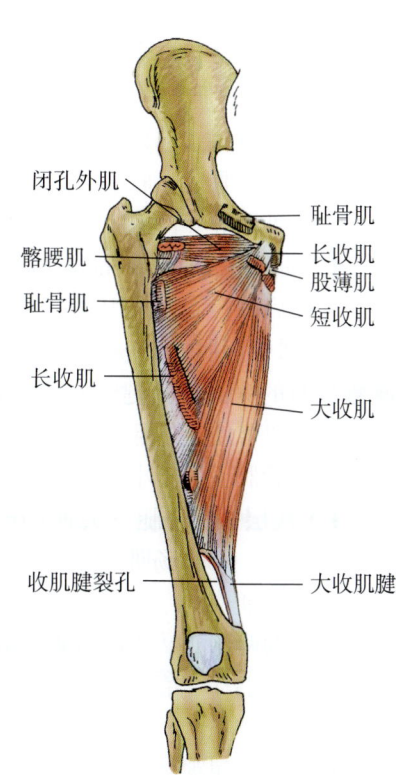

图3-85 大腿内侧肌群（深层）

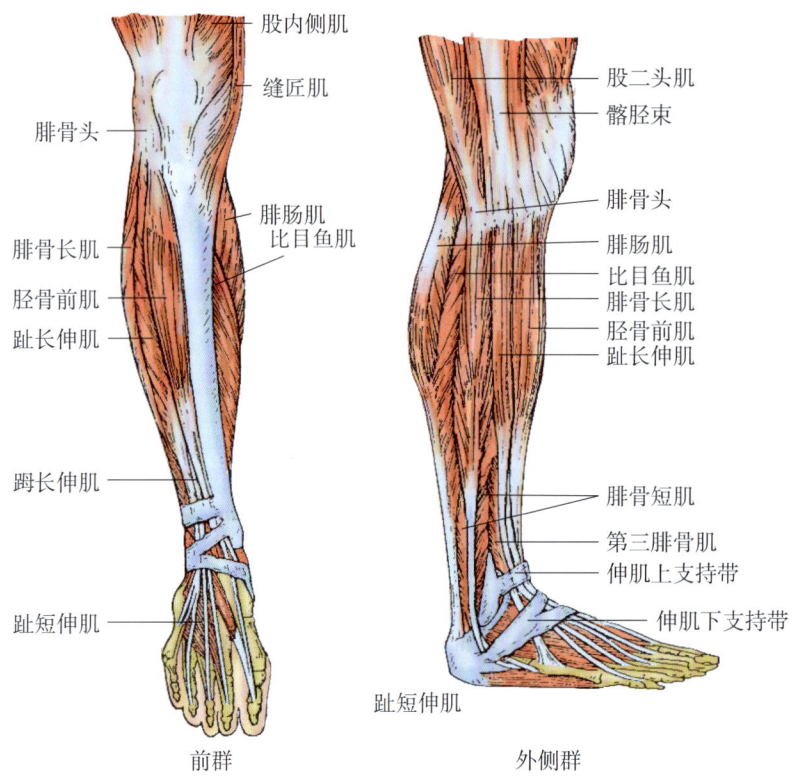

图 3-86 小腿肌前群及外侧群

1）**胫骨前肌**（tibialis anterior）：起自胫骨体和小腿骨间膜，止于内侧楔骨和第1跖骨底。收缩时可使足背屈和足内翻。

2）**拇长伸肌**（extensor hallucis longus）：起自腓骨体和小腿骨间膜，止于拇趾远节趾骨底。收缩时可伸拇趾和足背屈。

3）**趾长伸肌**（extensordigitorumlongus）：位于胫骨前肌和拇长伸肌之间。起自腓骨，以4个腱分别止于第2~5趾的中节、远节趾骨底。收缩时可伸第2~5趾，使足背屈。

（2）**外侧群**：位于腓骨的外侧，有腓骨长肌和腓骨短肌。

1）**腓骨长肌**（peroneus longus）：起自腓骨外侧面，肌腱经外踝后方，斜向前内越过足底，止于第1跖骨底。

2）**腓骨短肌**（peroneus brevis）：起自腓骨外侧面，位于腓骨长肌的深面，其腱经外踝后方，止于第2跖骨底。收缩时上述两肌可使足外翻并跖屈。

（3）**后群**：位于小腿骨后方，分浅、深两层（图3-87）。

1）**浅层**：有小腿三头肌（triceps surae），由腓肠肌和比目鱼肌构成。①**腓肠肌**（gastrocnemius）：位于小腿骨后方的浅层，腓肠肌有内、外侧两个头，分别起自股骨内、外侧髁的后上面的两侧。②**比目鱼肌**（soleus）：位于腓肠肌的深面，起自胫、腓骨上端的后面。3头在小腿中部会合组成小腿三头肌，向下移行为一个粗大的跟腱，止于跟骨结节。收缩时可屈膝关节和屈踝关节（跖屈）。在站立时，能固定膝关节和踝关节，防止身体前倾，对行走、跑、跳和维持人体直立姿

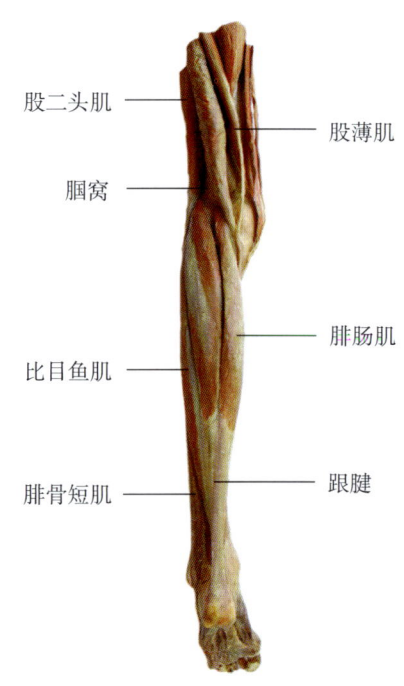

图 3-87 小腿肌后群

势有重要作用。

2）深层：位于小腿三头肌的深层，有3块肌。自胫侧向腓侧依次为趾长屈肌、胫骨后肌和长屈肌。①**趾长屈肌**（flexor digitorum longus）：位于胫侧，起于胫骨体后面，长腱在足底分为4条腱，止于第2~5趾的远节趾骨底。收缩时可屈第2~5趾，使足跖屈。②**蹈长屈肌**（flexor hallucis longus）：位于腓侧，起自腓骨和小腿骨间膜的后面，止于拇趾远节趾骨底。收缩时可屈拇趾，并使足跖屈。③**胫骨后肌**（tibialis posterior）：位于趾长屈肌和长屈肌之间，起自胫、腓骨和小腿骨间膜的后面，止于足舟骨。收缩时可使足跖屈和足内翻。

4. 足肌 分为足背肌和足底肌。

（1）**足背肌**：弱小，有**趾短伸肌**（extensor digitorum brevis）和**蹈短伸肌**（extensor hallucis brevis），收缩时可协助伸趾。

（2）**足底肌**：分内侧群[**蹈展肌**（abductor hallucis）、**蹈短屈肌**（flexor hallucis brevis）、**蹈收肌**（abductor hallucis）]、外侧群[**小趾展肌**（abductor digiti minimi）、**小指短屈肌**（flexor digiti minimi brevis）]和中间群[**趾短屈肌**（flexor digitorum brevis）、**足底方肌**（quadratus plantae）、**蚓状肌**（lumbricales）、**骨间足底肌**（plantar interossei）、**骨间背侧肌**（dorsal interossei）]，可协助屈趾和维持足弓。

5. 下肢的局部结构

（1）**股三角**（femoral triangle）：位于大腿前上部，由腹股沟韧带、缝匠肌内侧缘和长收肌内侧缘围成的三角形区域，内有股血管、股神经、股管通过。

（2）**收肌管**（adductor canal）：位于大腿中部，缝匠肌深面，大收肌和股内侧肌之间。前壁有一腱板架于股内侧肌与大收肌之间。管的上口通向股三角尖，下口为收肌腱裂孔，通向腘窝。管内有股血管等通过。

（3）**腘窝**（popliteal fossa）：位于膝关节后方，为一菱形窝，其上内侧界为半腱肌和半膜肌，上外侧界为股二头肌，下内侧界为腓肠肌内侧头，下外侧界为腓肠肌外侧头。内有血管、神经、脂肪和淋巴结等。

四、常用肌性标志

咬肌、胸锁乳突肌、斜方肌、背阔肌、竖脊肌、腹直肌、胸大肌、前锯肌、三角肌、肱二头肌、肱三头肌、肱二头肌肌腱、桡侧腕屈肌腱、掌长肌腱、尺侧腕屈肌腱、臀大肌、股四头肌、小腿三头肌、髌韧带、跟腱。

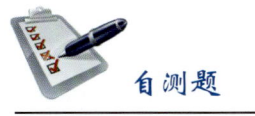

自测题

一、名词解释

1. 椎间盘
2. 胸骨角
3. （足）内翻
4. 鼻旁窦
5. 翼点
6. 颅囟
7. 浅筋膜
8. （腹）白线
9. 腹直肌鞘
10. 股三角
11. 跟腱

二、填空题

1. 运动系统的组成包括＿＿＿＿、＿＿＿＿和＿＿＿＿。
2. 骨髓分布于＿＿＿＿和＿＿＿＿，分为＿＿＿＿和＿＿＿＿两种。
3. 肌腹、肌腱比较，肌腹位于＿＿＿＿，呈＿＿＿＿色，有＿＿＿＿功能。

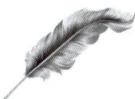

4. 浅筋膜位于_____深面，由_____构成；深筋膜位于_____深面，由_____构成。

5. 椎孔由_____和_____围成；椎间孔由_____和_____围成。

6. 胸骨柄上缘中部的凹陷为_____。

7. 两侧肋弓之间的夹角称_____，内有剑突。

8. 确定骶管裂孔标志是_____，骶管底前缘中部向前隆凸，称_____。

9. 脊柱侧面观可见4个生理性弯曲，其中_____和_____凸向前，_____和_____凸向后。

10. 肩关节的薄弱处位于_____，肘关节的薄弱处位于_____，髋关节的薄弱处位于_____。

11. 桡骨环状韧带有_____的作用；前交叉韧带有_____的作用；髂股韧带有_____的作用。

12. 正常情况下，当肘关节伸直时，肱骨的内上髁、外上髁和尺骨鹰嘴三点在_____上，当屈肘时，三点连成_____形。

13. 前臂旋前时，_____在原位旋转，_____围绕_____旋转，_____骨转至_____骨前方，两骨交叉，手背向_____。

14. 男性骨盆上口呈_____形，女性骨盆上口呈_____形，男性骨盆腔呈_____形，女性骨盆腔呈_____形。

15. 足尖往下运动为_____，足尖往上运动为_____。

16. 脑颅骨中成对的是_____。

17. 颅骨由_____和_____两部分组成。其中_____8块，_____15块。

18. 泪囊窝位于_____，向下经_____通_____。

19. 骨性鼻腔前方经_____通外界，后方经_____通_____。

20. 颅中窝的外侧，从前内向后外有3个孔，分别为_____、_____和_____。

21. 前囟位于_____缝和_____缝的交界处。后囟位于_____缝和_____缝的交界处。

22. 腹直肌鞘的前层由_____和_____愈合而成。

23. 腹股沟管上壁由_____构成，下壁由_____构成。

24. 咀嚼肌包括_____、_____、_____和_____。

25. 大腿肌后群肌内侧为_____和_____，外侧为_____。

26. 手肌的中间群由_____和_____组成。

三、单项选择题

1. 关于骨的构造，正确的是
   A. 骨密质分布于骨的内部
   B. 骨膜分布于整个骨的表面
   C. 长骨生长靠骨膜
   D. 成人骨髓腔内含黄骨髓
   E. 黄骨髓永不造血

2. 指骨属于
   A. 长骨
   B. 短骨
   C. 扁骨
   D. 不规则骨
   E. 籽骨

3. 幼儿的骨易变形的原因是
   A. 有机质含量多
   B. 无机质含量多
   C. 有机质含量少
   D. 无机质含量少
   E. 有机质、无机质各占一半

4. 利于关节灵活的结构是
   A. 关节软骨

B．关节盘
C．关节唇
D．韧带
E．以上都不是
5．绕冠状轴运动时，夹角变小称
   A．屈
   B．伸
   C．收
   D．展
   E．旋内
6．呈环形，收缩时可以关闭孔裂的肌是
   A．长肌
   B．短肌
   C．扁肌
   D．轮匝肌
   E．籽肌
7．包在肌腱表面的是腱鞘
   A．纤维层脏层
   B．滑膜层脏层
   C．滑膜层壁层
   D．纤维层壁层
   E．腱系膜
8．在体表能摸到椎骨的
   A．椎体
   B．椎弓根
   C．椎弓板
   D．棘突
   E．横突
9．有横突孔的是
   A．颈椎
   B．胸椎
   C．腰椎
   D．骶骨
   E．尾骨
10．棘突细长、伸向后下方的是
   A．颈椎
   B．胸椎
   C．腰椎
   D．骶骨
   E．尾骨
11．肋沟位于肋骨体
   A．外面靠近上缘处
   B．上面靠近前缘处

C．下面靠近后缘处
D．内面靠近下缘处
E．以上都不对
12．胸骨角两侧连
   A．锁骨
   B．第2肋骨
   C．第3肋软骨
   D．剑突
   E．以上都不对
13．位于相邻两椎弓板之间的是
   A．前纵韧带
   B．后纵韧带
   C．黄韧带
   D．棘间韧带
   E．棘上韧带
14．位于脊柱最后面的韧带是
   A．前纵韧带
   B．后纵韧带
   C．黄韧带
   D．棘间韧带
   E．棘上韧带
15．参与胸廓上口围成的结构是
   A．第1胸椎体
   B．第1对肋
   C．胸骨柄上缘
   D．颈静脉切迹
   E．锁骨
16．肩胛骨下角平对
   A．第5肋
   B．第6肋
   C．第7肋
   D．第8肋
   E．第9肋
17．肩胛骨的骨性标志**不包括**
   A．肩胛下窝
   B．肩胛冈
   C．肩峰
   D．肩胛骨下角
   E．喙突
18．桡神经沟位于肱骨的
   A．大、小结节之间
   B．上端与体交界处
   C．内上髁后方

D. 体中部后面
E. 下端后面

19. 在肘关节后面,所摸到的大突起是
    A. 肱骨内上髁
    B. 鹰嘴
    C. 冠突
    D. 肱骨外上髁
    E. 桡骨粗隆

20. 在腕外侧,所摸到的往下突起是
    A. 尺骨头
    B. 桡骨头
    C. 尺骨茎突
    D. 桡骨茎突
    E. 桡骨粗隆

21. 最大、最复杂的关节是
    A. 肩关节
    B. 肘关节
    C. 腕关节
    D. 髋关节
    E. 膝关节

22. 桡腕关节**不能**作
    A. 屈
    B. 伸
    C. 环转
    D. 旋转
    E. 收

23. 用手垫着坐在臀部所摸到的大突起是
    A. 耻骨结节
    B. 大转子
    C. 坐骨棘
    D. 坐骨结节
    E. 髂结节

24. 在下腰部,所摸到的骨盆弓形上缘是
    A. 髂结节
    B. 髂嵴
    C. 耻骨梳
    D. 弓状线
    E. 坐骨大切迹

25. 两髂嵴最高点的连线平第几棘突
    A. 1
    B. 2
    C. 3
    D. 4
    E. 5

26. 属于脑颅骨的是
    A. 颞骨
    B. 颧骨
    C. 鼻骨
    D. 上颌骨
    E. 犁骨

27. 属于面颅骨的是
    A. 上鼻甲
    B. 下鼻甲
    C. 额骨
    D. 蝶骨
    E. 筛骨

28. 眉弓的深方有
    A. 上颌窦
    B. 蝶窦
    C. 额窦
    D. 筛小房
    E. 上矢状窦

29. 和脑膜中动脉沟相连的孔是
    A. 圆孔
    B. 卵圆孔
    C. 棘孔
    D. 茎乳孔
    E. 破裂孔

30. 没有与眶相通的是
    A. 视神经孔
    B. 眶上裂
    C. 眶下裂
    D. 鼻泪管
    E. 筛孔

31. 属于躯干肌的是
    A. 臀大肌
    B. 旋后肌
    C. 胸锁乳突肌
    D. 额枕肌
    E. 三角肌

32. 背阔肌可使肱骨
    A. 屈
    B. 收
    C. 展
    D. 旋外
    E. 环转

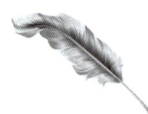

33. 通过膈的主动脉裂孔的结构是
    A. 胸导管
    B. 迷走神经
    C. 下腔静脉
    D. 食管
    E. 十二指肠升部
34. 腹股沟管前壁是
    A. 腹外斜肌腱膜
    B. 腹股沟韧带
    C. 腹横筋膜
    D. 腹外斜肌
    E. 腹直肌前鞘
35. 使前臂外展的肌是
    A. 胸大肌
    B. 三角肌
    C. 肱二头肌
    D. 肱三头肌
    E. 背阔肌
36. 属于表情肌的是
    A. 咬肌
    B. 颞肌
    C. 额枕肌
    D. 翼内肌
    E. 翼外肌
37. 属于前臂前群的肌是
    A. 桡侧腕长伸肌
    B. 指浅屈肌
    C. 旋后肌
    D. 指伸肌
    E. 指长展肌
38. 参与小腿三头肌组成的是
    A. 比目鱼肌
    B. 胫骨前肌
    C. 腓骨长肌
    D. 胫骨后肌
    E. 股二头肌
39. 臀大肌的作用是
    A. 使髋关节屈
    B. 使髋关节伸
    C. 使膝关节屈
    D. 使膝关节伸
    E. 使髋关节旋外

四、问答题

1. 脑颅和面颅各由哪些骨组成？
2. 颅底内、外面观有哪些主要裂、孔（重点是与血管、神经出入有关的孔、裂名称和位置）？
3. 鼻旁窦有哪几对？各开口于何处？
4. 简述颞下颌关节的组成、结构特点及运动形式。
5. 下颌关节易向什么部位脱位？为什么？什么原因易引起脱位？
6. 简述新生儿颅的特征及变化。
7. 叙述关节的基本结构。
8. 经棘突之间进行椎管穿刺，依次经过哪些韧带？
9. 叙述肩关节的构成和功能特点。
10. 腹前外侧壁肌有哪些？各肌肌纤维方向如何走行？
11. 阑尾炎手术时需寻找阑尾，试述手术由浅入深经过的腹壁层次。
12. 参加呼吸运动的肌主要有哪些？
13. 试述腹股沟管的位置、各壁的构成和内容物？
14. 试述膈的位置、形态、裂孔及通过的结构。
15. 在人体上准确指出常用的肌性标志：胸锁乳突肌、斜方肌、背阔肌、胸大肌、三角肌、肱二头肌、肱三头肌、臀大肌、股四头肌、跟腱、小腿三头肌。
16. 在人体上准确指出常用的肌内注射部位。

（杨　明）

第四章　消化系统

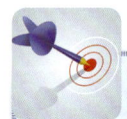

学习目标

掌握

　　胸、腹部的常用标志线和腹部的分区，消化系统的组成和功能；牙的形态、结构及牙式；舌的形态和结构；咽的形态、分部；食管的分部、狭窄及临床意义；胃的位置、形态及分部；十二指肠的形态、分部，空、回肠的区分；大肠的分部，盲肠、结肠的形态特点；阑尾的位置及根部的体表投影；直肠的形态及黏膜的形态结构特点和临床意义；肝、胆囊、胰腺的位置与形态，胆囊底部的体表投影及临床意义。

熟悉

　　消化管的一般结构；食管、胃、小肠、结肠、肝和胰腺的微细结构；胆汁的排泄途径和肝的血液循环；胰岛主要的细胞成分及功能。

第一节　概　述

　　消化系统的基本功能是摄取食物并对食物进行物理性和化学性消化，即把食物在消化管内分解成结构简单的、可溶性的小分子物质，如氨基酸、甘油、脂肪酸和葡萄糖等。这些小分子物质通过消化管的上皮细胞进入血液和淋巴液中，供给机体组织细胞利用。食物在消化管内的分解过程称为**消化**，可溶性的小分子营养物质透过消化管黏膜上皮细胞进入血液和淋巴液中的过程称为**吸收**。另外，将消化吸收后的食物残渣形成粪便排出体外。

　　消化系统（digestive system）由消化管和消化腺两部分组成（图 4-1）。

　　消化管包括口腔、咽、食管、胃、小肠（分为十二指肠、空肠和回肠）和大肠（分为盲肠、阑尾、结肠、直肠、肛管 5 部分）。临床上通常将口腔到十二指肠这一段消化管称为**上消化道**，把空肠及以下的消化管称为**下消化道**。

　　消化腺包括大消化腺和小消化腺。大消化腺有口腔腺、肝和胰腺。小消化腺分布于消化管壁

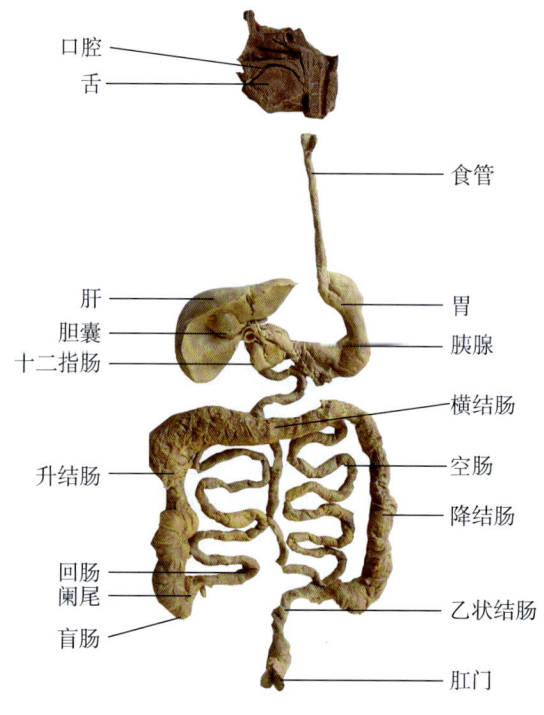

图 4-1　消化系统

内，如胃腺和肠腺等。这些腺体的分泌物借导管排入消化管腔内。

消化系统的大部分器官位于腹腔内，小部分在头、颈部及胸部，其位置在正常情况下相对较固定。但因体型、性别、体位、呼吸运动和器官的功能状态不同等原因，器官的位置和形态有一定的变化幅度。为了便于描述各器官的位置、毗邻和体表投影，通常在胸、腹部的体表画取一些标志线和划分一些区域（图4-2，图4-3）。

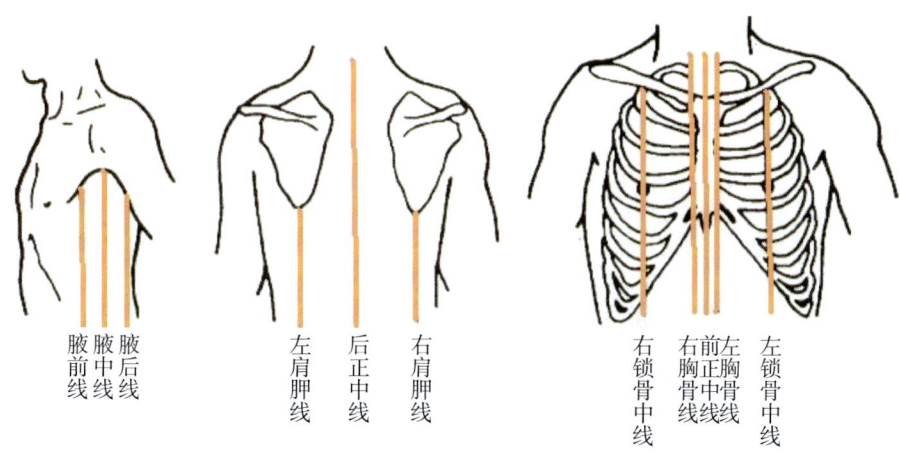

图 4-2　胸腹部标志线

一、胸部的标志线

1. **前正中线**　沿人体前面正中作的垂线。
2. **胸骨线**　沿胸骨外侧缘所作的垂线。
3. **锁骨中线**　经锁骨中点所作的垂线。
4. **胸骨旁线**　在胸骨线与锁骨中线之间的中点所作的垂线。
5. **腋前、后线**　分别沿腋前、后襞所作的垂线。
6. **腋中线**　通过腋前、后线之间的中点所作的垂线。
7. **肩胛线**　通过肩胛下角所作的垂线。
8. **后正中线**　沿人体后面正中所作的垂线。

图 4-3　腹部的分区

二、腹部的标志线和分区

在腹部的前面，通常采用两条横线和两条垂线将腹部分成九个区。

上横线即通过两肋弓最低点（第10肋的最低点）的连线，下横线即两侧髂结节之间的连线。两条垂线分别是通过两侧腹股沟韧带中点所作的垂线。

上述两横线与两垂线将腹部分成九个区，分别是**左季肋区**、**腹上区**、**右季肋区**、**左腹外侧区**（**左腰区**）、**脐区**、**右腹外侧区**（**右腰区**）、**左腹股沟区**（**左髂区**）、**腹下区**（**耻区**）、**右腹股沟区**（**右髂区**）。临床上也常用简便方法，即通过脐作一水平线和一垂直线，将腹部分为**左上腹部**、**右上腹部**、**左下腹部**和**右下腹部**四个区。

第二节　消化管

一、消化管的一般结构

消化管（digestive canal）为中空性器官，除口腔外，其管壁可分为 4 层，由内向外分别是黏膜、黏膜下层、肌层和外膜（图 4-4）。

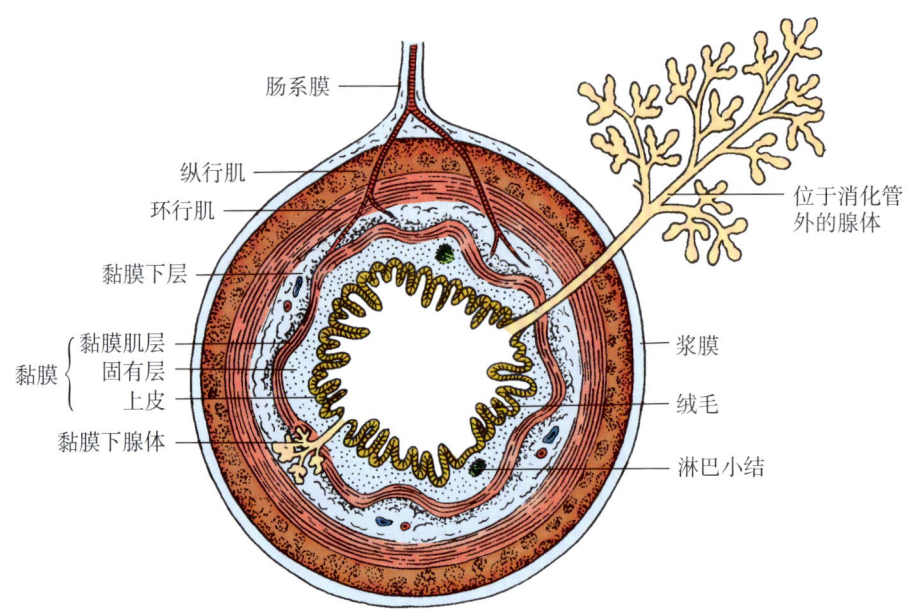

图 4-4　消化管壁的一般结构

（一）黏膜

黏膜呈粉红色，是进行消化和吸收的重要结构，黏膜层由内向外分为上皮、固有层、黏膜肌 3 层。

1. 上皮　上皮衬贴在消化管的管腔面，上皮的类型依部位而异。口腔、咽、食管中、上段和肛管齿状线以下等处的上皮为复层扁平上皮，以保护功能为主。其余部分为单层柱状上皮，以消化和吸收功能为主。

2. 固有层　由结缔组织构成，含丰富的血管、淋巴管，有些部位的固有层含有腺体和淋巴组织。

3. 黏膜肌层　由薄层平滑肌构成，其收缩与舒张可改变黏膜的形态，促进腺体分泌物的排出、血液和淋巴液的运行，有助于对食物的消化和吸收。

（二）黏膜下层

黏膜下层由疏松结缔组织构成，其中含有较大的血管、淋巴管和黏膜下神经丛。黏膜与黏膜下层共同向管腔突出，形成环行或纵行的黏膜皱襞。扩大了黏膜的表面积，有利于食物的消化与吸收。

（三）肌层

除口腔、咽、食管的上 1/3 段和肛门处的肌层为骨骼肌外，消化管的其余部分均为平滑肌。平滑肌的排列一般为内环行和外纵行两层，有些部位的环行平滑肌增厚，形成括约肌。在两层之间有肌间神经丛，可调节消化管的活动。

（四）外膜

外膜位于消化管的最外层。在咽、食管、直肠下部和肛管等处有结缔组织形成的外膜称**纤维膜**。其余部分的消化管外膜由间皮及结缔组织共同构成，称**浆膜**。浆膜表面光滑，可减少器官运动时的摩擦。

二、口腔

口腔（oral cavity）是消化管的起始部分（图4-5）。前借口裂与外界相通，后经咽峡与咽相续。口腔内有牙、舌等器官。口腔的前壁为唇，侧壁为颊，顶为腭，底为黏膜和肌等结构。口腔借上、下牙弓分为前外侧部的**口腔前庭**（oral vestibule）和后内侧部的**固有口腔**（oval cavity proper）。当上、下颌牙咬合时，口腔前庭与固有口腔之间可借第三磨牙（最后一颗磨牙）后方的间隙相通。临床上，当患者牙关紧闭时，可借此通道置开口器或插管，注入药物或营养物质，同时防止舌被咬伤。

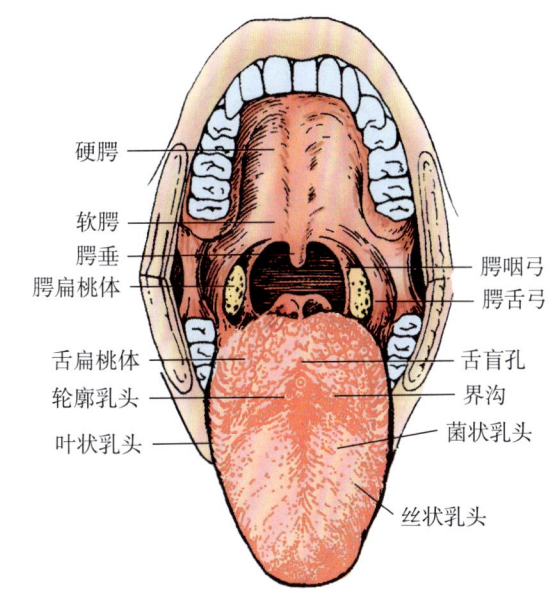

图 4-5　口腔与咽峡

（一）唇

口唇（oval lips）构成口腔的前壁，分为上、下唇。两唇之间的裂隙称**口裂**，其两侧结合处称**口角**。上唇外面正中线上有一纵行浅沟称**人中**，为人类特有的结构，昏迷患者急救时常在此处进行针刺或指压刺激，促使患者苏醒。

（二）颊

颊（cheek）构成口腔的两侧壁，由颊肌、黏膜与皮肤构成。与上唇之间的浅沟为**鼻唇沟**。与上颌相对的颊黏膜处有腮腺导管的开口。

（三）腭

腭（palate）构成口腔的顶。其前 2/3 为**硬腭**，主要以骨腭为基础，覆盖黏膜而成。**软腭**是硬腭向后延伸的柔软部分，由骨骼肌和黏膜构成。软腭后部斜向后下称**腭帆**（palatine velum）。腭帆后缘游离，中央有一向下的突起称**腭垂**（uvula）。腭垂的两侧有两对黏膜皱襞分别连于舌根和咽的侧壁，前方的一对称为**腭舌弓**（palatoglossal arch），后方的一对称**腭咽弓**（palatopharyngeal arch）。两弓间的窝称**扁桃体窝**（tonsillar fossa），内容纳**腭扁桃体**。腭垂、两侧的腭舌弓与舌根共同围成**咽峡**（isthmus of fauces），是口腔与咽的分界线（图4-5）。

（四）舌

舌（tongue）位于口腔底，为一肌性器官，具有感受味觉、协助咀嚼和吞咽食物以及辅助发音等功能。

1. **舌的形态**（图4-6，图4-7）　舌分为上、下两面。上面称**舌背**，其后部被呈"八"字形的**界沟**（terminal sulcus）分为前 2/3 的**舌体**（body of tongue）和后 1/3 的**舌根**（root of tongue），舌体的前端称**舌尖**（apex of tongue）。舌的下面正中线上有一连于口腔底的黏膜皱襞，称**舌系带**（lingual frenulum），其根部的两侧各有一小圆形黏膜隆起，称**舌下阜**（sublingual caruncle），是下颌下腺管与舌下腺大管的开口处。舌下阜的后外方延续为**舌下襞**（sublingual fold），其深面埋有**舌下腺**。

2. **舌的构造**　舌主要以骨骼肌为基础，表面覆以黏膜而成。舌背黏膜呈淡红色，有许多小

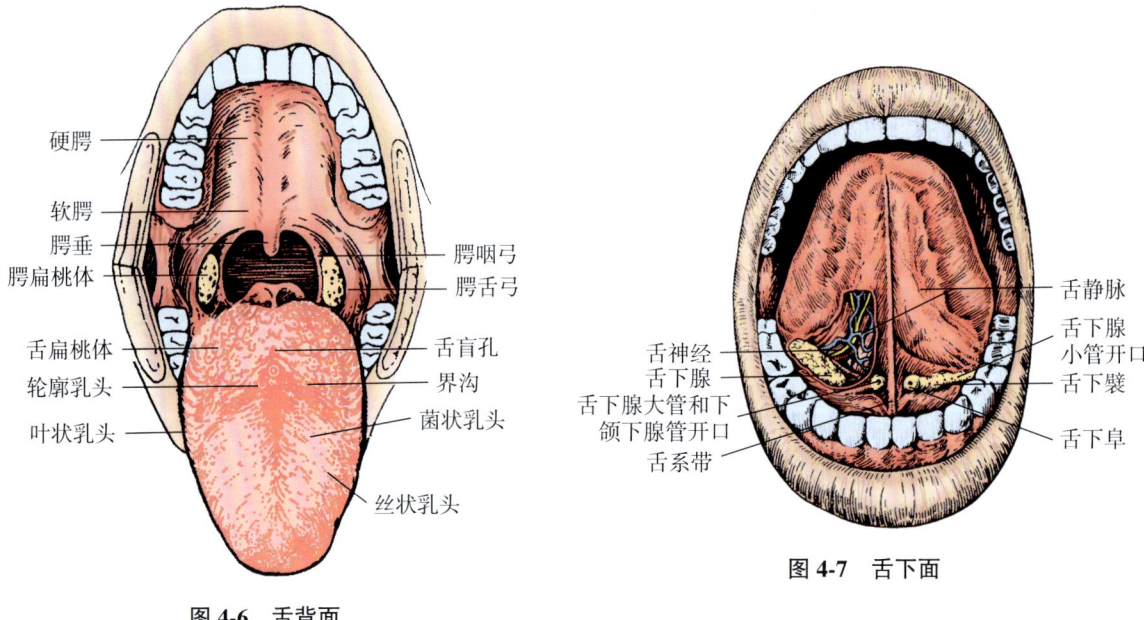

图 4-6 舌背面

图 4-7 舌下面

突起，称**舌乳头**（lingual papillae）。根据其形态与功能的不同分为四种：**丝状乳头**（filiform papillae）数量最多，呈白色，具有一般感觉功能；**菌状乳头**（fungiform papillae）呈钝圆形，鲜红色；**轮廓乳头**（vallate papillae）体形最大，排在界沟的前方；**叶状乳头**（foliate papillae）在人类为退化的结构；后三种乳头中含有味觉感受器。舌根的黏膜内有由淋巴组织构成大小不等的结节，称**舌扁桃体**（lingual tonsil）。

舌肌为骨骼肌，分舌内肌和舌外肌（图4-8）。舌内肌收缩时改变舌的形状。舌外肌收缩时改变舌的位置。舌外肌中最重要的是**颏舌肌**（genioglossus muscle），该肌起自下颌体内面中线的两侧，肌纤维呈扇形止于舌。双侧颏舌肌同时收缩拉舌向前下方（伸舌）；单侧收缩时可使舌尖伸向对侧。当一侧颏舌肌瘫痪时，舌尖偏向瘫痪侧。

（五）牙

牙（teeth）嵌于上、下颌骨的牙槽内，分别排成上、下牙弓。

1. 牙的形态 牙分为**牙冠**、**牙颈**、**牙根**3部分（图4-9）。暴露于口腔内的称**牙冠**（crown of tooth），色白而光泽；嵌于牙槽内的称**牙根**（root of tooth）；介于牙冠与牙根之间的部分被牙龈包绕，称**牙颈**（dental neck）。

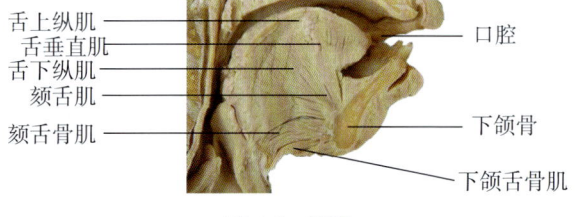

图 4-8 舌肌

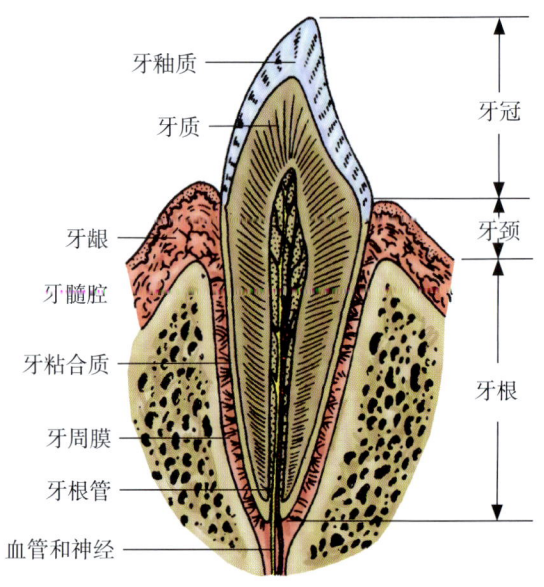

图 4-9 牙的构造模式图

牙的内腔称**牙腔**（dental cavity），位于牙根内的部分称**牙根管**（root canal of tooth），与牙根尖孔相通。牙腔内有**牙髓**（dental pulp），其中富含有血管和神经，当牙髓发炎时，可引起剧烈的疼痛。

2. **牙的构造** 牙主要由淡黄色的**牙质**（dentine）构成，牙冠表面有一层白色光泽的**釉质**（enamel），牙根与牙颈表面覆有一层**黏合质**。**牙龈**、**牙周膜**和**牙槽骨**共同构成牙周组织，对牙有保护、支持和固定作用（图4-9）。

3. **牙的名称及萌出时间** 人的一生中有两副牙发生（图4-10，图4-11）。人出生后，一般在6个月左右开始萌出**乳牙**（deciduous teeth），3岁左右出齐，共20个。乳牙分**乳切牙**、**乳尖牙**和**乳磨牙**。6岁左右乳牙开始脱落，更换成**恒牙**（permanent teeth），在12~14岁出齐。恒牙分为**切牙**、**尖牙**、**前磨牙**和**磨牙**。第三磨牙萌出较晚，有些人到成年后才萌出，称为**迟牙**，甚至终生不萌出，成人恒牙有28~32个。

4. **牙的排列与牙式** 牙呈对称性排列。临床上为了记录牙的位置，以被检查者的方位为准，用"+"记号记录牙的排列形式称**牙式**，并用罗马数字Ⅰ~Ⅴ表示乳牙；用阿拉伯数字1~8表示恒牙。具体表示如下：

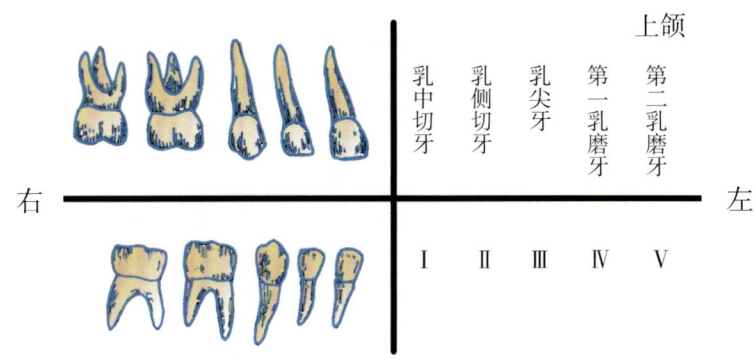

图4-10 乳牙的名称及符号

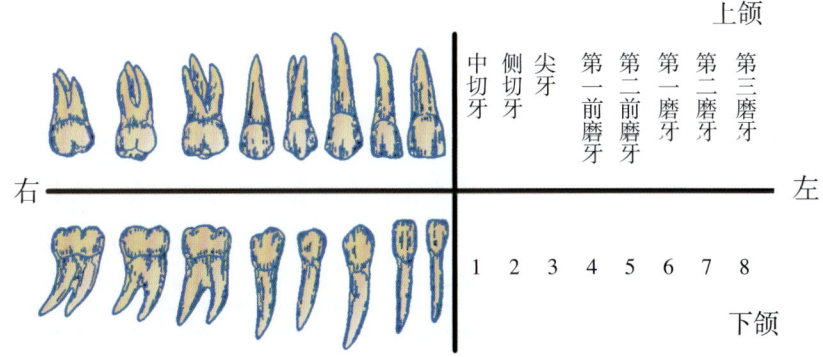

图4-11 恒牙的名称及符号

知识链接

龋齿是一种由口腔中多种因素复合作用所导致的牙齿硬组织进行性病损，表现为无机质脱矿和有机质分解，随病程发展而从色泽改变到形成实质性病损的演变过程。龋齿是细菌性疾病，因此，它可以继发牙髓炎和根尖周炎，甚至能引起牙槽骨和颌骨炎症。

(六)唾液腺

1. **唾液腺**(salivary gland) 是开口于口腔的各种腺体的总称。口腔腺分为大、小两类，能分泌唾液。小唾液腺包括唇腺、颊腺等。大唾液腺包括腮腺、下颌下腺和舌下腺3对(图4-12)。

2. **腮腺**(parotid gland) 为3对大唾液腺中最大的1对，整体略呈三角形或楔形，居外耳道的前下方。**腮腺管**(parotid duct)发自腮腺的前缘，在颧弓下方一横指处向前越过咬肌表面，最后穿颊肌，开口于上颌第二磨牙牙冠相对的颊黏膜上。

3. **下颌下腺**(submandibular gland) 位于下颌体的深面，略呈卵圆形，腺管开口于舌下阜。

4. **舌下腺**(sublingual gland) 位于舌下襞的深面，其导管有大、小两种，开口于舌下阜与舌下襞。

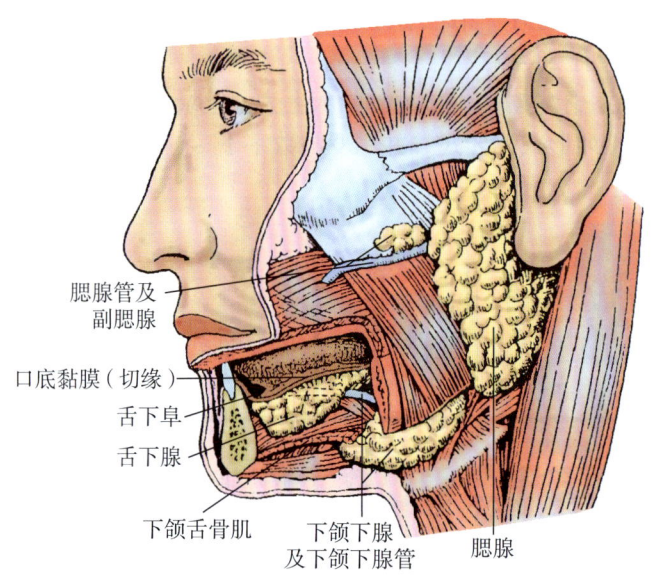

图4-12 唾液腺

知识链接

腮腺炎是由腮腺炎病毒侵犯腮腺引起的急性呼吸系统疾病，是儿童和青少年中常见的呼吸道传染病，成人中也有发病。腮腺的非化脓性肿胀疼痛为其突出的病症。病毒可侵犯各种腺组织或神经系统及肝、肾、心、关节等几乎所有的器官。因此，腮腺炎常可引起脑膜脑炎、胰腺炎、乳腺炎、卵巢炎等症状。

三、咽

(一)咽的位置和形态

咽(pharynx)是消化道与呼吸道的共同通道，呈前后略扁的漏斗形肌性管道。上附于颅底，下端至第6颈椎体下缘续于食管，全长约12cm。咽的后壁与侧壁较完整，前壁自上而下分别与鼻腔、口腔和喉腔相通(图4-13，图4-14)。

(二)咽的分部与沟通

按其前壁的毗邻关系可将其分为鼻咽、口咽和喉咽3部分。

1. **鼻咽**(nasopharynx) 指腭帆平面以上的部分，向前经鼻后孔通鼻腔。在其两侧壁正对下鼻甲的后方，有一**咽鼓管咽口**(pharyngeal opening of auditory tube)，通中耳鼓室。在咽鼓管

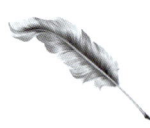

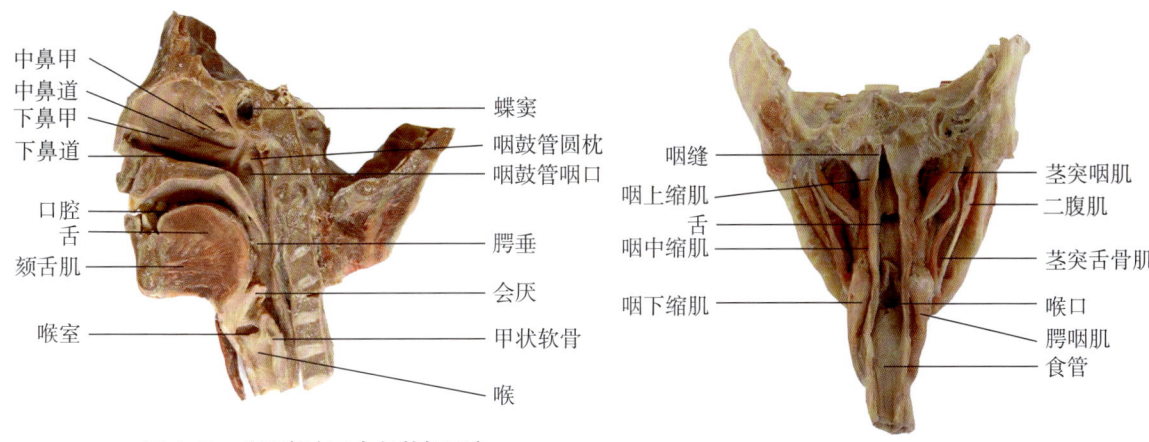

图 4-13 头颈部（正中矢状切面）

图 4-14 咽的后面观

咽口的前、上、后方有弧形的隆起称为**咽鼓管圆枕**（tubal torus）。咽鼓管圆枕的后方与咽后壁之间的纵行深窝，称为**咽隐窝**（pharyngeal recess），是鼻咽癌的好发部位。在鼻咽后上壁的黏膜内有丰富的淋巴组织，称**咽扁桃体**（pharyngeal tonsil），幼儿时期较发达。

2. **口咽**（oropharynx） 位于会厌上缘与软腭之间，向前经咽峡通口腔。其外侧壁腭舌弓与腭咽弓之间的腭扁桃体窝内容纳**腭扁桃体**（palatine tonsil）。腭扁桃体、咽扁桃体、舌扁桃体在鼻腔和口腔通咽处，共同形成一个淋巴环，称**咽淋巴环**，具有防御功能。

3. **喉咽**（laryngopharynx） 位于喉的后方，下端在第6颈椎下缘水平与食管相续，向前借喉口通喉腔。在喉口的两侧各有一深窝，称**梨状隐窝**，是异物易滞留之处。

四、食管

（一）食管的位置和形态

食管（esophagus）（图 4-15）是一前后略扁的肌性管道，全长约 25cm。上端于第 6 颈椎体下缘水平与咽相接，下端在腹腔内平第 11 胸椎体的左侧与胃的贲门相连。整个食管均贴近脊柱的前方下行，自上而下其前方分别与气管、左主支气管、心包相邻。

（二）食管的狭窄

食管的全长有三处生理性狭窄。第一狭窄位于食管的起始处，距离中切牙约 15cm；第二狭窄位于左主支气管后方与之交叉处，距离中切牙约 25cm；第三狭窄在食管穿膈的食管裂孔处，距离中切牙约 40cm。食管的三个狭窄是异物易滞留之处和肿瘤的好发部位。临床上进行食管内插管操作时，要注意其狭窄，防止损伤食管壁。

（三）食管的组织结构

食管由黏膜、黏膜下层、肌层和外膜四层组成。其腔内有 7~10 条纵行黏膜皱襞，在食物通过时皱襞可暂时消失（图 4-16）。

1. **黏膜** 食管中、上段的黏膜上皮为复层扁平上皮，下段为单层柱状上皮。固有层为细密的结缔组织，在食管两端常含有少量的黏液腺。黏膜肌层为薄层纵行的平滑肌。

2. **黏膜下层** 由疏松结缔组织构成，内含较多的食管腺。

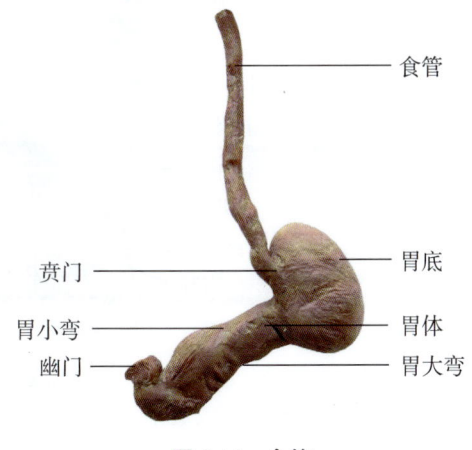

图 4-15 食管

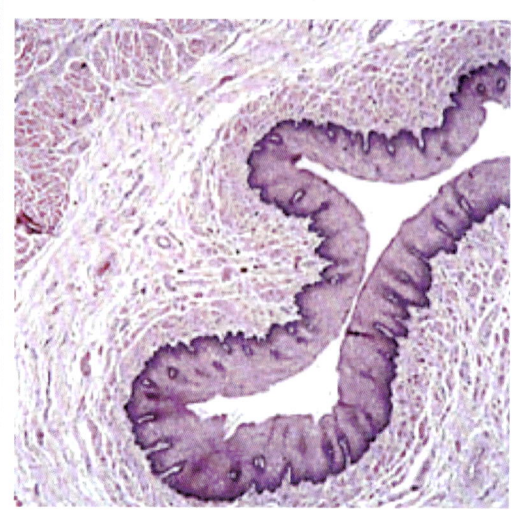

图 4-16 食管的组织结构

3. 肌层 分内环行和外纵行两层。其上 1/3 段为骨骼肌，下 1/3 段为平滑肌，中 1/3 段两者兼有。

4. 外膜 为纤维膜。

五、胃

胃（stomach）是消化管最膨大的部分，具有容纳和消化食物的功能，其形状可随胃内容物的多少、体位、年龄、体质的情况有所改变。

（一）胃的形态和分部

1. **胃的形态** 胃有两缘、两壁和两口。两口分别为入口与出口，入口称**贲门**（cardia），与食管相接；出口称**幽门**（pylorus），与十二指肠相连。两壁分别为胃前壁和胃后壁。两缘是上、下缘，上缘凹向右上方，称**胃小弯**（lesser curvature of stomach），其最低点弯度明显转折处称**角切迹**（angular incisure）。下缘凸向左下方，称**胃大弯**（greater curvature of stomach）（图 4-17）。

2. **胃的分部** 胃可分为**贲门部**（cardiac part）、**胃底**（fundus of stomach）、**胃体**（body of stomach）、**幽门部**（pyloric part）4 部分（图 4-17）。贲门部是指贲门附近的部分，它与胃体和胃底的分界不明显；胃底指贲门左上方，高出贲门平面以上的部分；胃体指胃的中部；幽门部又可分为左侧的**幽门窦**（pyloric antrum）和右侧的**幽门管**（pyloric canal）两部分。幽门部和胃小弯是溃疡病的好发部位。

（二）胃的位置和毗邻

胃的位置常因体型、体位和胃的紧张度及充盈度不同而有较大的变化。一般情况下，胃大部分居左季肋区，小部分居腹上区。胃前壁的右侧部被肝左叶掩盖，左侧部与膈相邻，其中间部与腹前壁相贴，是临床上触诊胃的部位。胃后壁与左肾、左肾上腺、胰等器官相邻，胃底与膈和脾相邻（图 4-17）。

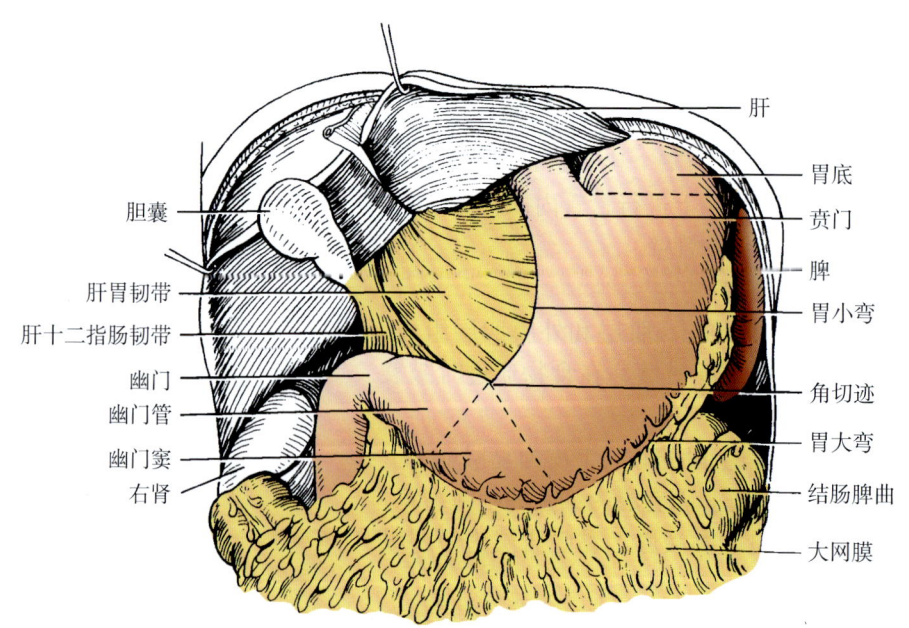

图 4-17 胃的分部、位置及毗邻

(三)胃的组织结构

胃壁由黏膜、黏膜下层、肌层和外膜4层组成,并有神经、血管和淋巴管的分布。

1. **黏膜** 胃黏膜柔软,活体呈橘红色。空虚时形成许多皱襞,充盈时变平坦。幽门处的黏膜形成环形皱襞,突向腔内称**幽门瓣**(pyloric valve)。胃黏膜可分为3层。

(1)**上皮**:为单层柱状上皮,排列整齐,能分泌黏液覆盖于胃黏膜的表面,防止胃酸和胃蛋白酶对胃黏膜的损害。

(2)**固有层**:由结缔组织构成,其中含有大量的胃腺,它们分别是**贲门腺**(cardiac gland)、**幽门腺**(pyloric gland)、**胃底腺**(fundic gland)。贲门腺和幽门腺分别位于贲门部和幽门部的固有层内,主要分泌黏液。胃底腺主要位于胃底和胃体的固有层内,是产生胃液的主要腺体。胃底腺由多种腺细胞组成,主要是主细胞和壁细胞(图4-18)。

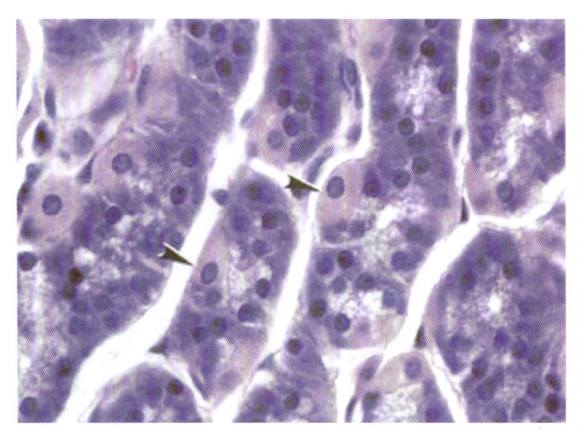

图4-18 胃底腺

主细胞(chief cell)又称为胃酶细胞,数量较多,主要分布于胃底腺的中、下部。胞体呈圆柱状,胞核圆形,胞质嗜碱性,有酶原颗粒。主要功能是分泌胃蛋白酶原。

壁细胞(parietal cell)又称为盐酸细胞,主要分布于胃底腺的上半部。细胞体积较大,呈三角形或圆形,胞质嗜酸性,在HE染色中呈红色。壁细胞的主要功能是分泌盐酸,具有激活胃蛋白酶原和杀菌作用,同时壁细胞还分泌内因子,具有促进维生素B_{12}的吸收作用。

颈黏液细胞(mucous neck cell)细胞数量较少,分布于胃底腺的上部,夹在壁细胞之间。细胞呈柱状,胞核扁圆形,位于细胞基部,细胞内充满黏原颗粒,能分泌黏液。

此外,胃底腺还有未分化细胞和胃的内分泌细胞。

(3)**黏膜肌层**:为薄层平滑肌,排列成内环行和外纵行,有利于胃腺分泌物的排出。

2. **黏膜下层** 由疏松结缔组织构成,含有淋巴细胞、肥大细胞及神经丛、血管和淋巴管。

3. **肌层** 胃的肌层发达(图4-19),由内斜行、中环行和外纵行3层平滑肌构成。其中,中层环行平滑肌在幽门处增厚,形成幽门括约肌,具有节制胃内容物排出的作用。

4. **外膜** 为一层浆膜,由间皮和少量的结缔组织构成。

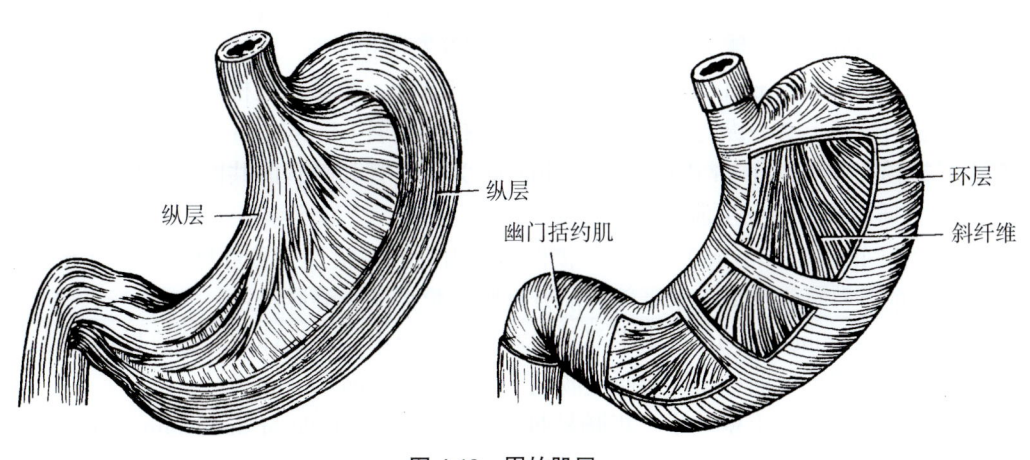

图4-19 胃的肌层

六、小肠

小肠（small intestine）是食物消化和吸收的主要场所，是消化管最长的部分，成人长5～7m。上端起自幽门，下端于右髂窝连于盲肠，分为十二指肠、空肠和回肠3部分。

（一）十二指肠

十二指肠（duodenum）是小肠的起始部，全长约25cm，大部分紧贴腹后壁，位置较深。十二指肠呈"C"字形，从右侧包绕胰头，可分为上部、降部、水平部和升部4部分（图4-20）。

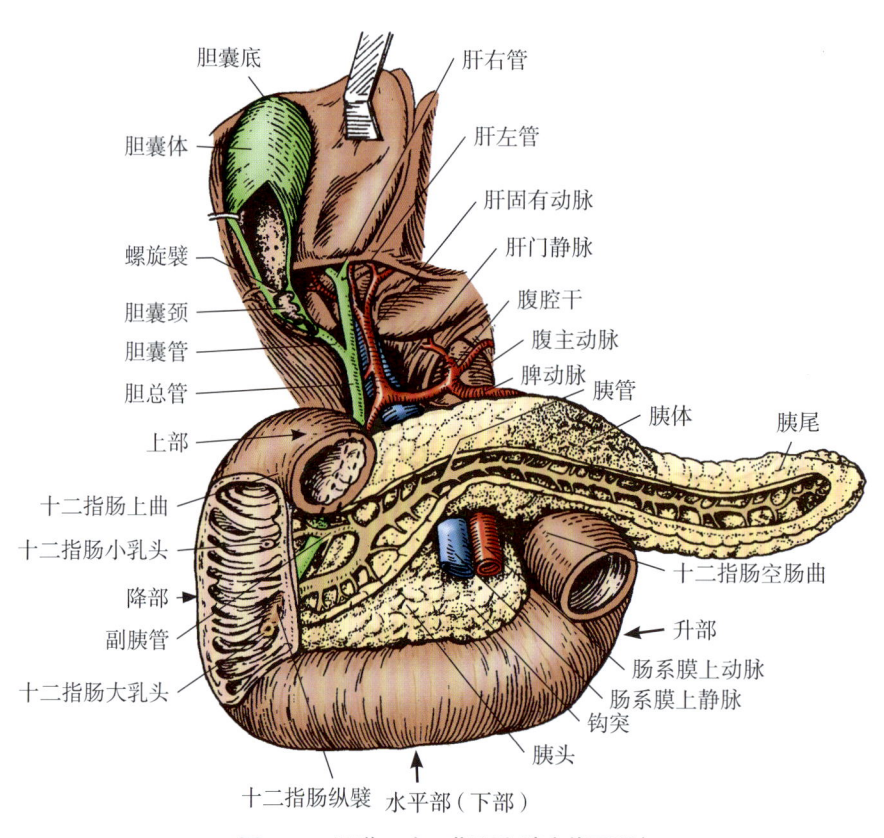

图4-20　胆道、十二指肠和胰（前面观）

1. **上部**（superior part）　在第1腰椎体的右侧起自胃的幽门，行向右后方至肝门下方急转向下移行为十二指肠降部。上部与幽门相接的2.5cm的一段肠管，管壁较薄，黏膜面光滑无环形皱襞，又称**十二指肠壶腹**（球），是十二指肠溃疡的好发部位。

2. **降部**（descending part）　沿第1～3腰椎右侧下降，至第3腰椎体水平转向左移行为水平部。降部的后内侧壁上有一纵行黏膜皱襞，称**十二指肠纵襞**（longitudinal fold of duodenum），其下端有**十二指肠大乳头**（major duodenal papilla），为胆总管和胰管的共同开口处。它距中切牙约75cm，可作为插放十二指肠引流管深度的参考值。

3. **水平部**（horizontal part）　在第3腰椎平面由右向左横过下腔静脉和第3腰椎体的前方，在腹主动脉的前方移行为升部。水平部的前方有肠系膜上动、静脉跨过。

4. **升部**（ascending part）　自水平部斜向左上方升至第2腰椎体的左侧，转向前下方续于空肠，此处转折部形成的弯曲称**十二指肠空肠曲**（duodenojejunal flexure）。

十二指肠空肠曲的后上壁被**十二指肠悬肌**（suspensory muscle of duodenum）固定在腹后壁。十二指肠悬肌由肌纤维与结缔组织构成，表面有腹膜覆盖，临床上称**Treitz韧带**，是手术中确

认空肠起始部的重要标志。

(二)空肠和回肠

空肠(jejunum)与**回肠**(ileum)在腹腔内迂回盘旋成肠袢,其周围被结肠环抱,并借腹膜形成的小肠系膜连于腹后壁,其活动度较大。

空、回肠二者的分界不明显。空肠约占全长近端的 2/5,位居腹腔的左上部,管径较大,管壁较厚,腔内黏膜形成高而密的环形皱襞,血管较丰富,活体颜色呈淡红色。回肠约占全长的 3/5,位居腹腔的右下部,管径小,管壁薄,腔内黏膜形成的皱襞低而疏,血管较少,颜色较空肠淡(图 4-21,表 4-1)。回肠末端 1m 的范围内,有 2% 的人肠壁上可见有囊状突起,称**梅克尔**(Meckel)**憩室**,是胚胎时期的卵黄管未完全消失而形成的。

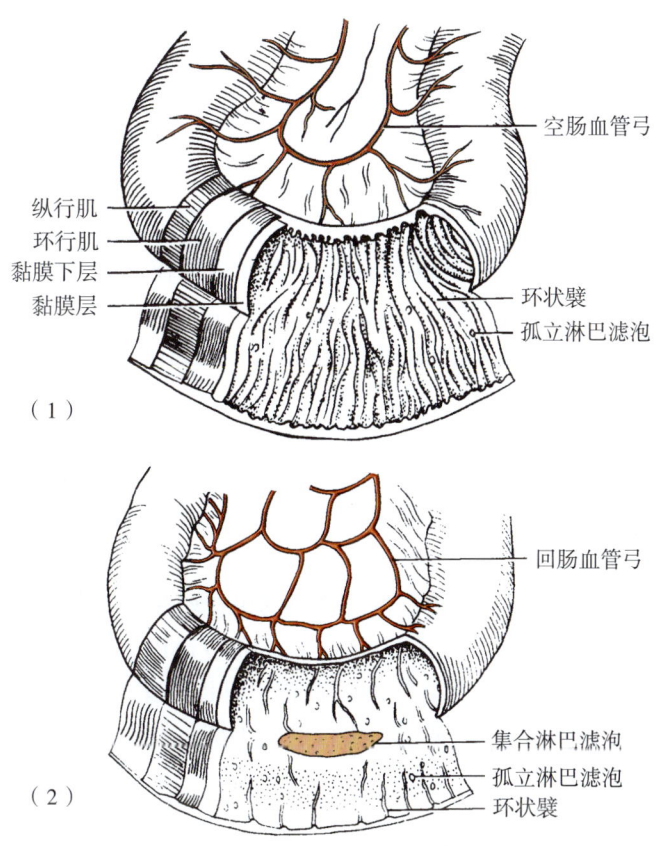

图 4-21 空、回肠的比较
(1)空肠内面观 (2)回肠内面观

(三)小肠的组织结构

小肠的管壁由黏膜、黏膜下层、肌层和外膜 4 层构成。小肠腔面有小肠黏膜与黏膜下层一起形成的许多环形皱襞,黏膜层还形成许多突向肠腔内的细小突起,称**小肠绒毛**(intestinal villus)(图 4-22,图 4-23)。肌层由内环行、外纵行两层平滑肌构成。外膜大部分为浆膜。

1. 上皮 小肠黏膜上皮为单层柱状上皮。主要由柱状细胞、杯状细胞和少量的内分泌细胞组成。

(1)**吸收细胞**(absorptive cell):数量多,约占 90%。细胞呈高柱状,胞核椭圆形,居细胞的基底部。在细胞的游离面有纹状缘,电镜观,纹状缘是由密集排列的微绒毛构成。小肠黏膜环形皱襞、绒毛和微绒毛等增加了小肠的吸收面积。

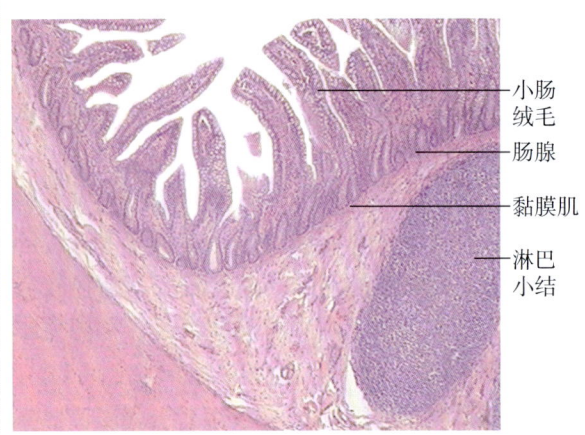

图 4-22 回肠壁的微细结构

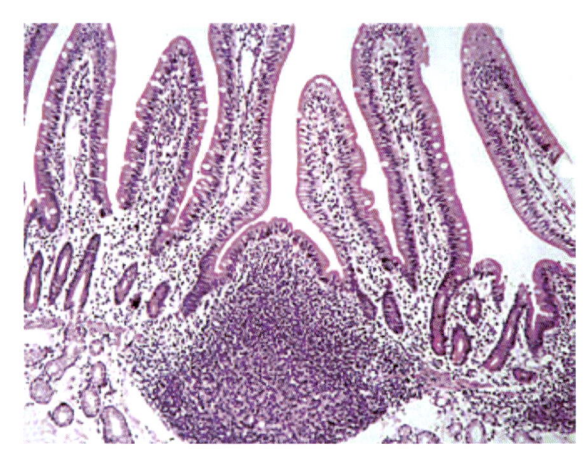

图 4-23 小肠绒毛

（2）**杯状细胞**（goblet cell）：数量较少，散布在柱状细胞之间，细胞核居细胞底部。杯状细胞分泌黏液，有润滑和保护黏膜的作用。

2. **小肠绒毛**（intestinal villus） 是小肠壁特有的结构。由黏膜上皮和固有膜向肠腔突出而成。上皮构成绒毛的表面，固有膜构成绒毛的中轴。在绒毛中轴的中央有 1~2 条纵行的并以盲端起始的毛细淋巴管，称**中央乳糜管**（central lacteal）。其通透性较大，某些大分子物质，如乳糜微粒能进入中央乳糜管。在中央乳糜管的周围有丰富的毛细血管和散在的平滑肌纤维，它的收缩与舒张可使绒毛伸展与缩短，推动绒毛中轴的中央乳糜管和毛细血管内的血液和淋巴液的运行，有助于营养物质的吸收与运输。

3. **小肠腺**（small intestinal gland） 位居固有层内，开口于相邻的绒毛之间的基底部。小肠腺主要由柱状细胞、杯状细胞和帕内特细胞构成。柱状细胞数量最多，纹状缘不明显，能分泌多种消化酶。帕内特细胞位居腺底部，细胞呈锥体形，胞质顶部有粗大的嗜酸性颗粒。帕内特细胞能分泌溶菌酶。

4. **淋巴组织** 在小肠黏膜固有层内，散布有许多淋巴组织，是小肠的防御装置。十二指肠内的淋巴组织较少，空肠的淋巴组织常形成大小不等的**孤立淋巴小结**（solitary lymphoid nodule）。在回肠的淋巴组织除形成孤立淋巴小结外，尚有若干淋巴聚集形成**集合淋巴小结**（aggregated lymphoid nodule）。患肠伤寒时，细菌常侵犯集合淋巴小结，发生黏膜溃疡、坏死，甚至引起肠出血或肠穿孔。

表 4-1 空肠与回肠的比较

项目	空肠	回肠
位置	腹腔的左上部	腹腔的右下部
长度	占小肠近端的 2/5	占小肠远端的 3/5
管壁	较厚	较薄
管径	较粗大	较细小
环形皱襞	高而密	低而稀疏
淋巴小结	孤立淋巴小结	集合淋巴小结
血管	较丰富	较稀少
颜色	呈粉红色	呈淡红色

七、大肠

大肠（large intestine）长约 1.5m，在空、回肠的周围形成一方框，可分为**盲肠**、**阑尾**、**结**

肠、直肠和肛管 5 部分。其主要作用是吸收水分、分泌黏液和形成粪便。在盲肠与结肠的表面具有三种特征性结构，即**结肠带**（colic band）、**结肠袋**（haustra of colon）和**肠脂垂**（epiploic appendices）。结肠带共有 3 条，是肠壁纵行肌增厚而成，沿大肠纵轴排列。三条结肠带汇集于阑尾的根部，临床手术中寻找阑尾常沿此进行。结肠袋是因结肠带短于肠管的长度使肠管皱缩形成许多囊状的突出。肠脂垂是沿结肠带两侧分布的脂肪突起。这些特征是肉眼鉴别结肠与小肠的标志（图 4-24）。

（一）盲肠和阑尾

1. **盲肠**（cecum） 是大肠的起始部，呈囊袋状，位居右髂窝内，长 6~8cm。其左侧连回肠，向上续为升结肠。在回肠突入盲肠处，有上、下两片半月形的皱襞，称**回盲瓣**（ileocecal valve）（图 4-25）。此瓣可控制回肠内容物进入盲肠的速度，又可防止大肠内容物反流入小肠。

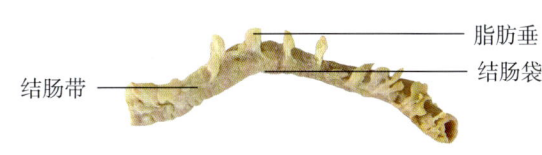

图 4-24　结肠的特征

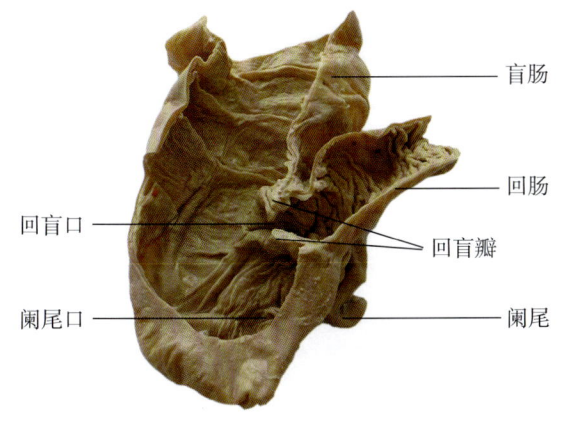
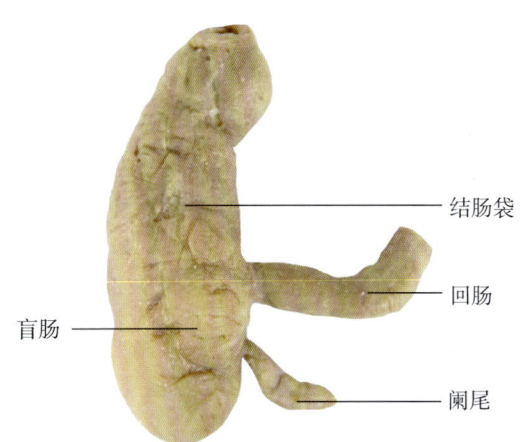

图 4-25　盲肠与阑尾

2. **阑尾**（vermiform appendix） 是附着于盲肠后内侧壁上的一蚓状盲管状结构，长 6~8cm。阑尾的末端游离，其位置变化较大，阑尾根部的位置较恒定，在三条结肠带的汇集处，其体表投影在右髂前上棘与脐连线的中、外 1/3 交点处，此处称**麦氏点**（McBurney point）。急性阑尾炎时，此处有明显压痛。

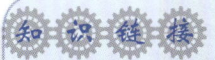

阑尾代尿道治疗尿道狭窄

阑尾代尿道是一利用显微外科技术治疗尿道狭窄的新方法。阑尾各层结构与尿道近似，其内径平均 6.0mm，有完整的黏膜及环行肌和纵行肌，并在阑尾根部的环行肌较厚，有类似括约肌的功能。通过带蒂移植，成活率高。据报道，在术后 20~30 天，能顺利通过 24 号尿道探子，排尿通畅有力，经 X 线造影显示尿道近段扩张消失。

（二）结肠

结肠（colon）是介于盲肠与直肠之间的一段大肠，整体呈方框状，包绕在空、回肠的周围，可分为升结肠、横结肠、降结肠和乙状结肠 4 部分（图 4-1）。

1. **升结肠**（ascending colon） 自右髂窝续于盲肠，沿右腹外侧区上升，至肝右叶下方转向左形成**结肠右曲**（**肝曲**）（right colic flexure）移行为横结肠。

2. **横结肠**（transverse colon） 自右向左横行至左季肋区，于脾的下方转折向下形成**结肠左曲**（**脾曲**）（left colic flexure），向下移行为降结肠。横结肠有系膜连于腹后壁上部，活动度较大，常下垂成弓形，最低点有时可达脐平面。

3. **降结肠**（descending colon） 自左季肋区续于脾曲，沿左腹外侧区下降，至左髂嵴水平续于乙状结肠。

4. **乙状结肠**（sigmoid colon） 在左髂嵴水平续接降结肠，呈"乙"字形弯曲，至第3骶椎平面移行为直肠。乙状结肠借其系膜连于左髂窝和小骨盆后壁，活动度较大，老年人易发生肠扭转。

（三）直肠

直肠（rectum）全长10~14cm，位居于盆腔内，骶骨的前方，上端平第3骶椎水平接乙状结肠，向下穿盆膈与肛管相续，在盆膈上方膨大，称**直肠壶腹**（ampulla of rectum）。直肠并非笔直，在矢状面上有两个弯曲。上部在骶、尾骨前面下降，凸向后称**骶曲**（sacral flexure）；下部绕过尾骨尖形成凸向前的弯曲，称**会阴曲**（perineal flexure）（图4-26）。临床上做直肠镜检查时，应注意其弯曲部位，以免损伤肠壁。

直肠的腔面有2~3个半月形皱襞，称**直肠横襞**（transverse folds rectum），由黏膜与环行肌构成，其中位置最恒定、最大的一个位于直肠的右前壁，距离肛门约7cm，可作为直肠镜检的定位标志。

（四）肛管

肛管（anal canal）上端在盆膈平面续直肠，下端终于肛门，长3~4cm。肛管内面的黏膜形成6~10条纵行的黏膜皱襞，称**肛柱**（anal columns），在相邻肛柱的下端之间有半月形黏膜皱襞相连，这些皱襞称**肛瓣**（anal valves）。肛瓣与相邻肛柱下端围成的小隐窝，称**肛窦**（anal sinuses）。常有粪屑积存，易诱发感染而发生肛窦炎（图4-26）。

肛柱的下端与肛瓣连成锯齿状的环行线，称**齿状线**（dentate line）。此线以上的肛管被覆黏膜，而齿状线以下则被覆皮肤。在齿状线以下约1cm处，有一环行的浅沟，称**白线**（white line），此处相当于肛门内、外括约肌的交界处。在齿状线与白线之间的环行区域称**肛梳**（anal pecten）（**痔环**）。在肛管内的黏膜与皮下组织中有丰富的静脉丛，若血管曲张、淤血，则形成痔。

环绕肛管周围有肛门内、外括约肌。肛门内括约肌为平滑肌，具有协助排便的功能。肛门外括约肌为骨骼肌，具有括约肛门、控制排

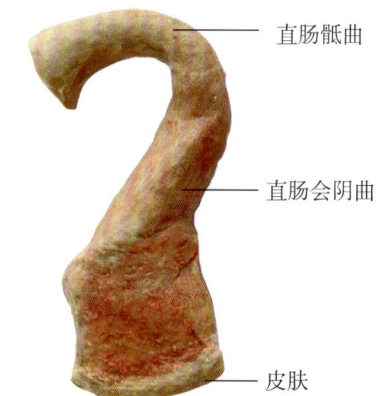

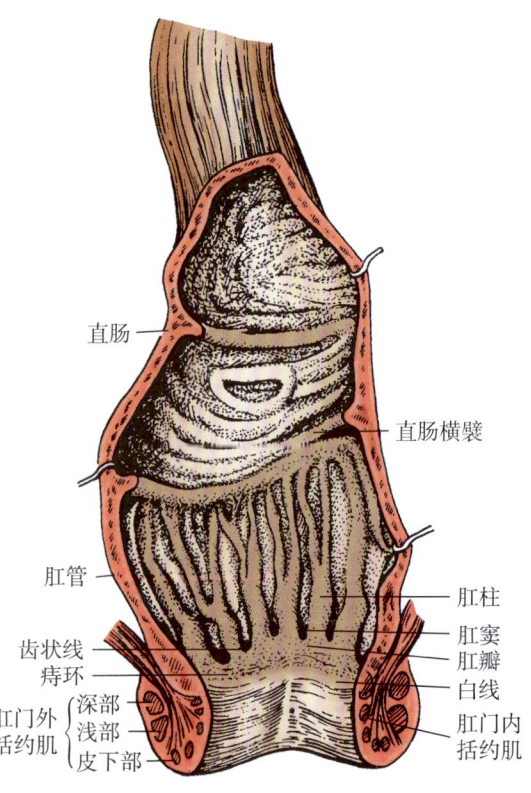

图4-26　直肠与肛管

便的作用。

(五) 大肠的组织结构

大肠的的管壁由黏膜、黏膜下层、肌层和外膜4层组成。大肠的黏膜不形成环形皱襞和绒毛。构成黏膜的上皮为单层柱状上皮，上皮内杯状细胞增多。固有层内含有大量直管状的肠腺，腺上皮内含吸收细胞、大量杯状细胞、少量干细胞和内分泌细胞，无帕内特细胞。黏膜肌层与小肠相同。黏膜下层由疏松结缔组织构成，其内含有较大血管和淋巴管。肌层可分为外纵、内环两层平滑肌，外层纵行平滑肌在局部增厚形成结肠带。外膜大部分为浆膜。

痔疮

是肛门直肠底部及肛门黏膜的静脉丛发生曲张而形成的一个或多个柔软静脉团的一种慢性疾病。可分为内痔、外痔、混合痔。男、女均可得病，女性的发病率为67%，男性的发病率为53.9%。任何年龄都可发病，其中20~40岁的人较为多见。

第三节 消 化 腺

消化腺（alimentary gland）包括口腔腺、肝、胰及散布在消化管壁内的小腺体。其主要功能是分泌消化液，参与对食物的消化。口腔腺在前文已介绍，本节只讲述肝和胰。

一、肝

肝（liver）是人体最大的消化腺，具有分泌胆汁、参与代谢、解毒、防御等功能。

(一) 肝的形态和分叶

肝呈棕红色，质软而脆。外形呈不规则的楔形，分为上、下两面，前、后、左、右4缘。肝上面隆凸，与膈相邻，又称**膈面**（diaphragmatic surface），借呈矢状位的**镰状韧带**（falciform ligament of liver）分为左、右两叶（图4-27，图4-28）。肝的下面又称**脏面**（visceral surface），朝向后下方，与腹腔的器官相邻，凹凸不平。脏面有呈"H"形的三条沟，分别为左、右纵沟与横沟（图4-26）。右纵沟的前份为**胆囊窝**（fossa for gallbladder），容纳胆囊，右纵沟的后份为**腔静脉沟**（sulcus for vena cava），有下腔静脉通过，左纵沟的前份有**肝圆韧带**（ligamentum teres hepatis）通过，后份有**静脉韧带**（venous）通过。连于左、右纵沟之间为横沟，又称**肝门**（porta hepatis），有肝固有动脉、肝门静脉、左、右肝管、淋巴管和神经等出入。出入肝门的结构被结

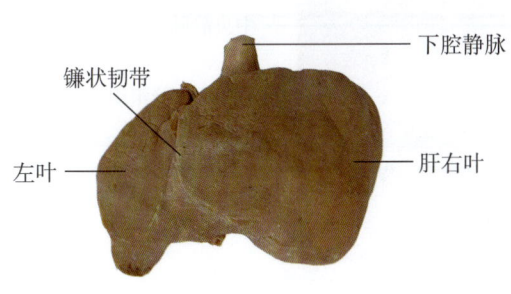

图4-27 肝的膈面

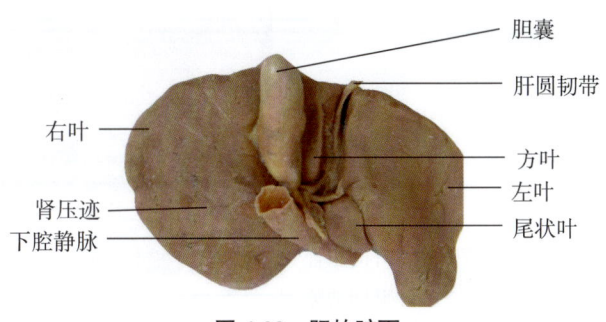

图4-28 肝的脏面

缔组织包绕形成一条索状结构,称**肝蒂**。肝的脏面被上述 3 条沟分为**肝右叶**(right lobe of liver)、**肝左叶**(left lobe of liver)、**肝方叶**(quadrate lobe of liver)和**肝尾状叶**(caudate lobe of liver)。在腔静脉沟的上端处,有肝左、中、右静脉,出肝后即注入下腔静脉,临床上常称此处为**第二肝门**(secondary porta of liver)。

肝的前缘(又称下缘)薄而锐利,是肝膈面与脏面的分界线。前缘上有**胆囊切迹**,胆囊底常在此处露出肝的前缘。在肝圆韧带通过处的肝前缘上有**肝圆韧带切迹**(又称**脐切迹**)。肝的右缘、后缘圆钝,左缘薄而锐利。

(二)肝的位置和毗邻

肝大部分居右季肋区和腹上区,小部分居左季肋区。肝的上界与膈穹窿一致,在右锁骨中线平第 5 肋,左锁骨中线平第 5 肋间隙。肝的下界其右侧与右肋弓大体一致,腹上区在剑突下方 3~5cm。正常成年人在右肋弓下缘一般不应触及肝。正常健康幼儿由于肝的体积相对较大,肝下界可低于右肋弓下缘 1~2cm,7 岁以上的儿童在右肋弓下缘已不能触及肝。

肝的上面与膈的穹窿一致。肝左叶下面大部分与胃前壁接触。肝右叶下面,前部邻近结肠右曲,中部近肝门处邻近十二指肠,后壁与右肾、右肾上腺紧邻(图 4-17)。

(三)肝的组织结构

肝的表面大部分由浆膜覆盖,其深面为一层富含弹性纤维的结缔组织。在肝门处结缔组织随出入肝的肝管、肝固有动脉、肝门静脉等深入肝实质,将肝实质分隔成许多**肝小叶**。

1. **肝小叶**(hepatic lobule) 肝小叶是肝的结构和功能单位。主要由肝细胞组成(图 4-29)。肝小叶多呈棱柱状,相邻的肝小叶之间有少量的结缔组织。每个肝小叶的中央有一条沿其长轴走行的**中央静脉**(central vein)。肝细胞以中央静脉为中心,呈放射状单行排列成板状,称**肝板**(hepatic plate),在切片中,肝板则呈索状,又称**肝索**(hepatic cord)。相邻的肝板相互吻合连成网,肝板之间为**肝血窦**(hepatic sinusoid),肝板内相邻的肝细胞之间存在胆小管。

(1)**肝细胞**:呈多边形,胞体较大,细胞核呈圆形,居细胞中央,核仁明显。胞质中含有多种细胞器。线粒体数量多,遍布胞质内,为肝细胞活动提供能量。粗面内质网与血浆蛋白质的合成有关。滑面内质网与胆汁的合成、糖原、脂类的代谢、解毒功能有关。高尔基复合体与肝细胞的分泌活动有关。溶酶体为细胞内的消化器,与自我更新和维持细胞结构有关。

(2)**肝血窦**(hepatic sinusoid):是相邻肝板之间的腔隙,是一种特殊的毛细血管。肝血窦的窦壁由内皮细胞构成,内皮有孔,细胞之间的间隙较大,有利于肝细胞与血流之间进行物质交换。肝血窦内含有**肝巨噬细胞**,又称**库普弗细胞**,(Kupffer cell),有较强的吞噬能力,为肝内

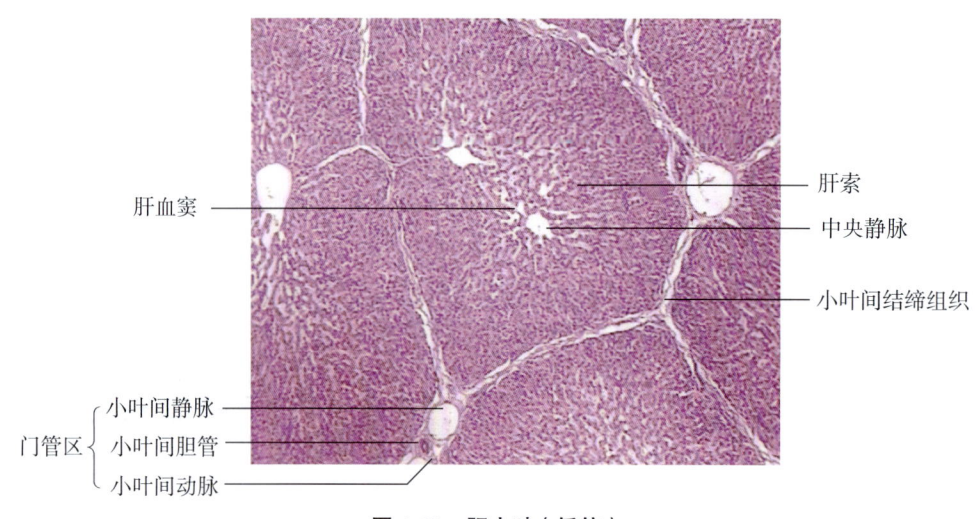

图 4-29 肝小叶(低倍)

重要的防御装置。

在电镜下观察，肝血窦内皮细胞与肝细胞之间有一狭窄间隙，称**窦周间隙**（Disse 腔）。其内充满血浆，是肝细胞与血浆之间进行物质交换的场所。窦周间隙内还有贮脂细胞，主要贮存维生素 A。

（3）**胆小管**（bile canaliculus）：是相邻肝细胞之间，局部质膜凹陷成槽并相互对接、封闭而形成的微细小管，以盲端起于中央静脉的附近，呈放射状走向肝小叶的周边，出肝小叶后汇合成小叶间胆管。肝细胞分泌的胆汁直接进入胆小管。当肝发生病变肝细胞坏死时，可引起胆小管的正常结构受到破坏，胆汁外溢，经窦周间隙、肝血窦入血流而出现巩膜、皮肤黄染。

2. **门管区**（portal area） 是指相邻的几个肝小叶之间的区域，其结缔组织中有**小叶间动脉**、**小叶间静脉**、**小叶间胆管**通过，此区域称**门管区**（图 4-29）。小叶间静脉是肝门静脉的分支，管壁薄，管径大而不规则。小叶间动脉是肝固有动脉的分支，管壁厚，管径细而圆。小叶间胆管是由胆小管汇集而成，管壁由单层立方上皮构成。小叶间胆管逐渐汇合，在近肝门处形成肝管出肝门。

3. **肝的血液循环** 肝的血液供应丰富，接受双重血液供应，它们分别来自肝门静脉和肝固有动脉。肝门静脉是功能性血管，将来自胃肠道等处含有丰富营养物质的血液输送入肝，供肝细胞转化、储存、代谢等，其血量占肝总血量的 3/4。肝固有动脉为营养性血管，其血液中含氧量高。肝门静脉与肝固有动脉入肝后反复分支成小叶间静脉和小叶间动脉，二者终末支汇入肝血窦。血液在肝血窦内与肝细胞进行物质交换后汇入中央静脉，中央静脉汇集成小叶下静脉，最后经肝静脉流入下腔静脉。

$$\left.\begin{array}{l}\text{肝门静脉}\to\text{小叶间静脉}\\ \text{肝固有动脉}\to\text{小叶间动脉}\end{array}\right\}\to\text{肝血窦}\to\text{中央静脉}\to\text{小叶下静脉}\to\text{肝静脉}\to\text{下腔静脉}$$

二、肝外胆道

（一）胆囊

胆囊（gall bladder）是贮存和浓缩胆汁的囊状器官，其容量为 40～60ml。位居肝的脏面的胆囊窝内。呈梨形，可分为**胆囊底**、**胆囊体**、**胆囊颈**和**胆囊管** 4 部分（图 4-30）。**胆囊底**（fundus of gallbladder）是胆囊突向前下方的盲端，钝圆且略膨大，多露出肝的前下缘，与腹前壁相接触。胆囊底的体表投影在右锁骨中线与右肋弓相交处的稍下方，胆囊炎时，此处有压痛。**胆囊体**（body of gallbladder）是胆囊的主体部分，与胆囊底之间无明显的界线。胆囊体向后逐渐变细移行为**胆囊颈**（neck of gallbladder）。胆囊颈向下移行为**胆囊管**（cystic duct），长 3～4cm。胆囊颈与胆囊管的黏膜形成螺旋状的皱襞，称**螺旋襞**（spiral fold），具有控制胆汁的流入和流出的作用，同时亦是胆囊结石易嵌顿之处。

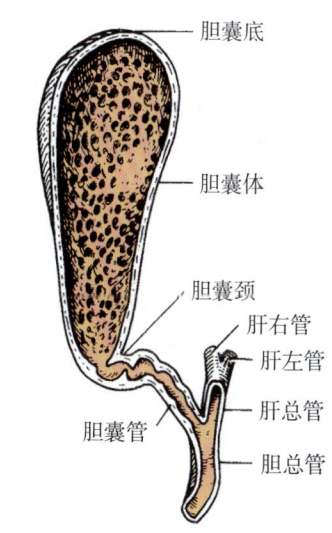

图 4-30　胆囊

（二）输胆管

输胆管道（bile duct）是将肝细胞产生的胆汁输送到十二指肠腔的管道，可分为肝内胆道和肝外胆道两部分。肝内胆道包括胆小管、小叶间胆管。肝外胆管道包括左、右肝管、肝总管，胆囊与胆总管等（图 4-31）。

肝左管（left hepatic duct）与**肝右管**（right hepatic duct）由小叶间胆管逐渐汇合而成，出肝门两管汇合成**肝总管**（common hepatic duct）。

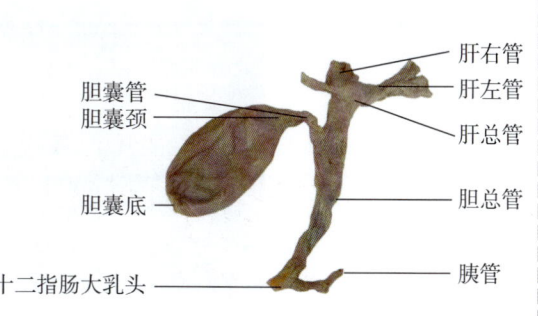

图 4-31　输胆管道

肝总管在肝十二指肠韧带内下行，并在韧带内与胆囊管以锐角汇合成**胆总管**（common bile duct）。胆总管长 4~8cm，在肝十二指肠韧带内下行，经十二指肠上部的后方，下行至十二指肠降部与胰头之间，最后斜穿十二指肠降部中份的后内侧壁与胰管汇合，形成略为膨大的**肝胰壶腹**（hepatopancreatic ampulla）(或称 Vater 壶腹)。开口于十二指肠大乳头。在肝胰壶腹周围有增厚的环行平滑肌包绕，称**肝胰壶腹括约肌**（oddi 括约肌）。此括约肌的收缩与舒张，可控制胆汁和胰液的排出。胆汁的排出途径如下：

肝细胞分泌胆汁→胆小管→小叶间胆管→肝左、右管→肝总管→胆总管→十二指肠
　　　　　　　　　　　　　　　　　　　　　　　进食↑↓未进食
　　　　　　　　　　　　　　　　　　　　　　　胆囊管 ⇌ 胆囊

三、胰

胰（pancreas）是人体的第二大消化腺，有外分泌部和内分泌部两部分。

（一）胰的位置和形态

胰略呈三棱柱状的长条形，质软，色灰红。横置于胃的后方，相当于第1、2腰椎体的水平位置。全长可分为头、体、尾3部分（图4-20）。

胰头（head of pancreas）较膨大，位居第2腰椎体的右前方，被十二指肠环抱。**胰体**（body of pancreas）为胰的中间大部分，约位居第1腰椎的前方。**胰尾**（tail of pancreas）较细，伸入左季肋区与脾门相邻。**胰管**（pancreatic duct）纵贯胰实质全长，其末端与胆总管汇合成肝胰壶腹，开口于十二指肠大乳头。

（二）胰的组织结构

胰的表面有薄层的结缔组织，结缔组织伸入腺实质内，将腺分隔为许多不明显的小叶。

1. **外分泌部**　占胰实质的大部分，由腺泡和导管构成（图4-32）。

（1）腺泡：由浆液性腺细胞构成。腺细胞呈锥体形，胞核圆，位近基底部，胞质中含有酶原颗粒，消化时，酶原颗粒减少。

（2）导管：胰的闰管很长，由单层扁平上皮构成，闰管一端深入腺泡腔形成泡心细胞，另一端汇合为小叶内导管，为单层立方上皮。小叶内导管出小叶汇合成小叶间导管。胰有一条主导管贯穿胰的全长，与胆总管汇合共同开口于十二指肠大乳头。主导管为单层立方上皮。

胰的外分泌部分泌胰液，对蛋白质、脂肪和淀粉起消化作用。

2. **内分泌部**　又称**胰岛**（pancreas islet），位于外分泌部的腺泡之间。是由大小不等的内分泌细胞团组成，在胰尾较多，胰头、胰体分布较少。胰岛内有丰富的毛细血管，其分泌物直接进入血液。胰岛主要由A、B、D三种细胞构成，其中B细胞数量约占胰岛细胞的75%。B细胞能分泌胰岛素，使血糖转化为糖原，从而降低血糖浓度。A细胞数量约占胰岛细胞数的20%左

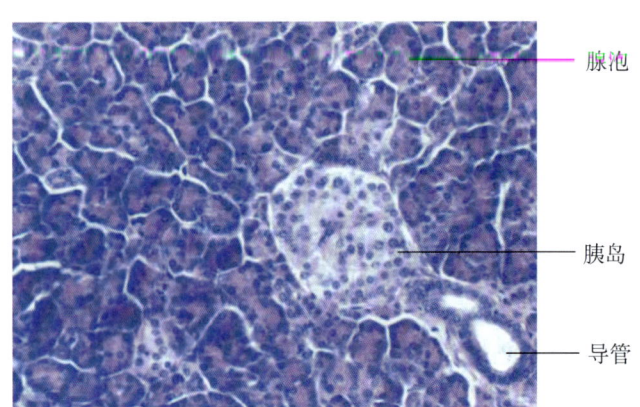

图4-32　胰的微细结构

右，胞体较大，多居胰岛的周边部，主要分泌胰高血糖素，促进糖原的分解从而升高血糖。D细胞数量最少，约占胰岛细胞数的 5% 左右，胞体呈圆形或梭形，主要分布于胰岛的周边部，主要分泌生长抑素，调节 A、B 细胞的分泌活动。

自测题

一、名词解释

1. 咽峡
2. 梨状隐窝
3. 十二指肠悬肌
4. 齿状线
5. 肝门
6. 胆囊三角
7. 肝小叶
8. 门管区
9. 胰岛

二、单项选择题

1. 消化管壁的组织结构
   A．分为黏膜、黏膜下层、肌层和外膜 4 层
   B．分为黏膜、固有层、肌层和外膜 4 层
   C．固有层内只含有血管、神经和淋巴管
   D．肌层由平滑肌和骨骼肌交替组成
   E．外膜层大多数为纤维膜

2. Ⅲ十表示
   A．右上颌乳尖牙
   B．左上颌恒尖牙
   C．右上颌恒尖牙
   D．左上颌乳尖牙
   E．右上颌恒侧切牙

3. 有关咽的描述，错误的是
   A．咽是呈漏斗形的平滑肌管道
   B．咽是消化和呼吸的共同通道
   C．上端附着于颅底
   D．下端延续为食管
   E．向前通鼻腔、口腔和喉腔

4. 有关十二指肠的叙述，哪项错误
   A．全长约 25cm
   B．呈"C"字形从右侧包绕胰头
   C．上接贲门下续空肠
   D．属腹膜外位器官
   E．后内侧壁上有十二指肠大乳头

5. 与胃后壁相邻的器官是
   A．右肾
   B．右肾上腺
   C．肝
   D．胆囊
   E．横结肠

6. 盲肠和结肠无
   A．结肠带   B．结肠袋
   C．肠脂垂   D．绒毛
   E．黏膜皱襞

7. 阑尾的描述错误的是
   A．连于盲肠后内侧壁上
   B．多位居右髂窝内
   C．末端游离，位置变化大
   D．根部在 3 条结肠带的汇合处
   E．盆位阑尾最少见

8. 肝小叶的主要成分是
   A．中央静脉
   B．胆小管
   C．肝血窦
   D．肝细胞
   E．窦周间隙

9. 通过肝门的结构不包括
   A．肝固有动脉
   B．肝静脉
   C．肝门静脉
   D．肝左右管
   E．淋巴管和神经

10. 胰的描述错误的是
    A．是人体内第二大消化腺
    B．横置于胃的后方

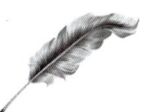

C. 胰头邻十二指肠，胰尾邻脾门
D. 可分为胰头、胰体和胰尾 3 部分
E. 胰管汇入肝总管
11. 胰岛的描述**错误**的是
A. 胰岛位于外分泌部的腺泡之间
B. 在胰头较多，胰尾较少
C. B 细胞数量最多，分泌胰岛素
D. D 细胞数量最少，分泌生长抑素
E. A 细胞比 B 细胞数量少，分泌胰高血糖素

三、问答题

1. 食管的三个狭窄各位于何处，距离中切牙各多少距离？
2. 试述胃的形态、位置和毗邻关系。
3. 试述胆汁的排泄途径。
4. 为什么说小肠是消化、吸收的主要场所？
5. 试述肝小叶的形态和结构。

（胡祥上）

第五章 呼吸系统

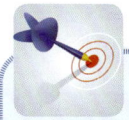

学习目标

掌握
　　呼吸系统的组成，上、下呼吸道的概念，鼻旁窦的位置和开口部位及其临床意义，气管和主支气管的形态、位置、结构及气管切开常选部位，肺的形态、位置与结构，肺和胸膜的体表投影，在标本或模型上认识鼻、喉、气管、主支气管、肺与胸膜的主要结构。

熟悉
　　喉的组成、喉腔的分部和主要结构，气体从外界到达肺泡的途径，解释鼻旁窦、肺门、肺根、支气管肺段、肺小叶、肺泡隔、呼吸膜、胸膜腔、肋膈隐窝和纵隔的概念，在光镜下辨认气管和肺的微细结构特点。

了解
　　纵隔的境界与分区。

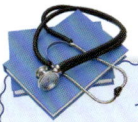

案例 5-1

　　患者，男性，26 岁，发热、咳嗽 3 天。3 天前淋雨受凉后突发寒战、高热、咳嗽、咳黄痰，伴右胸痛，并出现疲乏、头痛，遂收治入院。

　　体格检查：神志清楚，稍气促，T 39.5 ℃，P 110 次 / 分，R 26 次 / 分，BP 105/80mmHg。咽部充血，右下肺叩诊稍浊，语颤增强，右下肺闻及湿啰音和支气管呼吸音，未闻及胸膜摩擦音。

　　实验室检查：血常规：血红蛋白 136g/L，红细胞 4.5×10^{12}/L，白细胞 18.0×10^{9}/L，中性粒细胞 0.92，淋巴细胞 0.08。X 线胸片：肺纹理增多，右下肺大片均匀致密阴影。

　　临床诊断：右肺大叶性肺炎。

　　问题与思考：呼吸系统包括哪些部分？呼吸道的组成有哪些？肺位于何处？左、右肺有何区别？患者肺部感染为何会出现咳嗽及胸痛？

　　呼吸系统（respiratory system）由呼吸道和肺两部分组成（图 5-1）。呼吸道是输送气体的管道，包括鼻、咽、喉、气管、各级支气管。临床上常把鼻、咽、喉合称为上呼吸道，把气管和各级支气管称为下呼吸道。肺由实质和间质组成，表面包有胸膜。呼吸系统的主要功能是进行气体交换，保证人体正常生命活动的进行。此外，还具有嗅觉、发音和内分泌的功能。

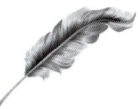

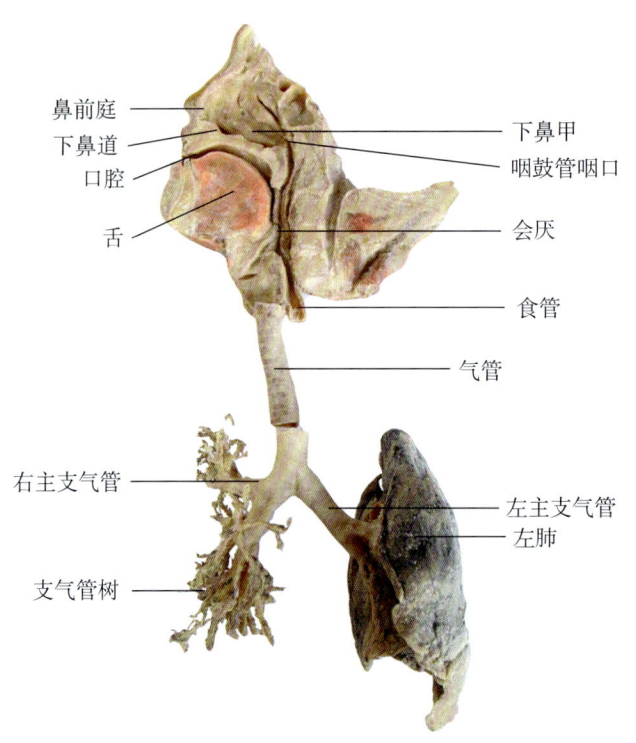

图 5-1 呼吸系统

第一节 呼吸道

一、鼻

鼻（nose）是呼吸道的起始部，也是嗅觉器官，并能辅助发音。由外鼻、鼻腔、鼻旁窦 3 部分组成。

（一）外鼻

外鼻（external nose）呈三棱锥体形，位于颜面中央，由鼻骨和软骨作支架，外覆皮肤，内覆黏膜。上端位于两眼之间，较为狭窄，**称鼻根**，中部称**鼻背**，下端称**鼻尖**。鼻尖两侧的弧形隆起称**鼻翼**（nasal ala），在呼吸困难时，可见鼻翼扇动症状。从鼻翼向外下方至口角的浅沟称**鼻唇沟**（nasolabial sulcus）。

（二）鼻腔

鼻腔（nasal cavity）以骨和软骨为支架，内衬黏膜和皮肤构成。鼻腔被**鼻中隔**（nasal septum）分为左、右两腔，鼻中隔位于鼻腔中部，呈矢状位，其前下部为鼻中隔软骨，后上部由筛骨的垂直板和犁骨构成（图5-2）。鼻腔向前经鼻孔与外界相通，向后经鼻后孔与鼻咽相通。每侧鼻腔以**鼻阈**（nasal limen）为界分为前方的鼻前庭和后方的固有鼻腔，鼻阈是皮肤与鼻黏膜的分界标志。

1. **鼻前庭**（nasal vestibule） 位于鼻腔前下方的扩大部分，相当于鼻翼遮盖部分，内衬皮肤，长有鼻毛，有过滤灰尘、净化空气的功能。

2. **固有鼻腔**（nasal cavity proper） 位于鼻腔的后上方，是鼻腔的主要部分，临床上简称为鼻腔。由骨性鼻腔内衬黏膜而成。其境界为：上壁（又称顶壁）借筛骨的筛板邻颅前窝，因此，当颅底骨折损伤筛板时，脑脊液和血液可经鼻腔流出；下壁（底壁）借硬腭与口腔相隔；内侧壁

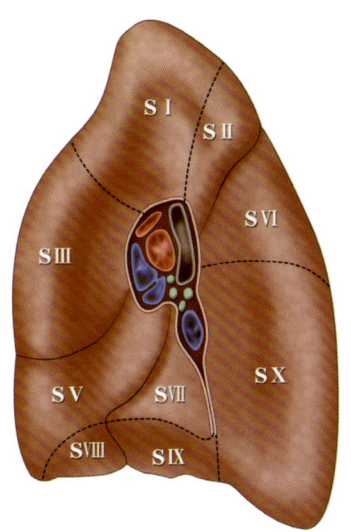
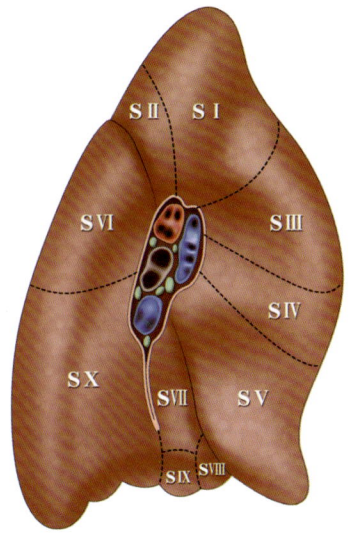

图 5-17　肺段模式图（内面）

表 5-1　肺段

肺左叶		肺右叶		
上叶	下叶	上叶	中叶	下叶
尖段（SⅠ）	上段（SⅥ）	尖段（SⅠ）	外侧段（SⅣ）	上段（SⅥ）
后段（SⅡ）	内侧底段（SⅦ）	后段（SⅡ）	内侧段（SⅤ）	内侧底段（SⅦ）
前段（SⅢ）	前底段（SⅧ）	前段（SⅢ）		前底段（SⅧ）
上舌段（SⅣ）	外侧底段（SⅨ）			外侧底段（SⅨ）
下舌段（SⅤ）	后底段（SⅩ）			后底段（SⅩ）

三、肺的微细结构

肺表面包有一层浆膜（脏胸膜）。肺的组织分为实质和间质两部分，肺实质即肺内支气管的各级分支及其末端的大量肺泡。间质为结缔组织及血管、淋巴管和神经等，间质主要分布于支气管树的周围，随着支气管树分支增加，间质逐渐减少。肺间质内有较多的弹性纤维和巨噬细胞。肺泡间质的炎症称间质性肺炎。支气管从肺门入肺后再呈树状逐级分支，称支气管树。从主支气管（第1级）至肺泡大约有24级分支。肺叶支气管、肺段支气管、小支气管、细支气管、终末细支气管构成肺的导气部。呼吸性细支气管、肺泡管、肺泡囊和肺泡构成肺的呼吸部（图5-18）。每个细支气管连同它的分支和肺泡组成一个**肺小叶**（pulmonary lobule）。肺小叶呈锥体形，尖向肺门，底向肺表面，小叶间为结缔组织间隔。胎儿肺小叶分界清楚。成人肺小叶分界不明显，但在表面仍可见其轮廓，直径为1~2.5cm。每叶肺有50~80个肺小叶。肺小叶是肺的结构和功能单位。累及肺小叶的急性炎症为小叶性肺炎，又称支气管肺炎。

（一）肺导气部

肺导气部是肺内传送气体的通道。随管道的分支逐渐变细，管壁变薄，管壁结构发生了一系列变化。

1. 肺叶支气管至小支气管的管壁结构与主支气管基本相似，但管径渐细，管壁渐薄，至小支气管内径为2~3mm。主要变化为：①上皮均为假复层纤毛柱状上皮，上皮变薄，杯状细胞渐

减少。②腺体减少。③软骨呈不规则片状，并逐渐减少。④平滑肌相对增多，逐渐形成环行肌束环绕管壁。

2. 细支气管（bronchiole）内径约1mm，上皮渐变为单层纤毛柱状，杯状细胞减少或消失，腺和软骨很少或消失，环行平滑肌则更明显，黏膜常形成环形皱襞。终末细支气管（terminal bronchiole）内径约为0.5mm，上皮为单层柱状，无杯状细胞，腺体和软骨均消失，平滑肌形成完整的环行肌层，黏膜皱襞也明显。细支气管和终末支气管的环行平滑肌在自主神经的支配下收缩或舒张，以调节进出肺泡的气流量。正常情况下，吸气时，平滑肌松弛，管腔扩大。呼气末时，平滑肌收缩，管腔变小。在支气管哮喘等病理情况下，平滑肌发生痉挛性收缩，以致呼吸困难。

（二）肺呼吸部

1. 呼吸性细支气管（respiratory bronchiole）是终末细支气管的分支，它是肺导气部和呼吸部之间的过渡性管道，管壁上出现散在的肺泡开口，以进行气体交换（图5-18）。管壁上皮为单层立方，上皮外的结缔组织内有少量环行平滑肌。从呼吸性细支气管始具有气体交换功能。

2. 肺泡管（alveolar duct）是呼吸性细支气管的分支，由于有许多肺泡开口，无完整的管壁，只在相邻肺泡开口之间存在小部分管壁，切片上呈节结状膨大。膨大表面为单层立方上皮或单层扁平上皮，上皮下为薄层的结缔组织和少量平滑肌，肌纤维环绕于肺泡开口处。

3. 肺泡囊（alveolar sac）与肺泡管相连续，每个肺泡管分支形成2~3个肺泡囊。肺泡囊是许多肺泡共同开口而成的囊腔。肺泡囊的相邻肺泡之间为薄层的结缔组织（肺泡隔），在肺泡开口处无环行平滑肌，故在切片中找不到结节状膨大。

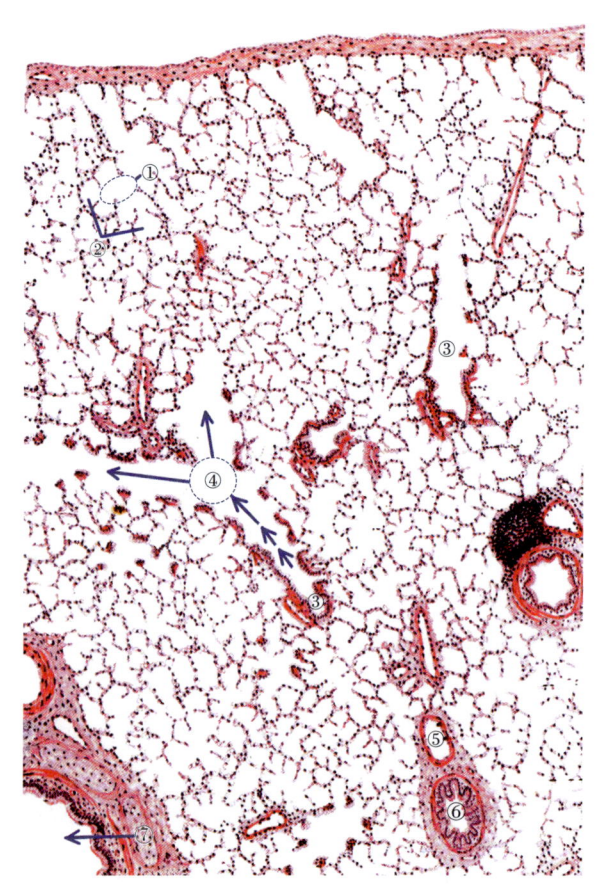

图5-18 肺泡及肺孔高倍光镜结构模式图
①肺泡囊；②肺泡；③呼吸性细支气管；④肺泡管；⑤肺静脉；⑥肺动脉；⑦小支气管

4. **肺泡**（pulmonary alveoli）是支气管树的终末部分，是构成肺的主要结构，是肺进行气体交换的部位。肺泡为半球形囊状，一面开口于呼吸性细支气管、肺泡管和肺泡囊，其余各面与相邻的肺泡彼此相接。肺泡壁很薄，表面覆以单层肺泡上皮，有完整的基膜。相邻肺泡紧紧相贴，仅隔以薄层结缔组织，称肺泡隔。成人每侧肺有3亿~7亿个肺泡，总面积为70~80m^2。

（1）肺泡上皮：由Ⅰ型和Ⅱ型肺泡细胞组成（图5-19）。

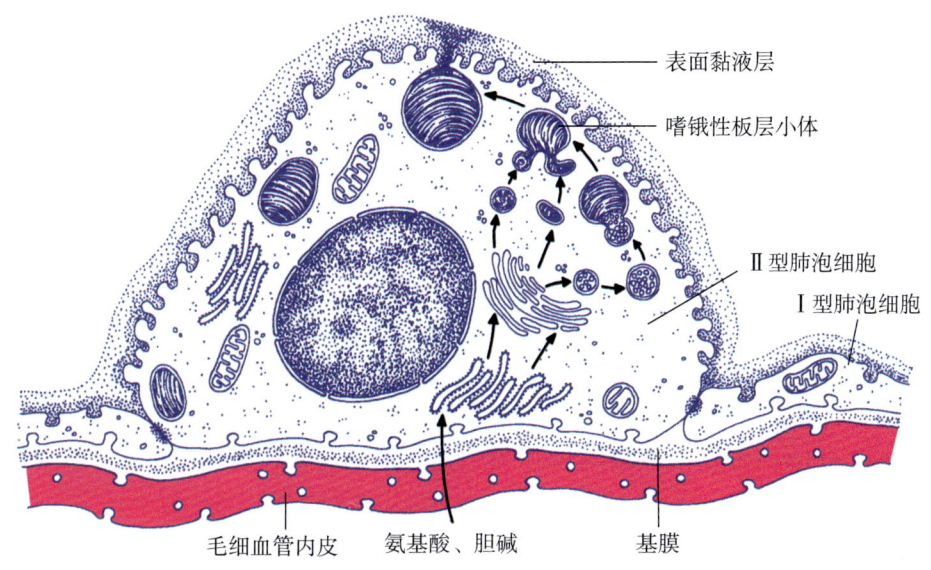

图 3-2-18　Ⅱ型肺泡上皮细胞电镜结构模式图

Ⅰ型肺泡细胞（type Ⅰ alveolar cell）：数量少，细胞扁平，覆盖肺泡的大部分表面，参与构成血-气屏障，为气体交换提供广阔的表面积。细胞含核部分厚并突向肺泡腔内，无核部分很薄，厚约0.2μm，是进行气体交换的部位。Ⅰ型肺泡细胞无分裂增殖能力，损伤后由Ⅱ型肺泡细胞增殖分化补充。

Ⅱ型肺泡细胞（type Ⅱ alveolar cell）：位于Ⅰ型肺泡细胞之间，数量多，但覆盖面积小。细胞呈立方形或圆形，核圆形，胞质着色浅，呈泡沫状。细胞质内含嗜锇性分泌颗粒。颗粒的主要成分为磷脂，以二棕榈酰卵磷脂为主。颗粒内物质释放出来，均匀地涂布于肺泡表面形成一层黏液层，称为**肺泡表面活性物质**（surfactant）。其具有降低肺泡表面张力、稳定肺泡大小（直径）、防止肺泡塌陷的作用。Ⅱ型肺泡细胞有分裂、增殖并分化为Ⅰ型肺泡细胞的潜能，故具有修复受损伤上皮的作用。

> **知识链接**
>
> 在新生儿，肺泡表面活性物质减少或缺乏，可致新生儿肺不张，严重者可致死亡，这种病变称为新生儿呼吸窘迫综合征。在重度休克患者，Ⅱ型肺泡细胞因缺血、缺氧而坏死，肺泡表面活性物质减少或缺乏，亦可造成肺不张，这种病变称为成人呼吸窘迫综合征。

（2）肺泡隔（alveolar septum）：相邻两个肺泡之间的薄层结缔组织称肺泡隔。肺泡隔内含有丰富的连续毛细血管网、大量的弹性纤维。毛细血管网有利于血液与肺泡之间的气体交换；弹

性纤维使肺具有弹性，可促使扩张的肺泡回缩。肺泡隔内还有成纤维细胞、巨噬细胞、浆细胞、肥大细胞及淋巴管和神经。在病理状态下，弹性纤维遭到破坏，弹性纤维退化变性，肺泡弹性减弱，回缩较差，会影响肺的呼吸功能，久之肺泡将扩大、处于过度扩张状态，造成肺气肿。

（3）**血-气屏障**（blood-air barrier）：指肺泡内与毛细血管内血液之间进行气体交换所通过的结构，称**血-气屏障**，又称**呼吸膜**。血-气屏障由肺泡表面液体层、Ⅰ型肺泡细胞与基膜、薄层结缔组织、毛细血管基膜与内皮构成。血-气屏障很薄，总厚度约 0.5μm。间质性肺炎时，肺泡隔内结缔组织水肿、炎症细胞浸润，使肺换气功能发生障碍。患者出现组织缺氧和呼吸困难，严重者可致呼吸衰竭。

（4）**肺泡孔**（alveolar pore）：相邻肺泡之间有直径为 10～15μm 的小孔相通，称肺泡孔。它是相邻肺泡间的气体通路，与平衡肺泡内的气压相关。一个肺泡有一个或数个肺泡孔，肺泡孔的数目随年龄而增加。当某个终末细支气管或呼吸性细支气管阻塞时，可通过肺泡孔建立侧支通气道，防止肺泡萎缩。肺部感染时，肺泡孔也是炎症能迅速蔓延的渠道。

（5）**肺巨噬细胞**（pulmonary macrophage）：来源于单核细胞，广泛分布于肺泡隔或肺泡腔内，在细支气管以下的管道周围及肺泡隔内较多。进入肺泡腔的巨噬细胞称为**肺泡巨噬细胞**（alveolar macrophage）。其具有吞噬细菌异物、免疫和分泌功能，起着重要的防御作用。肺巨噬细胞吞噬进入肺内的尘粒后，称为**尘细胞**（dust cell）。在左心衰竭肺淤血时，大量红细胞从毛细血管腔溢出，被巨噬细胞吞噬，胞质中含大量血红蛋白分解产物（含铁血黄素颗粒），此种细胞称为**心力衰竭细胞**（heart failure cell）。吞噬异物的巨噬细胞，有的进入肺泡腔经呼吸道被咳出，有的进入淋巴管被带走。

（三）肺的血管

肺有两套血管。

1. **功能性血管**　肺动脉与肺静脉由右心室发出，经肺门入肺，随支气管的分支到达呼吸部，在肺泡周围形成毛细血管网，属于连续性毛细血管，完成气体交换。肺泡周围的毛细血管内压低，无组织液形成。左心衰竭时，肺静脉淤血，毛细血管内血压升高，大量血浆和红细胞进入肺泡隔和肺泡腔内，形成肺水肿。

2. **营养性血管**　支气管动脉和支气管静脉起自胸主动脉或肋间动脉，与支气管伴行经肺门入肺，沿途在导气部的管壁及肺泡隔内分支形成毛细血管网，营养肺组织。

知识链接

呼吸道与外界环境接触最频繁，接触面积大。在呼吸过程中，外界环境的有机或无机粉尘，包括各种微生物、异性蛋白质过敏原、尘粒及有害气体均可进入呼吸道肺部引起各种疾病。其中以肺部感染最常见，原发性感染以病毒感染最多见，最先出现于上呼吸道，随后可伴发细菌性感染。吸入生产性粉尘可致肺尘埃沉着病，以硅沉着病、煤硅肺病和石棉沉着病常见。吸入水溶性高的刺激性气体（SO_2、Cl_2、NH_3）会发生急、慢性呼吸道炎和肺炎，而吸入低水溶性的氮氧化合物、光气、硫酸二甲酯等气体，可损害肺泡和肺泡毛细血管发生急性肺水肿。肺泡因先天性缺陷，可引起肺表面活性物质不足或缺失，致呼吸窘迫。还可因血氧不足，在肺泡表面沉积形成一层透明的膜样物质，影响肺泡的扩张与气体交换，也称新生儿透明膜病。肺泡处的充血、水肿、纤维化可导致肺气肿。

第三节 胸 膜

一、胸腔、胸膜与胸膜腔的概念

胸腔（thoracic cavity）由胸廓与膈围成，上界为胸廓上口，与颈根部通连，下界借膈与腹腔分界。胸腔内可分为3部，即左、右两侧的胸膜腔与肺以及中间的纵隔。

胸膜（pleura）是覆盖在肺表面、胸壁内面、纵隔侧面和膈上面的一层薄而光滑的浆膜，分为脏胸膜和壁胸膜两部分。其中覆盖在肺表面的部分称**脏胸膜**（visceral pleura），衬贴于胸壁内面、纵隔侧面和覆盖膈上面的部分，称**壁胸膜**（parietal pleura）。

胸膜腔（pleural cavity）是由脏胸膜与壁胸膜在肺根处相互移行，两者之间形成的密闭且呈负压的潜在性腔隙。左右各一，互不相通，腔内有少量浆液，可减少呼吸运动时脏、壁胸膜之间的摩擦（图5-20）。

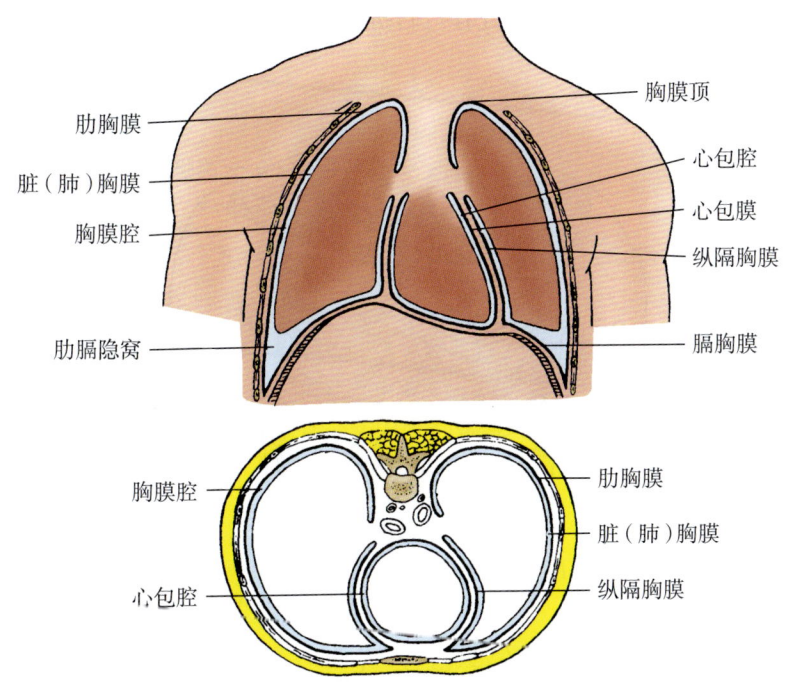

图 5-20 胸膜和胸膜腔示意图

二、胸膜的分部及胸膜隐窝

脏胸膜紧贴于肺表面，并伸入肺叶间裂内。壁胸膜根据覆盖部位不同可分4部分。

1. **膈胸膜**（diaphragmatic pleura） 覆盖膈的上面，与膈紧密相连，不易剥离。

2. **肋胸膜**（costal pleura） 贴附于肋骨与肋间肌的内面，由于肋胸膜与肋骨和肋间肌之间有胸内筋膜存在，较易剥离。

3. **纵隔胸膜**（mediastinal pleura） 贴附于纵隔的两侧，其中部包绕肺根移行于脏胸膜，并在肺根下方前、后两层重叠，连于纵隔外侧面与肺内侧面之间形成肺韧带（pulmonary ligament），有固定肺的作用，是肺手术的标志。

4. **胸膜顶**（cupula of pleura） 突出胸廓上口，伸向颈根部，覆盖于肺尖上方，高出锁骨内侧1/3上方2～3cm，在针灸或作臂丛麻醉时，注意勿损伤胸膜顶造成气胸。

在各部壁胸膜相互移行转折处的胸膜腔，称胸膜隐窝（pleural recesses）（胸膜窦），即使在深吸气时肺缘也不能伸入此间隙。其中最大、最明显的胸膜隐窝是位于肋胸膜与膈胸膜相互转折处的**肋膈隐窝**（costodiaphragmatic recess）。这是胸膜腔的最低部位，胸膜腔积液常首先积聚于此处，是临床上胸膜腔穿刺抽液的部位，同时也是最易发生粘连的部位。

> **知识链接**
>
> 当胸膜炎症时，渗出液会沉积在胸膜腔最低处，临床做胸膜腔穿刺常用的穿刺部位多在肩胛线第8或第9肋间隙进行，穿刺时自外向内的层次依次为：皮肤、浅筋膜、深筋膜、肌层、肋间隙（含肋间外、内肌）、胸内筋膜及肋胸膜，最后到达胸膜腔。

三、胸膜与肺的体表投影

胸膜的体表投影是指壁胸膜各部相互移行转折处形成的返折线在体表的投影位置，标志着胸膜腔的范围（图 5-21）。

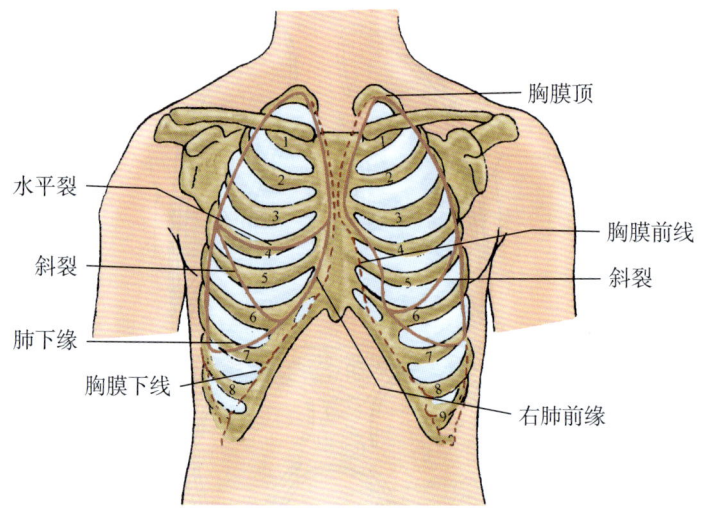

A. 胸膜及肺的体表投影（前面）

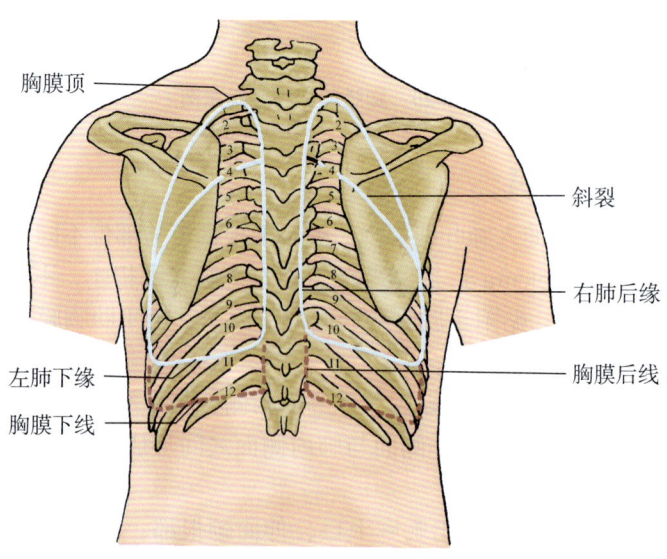

B. 胸膜及肺的体表投影（后面）

图 5-21 胸膜及肺的体表投影

胸膜顶与肺尖的体表投影一致，高出锁骨内侧 1/3 的上方 2~3cm。胸膜前界即肋胸膜与纵隔胸膜前缘间的返折线。两侧均起自胸膜顶，向内下方经胸锁关节后方，约在第 2 胸肋关节水平，左、右两侧靠拢并沿中线稍左垂直下行。右侧至第 6 胸肋关节处转向右，移行于胸膜下界；左侧在第 4 胸肋关节处斜向外下，沿胸骨左缘外侧 2~2.5cm 处下行，至第 6 肋软骨后方移行于胸膜下界。由于左、右胸膜前返折线上、下两端相互分开，所以在胸骨后面形成两个无胸膜的三角形区域：上方的间隙称胸腺区，内有胸腺；下方的间隙称心包区，其间显露心及心包，此区位于胸骨体下部左半和左侧第 4、5 肋软骨后方，因此处心包前方未被胸膜掩蔽，也称为**心包裸区**。胸膜下界是肋胸膜与膈胸膜的返折线。右侧起自第 6 胸肋关节处，左侧起自第 6 肋软骨后方，两侧均斜向外下，在锁骨中线与第 8 肋相交，在腋中线处与第 10 肋相交，并转向后内侧，在肩胛线与第 11 肋相交，在脊柱旁平第 12 胸椎棘突高度。肺的前界几乎与胸膜的前界相同。肺下界体表投影比胸膜下界的返折线高出约两个肋骨，即在锁骨中线与第 6 肋相交，在腋中线与第 8 肋相交，在肩胛线与第 10 肋相交，在脊柱旁平第 10 胸椎棘突高度（表 5-2）。

表 5-2　肺和胸膜下界的体表投影

	锁骨中线	腋中线	肩胛线	后正中线
肺下界	第 6 肋	第 8 肋	第 10 肋	第 10 胸椎棘突
胸膜下界	第 8 肋	第 10 肋	第 11 肋	第 12 胸椎棘突

第四节　纵　隔

纵隔（mediastinum）是两侧纵隔胸膜之间所有器官、结构和结缔组织的总称。

纵隔的境界：前界为胸骨，后界为脊柱胸段，两侧界为纵隔胸膜，上界为胸廓上口，下界为膈。

纵隔以胸骨角平面（平对第 4 胸椎椎体下缘水平）为界将纵隔分为上纵隔、下纵隔两部，下纵隔又以心包为界分为前纵隔、中纵隔和后纵隔 3 部分（图 5-22）。

上纵隔（superior mediastinum）内主要有胸腺，左、右头臂静脉，上腔静脉，左、右膈神经，迷走神经，喉返神经，主动脉及其三大分支，食管，气管，胸导管及淋巴结等。

前纵隔（anterior mediastinum）位于胸骨与心包之间，内有胸腺的下部、部分纵隔前淋巴结及疏松结缔组织等。

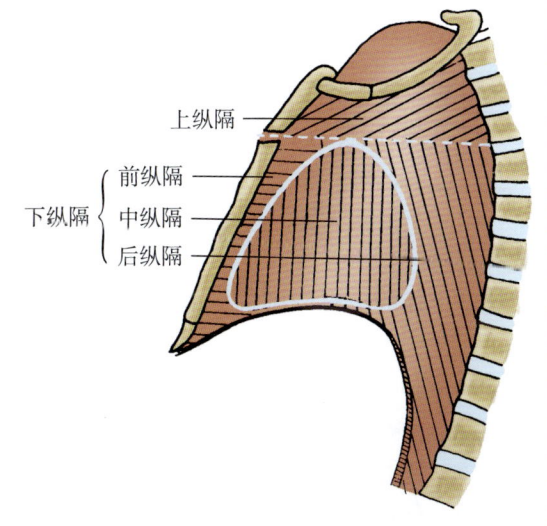

图 5-22　纵隔分区示意图

中纵隔（middle mediastinum）位于心包前、后界之间，内含心包、心和大血管、奇静脉弓、膈神经、心包膈血管及淋巴结等。

后纵隔（posterior mediastinum）位于心包与脊柱之间，内含主支气管、食管、胸导管、胸主动脉、奇静脉、半奇静脉、迷走神经、胸交感神经干和淋巴结等。

自测题

一、名词解释

1. 上呼吸道
2. 声门裂
3. 肺门
4. 肺根
5. 肋膈隐窝
6. 纵隔
7. 胸膜腔
8. 气管杈
9. 鼻旁窦
10. 血-气屏障

二、填空题

1. 呼吸系统由_____和_____两部分组成，前者的功能是_____，后者的功能是_____。
2. 上呼吸道包括_____、_____及_____。
3. 下呼吸道包括_____、_____及其_____。
4. 呼吸道的起始部分是_____，包括_____、_____及_____3部分。
5. 鼻腔外侧壁由上到下的三个突出结构是_____、_____、_____；在上鼻甲的后上方与鼻腔顶部间有一凹陷称_____，_____开口于此；下鼻道的前端有_____的开口。
6. 鼻腔黏膜嗅部位于_____。
7. 鼻旁窦包括_____、_____、_____和_____四对，其中窦腔最大且易患慢性炎症的是_____。
8. 喉腔被_____分为3部分，从上到下依次是_____、_____和_____。喉腔最狭窄的部位是_____。
9. 喉的软骨主要有_____、_____、_____及一对_____。
10. _____黏膜下组织较疏松，炎症时易引起水肿，尤其是幼儿喉腔较小，常因水肿引起喉阻塞，造成呼吸困难。
11. 连于喉与肺之间的管道是_____与_____。前者上端在第六颈椎体下缘平接_____，向下经_____入胸腔，于_____平面分叉。
12. 左主支气管_____近似_____；右主支气管_____，走行方向_____，异物易坠入_____。
13. 肺的上端较圆钝，称_____，可高出锁骨内侧1/3约_____cm。左肺前缘的下部有_____。
14. 肺内侧面中央有一凹陷称_____，它是_____、_____、_____、_____以及_____等进出肺的部位，这些结构被结缔组织相连一起并由胸膜包绕成束，总称_____。
15. 肺下界在锁骨中线上平_____，在腋中线上平_____。
16. 右肺被_____和_____分为上、中、下3叶，左肺被_____分为上、下2叶。
17. 壁胸膜依其所在的部位可分_____、_____、_____和_____4部分。胸膜顶是_____与_____相互移行并包绕____的部分。
18. 胸膜下界在锁骨中线上平_____，在腋中线上平_____。在肩胛线上平_____，在后正中线上平_____。

三、选择题

1. 上鼻甲平面以上及其对应的鼻中隔黏膜称为
   A. 嗅区
   B. 呼吸区
   C. 易出血区
   D. 位觉区
   E. 味觉区

2. 鼻出血的常见部位是
   A. 下鼻甲
   B. 中鼻甲
   C. 鼻中隔前下部
   D. 鼻中隔上部
   E. 上鼻甲

3. 鼻泪管开口于
   A. 上鼻道
   B. 中鼻道
   C. 下鼻道前份
   D. 蝶筛隐窝
   E. 鼻后孔

4. 开口于上鼻甲后方的是
   A. 蝶窦
   B. 筛窦前小房
   C. 筛窦中小房
   D. 筛窦后小房
   E. 额窦

5. 开口于上鼻道的是
   A. 额窦
   B. 筛窦前小房
   C. 筛窦后中房
   D. 筛窦后小房
   E. 筛窦

6. 开口于下鼻道的是
   A. 上颌窦
   B. 额窦
   C. 鼻泪管
   D. 蝶窦
   E. 筛窦

7. 开口于中鼻道的是
   A. 蝶窦和前、中筛窦
   B. 额窦和蝶窦
   C. 上颌窦和后筛窦
   D. 前中筛窦、额窦和上颌窦
   E. 鼻泪管

8. 窦口高于窦底的鼻旁窦是
   A. 蝶窦
   B. 筛窦
   C. 额窦
   D. 上颌窦
   E. 额窦和蝶窦

9. 在中鼻道和上鼻道均有开口的鼻旁窦是
   A. 蝶窦
   B. 上颌窦
   C. 筛窦
   D. 额窦
   E. 额窦和蝶窦

10. 成对的喉软骨是
    A. 甲状软骨
    B. 环状软骨
    C. 杓状软骨
    D. 会厌软骨
    E. 透明软骨

11. 有关喉腔的正确叙述是
    A. 向上借喉口与口咽相通
    B. 向下与气管相续
    C. 被前庭壁分为上、下两部分
    D. 前庭壁是喉腔中最狭窄部位
    E. 声壁是喉腔中最狭窄部位

12. 关于喉的位置，哪项**错误**
    A. 位于颈前部，喉咽前方
    B. 向下与气管相续
    C. 吞咽时上下活动不明显
    D. 女性的喉一般略高于男性
    E. 女性没有喉结

13. 对喉软骨的描述何项**错误**
    A. 甲状软骨是最大的喉软骨
    B. 环状软骨是完整的软骨环
    C. 环状软骨构成喉的底座
    D. 杓状软骨与环状软骨弓上缘构成关节
    E. 会厌软骨是会厌的主要结构

14. 会厌软骨的作用是
    A. 阻挡灰尘
    B. 阻止异物入喉

C. 振动发音

D. 颈部的重要标志

E. 帮助呼吸

15. 小儿喉腔炎症时易发生水肿的部位是

A. 喉前庭

B. 喉口

C. 喉中间腔

D. 声门下腔

E. 前庭襞

16. 喉腔最狭窄的部位是

A. 前庭裂

B. 声门裂

C. 喉口

D. 喉前庭

E. 声门下腔

17. 喉室位于

A. 喉前庭内

B. 前庭襞的上方

C. 前庭襞与声襞之间

D. 声襞的下方

E. 声门下腔

18. 右主支气管的特点是

A. 细而长

B. 细而短

C. 粗而长

D. 粗而短

E. 粗而倾斜

19. 气管切开的部位常选在

A. 第2~3气管软骨处

B. 第3~5气管软骨处

C. 第5~6气管软骨处

D. 第6~7气管软骨处

E. 第1~2气管软骨处

20. 关于气管的描述**错误**的是

A. 上端平对第6颈椎体下缘

B. 分叉处平对胸阔上

C. 依部位可分为颈部、胸部

D. 后邻食管

E. 两侧邻甲状腺

21. 气管杈平对

A. 颈静脉切迹

B. 胸骨柄

C. 胸骨角

D. 剑突

E. 第1肋

22. 有关气管的正确描述为

A. 位于前纵隔内

B. 在第5~6气管软骨前方有甲状腺峡

C. 前邻食管

D. 平第4、5胸椎体交界处分为左、右主支气管

E. 气管软骨呈完整的环行

23. 有关左肺的描述，正确的是

A. 分为三叶

B. 外形细长

C. 前缘无心切迹

D. 外形粗短

E. 位于胸膜腔内

24. 有关右肺的描述正确的是

A. 分为三叶

B. 外形粗短

C. 前缘无心切迹

D. 外形细长

E. 只有水平裂

25. 对肺的描述，正确的是

A. 位于胸膜腔内

B. 右肺较左肺窄而长

C. 右肺有肺小舌

D. 肺尖高出锁骨内侧段上方2~3cm

E. 肺尖高出锁骨外侧段上方1~2cm

26. 中纵隔内有

A. 心包

B. 食管

C. 气管

D. 迷走神经

E. 胸主动脉

27. 壁胸膜与脏胸膜互相移行的部位在

A. 肺根

B. 肺尖

C. 斜裂

D. 肋膈隐窝

E. 水平裂

28. 胸膜的下界在肩胛线上位于

A. 第6肋

B. 第8肋

C. 第 10 肋
D. 第 11 肋
E. 第 12 肋

29. 正常情况下胸膜腔
    A. 左、右互不相通
    B. 在肺根处相通
    C. 借呼吸道与外界相通
    D. 与腹膜腔相通
    E. 在胸膜顶相通
30. 胸膜下界在腋中线上位于
    A. 第 6 肋
    B. 第 8 肋
    C. 第 10 肋
    D. 第 11 肋
    E. 第 12 肋
31. 肺的下界在肩胛线上位于
    A. 第 8 肋
    B. 第 9 肋
    C. 第 10 肋
    D. 第 11 肋
    E. 第 12 肋
32. 肺的下界在锁骨中线上位于
    A. 第 6 肋
    B. 第 8 肋
    C. 第 9 肋
    D. 第 10 肋
    E. 第 12 肋
33. 胸膜腔
    A. 是密闭的潜在性腔隙
    B. 其内压等于大气压
    C. 左、右胸膜腔相通
    D. 由壁胸膜相移行而成
    E. 与腹膜腔相通
34. 肋膈隐窝位于
    A. 脏、壁胸膜移行处
    B. 肋胸膜、膈胸膜移行处
    C. 胸膜顶处
    D. 膈胸膜与纵隔胸膜移行处
    E. 肋胸膜、胸膜顶移行处
35. 分泌肺泡表面活性物质的细胞是
    A. Ⅰ型肺泡细胞
    B. Ⅱ型肺泡细胞
    C. 肺泡巨噬细胞
    D. 杯状细胞
    E. 小颗粒细胞
36. 关于肺泡的结构，哪一些是**错**误的
    A. 是肺进行气体交换的场所
    B. 上皮细胞由Ⅰ型肺泡上皮细胞和Ⅱ型肺泡上皮细胞组成
    C. 相邻两个肺泡间的薄层结缔组织称肺泡隔
    D. 肺泡隔内含丰富的毛细血管
    E. Ⅱ型肺泡细胞参与构成血 - 气屏障
37. 关于肺泡巨噬细胞的描述哪一项是**错误**的
    A. 由血液中的单核细胞分化而来
    B. 仅分布于肺间质而不进入肺泡腔
    C. 吞噬功能活跃
    D. 吞噬了尘颗粒后称尘细胞
    E. 属单核吞噬细胞系统

四、问答题

1. 呼吸系由哪些器官组成？有何主要功能？
2. 简述上颌窦的结构特点及临床意义。
3. 喉腔分哪几部分？各部分是如何划分的？
4. 简述声门下腔的结构特点及临床意义。
5. 简述左、右主支气管的形态特点，有什么临床意义？
6. 肋膈隐窝的位置和临床意义是什么？
7. 临床上做胸膜腔穿刺时常选在何处？穿刺依次经过哪些结构？
8. 简述鼻旁窦的开口部位，为什么上颌窦易发生慢性炎症？
9. 简述纵隔是如何划分的。
10. 简述肺的形态和位置。

（郑 欣）

第六章 泌尿系统

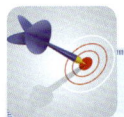

学习目标

掌握
泌尿系统的组成,肾的位置,肾的微细结构,膀胱的位置与毗邻。
熟悉
肾的形态、被膜、剖面结构;输尿管的3个狭窄;膀胱壁的结构特点;女性尿道的特点。
了解
肾血液循环的特点。

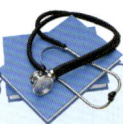

案例 6-1

患者于前晚突发右腰部剧痛,伴有尿频、尿急。16日到当地医院诊治,X线腹部平片证实右侧输尿管结石,位于第3腰椎之下缘处,约0.3cm×0.3cm大,化验结果:血白细胞计数 $10.8×10^9/L$,分类:中性粒细胞80%。小便常规检查:尿液呈酸性,红细胞0~1视野,蛋白质少量。由内科保守治疗,用青霉素、颠茄合剂、阿托品等药物治疗,疼痛不减。17日转诊到某医院,当时症状:左腹部疼痛,伴有尿频、尿急。进行泌尿B超检查,结石大小约0.3cm×0.3cm大,距离输尿管口约5cm。确诊为输尿管结石。

医院给予XK2000-B型体外冲击波碎石治疗,配合中西药抗感染,止痛治疗。治疗后疼痛减轻,X线片证实结石已经排出。

问题与思考:
1. 患者为何突发腰部剧痛?
2. 输尿管结石的来源是哪儿?
3. 输尿管结石可能嵌顿于何处?体外碎石后结石颗粒经何结构排出?

泌尿系统(urinary system)由肾、输尿管、膀胱、尿道组成(图6-1)。其主要功能是排出体内可溶于水的代谢产物,调节体液量和维持电解质酸碱平衡,维持机体内环境的稳态。机体新陈代谢产生的废物如尿素、尿酸、肌酸、多余的水分和无机盐等经血液循环至肾,在肾内形成尿液,然后经输尿管流入膀胱暂时储存,当膀胱尿液存储到一定量后,引发排尿反射,尿液经尿道排出体外。其中肾的功能尤其重要,肾衰竭时,机体的代谢废物、多余物质将不能及时排出而

蓄积并导致尿毒症，严重时可危及生命。近年研究还发现肾还具备内分泌功能，如分泌肾素、促红细胞素等多种激素和生物活性物质。

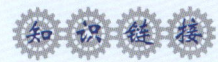

肾内分泌

肾分泌的内分泌激素主要有血管活性激素和肾素、前列腺素、激肽类物质，参加肾内、外血管舒缩的调节；又能生成 1，25- 二羟维生素 D_3 及红细胞生成素。

第一节 肾

一、肾的形态与位置和毗邻

肾（kidney）是成对的实质性器官，成人肾的表面光滑，呈红褐色，似蚕豆，成年男性肾略大于女性。可分为内、外侧两缘，前、后两面和上、下两端。其上、下两端钝圆，前面隆凸，后面平坦。外侧缘隆凸，内侧缘中部凹陷称**肾门**（renal hilum），是肾的血管、神经、淋巴管、肾盂出入肾实质之处。**肾蒂**（renal pedicle）是由出入肾门的肾血管、肾盂、神经和淋巴管等被结缔组织包裹在一起形成的结构。肾蒂主要结构的排列由前向后依次为肾静脉、肾动脉和肾盂，由上向下依次为肾动脉、肾静脉和肾盂。其中右肾蒂较左肾蒂短，故手术时右肾难度大。肾门向肾实质内凹陷形成一个较大的腔隙称**肾窦**（renal sinus），内含肾的血管、神经、淋巴管、肾盏、肾盂及脂肪组织。

肾左、右各一，位于腹后壁脊柱两侧，紧贴腹后壁的上部（图6-2），是腹膜外位器官（见第

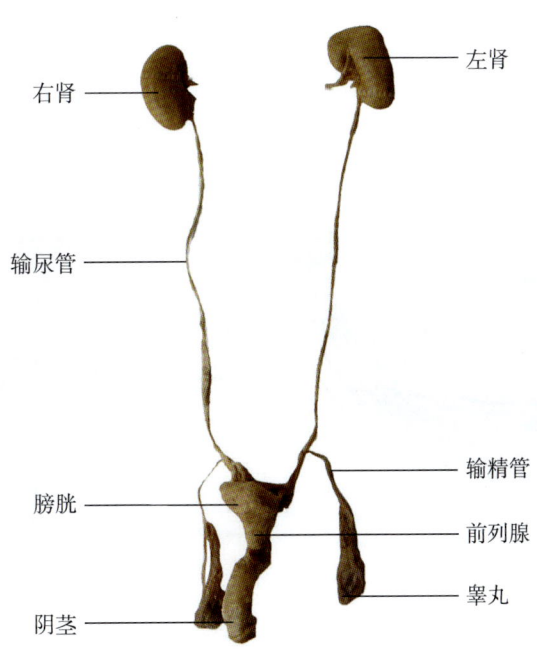

图 6-1 男性生殖泌尿图

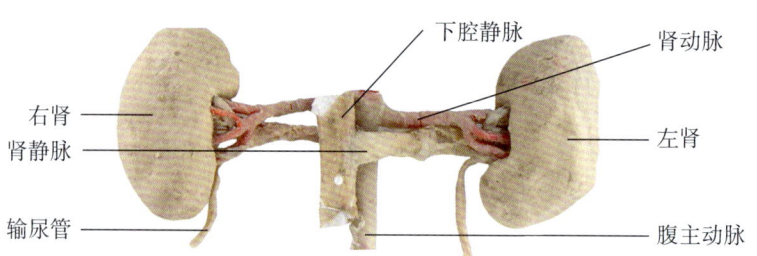

图 6-2 肾的位置（前面观）

七章第三节腹膜）。左肾上端平第 11 胸椎体下缘，下端平第 2 腰椎体下缘，12 肋斜过其后面中部。右肾因受肝影响较左肾约低半个椎体，十二肋斜过其后面上部（图 6-3）。

成人肾门约平第 1 腰椎体，其体表投影点在竖脊肌外侧缘与第 12 肋的夹角处，称**肾区**（renal region）。某些肾疾病时，触压或叩击此区可引起疼痛。

肾的毗邻（图 6-3）：在两肾的上方，有肾上腺附着。下方有输尿管上端。前方的毗邻关系为：左肾上部邻接胃后壁，左部为结肠左曲，中部有胰横过肾门前方。右肾上部邻接肝右叶，下部为结肠右曲，内侧缘邻十二指肠降部。后方第 12 肋以上部分借膈与胸膜腔相邻。

二、肾的被膜

肾的表面有三层被膜，从内向外依次为纤维囊、脂肪囊和肾筋膜。

纤维囊（fibrous capsule）是一层由致密结缔组织和少量弹性纤维构成的薄而坚韧的被膜，与肾连结疏松，易于剥离，剥离困难即为病理现象。

脂肪囊（fatty renal capsule）位于纤维囊的外面，脂肪囊又称**肾床**，为脂肪组织层，成人的厚度可达 2cm，在肾的后面和边缘脂肪组织更为发达。脂肪囊有支持和保护肾的作用。临床上做

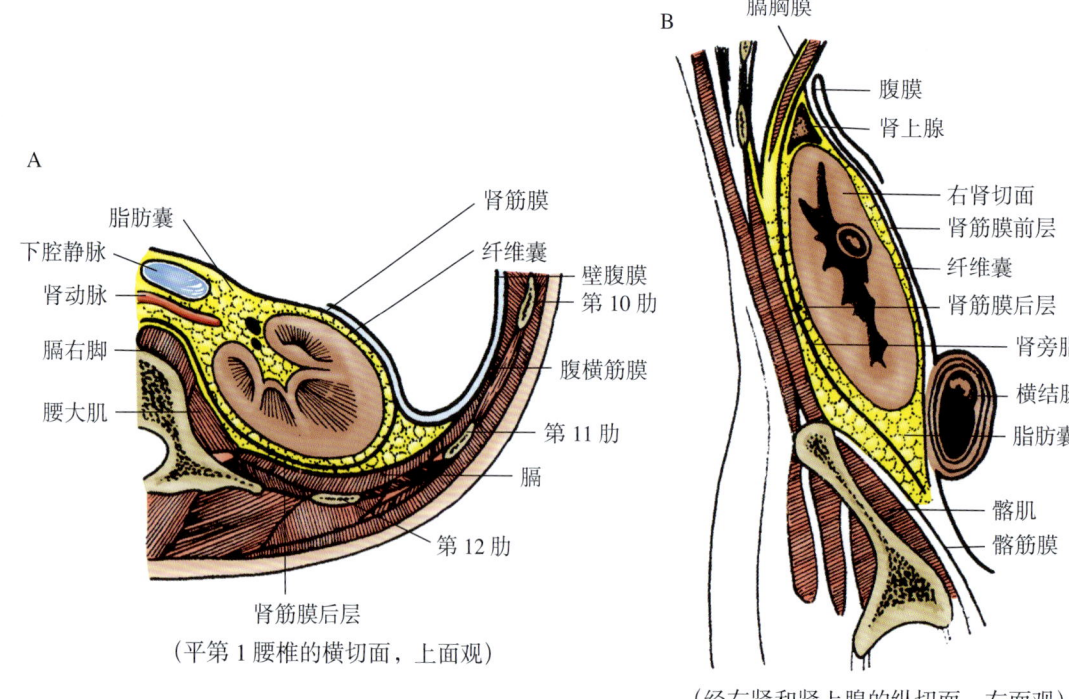

图 6-3 肾的被膜

肾囊封闭，就是将药物注入此层。经腹膜外做肾手术时，在脂肪囊内易于游离肾。由于该层脂肪组织发达，易透过X线，在X线片上可见肾的轮廓，对肾疾病的诊断有一定意义。

肾筋膜（renal fascia）位于脂肪囊的外面，为肾的固有膜，由致密结缔组织所构成，质薄而坚韧，被覆于肾表面，有保护肾的作用。肾筋膜易于从肾表面剥离，利用这一特点，可将肾固定于第12肋和腰大肌上，以治疗肾下垂。在肾部分切除或肾外伤时，应缝合肾筋膜，以防肾实质撕裂。肾位置的固定主要有赖于肾被膜，但是肾血管、腹膜以及腹内邻近器官的压力对肾的固定也有一定的作用。如固定装置不健全，肾将下垂（肾下垂）或游动（游走肾）（图6-3）。

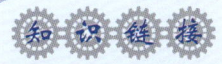

肾囊封闭术的应用解剖

肾囊封闭术的应用解剖 肾囊封闭术是通过穿刺的方法，把普鲁卡因等药物注入肾脂肪囊，以达到消除疼痛等目的的一项治疗技术。主要用于治疗急性无尿症、功能性尿潴留、麻痹性肠梗阻、术后腹胀、肾痛等。

1．部位选择 在腰部第12肋骨下缘，竖脊肌外侧缘与髂肌之间的区域，或者在第1腰椎棘突外侧5cm处，是进入肾的较短径路。在竖脊肌外缘与第12肋交点之下约1cm处做局部麻醉。

2．穿经结构 由浅入深依次穿经皮肤、浅筋膜、背阔肌、胸腰筋膜、腹横肌起始腱膜、腰方肌、肾旁脂肪、肾后筋膜，最后刺入肾脂肪囊后部。

三、肾的解剖结构

（一）肾的剖面结构

肾的冠状切面上可见肾分为表层的**肾皮质**（renal cortex）和深层的**肾髓质**（renal medulla）。肾皮质新鲜时呈红褐色，肉眼可见密布细小的颗粒。由肾小球和肾小管所构成，部分皮质伸展至髓质锥体间，成为**肾柱**（renal columns）。肾髓质新鲜时呈淡红色，为10~20个锥体所构成。**肾锥体**（renal pyramids）在切面上呈三角形。锥体底部向肾凸面，尖端向肾门，锥体主要组织为集合管，锥体尖端称**肾乳头**（renal papillae），每一个乳头有10~20个**乳头管**（papillary duct），向**肾小盏**（minor renal calices）漏斗部开口。在肾窦内有肾小盏，为漏斗形的膜状小管，围绕肾乳头。肾锥体与肾小盏相连接。每侧肾有7~8个肾小盏，相邻2~3个肾小盏合成一个**肾大盏**（major renal calices）。每侧肾有2~3个肾大盏，肾大盏汇合成扁漏斗状的**肾盂**（renal pelvis）。肾盂出肾门后逐渐缩窄变细，移行为输尿管（图6-4）。

（二）肾的组织结构

肾实质主要由大量的肾单位、集合管和肾间质（图6-5）肾间质是指肾内的结缔组织、神经、血管和淋巴管等，分布在肾单位及集合小管之间。

1．**肾单位**（nephron） 是肾的功能和结构的基本单位。由肾小体和肾小管构成。每个肾约有100万个以上肾单位。位于皮质浅层的称浅表肾单位，占肾单位总数的85%，在尿液形成中起重要作用。位于皮质深层的称髓旁肾单位，占肾单位总数的15%，对尿液浓缩起重要作用（图6-6）。

（1）**肾小体**（renal corpuscle）：位于肾皮质，呈球形，直径约200μm。每个肾小体有两个极，微动脉出入的一端称血管极，相对的另一端与肾小管相连，称尿极。肾小体由血管球和肾小囊构成（图6-8）。

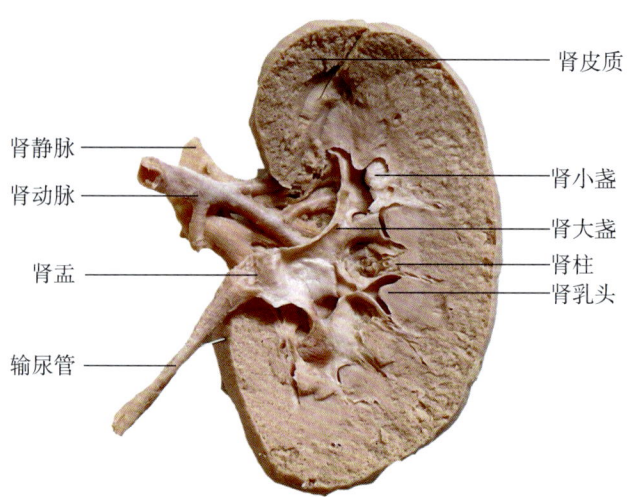

图6-4 右肾冠状切面

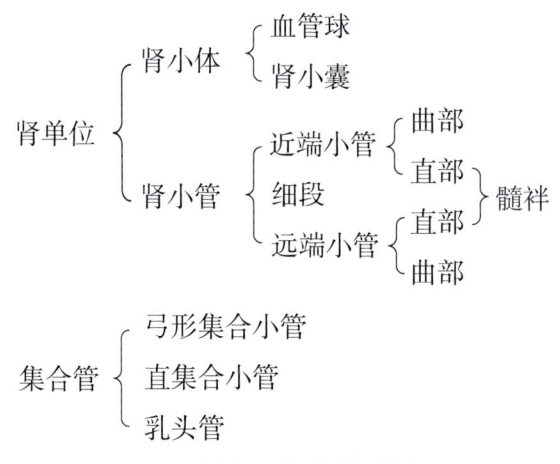

图6-5 肾实质的组成

1) **血管球**（glomerulus）：是包在肾小囊内的一团盘曲的网状毛细血管袢。一端连于粗短的入球微动脉，一端连于细长的出球微动脉。在电镜下血管球毛细血管的内皮细胞是有孔型，胞质小孔孔径在50～100nm，孔上大多无隔膜，有利于血液中小分子物质滤过（图6-7，图6-8）。

2) **肾小囊**（renal capsule）：又称Bowman囊，是泌尿小管起始部膨大凹陷的双层盲囊，囊壁分脏、壁两层，脏、壁两层之间的腔隙称肾小囊腔。

肾小囊的壁层细胞由单层扁平上皮构成，在肾小体尿极处与肾小管近端小管曲部相续连。脏层细胞有许多突起，称**足细胞**（图6-9）。在电镜下可见足细胞从胞体伸出几个较大的初级突起，每个初级突起又分出许多指状的次级突起。相邻足细胞的突起相互穿插嵌合，形成栅栏状结构，贴附于毛细血管基膜外面。足细胞的突起之间有宽约25nm的裂隙，裂隙上覆盖有厚为4～6nm的薄膜，称**裂孔膜**。

血液从入球微动脉流经血管球毛细血管时，血管腔内压力较高，血浆内除大分子蛋白质外（分子量在7万以上），其他成分均可通过有孔内皮、内皮基膜、裂孔膜进入肾小囊腔形成原尿，这3层结构称**滤过屏障**（filtration membrane）（也称**滤过膜**或**血尿屏障**）（图6-10）。原尿中除不含大分子蛋白质外，其成分与血浆相似。滤过膜的3层结构对血浆成分都有选择性通透作用。若

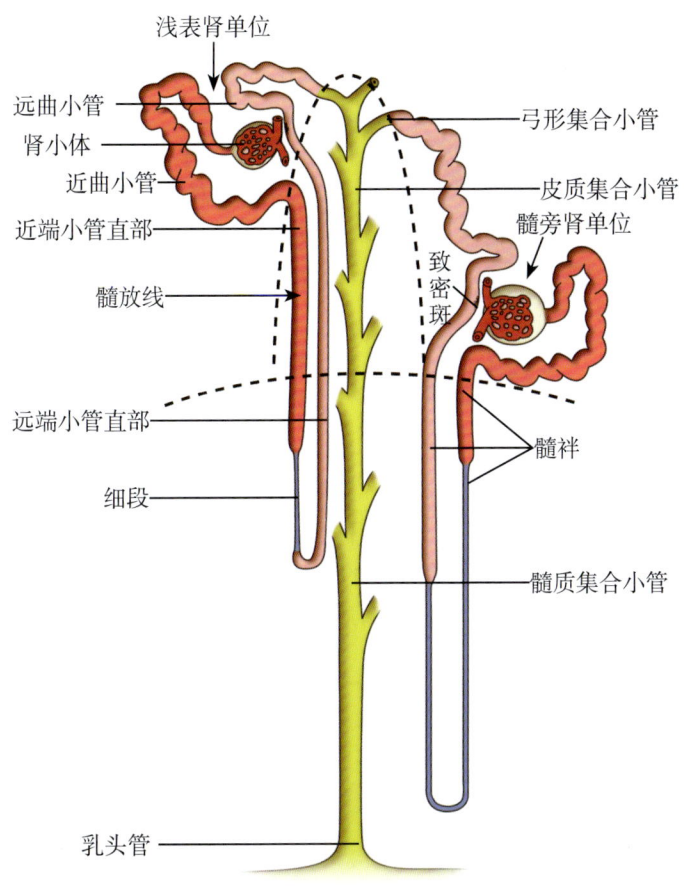

图 6-6　肾单位模式图

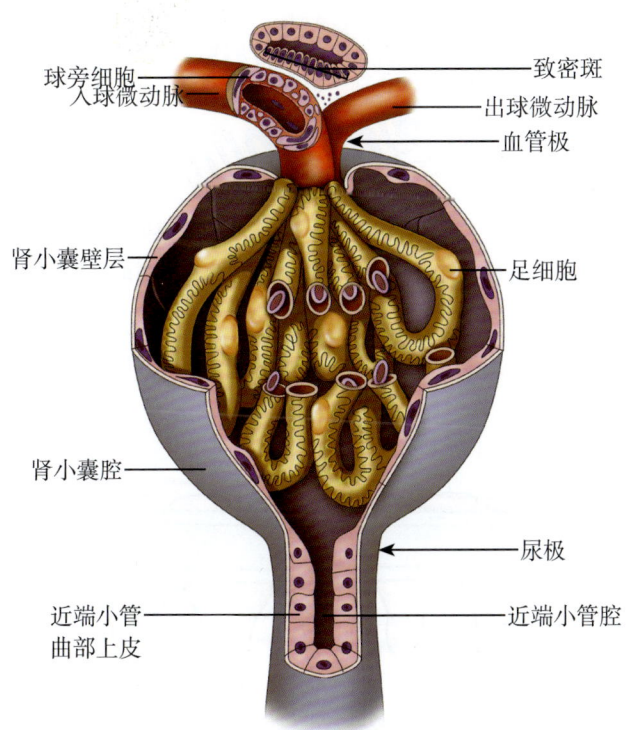

图 6-7　肾小体立体结构模式图

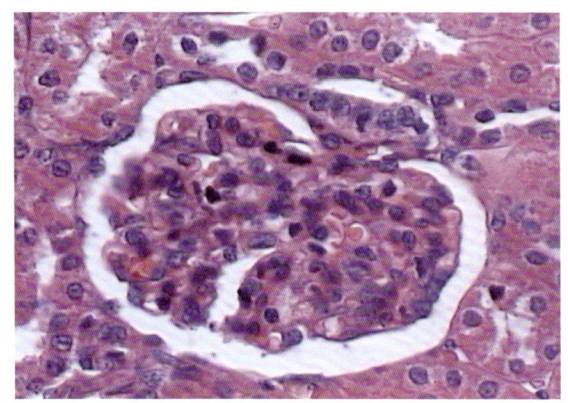

图 6-8 肾皮质迷路光镜像

肾某些疾病引起滤过膜受损,轻则引起蛋白质滤出,重则引起红细胞滤出,产生蛋白尿或血尿。

（2）**肾小管**（renal tubule）：是一段由上皮构成的弯曲管道,由肾皮质深入肾髓质,再返回肾皮质,止于集合管。全长分为近端小管、细段、远端小管。

1）**近端小管**（proximal tubule）：与肾小囊壁层相续连,是肾小管各段中最粗最长的一段。起始段盘曲在肾小体附近,称近端小管曲部,继而变直,行向髓质称近端小管直部。近端小管管腔小而不规则,管壁的上皮细胞因有侧突而分界不清晰,其游离面有**刷状缘**。电镜下可见刷状缘由大量较长的微绒毛整齐排列构成,扩大了细胞的表面积。近端小管是原尿重吸收的主要场所,原尿中的大部分的水、离子和尿素,几乎全部葡萄糖、氨基酸和多肽、小分子蛋白质等均在此重吸收,此外,近端小管还具备分泌功能。

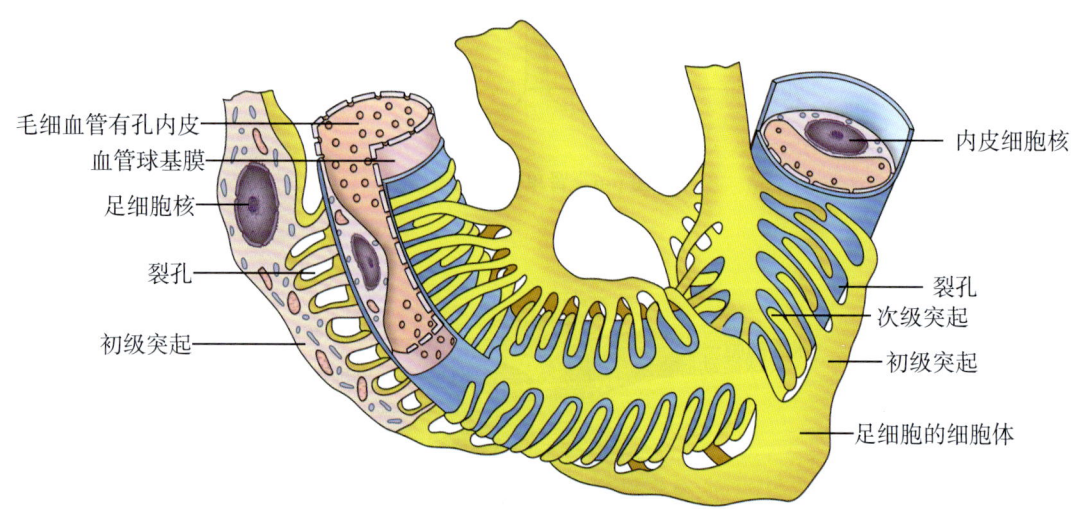

图 6-9 肾血管球毛细血管内皮细胞、足细胞与基膜电镜结构模式图

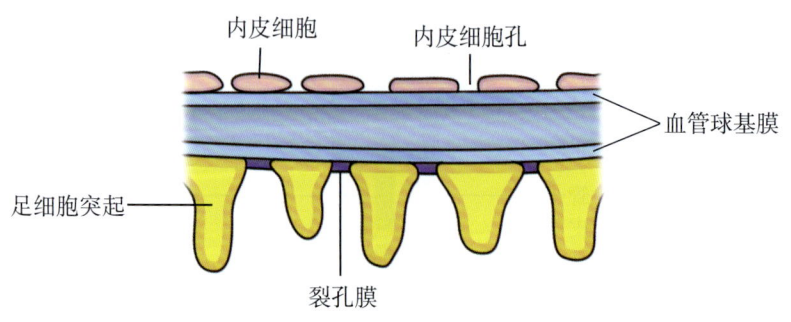

图 6-10 肾小体滤过膜电镜结构模式图

2）**细段**（thin segment）：由单层扁平上皮构成，细胞核突向管腔。上皮细胞薄，有利于水和离子通透。其管径最小，流速慢，与尿浓缩有关。

3）**远端小管**（distal tubule）：可分为直部与曲部。直部与细段相续连，远端弯转盘曲位于肾小体附近称曲部，曲部与集合管相续连。管壁上皮细胞的游离面，微绒毛短而少，无刷状缘。有重吸收水、钠和排钾等功能。远端小管的功能受醛固酮和抗利尿激素的调节。

2. **集合管**（collecting tubule） 与远端小管曲部相连，从肾皮质行向肾髓质，沿途不断汇集其他远端小管，再经肾髓质行至肾乳头，改称乳头管，以乳头孔开口于肾小盏。从集合管到乳头管，其管径逐渐变粗，管壁也增厚，管壁由立方上皮逐渐变为高柱状上皮。集合管有重吸收水、钠和排钾的作用。醛固酮和抗利尿激素也能调节集合小管的重吸收及离子的交换功能。

3. **球旁复合体**（juxtaglomerular complex）又称肾小球旁器。由球旁细胞和致密斑等组成（图6-11）。

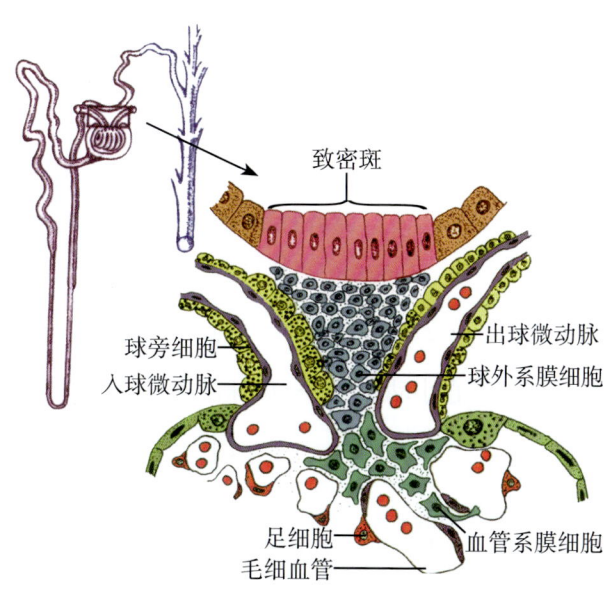

图 6-11　肾小体和球旁复合体光镜结构模式图

（1）**球旁细胞**（juxtaglomerular cell）：由近血管球处入球微动脉管壁平滑肌细胞转化而成。细胞呈立方形或多边形，细胞核呈圆形（图6-12）。球旁细胞可分泌肾素，肾素是一种蛋白水解酶，在血液内经过复杂的生化反应后，可参与血压调节。某些肾病伴发高血压，与肾素分泌异常有关。

（2）**致密斑**（macula densa）：由远端小管曲部近血管极侧的上皮细胞转化而成的斑状结构。致密斑的细胞呈高柱状，排列紧密，细胞核位于细胞顶部。致密斑是钠离子感受器，能感受远端小管内滤液中 Na^+ 浓度的变化。当滤液中钠离子浓度降低时，致密斑将信息传递给球旁细胞，促进球旁细胞分泌肾素，增强远端小管对 Na^+ 的重

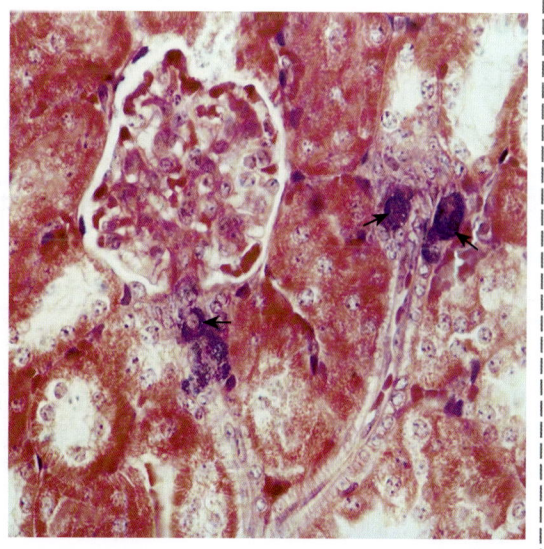

图 6-12　Bowie 染色示肾小体球旁细胞（箭头所示）

吸收，最终使血钠浓度升高。

四、肾的血液循环

肾的血液循环有两方面作用：一是营养肾组织，二是参与尿的生成。其特点有以下五个方面：①直接由腹主动脉分支而来，血流量大，流速快。每4～5min人体内血液全部流经肾滤过一遍。②肾小球入球微动脉粗短，出球微动脉细长，血管球内压力高有利于滤过。③肾血液循环中动脉两次形成毛细血管网。初级毛细血管网（血管球）有利于肾小球的滤过，次级毛细血管网在肾小管的周围，压力低，有利于肾小管上皮的重吸收。④直小血管与髓袢伴行，有利于髓袢和集合管重吸收以及尿浓缩。肾血液循环途径见（图6-13）。

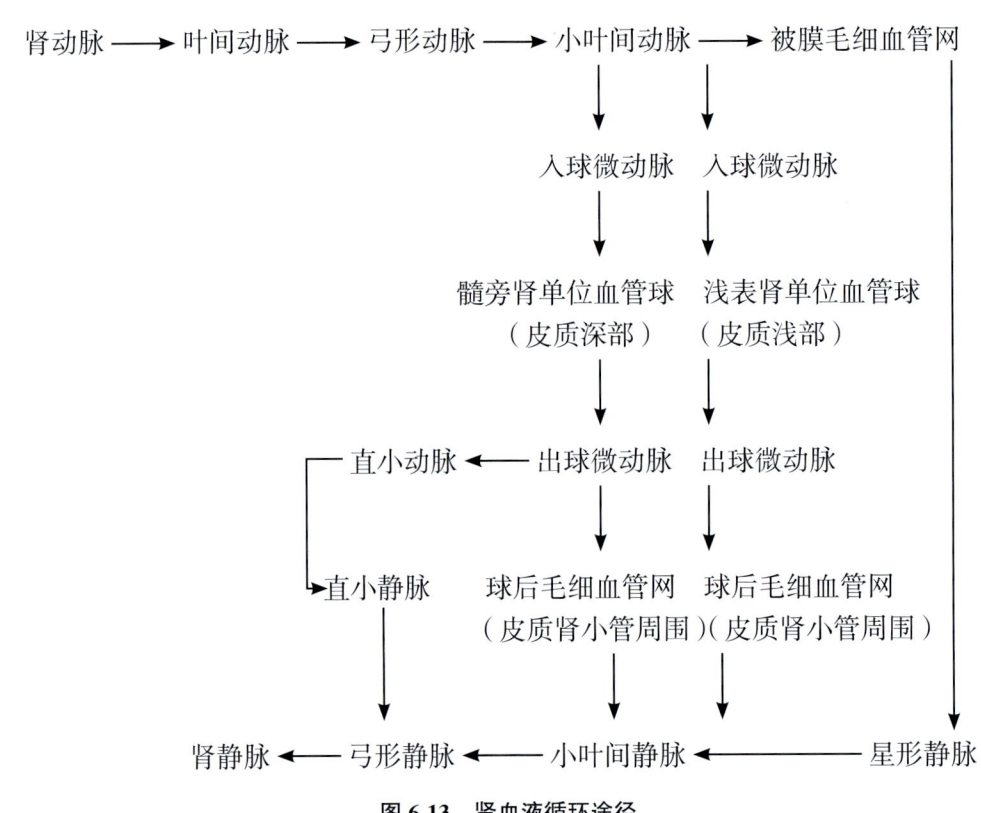

图6-13 肾血液循环途径

第二节 输尿管

一、输尿管的位置与行程

输尿管（ureter）是一对细长的肌性管道（图6-1），长20～30cm，管径平均为0.5～1.0cm。起于肾盂，沿腰大肌前面下降，在小骨盆入口处跨髂血管入盆腔，先沿盆壁向后下，再转向前内达膀胱底，斜穿膀胱壁，开口于膀胱腔。输尿管壁有较厚的平滑肌层，可作有节律的蠕动，使尿液不断地流入膀胱。如因结石阻塞而过度扩张，可产生痉挛性收缩而产生疼痛，即肾绞痛。

二、输尿管的分段

根据输尿管的行程，全长可分为**腹段**、**盆段**和**壁内段**等3段。

输尿管腹段位于腹膜后方，沿腰大肌前面下降至小骨盆上口，移行为盆段。

输尿管盆段是输尿管位于盆腔的部分。在男性与输精管交叉后转向前内侧斜穿膀胱底，在女性该段行经子宫颈两侧达膀胱底，在距子宫颈外侧1~2cm处从子宫动脉的后方下行，再转向前内侧斜穿膀胱底。临床上行子宫手术结扎子宫动脉时，不可误伤输尿管。

输尿管壁内段为输尿管斜穿膀胱壁的部分，该段开口于膀胱底内面的输尿管口。

三、输尿管的狭窄

输尿管全长有3处狭窄：第一处在肾盂与输尿管的移行处；第二处在跨越髂血管入小骨盆口处；第三处在输尿管斜穿膀胱壁处。这些狭窄常是结石易于滞留的部位。

输尿管结石、肾病与腰痛、输尿管结石

1. 尿路结石：是最常见的泌尿外科疾病之一。男性多于女性，约3∶1。近30多年来，中国上尿路（肾、输尿管）结石发病率明显提高。结石形成机制尚未完全阐明，多认为与代谢以及感染因素有关。主要症状是疼痛和血尿，极少数病人可长期无自觉症状。

2. 肾病与腰痛：肾周围炎时，可刺激腰大肌和腰方肌，使髋关节活动幅度减小、伴疼痛和髋关节屈曲痉挛。

3. 输尿管结石：结石容易停留在上述输尿管狭窄处，导致剧烈疼痛，并常放射至会阴。

第三节 膀 胱

膀胱（urinary bladder）是储存尿液的囊状肌性器官，并借平滑肌收缩将尿液排入尿道。膀胱的形状、大小、位置及壁的厚度均随尿液的充盈程度、年龄、性别不同而异。成人膀胱容积为300~500ml，膀胱最大容量为800ml，女性膀胱容量略小于男性，新生儿膀胱约为成人的1/10。老年人由于膀胱肌的紧张力降低，故容积增大。

一、膀胱的形态与结构

膀胱空虚时呈锥体形（图6-14）。尖朝向前上方称**膀胱尖**，底朝向后下方，称**膀胱底**，尖、底之间的大部分称**膀胱体**，膀胱的最下部，称**膀胱颈**。颈的下端有尿道内口通向尿道。

二、膀胱的位置与毗邻

膀胱空虚时位于小骨盆腔内，耻骨联合后方。膀胱底在男性与精囊腺、输精管末端和直肠相邻，膀胱颈与前列腺相邻（图7-13）。在女性膀胱底则与子宫颈和阴道相邻。膀胱颈直接与尿生殖膈相邻。膀胱充盈时，可高于耻骨联合而突入腹腔，并与腹前壁相贴。

当膀胱充盈时，位置升高，腹膜在膀胱与腹前壁之间的返折线也随之上移。因此，当膀胱充盈时，沿耻骨联合上缘进行膀胱穿刺，可不经过腹膜腔直接进入膀胱。

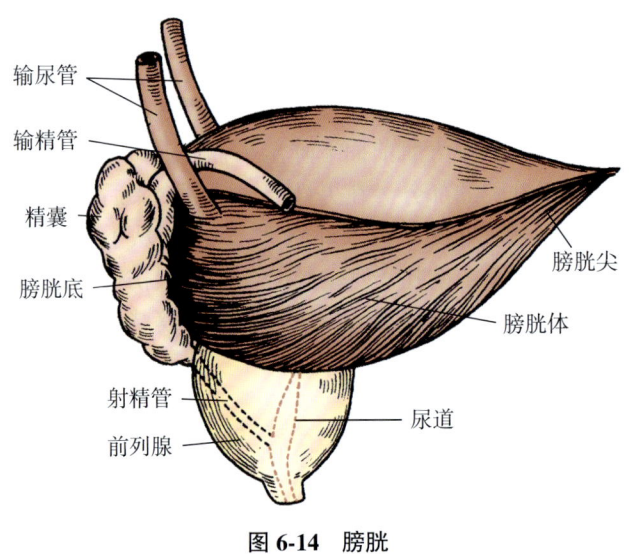

图 6-14 膀胱

三、膀胱的组织结构

膀胱壁由内向外由黏膜、肌层和外膜构成。黏膜为变移上皮，有许多皱襞，膀胱空虚时增多，充盈时减少。膀胱底的内面，两输尿管口和尿道内口之间的三角形区域黏膜光滑无皱襞，称**膀胱三角（trigone of bladder）**（图 6-15）是膀胱肿瘤和炎症的好发部位。两输尿管口之间横行皱襞，称**输尿管间襞**，呈苍白色，膀胱镜检查时可作为寻找输尿管的标志。膀胱的肌层较厚，由平滑肌大致呈外纵、中环、内纵 3 层交错排列，共同构成**逼尿肌**。通常认为在尿道内口处有环行平滑肌形成的膀胱括约肌。外膜是浆膜和纤维膜。

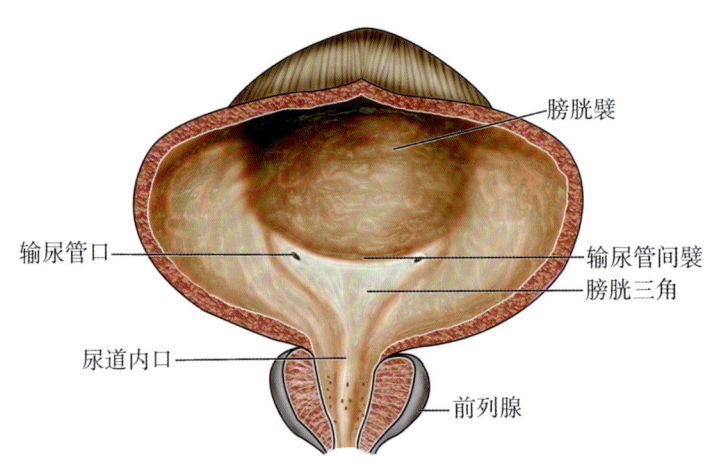

图 6-15 膀胱的黏膜

第四节 尿 道

尿道（urethra）是膀胱与体外相通的一段管道，男、女性尿道差异很大。因男性尿道兼有排尿和排精功能，详细内容将在男性生殖系统内叙述。

女性尿道粗而短，长3~5cm，起于尿道内口，经阴道前方，开口于阴道前庭（图6-16）。尿道外口呈矢状位，位于阴道口的前方，距阴蒂约2.5cm。尿道与阴道相邻，短、宽、直，易引起逆行性泌尿系感染。也可经尿道移除小的结石、异物和赘生物。

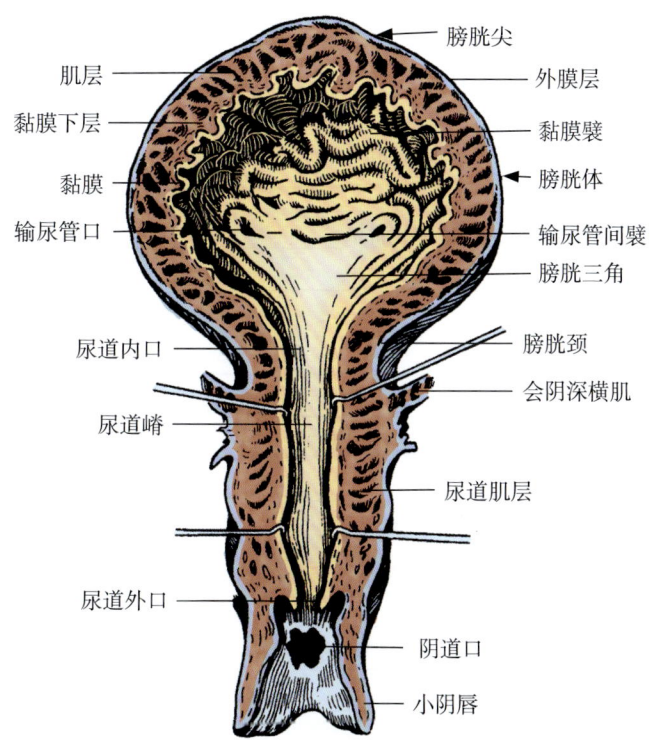

图6-16 女性膀胱和尿道额状切面（前面观）

女性尿道在会阴穿过尿生殖膈时，有尿道括约肌环绕，该肌为横纹肌，也受意志控制。

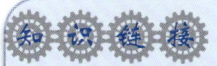

女性好发泌尿系统感染的常见原因

①女性的尿道口在阴道和肛门邻近。②女性尿道比男性短且宽直，细菌极易进入。③月经和性生活影响。④妊娠期子宫压迫影响排尿。⑤女性常见的不良习惯，如憋尿。

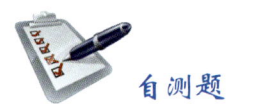 自测题

一、名词解释
1. 膀胱三角
2. 肾单位
3. 滤过屏障
4. 肾门

二、填空题
1. 泌尿系统包括_____、_____、_____和_____4部分。
2. 左肾上端平_____下缘，下端平_____下缘，左肾比右肾高出_____椎体。
3. 肾的内缘中部凹陷称为_____，是_____、_____、_____及淋巴管、神经等出入的部位。
4. 临床上常将_____的外侧缘与_____之间的部位称为肾区。
5. 肾是腹膜_____器官，肾实质由周围的_____和深部的_____两部分组成，两个肾锥体之间叫_____。
6. 肾的表面有3层被膜，由内向外分别是_____、_____和_____。
7. 输尿管起自_____，终于_____，其全程有3处狭窄，分别在_____、_____及_____3处。
8. 膀胱可分为_____、_____、_____及_____4部分。
9. 输尿管可分为_____、_____及_____3部分。
10. 膀胱前方为_____，后方在男性为_____、_____、_____；在女性为_____和_____，膀胱下方男性与_____毗邻，女性与_____相贴。
11. 肾单位包括_____和_____两部分。
12. 肾小体是由_____和_____组成，后者由_____、_____和_____构成。
13. 肾小管是由_____、_____和_____3部分组成。
14. 髓袢由_____、_____和_____组成。
15. 肾小体与肾小管相连的一极称_____，有血管进出的一极称_____。
16. 球旁复合体包括_____和_____。
17. 球旁细胞是由入球微动脉_____特化而成，能够分泌_____。
18. 滤过屏障是由_____、_____和_____组成。
19. 肾窦内有_____、_____、_____、_____、淋巴管、神经和脂肪等。
20. 致密斑是_____靠近血管级的细胞特化形成，能够感受远端小管_____中_____浓度的变化。

三、选择题
1. 肾蒂内主要结构由前向后依次为
   A. 肾动脉、肾盂、肾静脉
   B. 肾动脉、肾静脉、肾盂
   C. 肾静脉、肾动脉、肾盂
   D. 肾盂、肾动脉、肾静脉
   E. 肾盂、肾静脉、肾动脉

2. 关于肾的位置，正确的是
   A. 位于腹膜后面
   B. 第12肋斜过右肾的下部
   C. 右肾比左肾高
   D. 女性的肾较男性高
   E. 成人低于儿童

3. 第12肋斜过
   A. 左肾后面的中部
   B. 左肾后面的上部
   C. 右肾后面的中部
   D. 右肾后面的下部
   E. 左肾后面的下部
4. 肾门位于
   A. 平第11胸椎，距前正中线5cm
   B. 平第12胸椎，距前正中线5cm
   C. 平第1腰椎，距前正中线5cm
   D. 平第2腰椎，距前正中线5cm后段
   E. 平第1、2腰椎间，距前正中线5cm
5. 输尿管
   A. 起始于肾盂
   B. 属腹膜内位器官
   C. 分为腹、盆两段
   D. 开口于膀胱体
   E. 有两处狭窄
6. 男性输尿管下端前方有
   A. 输精管
   B. 精囊腺
   C. 前列腺
   D. 膀胱颈
   E. 直肠
7. 膀胱
   A. 属腹膜外位器官
   B. 空虚时全在小骨盆内
   C. 膀胱尖的下方有尿道内口
   D. 膀胱颈的后方有前列腺
   E. 分尖、体、底3部分
8. 膀胱最下方的是
   A. 膀胱尖
   B. 膀胱底
   C. 膀胱体
   D. 膀胱颈
   E. 膀胱三角
9. 男性膀胱下邻
   A. 尿生殖膈
   B. 前列腺
   C. 盆膈
   D. 直肠
   E. 精囊腺
10. 人膀胱的容积为
    A. 100～200ml
    B. 800～1000ml
    C. 300～500ml
    D. 800～1000ml
    E. 500～1000ml
11. 膀胱肿瘤与结核好发于
    A. 膀胱前壁
    B. 膀胱体
    C. 膀胱尖
    D. 膀胱三角
    E. 膀胱底
12. 膀胱充盈时
    A. 腹前壁与膀胱的腹膜返折仍在原位
    B. 膀胱前下壁仍有腹膜被覆
    C. 膀胱底位于耻骨联合上缘
    D. 膀胱尖超过耻骨联合上缘
    E. 属腹膜外位器官
13. 膀胱三角为
    A. 尿道内口与膀胱底之间
    B. 输尿管间襞与膀胱尖之间
    C. 尿道内口与膀胱尖之间
    D. 尿道内口与两输尿管口之间
    E. 两输尿管口与膀胱颈之间
14. 女性尿道长
    A. 1～2cm
    B. 8cm
    C. 8～10cm
    D. 3～5cm
    E. 5～8cm
15. 女性尿道后方邻
    A. 直肠
    B. 子宫
    C. 膀胱底
    D. 阴道
    E. 膀胱颈
16. 尿道阴道括约肌环绕
    A. 尿道内口
    B. 尿道外口
    C. 尿道穿经尿生殖膈处
    D. 尿道起始部
    E. 尿道穿经膀胱颈处

17. 女性尿道开口于
　　A. 尿生殖膈裂孔
　　B. 阴道前庭
　　C. 盆膈裂孔
　　D. 阴道口与肛门之间
　　E. 阴道口与阴唇系带之间

四、问答题

1 简述输尿管的分部及3个狭窄。
2 女性尿道的起止、开口部位如何？有什么解剖特点？
3 试述尿液的产生和排出体外的途径。
4 简述肾血循环的特点。

（谯　兴）

第七章 生殖系统

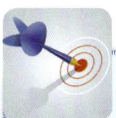

学习目标

掌握

生殖系统的组成；睾丸的形态、位置，睾丸的微细结构及功能；男性尿道的分部，前、后尿道的区分，3个狭窄及两个弯曲的位置和临床意义；卵巢的形态、位置，卵巢的微细结构及卵泡的发育过程及形态结构特点；子宫的形态、位置、前后毗邻及子宫的固定装置，子宫的微细结构；腹膜壁层、脏层、腹膜腔的组成，小网膜、大网膜的位置、组成。

熟悉

附睾的位置和形态；精索的概念；前列腺的形态、位置和毗邻；子宫内膜的周期性变化；阴道的形态、位置及毗邻；腹膜陷凹位置及临床意义。

了解

射精管的合成和开口；前列腺的年龄变化和临床意义；阴囊的形态；阴茎的形态、分部及组成；女性外阴的形态；乳房的位置、形态、结构及其临床意义；会阴的范围界限；腹膜与脏器的关系。

生殖系统（genital system）是人体内与生殖密切相关的器官的总称。生殖系统的功能是产生生殖细胞，繁衍新个体，分泌性激素以维持第二性征。根据所在的部位不同，可以分为内生殖器和外生殖器两部分。内生殖器大多位于盆腔内，主要包括生殖腺及输送管道；外生殖器则显露于体表之外，主要为性交器官。

第一节 男性生殖系统

男性生殖系统概况：内生殖器包括**生殖腺体**（睾丸）、**排精管道**（附睾、输精管、射精管和尿道）以及**附属腺体**（精囊腺、前列腺和尿道球腺）；外生殖器包括**阴囊**和**阴茎**（图7-1）。睾丸可产生男性生殖细胞（精子）和分泌雄性激素，附属腺体分泌物参与精液的构成。

一、睾丸

（一）睾丸的位置和形态

睾丸（testis）位于阴囊内，左、右各一，表面光滑，呈内、外侧稍扁的椭圆形结构（图7-2）。长4~5cm，厚3~4cm，各重15g左右。可分为前、后两缘，上、下两端及内、外两面。其表

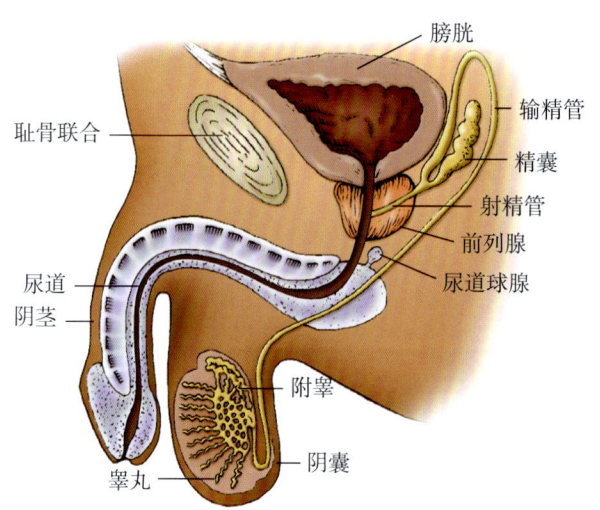

图 7-1　男性生殖系统概况

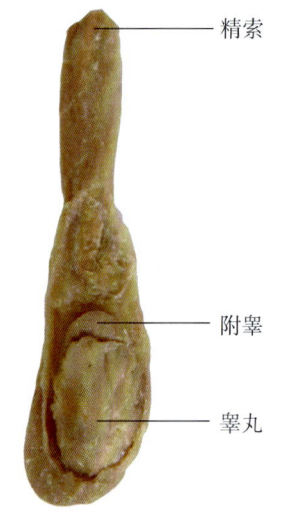

图 7-2　左侧睾丸和附睾

面大部分游离，后缘与附睾相连并有血管、神经及淋巴出入。

（二）睾丸的组织结构

睾丸表面被覆浆膜，即鞘膜脏层，浆膜深部为一厚层致密结缔组织，称为**白膜**（tunica albuginea）。白膜在睾丸后缘增厚并向睾丸内陷入，形成**睾丸纵隔**（mediastinum testis）。纵隔呈放射状深入到睾丸实质，将其分隔为约 250 个锥体形的睾丸小叶。每个小叶内有 1~4 条弯曲细长的生精小管，为生成精子的场所。生精小管在近睾丸纵隔处变为短而直的直精小管，直精小管进入睾丸纵隔相互吻合形成睾丸网，由睾丸网发出 12~13 条弯曲的小管，称睾丸输出管，穿出白膜进入附睾头中。生精小管之间的疏松结缔组织称睾丸间质，可以分泌雄性激素，促进男性生殖器官和男性第二性征的发育及维持（图 7-3）。

1. **生精小管**（seminiferous tubule）　位于睾丸小叶内，为高度弯曲的上皮性管道。成人的生精小管长 30~70cm，直径 150~250μm，一侧睾丸有 500 余条曲精小管，中央为管腔，管壁厚 60~80μm，由**生精上皮**（spermatogenic epithelium）组成，外围基膜。生精上皮由支持细胞和一系列的生精细胞组成（图 7-4）。生精上皮基膜明显，基膜外有胶原纤维和棱形的**肌样细胞**（myoid cell），肌样细胞收缩有助于精子排出（图 7-5）。

（1）生精细胞：生精细胞包括精原细胞、初级精母细胞、次级精母细胞、精子细胞和精子。

精子的发生是从精原细胞发育成为精子的过程。精子的发生包括 3 个阶段，即精原细胞的分裂增殖、精母细胞减数分裂形成单倍体、精子细胞和精子形成。

1）精原细胞（spermatogonium）：为最幼稚的生精细胞，紧贴在生精上皮的基膜上，圆形或卵圆形，直径约为 12μm，精原细胞分 A、B 两型。A 型精原细胞是生精细胞中的干细胞，经过不断分裂增殖，一部分 A 型精原细胞保持干细胞的状态，另一部分则分化形成 B 型精原细胞。B 型精原细胞核呈圆形，核周边有较粗的染色质颗粒。B 型精原细胞经过数次分裂后，分化为初级精母细胞。

2）初级精母细胞（primary spermatocyte）：位于精原细胞近腔侧，圆形，体积较大，直径约 18μm。核大而圆，内含或粗或细的染色质丝。核型为 46，XY。初级精母细胞经过 DNA 复制后，

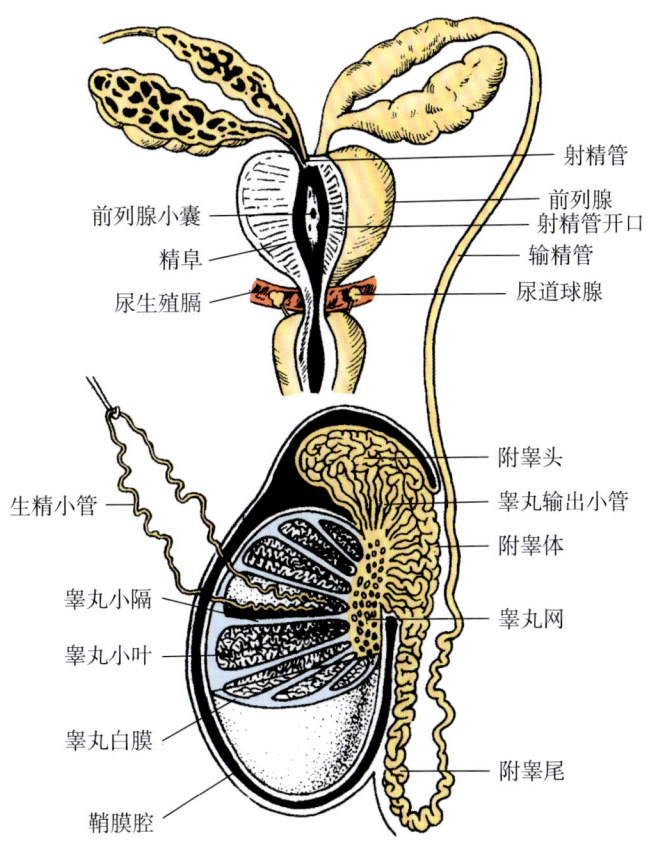

图 7-3 睾丸、附睾结构及排精路径

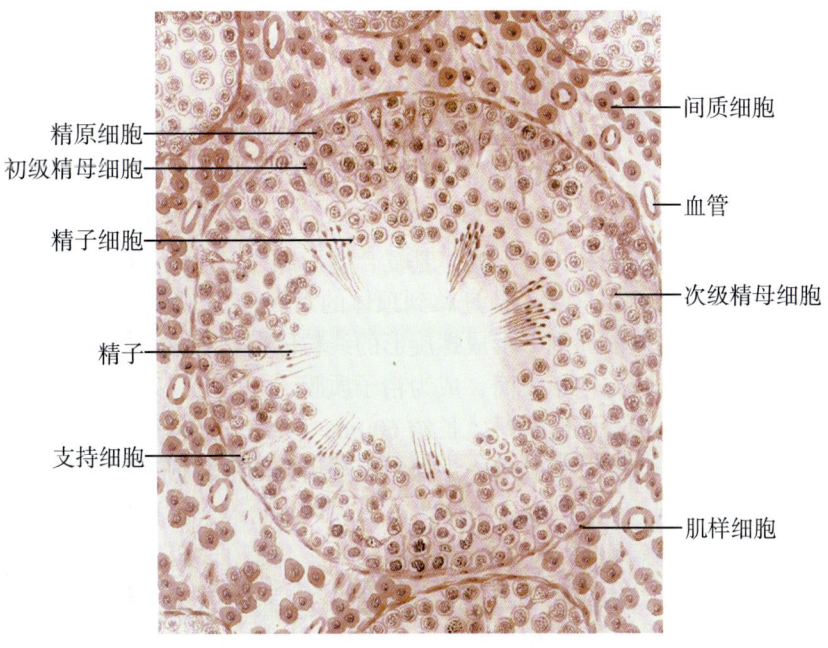

图 7-4 人睾丸生精小管与睾丸间质光镜结构模式图

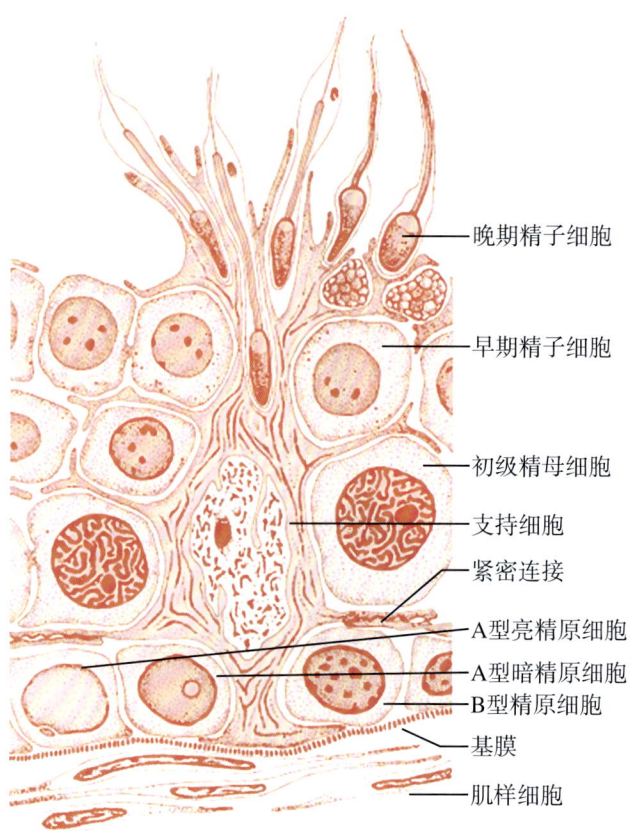

图7-5　人睾丸生精小管管壁超微结构模式图

进行第一次减数分裂，同源染色体分离，形成2个次级精母细胞。由于第一次减数分裂历时较长，所以生精小管切面中可见处于不同分裂时期的初级精母细胞。

3）**次级精母细胞**（secondary spermatocyte）：在初级精母细胞近腔面，存在时间较短，细胞呈圆形，直径约12μm，核圆形，染色深。核型为23，X或23，Y。次级精母细胞不进行DNA复制，一旦形成，很快进入第二次减数分裂，形成2个精子细胞。

4）**精子细胞**（spermatid）　位于近腔面，细胞呈圆形，直径约为8μm，核大而圆，染色质致密。精子细胞不再分裂，经过复杂的形态改变，由圆形逐渐转变为蝌蚪形的精子，这个过程称为精子形成（图7-6）。精子形成的主要变化是：①细胞核中染色质高度浓缩，细胞核变长并移向细胞的一侧，成为精子头部的结构。②高尔基复合体形成许多顶体泡，融合后覆盖在细胞核的头端，形成顶体，内含顶体酶。③中心粒迁移到顶体的对侧，发出轴丝，形成尾部，也称鞭毛。④线粒体聚集，缠绕在尾部近段周围，形成螺旋形的线粒体鞘。⑤多余的细胞质脱落，形成残余体，最后脱落；⑥细胞膜仍包在精子表面，成为精子质膜。

5）**精子**（spermatozoon）：形似蝌蚪，长约60μm，分头、尾两部分。头部一般嵌入支持细胞顶部胞质内，尾部游离于生精小管腔内。头部正面观呈卵圆形，侧面观呈梨形。头部主要有一个高度浓缩的细胞核，细胞核的前2/3有顶体覆盖，顶体内含有顶体酶（即多种水解酶，如顶体蛋白酶、透明质酸酶、酸性磷酸酶等）。尾部又称鞭毛，是精子的运动装置，分为颈段、中段、主段和末段4部分（图7-7）。构成尾部全长的轴心是轴丝，轴丝外有9根纵行外周致密纤维。颈段有中心粒。中段的外侧包裹一圈线粒体鞘，为精子尾部的摆动提供能量。主段最长，轴丝外有致密纤维形成的纤维鞘。末段最短，其内部仅有轴丝。在人类，从精原细胞到精子形成大约需要64天。

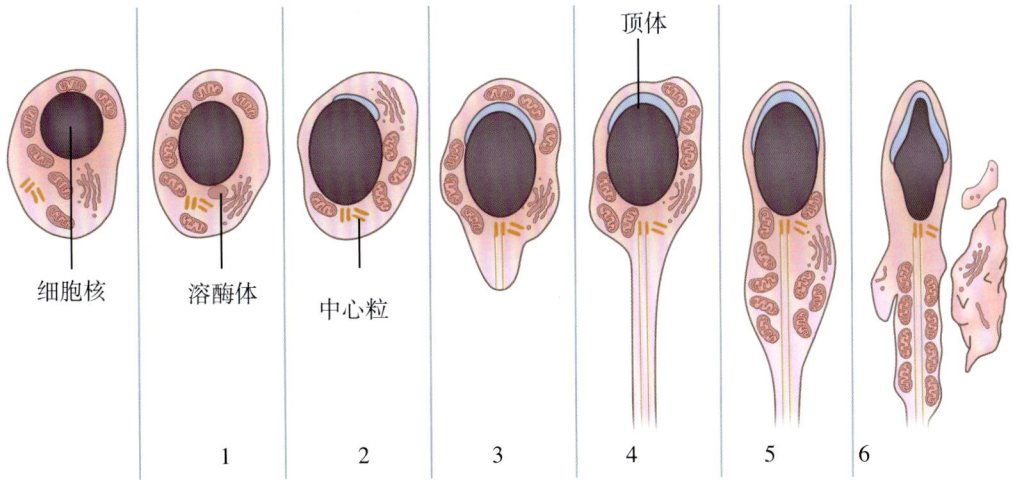

图 7-6　人精子形成示意图

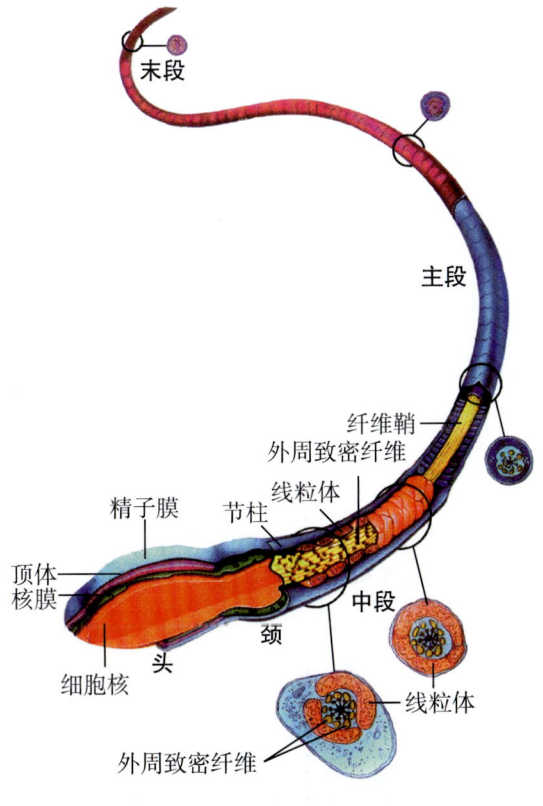

图 7-7　精子超微结构模式图

（2）**支持细胞**（sustentacular cell）：又称为 Sertoli 细胞，每个生精小管横断面上有 8~11 个支持细胞，细胞呈不规则长锥体形，从生精小管基底一直伸至腔面，由于其侧面镶嵌有各级生精细胞，故光镜下细胞轮廓不清。核近似卵圆形或三角形，核仁明显。相邻支持细胞侧面的细胞膜形成紧密连接，将生精上皮分成基底室和近腔室两部分。基底室位于生精上皮基膜和支持细胞紧密连接之间，内有精原细胞。近腔室位于支持细胞紧密连接的上方，内有精母细胞、精子细胞和精子（图 7-4）。

支持细胞具有多种功能：①支持细胞的紧密连接，参与形成生精小管与血液之间的**血 - 生精小管屏障**（blood seminiferous tubule barrier），其组成包括毛细血管内皮及基膜、结缔组织、生精上皮基膜和支持细胞的紧密连接。其中紧密连接是主要结构。血 - 生精小管屏障可以阻止某些物质进出生精上皮，形成并维持有利于精子发生的微环境，还能防止精子抗原物质逸出到生精小管外而发生自体免疫反应。②支持细胞对生精细胞起支持和营养的作用，其微管和微丝的收缩可促使精子释放入生精小管管腔。③吞噬和消化精子形成过程中脱落下来的残余细胞质。④从青春期开始在**卵泡刺激素**（follicle stimulating hormone，FSH）和雄激素的作用下，合成和分泌**雄激素结合蛋白**（androgen binding protein，ABP）。ABP 可与雄激素结合，以维持生精小管内雄激素水平，促进精子发生。

> **知识链接**
>
> **环境雌激素与男性生殖健康**
>
> 　　据WHO有关资料报道，全世界男性不育的发病率呈逐年上升趋势。据我国医疗部门统计，男性精液内精子密度逐年减少，同时男性胎儿生殖系统畸形率逐年上升。环境雌激素是上述异常最可能的致病因子。环境雌激素是指进入机体后能与雌激素受体作用而产生雌激素效应的化学物质，其中包括曾广泛使用的有机杀虫药、合成洗涤剂、消毒剂、防腐剂及塑料聚苯乙烯焚烧后产生的氯化物等。这些物质化学结构稳定，可在生物体内蓄积。在成年男性，环境雌激素可干扰精子的发生。在妊娠的女性，环境雌激素可导致男性胚胎生殖系统发育异常。随着现代工业的发展及其带来的污染，人类生殖能力受到了严重的威胁。

2. **睾丸间质**　位于生精小管之间，为富含血管和淋巴管的疏松结缔组织。睾丸间质内有成群或散在分布的**睾丸间质细胞**（testicular interstitial cell，又称Leydig细胞），细胞体积较大，圆形或多边形，单个或三五成群存在，核圆，居中，胞质强嗜酸性（图7-8），呈颗粒状，具有类固醇激素分泌细胞的超微结构特点。从青春期开始，在黄体生成素的刺激下，可合成和分泌雄激素。雄激素可促进精子的发生和男性生殖器官的发育，以及维持男性第二性征和性功能。

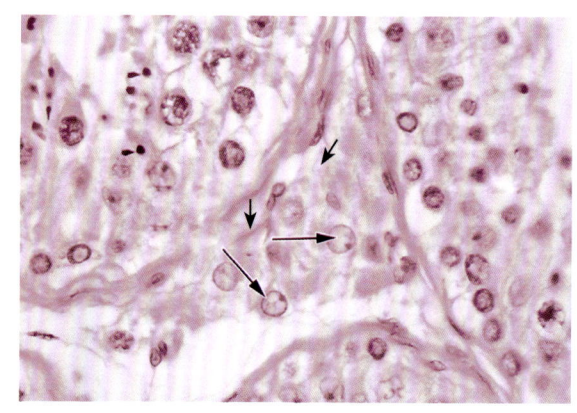

图 7-8　人睾丸间质光镜图
（箭头示睾丸间质细胞）

3. **直精小管和睾丸网**　生精小管在睾丸纵隔处变为短而细的直行管道，称**直精小管**（tubulus rectus）。直精小管管壁上被覆单层矮柱状上皮，内无生精细胞。直精小管进入睾丸纵隔内分支吻合成网状管道，为**睾丸网**（rete testis），管腔大而不规则。

二、生殖管道

包括附睾、输精管、射精管及尿道。

（一）附睾

附睾（epididymis）为输精管道的起始部，呈新月状，左右各一，约长5cm，位于阴囊内睾丸后上方。附睾由上至下分为头、体、尾3部分。附睾头部膨大，由睾丸输出小管进入附睾后弯曲盘绕形成，管壁由假复层柱状上皮构成，末端汇合成一条附睾管。附睾管迂回盘曲组成附睾体和尾。附睾尾部转向后上方移行为输精管。附睾有储存和排放精子、促使精子成熟和分泌液体供给精子营养作用。

（二）输精管

输精管（deferent duct）（图7-3）为一对肌性管道，管腔狭窄，直径约为3mm，全长约为50cm。活体触摸呈圆索状，有一定的坚实感。依其所在部位可分为睾丸部、精索部、腹股沟管部和盆部4部分。

1. **睾丸部** 由附睾尾部延续而来，沿睾丸后缘上升至睾丸上端，短而弯曲。
2. **精索部** 是从平睾丸上端处至腹股沟浅环之间的一段，行于精索内，在阴囊根部的皮下，易于扪及。又称皮下部，是临床常用的结扎部位。
3. **腹股沟管部** 位于腹股沟管内的部分。行腹股沟疝修补术时，注意勿伤及此结构。
4. **盆部** 是输精管最长的一段。从腹股沟管深环处起始，沿骨盆侧壁向后下行，经输尿管末端的前上方向内侧至膀胱底的后面。在此处两侧输精管逐渐接近并膨大形成输精管壶腹，输精管壶腹末端逐渐变细，并于膀胱底的后下方与同侧精囊的排泄管汇合成**射精管**（ejaculatory duct）。

从腹股沟管深环至睾丸上端之间的柔软的圆索状结构为**精索**（spermatic cord），左右各一，全长约14cm。精索内主要有输精管、睾丸动脉和蔓状静脉丛、输精管动静脉、神经、淋巴管及鞘韧带等。精索表面包有3层被膜，由深至浅依次为精索内筋膜、提睾肌和精索外筋膜。此3层结构向下延续至阴囊，参与阴囊壁的构成。精索是睾丸、附睾及输精管血液、淋巴液循环通路，也是保证睾丸的生精功能及成熟精子输送的主要途径。

（三）射精管

射精管（ejaculatory duct）（图7-3）由输精管末端与精囊的排泄管汇合形成，是生殖管道中最短的一段，长约2cm。射精管穿过前列腺实质，开口于尿道前列腺部。

（四）男性尿道

详见男性外生殖器部分。

三、附属腺体

男性附属腺包括精囊腺、前列腺和尿道球腺。它们产生的液体均通过排泄管道排入尿道，构成精液的一部分。

（一）前列腺

前列腺（prostate）（图7-3）为单一的实质性器官，位于膀胱与尿生殖膈之间，包绕尿道起始部，形状及大小如前后略扁的栗子。上端宽大称前列腺底，下端尖细称前列腺尖，尖与底之间的部分为前列腺体。体的前面微凸，与耻骨联合相对；体的后部平坦，与直肠相邻。体后面的正中线上有一纵行的浅沟，称**前列腺沟**。临床上做直肠指检时，隔着直肠前壁向前可触及实质感的前列腺后面和前列腺沟，老年前列腺肥大的患者此沟变浅或消失。

前列腺实质由腺组织和肌性纤维组织构成，表面包有筋膜。其实质一般可分为前叶、中叶、后叶及两个侧叶（图7-9）。尿道前列腺部由底向下穿经于前叶和中叶之间，在前列腺尖穿出。两个侧叶紧贴尿道的两侧。后叶位于中叶和侧叶的后方。

前列腺的分泌物构成精液的主要成分，对精子具有营养和增加其活力的作用。另外，前列腺液中含有前列腺素。

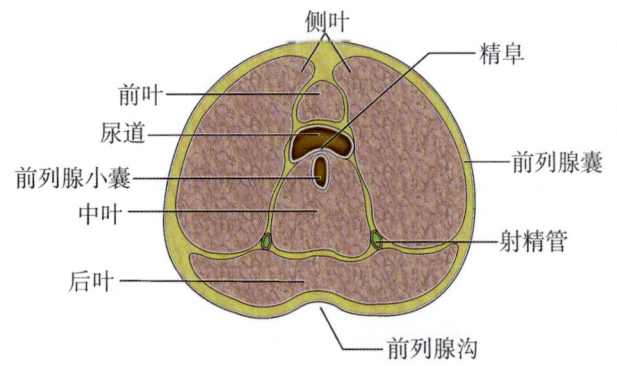

图7-9 前列腺分叶（横切面）

知识链接

老年人因内分泌失衡，腺组织萎缩，结缔组织增生。临床上多因中叶和侧叶增生而形成前列腺肥大，压迫穿过的尿道，可引起排尿困难，重者可导致尿潴留。

前列腺增生多见于老年人。病理上主要发生在移行带，表现为腺体组织和基质组织不同程度的增生。主要症状为尿频、尿急、排尿困难。

（二）精囊

（二）精囊

精囊（seminal vesicle）（图 7-3）也称精囊腺，位于膀胱底的后方，是一对长椭圆形的囊性器官，表面凹凸不平，包有结缔组织的外膜。两侧精囊的排泄管在前列腺的后上方逐渐靠近，并分别与其内侧的输精管末端汇合成射精管。精囊产生的精囊液有营养和稀释精液，使精子易于活动的作用。

（三）尿道球腺

尿道球腺（bulbourethral gland）（图 7-3）为包埋于尿生殖膈内的一对豌豆大小的腺体。其导管开口于尿道球部，分泌物参与精液的构成。

精液是由睾丸产生的精子和输精管道及附属腺所产生的分泌物共同形成的乳白色混合物。精液为弱碱性，适于精子的生存及活动。成人一次排精 2~5ml，含精子 3~5 亿个。精子数量过少或活力不强均可导致不育。

知识链接

精液异常

无精子或精子过少，精液中精子密度低于 0.2×10^9/ml 时，女方受孕机会减少，造成不育；精子质量差，精液中无活力的或死精子过多（超过 20%），或精子活动能力很差或畸形精子超过 30%，常可造成不育；精液理化性状异常，正常精液射出后很快凝成胶冻状，在以后的 15~30min 内又全部液化。如果精液射出后不凝固或液化不全，常提示精囊或前列腺有病变。细菌、病毒感染生殖道也可造成精液成分的改变以致引起不育。

四、外生殖器

（一）阴囊

阴囊（scrotum）位于会阴前面，阴茎根后下方，为一皮肤囊袋。阴囊皮肤薄而柔软，多皱褶，色素沉着明显，表面生有少量阴毛，有丰富的汗腺。

阴囊壁由皮肤和肉膜组成，是腹壁皮肤和浅筋膜的延续。**肉膜**（dartos coat）位于皮肤的深面，是阴囊的浅筋膜，内含平滑肌。平滑肌可随体内外温度的变化而收缩或舒张，引起表面皮肤的变化以调节阴囊内温度，有利于精子的生存。肉膜在正中线向内深入形成阴囊中隔将阴囊分为左、右两腔，分别容纳两侧的睾丸、附睾及输精管睾丸部。在阴囊肉膜的深面还有 3 层结

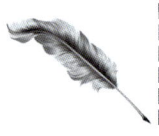

构包绕睾丸和输精管，它们均为腹前壁各层结构的延续，由外至内依次为（图7-10）：**精索外筋膜**（external spermatic fascia），为腹外斜肌腱膜的延续；**提睾肌**（cremaster），来自部分腹内斜肌和腹横肌；**精索内筋膜**（internal spermatic fascia），是腹横筋膜的延续。在上述3层结构的深面，睾丸还包有腹膜延续而来的睾丸鞘膜，睾丸鞘膜分为壁层和脏层，壁层紧贴于精索内筋膜的内面，脏层被覆于睾丸和附睾的表面，脏层与壁层之间在睾丸的后缘相互移行为密闭的鞘膜腔。

阴囊的主要功能有：保护睾丸，调节温度，有利于精子的产生和贮存等。

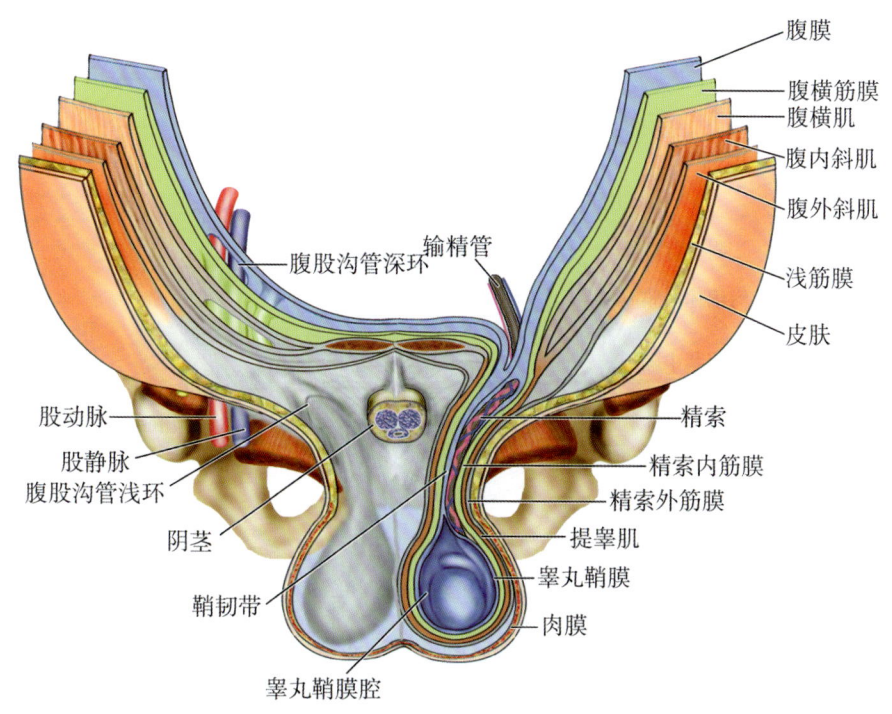

图 7-10　阴囊结构及其内容物

知识链接

隐睾症

胚胎初期，睾丸连同附睾位于腹后壁腰部、肾的内侧，以后逐渐下降，直到出生后不久才经腹股沟管降入阴囊内。出生后，睾丸如未降至阴囊，而是停留于腹腔、腹股沟管等处，称为隐睾症，由于腹部温度高于阴囊，不适宜精子的发育，易造成男性不育。

（二）阴茎

阴茎（penis）（图7-1，图7-11）是男性排泄尿液和性交器官。位于会阴前方。阴茎由前向后分为头、体、根3部分。前端膨大的部分为阴茎头（也称龟头），头的尖端有矢状位的尿道外口。中部为阴茎体，呈圆柱形，悬垂于耻骨联合前下方。阴茎头与体交接处缩窄，称为阴茎颈，临床称冠状沟。后端为阴茎根，固定于耻骨下支和坐骨支。

阴茎由两条阴茎海绵体和一条尿道海绵体构成，3条海绵体外分别由致密结缔组织包绕，外面再共同包有皮肤和筋膜。两条阴茎海绵体在阴茎背部并列，前端嵌入阴茎头的凹陷内，后端分开，成为阴茎脚，附着于耻骨弓。尿道海绵体呈细长圆柱形，位于两个阴茎海绵体的腹侧，有

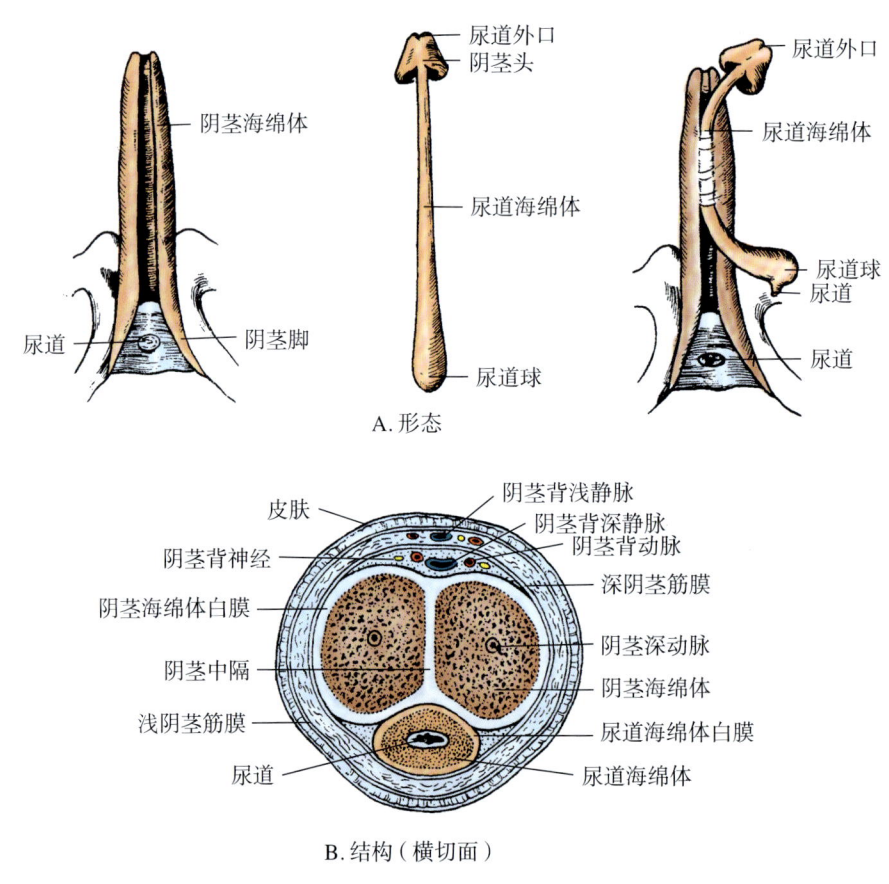

图 7-11 阴茎的形态和结构

尿道贯穿其全长，前端膨大成阴茎头，后端稍膨大成尿道球，紧贴于尿生殖膈下面。

海绵体是由许多海绵体小梁交织而形成的有腔隙的海绵状结构，是一种勃起组织。内部的腔隙与血管相通。当腔隙内充满血液时，海绵体膨胀，阴茎即变粗变硬而勃起。

阴茎皮肤薄而软，皮下组织疏松，易于伸展。但阴茎头的皮肤无皮下组织，不能活动。阴茎体部的皮肤至阴茎颈游离向前，形成包绕阴茎头的双层环形皱襞，称为**阴茎包皮**（prepuce）。在阴茎头腹侧中线上，包皮与尿道外口相连形成矢状位的皮肤皱襞，称为**包皮系带**（frenulum of prepuce）。包皮系带内含有丰富的神经末梢，故感觉敏锐。幼年时，包皮较长，包覆整个阴茎头。随着年龄的增长，阴茎逐渐发育增长，包皮逐渐向后退缩，阴茎头显露于外部。成年后，若包皮仍然包裹住全部或大部分阴茎头，甚至上翻包皮或勃起后仍难以显露，称为包皮过长。凡此情况，应尽早行包皮环切术。

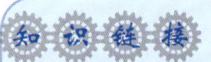

包皮环切术

包皮环切术是指将阴茎上面的多余包皮进行切除，使阴茎头外露出来，是治疗包茎、包皮过长及防止其并发症的有效治疗方法。最常用者为包皮内外板一次环切法，其次为内外板分别环切法，手术的目的是通过手术让阴茎头彻底暴露出来，这样就不会因为留死角而导致感染。

(三)男性尿道

男性尿道(male urethra)(图 7-12)长而弯曲的管道,起始于膀胱的尿道内口,终止于阴茎头顶端的尿道外口。全长 16~22cm,管径平均为 5~7mm。兼有排尿和排精的功能。

男性尿道可分为前列腺部、膜部和海绵体部。临床上将前列腺部和膜部称后尿道,海绵体部称前尿道。

1. **前列腺部**(prostatic part) 为尿道的起始部,起自尿道内口,贯穿于前列腺的实质部分。长约 3cm,是管径最宽阔的部分。此部后壁上有一纵行的隆起,称为尿道嵴。嵴上有一对射精管的开口,嵴的两侧有许多细小的前列腺排泄管的开口。在尿道内口的周围有环形排列的平滑肌,称尿道内括约肌,控制尿液的排出。

2. **膜部**(membranous part) 膜部为尿道穿经尿生殖膈的部分,是 3 个部分中最短的一段,长约 1.5cm。在其周围环绕有骨骼肌,称尿道膜部括约肌。对排尿有意识性支配的作用。此部位较固定,外伤致尿道断裂易发生于此。

3. **海绵体部**(cavernous part) 为尿道通过尿道海绵体的一段。海绵体部长约 15cm,是尿道最长的一部分。行于尿道球内的尿道管腔较宽,称为尿道球部。尿道球腺开口于此。在阴茎头处尿道管径扩大,称尿道舟状窝,通向尿道外口。

男性尿道全程管径粗细不一,形成 3 个狭窄、3 个扩大和 2 个弯曲(图 7-13)。

3 个狭窄:即**尿道内口、膜部和尿道外口**。临床上向尿道插入器械或导尿时,以通过尿道膜部最为困难,应防止损伤尿道。

3 个扩大:即**尿道前列腺部、尿道球部和尿道舟状窝**。尿道前列腺部内腔呈梭形扩大,其中部是尿道最宽之处。

2 个弯曲:一个为**耻骨下弯**,位于耻骨联合下方,包括尿道前列腺部、膜部和海绵体部的起始处,形成凹向上的弯曲,此弯曲属于尿道的固定部。另一个为**耻骨前弯**,位于耻骨联合的前下方,凹面向下,在阴茎根与体之间,此弯曲属尿道的可动部。将阴茎上提时,此弯曲变直,并与耻骨下弯形成一个凹向上的大弯曲。临床上进行男性尿道插入器械或导管时,即采取这种位置。

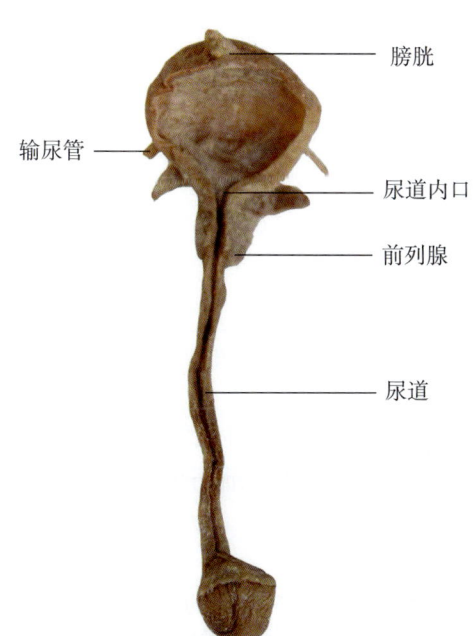

图 7-12 膀胱与男性尿道(前面)

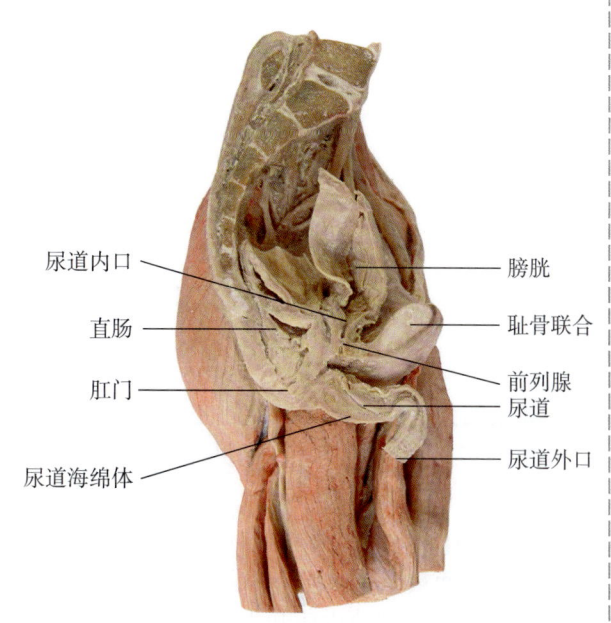

图 7-13 男性骨盆矢状正中矢状切面

(赵 爽 易志勇)

第二节　女性生殖系统

女性生殖系统由内生殖器官（卵巢、输卵管、子宫、阴道）和外生殖器官（女阴）组成。卵巢产生卵细胞，分泌性激素。输卵管输送生殖细胞，其壶腹部是受精部位。子宫是产生月经血和孕育胎儿的器官。乳腺不属于生殖系统，但其变化与生殖系统的功能状态密切相关，故在本章叙述。

一、卵巢

（一）卵巢的位置、形态和固定装置

卵巢（ovary）（图7-14，图7-15）是一对略扁的椭圆形性腺，左、右各一。在盆腔内，位于髂内、外动脉起始部之间夹角处的卵巢窝内。卵巢分为内、外两面，前、后两缘和上、下两端。外侧面与盆腔壁紧贴，内侧面朝向盆腔，与小肠毗邻。前缘借**卵巢系膜**（mesovarium）连于子宫阔韧带，后缘游离。上端钝圆与输卵管伞接触，借**卵巢悬韧带**（suspensory ligament of ovary）固定于盆壁。卵巢悬韧带是腹膜形成的皱襞，其内含有卵巢的血管、淋巴管、神经丛、结缔组织及平滑肌纤维。下端较细，为子宫端，借卵巢固有韧带连于子宫底两侧。

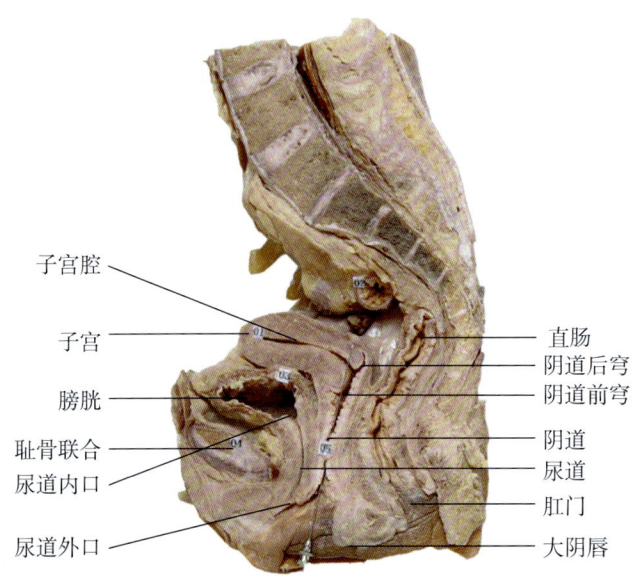

图7-14　女性盆腔正中矢状断面

卵巢的大小及形态随年龄的变化而变化。幼儿期卵巢较小，表面光滑。性成熟期卵巢体积最大，由于多次排卵，其表面凹凸不平，出现瘢痕。35~40岁，卵巢体积逐渐缩小。50岁左右，随月经停止而逐渐萎缩。

（二）卵巢的组织结构特点

卵巢表面被覆有单层扁平或单层立方上皮，上皮深部为薄层结缔组织构成的被膜，称白膜。卵巢实质分为周围的皮质和中央的髓质，二者无明显界限。皮质较厚，含有不同发育阶段的卵泡、黄体和闭锁卵泡等结构。髓质范围较小，为内含丰富血管、淋巴管和神经的疏松结缔组织（图7-16，图7-17）。

第七章 生殖系统

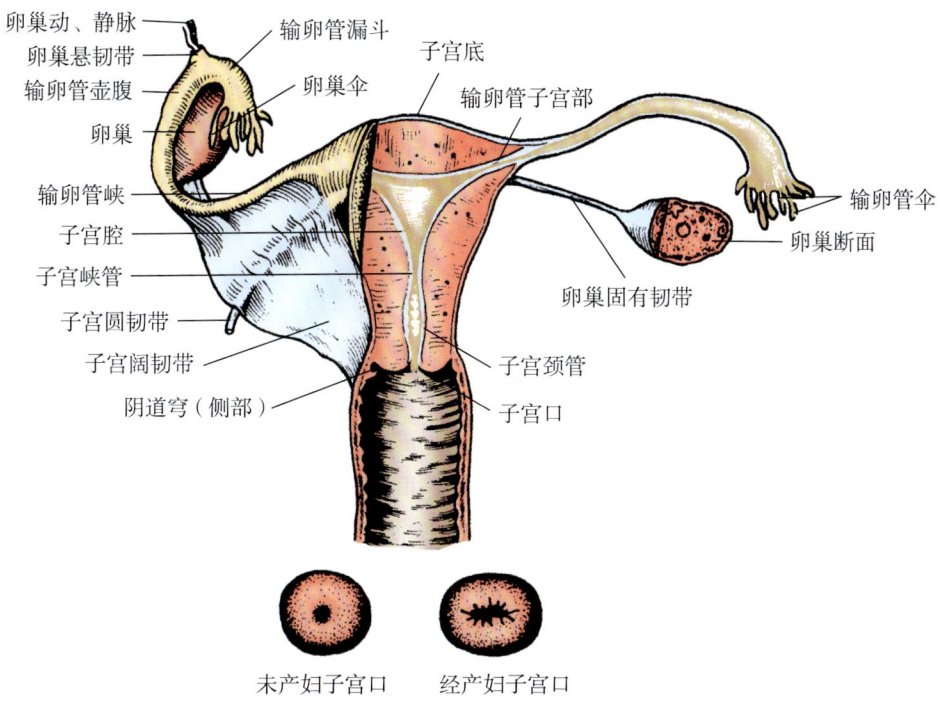

图 7-15 女性内生殖器

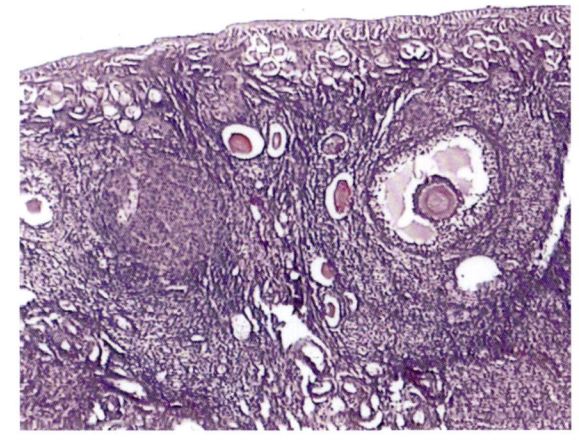

图 7-16 猫卵巢局部结构低倍镜光镜图

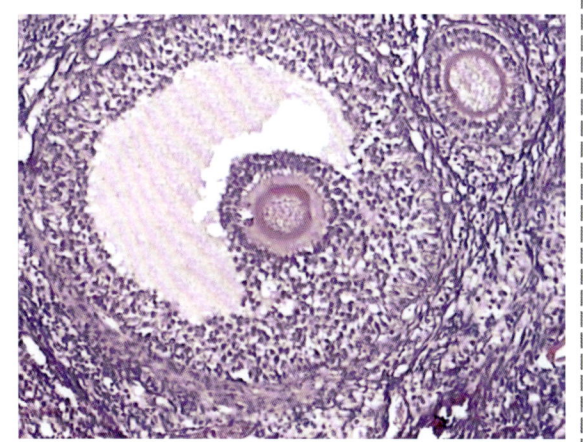

图 7-17 卵巢光镜结构模式图

1. 卵泡的发育与成熟 卵泡由中央的一个卵母细胞和其周围的卵泡细胞组成。卵泡的发育始于胚胎时期，第 5 个月胚胎的双侧卵巢有原始卵泡近 700 万个，以后逐渐减少，出生时有 100 万~200 万个，青春期时仅存 4 万个。从青春期开始，在垂体分泌的促性腺激素作用下，卵泡开始分批进入发育与成熟的连续生长过程，其结构也发生一系列变化，经历了原始卵泡、初级卵泡、次级卵泡和成熟卵泡 4 个阶段。

（1）**原始卵泡**（primordial follicle）：位于皮质浅层，数量多，体积小。由中央一个**初级卵母细胞**（primary oocyte）和周围一层单层扁平的**卵泡细胞**（follicular cell）构成（图 7-16，图 7-17）。初级卵母细胞呈圆形，体积大，胞质嗜酸性。细胞核大而圆，染色浅，核仁明显。初级卵母细胞在胚胎时期由卵原细胞分化而形成，继而进入第一次减数分裂前期，可长期（12~50 年不等）停滞在此期间，直到排卵前才完成第一次减数分裂。周围的卵泡细胞体积小，扁平型，染色较深，与其周围结缔组织之间有基膜。卵泡细胞具有支持和营养卵母细胞的作用。

（2）**初级卵泡**（primary follicle）：从青春期开始，由原始卵泡发育而成。初级卵母细胞体积增大，周围的卵泡细胞增生，由扁平型变为立方形或柱状，由单层变为多层（图7-17），最内层为柱状放射状排列的放射冠。在初级卵母细胞和卵泡细胞之间开始出现一层较厚的富含糖蛋白的嗜酸性膜，称为**透明带**（zona pellucida）（图7-18），它是由初级卵母细胞和卵泡细胞共同分泌形成的。在紧密排列的卵泡细胞之间出现考尔-埃克斯纳小体，内有液体，围以基膜。

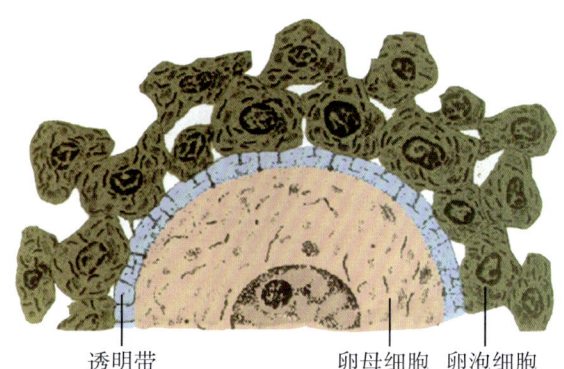

图7-18 初级卵泡超微结构模式图
透明带　卵母细胞　卵泡细胞

（3）**次级卵泡**（secondary follicle）：当卵泡细胞间出现液腔时，称为次级卵泡。次级卵泡由初级卵泡发育而来，随着卵泡细胞层数的增多，卵泡细胞开始分泌少量液体，卵泡外毛细血管的渗出液也积聚在细胞之间，形成一些小的腔隙。卵泡细胞增至6～12层，其中的小腔隙逐渐融合成一个较大的**卵泡腔**（follicular antrum）（图7-19），腔内充满卵泡液，内含营养物质、透明质酸、性激素以及多种生物活性物质，对卵泡的发育成熟有重要作用。卵母细胞、透明带、放射冠及部分卵泡细胞突入卵泡腔内的丘状隆起，称为**卵丘**（cumulus oophorus）。此时的初级卵母细胞已达到最大体积，其周围包裹一层约5μm厚的透明带。紧靠透明带的一层高柱状卵泡细胞呈放射状排列，称为**放射冠**（corona radiata）。分布在卵泡腔卵泡细胞形成卵泡壁，称为**颗粒层**（stratum granulosum）。卵泡周边结缔组织增殖形成卵泡膜，并逐渐分化为内外两层：**内膜层**（theca interna）（图7-19）毛细血管丰富，含有较多的梭形或多边形的膜细胞，具有分泌类固醇激素细胞的结构特点；**外膜层**（theca externa）胶原纤维较多，血管少，并有少量平滑肌。

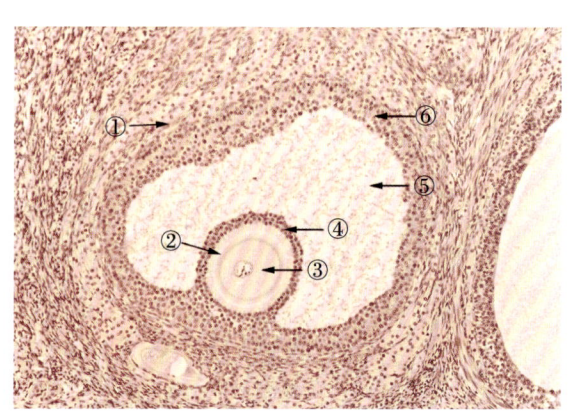

图7-19 猫卵巢次级卵泡光镜图
1.内膜层 2.透明带 3.卵母细胞 4.放射冠 5.卵泡腔 6.颗粒层

（4）**成熟卵泡**（mature follicle）：是次级卵泡发育的最后阶段。卵泡体积显著增大，直径可达2cm，并突出于卵巢表面。卵泡腔也增大（图7-19），颗粒层的卵泡细胞停止增殖，颗粒层变薄。在排卵前36～48h，初级卵母细胞完成第一次减数分裂，形成一个大的**次级卵母细胞**（secondary oocyte）和一个很小的第一极体。次级卵母细胞迅速进行第二次减数分裂，并停止在分裂中期。

卵泡在发育的过程中还具有内分泌功能，主要分泌雌激素，由颗粒细胞和膜细胞在垂体分泌的促卵泡激素（FSH）和黄体生成素（LH）的作用下协同完成。

2. **排卵**（ovulation）　成熟卵泡破裂，次级卵母细胞连同透明带、放射冠和部分卵泡液共同从卵巢表面排出的过程，称排卵。生育期妇女每28天左右排卵一次，一般每次只排一个卵，双侧卵巢交替进行。排卵时间约为每个月经周期的第14天，女性一生大约要排400个卵。排卵后，次级卵母细胞如受精，则继续完成第二次减数分裂，产生一个**成熟的卵细胞**（ootid）和第二极体，如24h内未受精，次级卵母细胞则退化被吸收。

每个月经周期中，有若干个原始卵泡同时生长发育，但通常只有一个卵泡发育成熟并排卵，其他的卵泡在不同发育阶段发生退化，形成闭锁卵泡。

3. **黄体的形成与退化**　成熟卵泡排卵后，残留在卵巢内的卵泡壁和卵泡膜向卵泡腔内塌陷，在黄体生成素的作用下，逐渐发育成一个体积大而富含血管的内分泌细胞团，新鲜时呈黄色，称为**黄体**（corpus luteum）（图 7-20）。黄体由两种细胞组成，即**颗粒黄体细胞**（granulosa lutein）和**膜黄体细胞**（theca lutein cell）。前者由卵泡壁的颗粒细胞分化而成，后者由卵泡膜内层的膜细胞分化而成。在光镜下，二者具有以下特点：颗粒黄体细胞数量多，体积大，染色浅，常位于黄体中央。膜黄体细胞数量少，体积小，染色深，常位于黄体周边。两种细胞都具有分泌类固醇激素细胞的超微结构特征。

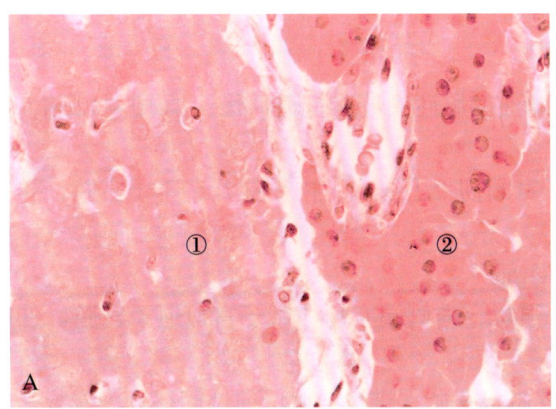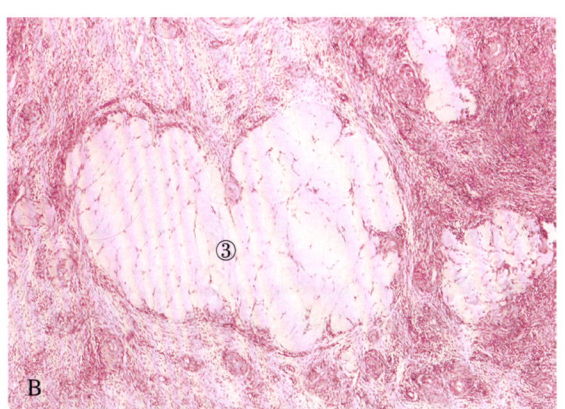

图 7-20　人妊娠黄体（A）和白体（B）光镜图
1 颗粒黄体细胞 2 膜黄体细胞 3 白体

黄体的主要功能是分泌孕激素和一些雌激素。前者由颗粒黄体细胞分泌，后者由两种细胞协同分泌。

黄体的大小及持续时间的长短取决于卵子是否受精。若卵子未受精，黄体维持 2 周左右即退化，这种黄体称为**月经黄体**（corpus luteum of menstruation）；若卵子受精并妊娠，黄体在胎盘分泌的人绒毛膜促性腺激素的作用下继续增大，直径可达 4~5cm，可维持 6 个月，这种黄体称为**妊娠黄体**（corpus luteum of pregnancy）。妊娠黄体的颗粒黄体细胞还分泌松弛素，它可使妊娠子宫平滑肌松弛，以维持妊娠。无论哪种黄体，最后都退化并被结缔组织取代而成为**白体**（corpus albicans）（图 7-20）。

4. **闭锁卵泡**　退化的卵泡称为**闭锁卵泡**（atretic follicle）。从胎儿时期至出生后，乃至整个生殖期间，绝大多数卵泡不能发育成熟，在各个阶段均可停止生长而退化。其中卵母细胞自溶消失，卵泡细胞被巨噬细胞吞噬；透明带塌陷形成不规则的嗜酸性环状物，存留一段时间后消失；膜细胞体积增大，被结缔组织和血管分隔为散在的细胞团索，称**间质腺**（interstitial gland），能分泌雌激素。人的间质腺不发达（图 7-21）。

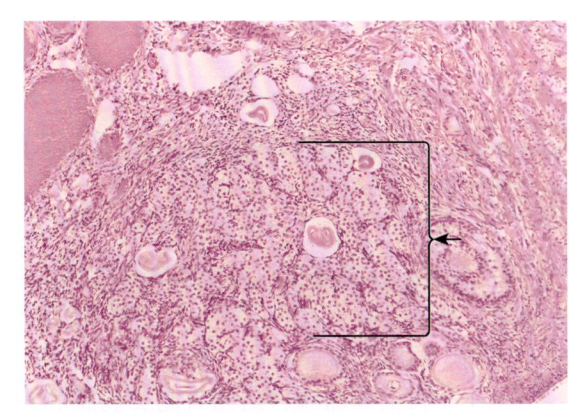

图 7-21　猫卵巢闭锁卵泡光镜图
箭头示闭锁卵泡

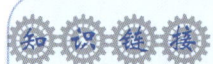

卵巢既是生殖器官（可产生卵细胞），又含内分泌组织（黄体可分泌雌激素），即使生殖功能减退时，仍然有内分泌功能。因此，在临床上切除卵巢时，应极为慎重，手术中即使保留一部分卵巢皮质，也可以维持一定程度的内分泌功能。

二、输卵管

(一)输卵管的位置、形态及分部

输卵管（uterine tube）(图7-15)是一对细长弯曲的肌性管道，呈喇叭状，长10～12cm，直径约5cm，是输送卵子和受精的部位。

1. **位置** 输卵管位于子宫底两侧，包裹在子宫阔韧带上缘内。内侧端开口于子宫腔，外侧端开口于腹膜腔。

2. **分部** 输卵管全长由内侧向外侧分为下列四部。

（1）**输卵管子宫部**：为贯穿子宫壁的部分，很短，内侧端有输卵管子宫口通子宫腔，外侧续连于输卵管峡。

（2）**输卵管峡**：狭窄，呈水平位，输卵管结扎术多在此部进行。此段向外侧移行为壶腹部。

（3）**输卵管壶腹**：此段管腔膨大成壶腹状，约占输卵管全长的2/3，卵子通常在此部受精。若受精卵未能移入子宫，而在输卵管或腹腔内发育，称宫外孕。

（4）**输卵管漏斗**：为输卵管的外侧端，管腔扩大成漏斗状，漏斗中央有输卵管腹腔口，与腹膜腔相通。漏斗的周缘为许多指状突起，称为**输卵管伞**（fimbriae of uterine）。

(二)输卵管的组织结构特点

输卵管由内向外依次分为黏膜、肌层和浆膜3层。横断面不规则，黏膜有很多纵行而分支的皱襞，以壶腹部最发达。黏膜上皮为单层柱状上皮，由2种细胞构成：纤毛细胞和分泌细胞。纤毛细胞的纤毛向子宫方向定向摆动，有利于卵子向子宫方向移动。分泌细胞位于纤毛细胞之间，细胞顶部细胞质内有分泌颗粒，其分泌物构成输卵管液。固有层为薄层结缔组织，含有丰富的毛细血管和少量的平滑肌。肌层为内环外纵2层平滑肌，峡部最厚，漏斗部较薄。浆膜由间皮和富含血管的结缔组织构成。

三、子宫

子宫（uterus）是一个壁厚的肌性器官，具有产生月经和孕育胎儿的作用。其形态、结构及位置随年龄、月经周期和妊娠情况而变化。

(一)子宫的位置、形态及分部

1. **位置** 位于盆腔中央，膀胱和直肠之间。下端连接阴道，两侧有卵巢和输卵管。当膀胱空虚时，成年女性子宫的正常方位呈前倾前屈位。前倾是整个子宫向前倾倒，子宫颈与阴道之间近乎直角。前屈是指子宫底、体比颈更向前倾斜，子宫颈与体之间形成钝角。

由于子宫前邻膀胱，后贴直肠，膀胱和直肠的充盈度可影响子宫的位置。妊娠期，增大的子宫可压迫膀胱，故孕妇常出现尿频的现象。

2. **形态** 成年未孕的子宫，呈前后略扁、倒置的梨形。长7～9cm，宽4～5cm，厚2～3cm，重40～50g。

3. **分部** 子宫可分为3部：上端在两侧输卵管子宫口以上的圆凸部分称为**子宫底**（fundus

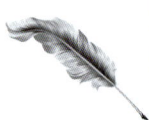

of uterus），下端狭窄的部分称为**子宫颈**（neck of uterus），为癌的好发部位；底与颈之间的部分称为**子宫体**（body of uterus）（图 7-15）。子宫颈又分为两部：子宫颈伸入阴道内的部分，称为子宫颈阴道部；在阴道以上的部分，称为子宫颈阴道上部。

子宫颈与子宫体连接的部位，稍狭细，称为**子宫峡**（isthmus of uterus），在非妊娠期，此部不明显。在妊娠期，子宫峡逐渐扩张伸长，形成子宫下段。产科在此剖宫取胎。

子宫的内腔狭窄，分为上、下两部。上部在子宫体内，称为**子宫腔**（cavity of uterus），下部在子宫颈内，为子宫颈管。子宫腔呈前、后略扁的三角形腔隙，其基底两侧通输卵管，尖向下通子宫颈管。子宫颈管呈梭形，其上口通子宫腔，下口称为子宫口，通阴道。未产妇的子宫口为圆形或椭圆形，边缘光滑整齐。分娩后，子宫口变成横裂状。子宫口的前、后缘分别称为前唇和后唇，后唇稍长，位置较高。

（二）子宫的固定装置

维持子宫正常位置的装置除盆底肌和结缔组织承托外，主要有以下 4 对韧带（图 7-22）。

1. **子宫阔韧带**（broad ligament of uterus） 在子宫的两侧，呈冠状位（图 7-22）。是子宫前、后腹膜自子宫侧缘向两侧延伸，至骨盆侧壁和盆底所形成的双层腹膜结构。可限制子宫向侧方移位。

子宫阔韧带的上缘包裹输卵管，下端移行为盆底腹膜，外侧端移行为卵巢悬韧带。子宫阔韧带根据其连接的部位可分为 3 部分。

（1）**卵巢系膜**：连接于卵巢前缘与阔韧带之间的双层腹膜结构，内含卵巢血管、神经和淋巴管等。

（2）**输卵管系膜**：位于输卵管与卵巢系膜根之间，内含输卵管血管、神经等。

（3）**子宫系膜**：是子宫阔韧带的其余部分，内含子宫的血管、神经和淋巴管等。

2. **子宫圆韧带**（round ligament of uterus） 是一对长条形的圆索状结构，由平滑肌和结缔组织构成。它起于子宫外侧缘、输卵管子宫口的前下方。走向前外侧，经过腹股沟管，止于阴阜及大阴唇的皮下。此韧带是维持子宫前倾的主要结构。

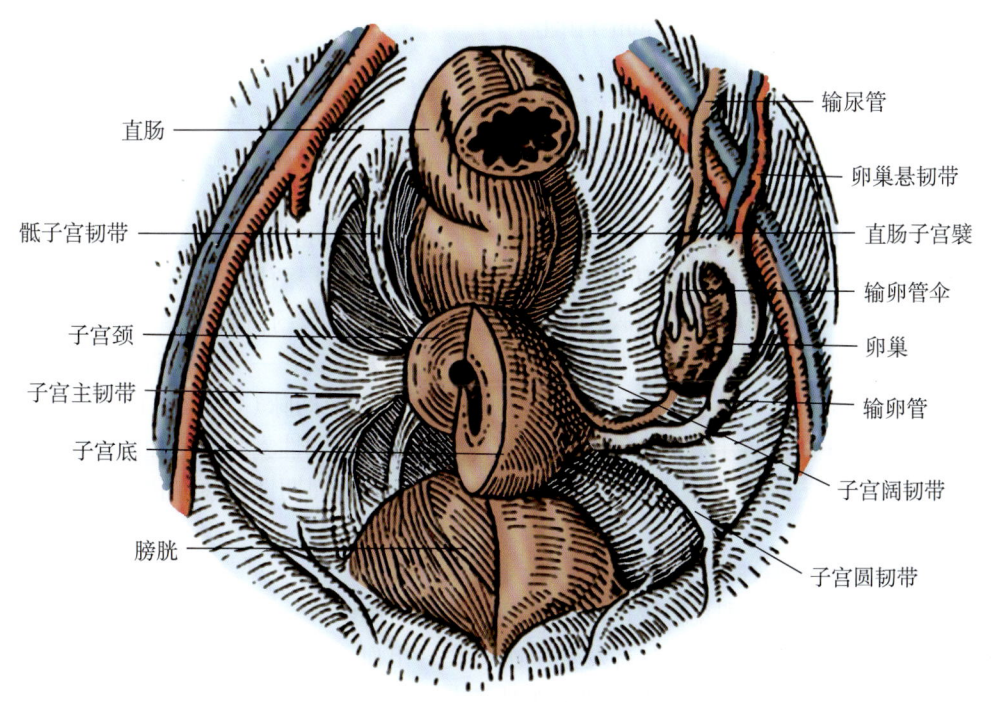

图 7-22 子宫的固定装置（上面观）

3. **子宫主韧带**（cardinal ligament of uterus） 由阔韧带下部两层间的结缔组织和平滑肌构成，连于子宫颈两侧与骨盆壁之间，主要作用是固定子宫颈，防止子宫下垂。

4. **骶子宫韧带**（uterosacral ligament） 由结缔组织和平滑肌纤维构成，起于子宫颈后面，向后绕直肠，固定于骶骨前面的筋膜。此韧带向后方牵拉子宫颈，主要作用是维持子宫前屈位。

（三）子宫壁的组织结构

子宫为肌性器官，腔小壁厚，分为底部、体部和颈部 3 部分。底部和体部的子宫壁由外向内分为外膜、肌层和内膜（又称黏膜）3 层（图 7-23）。

1. **外膜** 即**子宫外膜**（perimetrium），为浆膜。

2. **肌层** **子宫肌层**（myometrium）很厚，由大量的平滑肌束及肌束间的结缔组织组成。肌层分层不明显，各层肌纤维互相交织，自内向外大致可分为黏膜下层、中间层（血管层）和浆膜下层。黏膜下层和浆膜下层主要为纵行的平滑肌束。中间层较厚，由环形和斜行的肌束组成，并含丰富的血管。成年妇女子宫平滑肌纤维长约 50μm，在妊娠期肌纤维显著增大，可达 500～600μm。分娩后，部分肌纤维恢复正常大小，部分退化消失，增大的子宫恢复原状。

3. **内膜** **子宫内膜**（endometrium）由上皮和固有层组成。上皮为单层柱状上皮，由纤毛细胞和分泌细胞组成，以分泌细胞为主。固有层较厚，由结缔组织构成，内含子宫腺、血管和大量低分化的基质细胞。

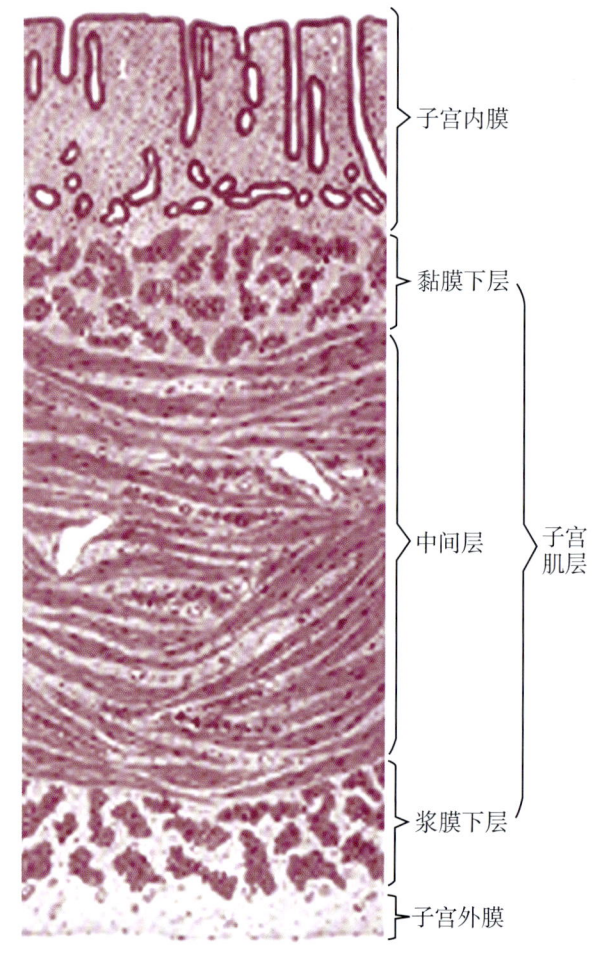

图 7-23 子宫壁光镜结构模式图

子宫腺由上皮陷入固有层形成。基质细胞呈梭形或星形，可合成和分泌胶原蛋白。

子宫底部和体部的内膜，根据功能不同分为功能层和基底层两层。功能层位于浅层，较厚，约占内膜厚度的 4/5；基底层位于内膜深部与肌层相邻，较薄，约占内膜厚度的 1/5。子宫动脉的分支通过肌层进入内膜，最终在内膜与肌层的交界处分为两支：一支短而直的基底动脉分布于内膜基底层，另一支为主干，呈螺旋状在功能层走行，称**螺旋动脉**（图 7-24）。功能层接受螺旋动脉的血液供应，自青春期开始，在卵巢激素的作用下发生周期性剥脱和出血；妊娠时，胚泡植入此层并在其中生长发育。基底层接受基底动脉血液供应，无周期性脱落变化，有修复功能层的作用。

（四）子宫内膜的周期性变化

自青春期至绝经期，在卵巢分泌的雌激素和孕激素的作用下，子宫底部和体部的内膜功能层发生周期性变化，表现为每 28 天左右发生一次剥脱、出血、修复和增生过程，称为月经周期。每个月经周期是指从月经来潮第一天起到下次月经来潮前一天止。子宫内膜的周期性变化一般分为 3 期，即增生期、分泌期和月经期（图 7-25）。

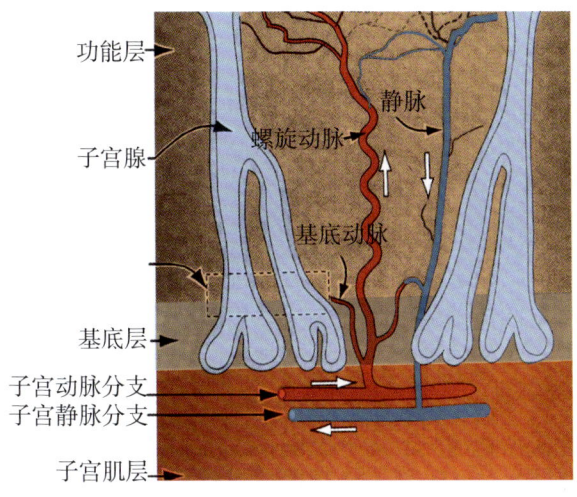
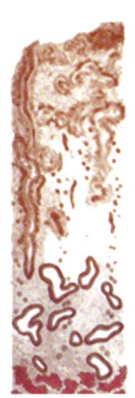
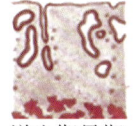
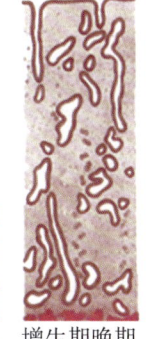
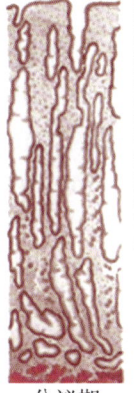

图 7-24 子宫内膜血管与腺示意图

图 7-25 子宫内膜周期性变化光镜结构模式图

1. **增生期**　为月经周期的第 5～14 天，即从月经结束至排卵。此时期，卵巢内有若干个卵泡开始生长发育，故又称卵泡期。在卵泡分泌雌激素的作用下，子宫内膜由残存的基底层增生修复功能层。此期子宫内膜主要表现为：①内膜逐渐增厚。②基质细胞分裂增殖，产生大量的纤维和基质。③子宫腺增多，增长并弯曲，到增生晚期，子宫腺腔扩大。④螺旋动脉随内膜的增厚而伸长，弯曲。到第 14 天，通常卵巢内有一个卵泡发育成熟并排卵，子宫内膜随之转入分泌期。

2. **分泌期**　为月经周期的第 15～28 天，即从排卵到下一次月经来潮前。此时卵巢已经排卵，黄体形成，故又称黄体期。此期，在黄体分泌的孕激素和雌激素的作用下，子宫内膜进一步增厚。主要结构变化为：①子宫腺进一步增多、增长。腺腔扩大，腺细胞分泌旺盛。②螺旋动脉进一步伸长、弯曲并深入内膜浅层。③固有层组织液增多，呈现水肿。④基质细胞增生，分泌晚期分化为前蜕膜细胞，若妊娠，子宫内膜继续增厚，称为蜕膜，前蜕膜细胞变为蜕膜细胞。若排出的卵未受精，则黄体退化，雌、孕激素水平下降，内膜功能层脱落，转入月经期。

3. **月经期**　为月经周期的第 1～4 天，即从月经开始到出血停止。此时卵巢内月经黄体退化，血液中雌、孕激素含量骤减，子宫内膜功能层的螺旋动脉持续收缩，导致子宫内膜功能层发生缺血坏死。螺旋动脉收缩后，继而短暂性扩张，致使毛细血管破裂，血液涌出并积聚在内膜功能层，最后，坏死的内膜组织小块地剥脱，随血液一起从阴道排出，称月经。在月经期末，内膜基底层残留的腺上皮开始增生，向内膜表面推进，使子宫内膜表面逐渐修复并转入增生期。

知识链接

子宫输卵管炎

系非特异性炎症或结核所致。前者急性期为高热、下腹痛、白带多或子宫出血。慢性期表现为腰背痛、坠胀感和月经失调。结核性者多无明显症状和体征，或表现为一般感染症状，常有不孕。病理上，急性子宫输卵管炎显示充血、水肿，继而形成积脓。慢性期发生宫腔粘连、输卵管粘连和闭塞。子宫输卵管结核首先累及输卵管，形成干酪性坏死和溃疡，进而产生输卵管僵直、变硬、狭窄和粘连，宫腔也发生狭窄、粘连和变形，并可发生钙化。

四、阴道

阴道（vagina）（图 7-14）是富有伸展性的肌性管道，位于盆腔，后面贴直肠和肛管，前面邻膀胱和尿道。阴道是女性性交、排出月经和娩出胎儿的通道。成年女性阴道前、后壁常处于互相贴紧状态。阴道上端较宽阔，包绕子宫颈阴道部，并在二者之间形成环形凹陷，称**阴道穹**（fornix of vagina）。阴道穹分为前部、后部及两侧部，以阴道穹后部最深。阴道穹后部与直肠子宫陷凹仅隔以阴道后壁及腹膜。当该陷凹有积血或积液时，临床上可经阴道穹后部进行穿刺引流，以协助诊断和治疗。阴道下部较窄，下端以阴道口开口于阴道前庭。处女阴道口周围覆以环形皱襞为处女膜。处女膜破裂后，阴道口周围留有处女膜痕。阴道下部穿过尿生殖膈，膈内的尿道阴道括约肌以及肛提肌均对阴道有括约作用。

阴道壁由黏膜、肌层及外膜组成。黏膜上皮为未角化的复层扁平上皮，脱落与更新受卵巢激素影响。固有层厚富含毛细血管和弹性纤维。肌层较薄，为左、右螺旋相互交织成格子状的平滑肌束，使阴道壁易于扩张，抵御牵拉。肌束间为富含弹性纤维。阴道外口为环行骨骼肌形成的尿道阴道括约肌。外膜是富含弹性纤维的致密结缔组织。

五、外生殖器

女性外生殖器（又称女阴）包括阴阜、大阴唇、小阴唇和阴道前庭（图 7-26）。

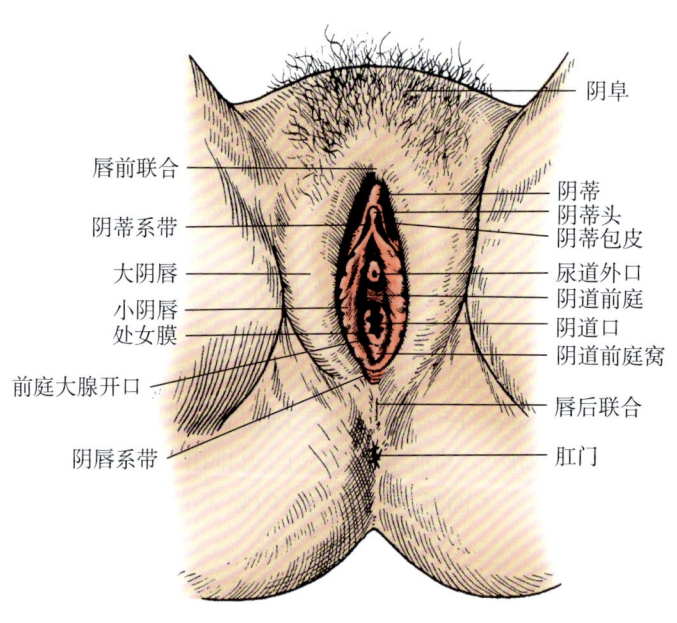

图 7-26　女性外生殖器

1. **阴阜**（mons pubis）　为耻骨联合前面隆起的外阴部分，呈丘状，由皮肤及很厚的脂肪层所构成。青春期，阴阜皮肤上开始长出阴毛。

2. **大阴唇**（greater lip of pudendum）　是一对纵行的具有弹性的皮肤皱襞，富有色素，长有阴毛。左、右大阴唇的前、后端互相连合，前端的连合称为唇前连合，向上移行于阴阜；后端的连合称为唇后连合，位于肛门前方约 3cm 处。

3. **小阴唇**（lesser lip of pudendum）　位于大阴唇内侧，是一对纵行皮肤皱襞，较细薄。小阴唇柔软、无皮下脂肪，有丰富的皮脂腺和汗腺，表面湿润、光滑无毛。黏膜下有丰富的神经分布，因此感觉十分敏锐。小阴唇前端相互融合并分为两叶，前叶包绕阴蒂形成阴蒂包皮，后叶形成阴蒂系带。小阴唇后端与大阴唇后端相汇合，在中线形成一条皱襞，为阴唇系带，分娩时易撕裂。

4. **阴道前庭**（vaginal vestibule） 为两侧小阴唇之间的裂隙。其前部有尿道外口，后部有阴道口。阴道口两侧黏膜深部有一对豌豆大小的腺体称前庭大腺，其导管向内开口于小阴唇中1/3与后1/3交界处，可分泌黏液润滑阴道。若导管堵塞，则可引起前庭大腺囊肿。

5. **阴蒂**（clitoris） 位于两侧小阴唇之间的顶端，由一对阴蒂海绵体组成（相当于男性的阴茎海绵体）。整个阴蒂由阴蒂头、阴蒂体、阴蒂脚三段组成。阴蒂脚附着于耻骨下支和坐骨支。阴蒂头具有丰富的感觉神经末梢，故感觉敏锐。

6. **前庭球**（bulb of vestibule） 位于大阴唇皮下，与男性尿道海绵体相当，呈马蹄铁形，可分为细小的中间部和较大的外侧部。

附 乳房和会阴

一、乳房

1. **位置** 乳房（mamma）位于胸前部，在胸大肌及其筋膜的浅面。上起2、3肋，下至第6、7肋，内侧至胸骨旁线，外侧可达腋中线。成年未孕妇女的乳头平第4肋间隙或第5肋。

2. **形态** 成年女子尚未哺乳的乳房呈半球形，紧张而富有弹性。**乳头**（mammary papilla）为乳房中央的圆形突起，其表面有输乳管的开口。乳头周围有一圈颜色较深的区域，称为**乳晕**（areola of breast）（图7-27）。乳晕区有许多小圆形突起，其深面有乳晕腺，可分泌脂状物质润滑乳头。乳头和乳晕的皮肤薄弱，易受损伤而感染。乳房的大小和形态随着妊娠和哺乳以及年龄的增长而有所变化。

3. **结构** 乳房由皮肤、乳腺组织和脂肪组织构成。

乳腺（mammary gland）被脂肪组织分隔为15~20个乳腺叶（图7-28），以乳头为中心呈放射状排列。每个腺叶有一条排泄管，称为输乳管，输乳管由每个腺叶中各乳腺小叶的导管汇合而成，其膨大部分为输乳管窦，末端为输乳孔，开口于乳头。临床进行乳房浅部脓肿切开手术时，应尽量采用放射状切口，以免损伤乳腺叶和输乳管。在乳腺与表面皮肤及深部的胸肌筋膜之间连有许多结缔组织小束，称**乳房悬韧带**（suspensory ligament of breast），对乳房起支撑作用。

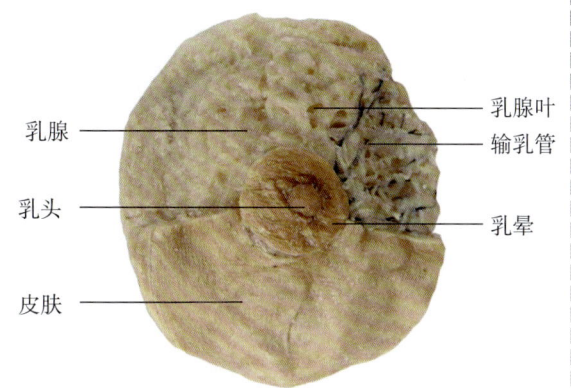

图 7-27 女性乳房

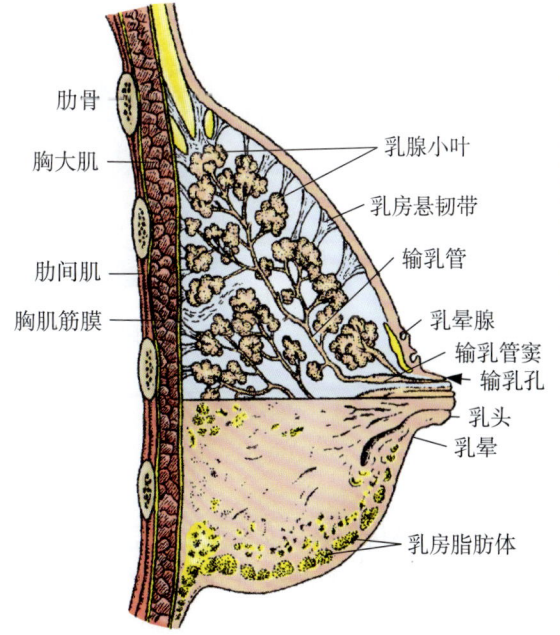

图 7-28 女性乳房（矢状切面）

二、会阴

会阴（perineum）（图7-29）有狭义和广义之分。狭义的会阴仅指肛门和外生殖器之间的软组织。广义的会阴是指盆膈以下封闭骨盆下口的全部软组织。此区呈菱形。其境界基本同小骨盆下口的界限。前为耻骨联合下缘；后为尾骨尖；两侧为耻骨下支、坐骨支、坐骨结节和骶结节韧带。两坐骨结节之间的连线可将会阴分为前、后两部。前部为**尿生殖三角**（urogenital trigone），男性有尿道通过，女性有尿道和阴道通过。后部为**肛门三角**（anal trigone），有肛管通过。临床上所说的会阴通常指狭义的会阴。

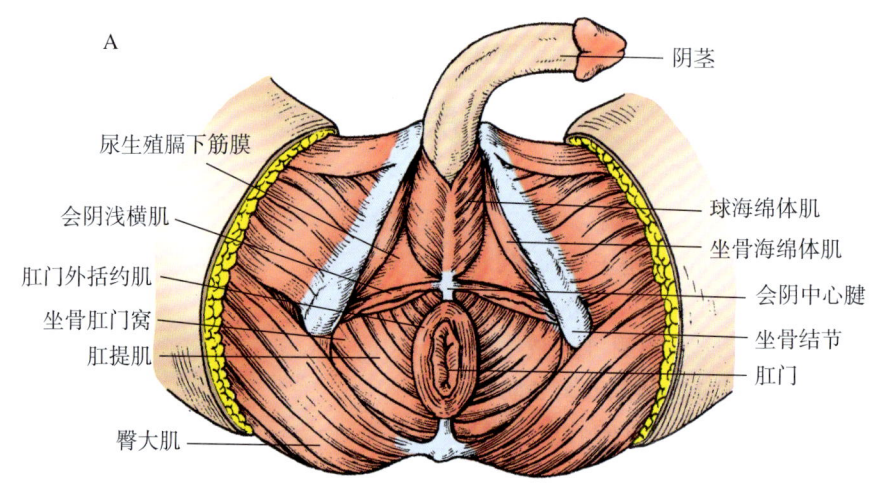

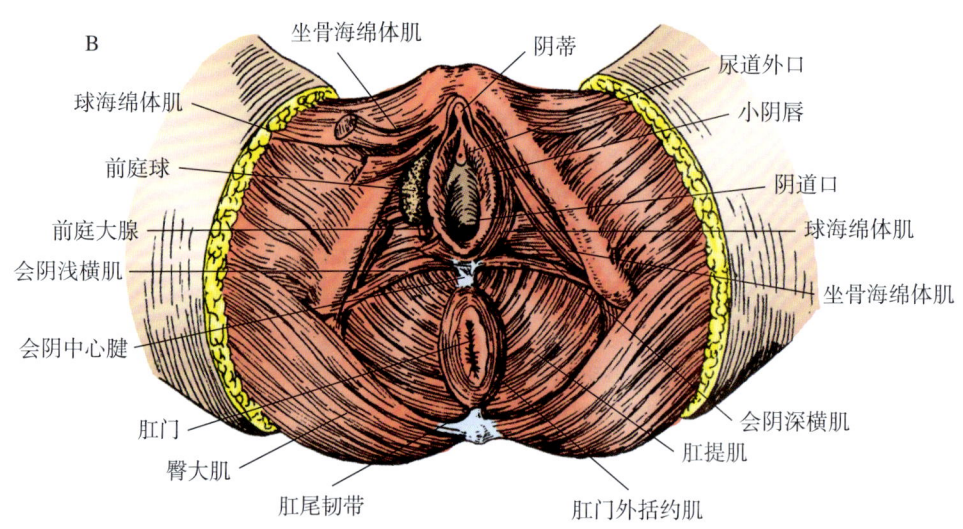

图7-29 会阴肌
A.男性会阴肌 B.女性会阴肌

会阴的结构除男、女生殖器外，主要是一些肌肉和筋膜。在尿生殖三角后界的中点附近为腱性结构，称会阴中心腱，它是会阴诸肌的附着点，在女性，此腱较大且有韧性和弹性，分娩时需注意保护。

（黄　俊　陆曲折）

第三节 腹 膜

一、概述

腹膜（peritoneum）（图 7-30）是指衬于腹、盆腔壁内表面和被覆于腹、盆腔脏器表面的一层薄而光滑的浆膜，由间皮和少量结缔组织构成。腹膜是全身面积最大、分布最复杂的浆膜。内衬于腹、盆腔壁内表面的部分，称**壁腹膜**（parietal peritoneum）或腹膜壁层。贴附于腹、盆腔脏器表面的部分称**脏腹膜**（visceral peritoneum）或腹膜脏层。脏腹膜紧贴脏器表面，较薄，不易剥离，从组织结构或功能上往往都将其视为该脏器的组成部分，如胃肠壁最外层的浆膜即为脏腹膜。脏、壁腹膜在某些部位相互延续、移行，共同围成不规则的潜在性腔隙，称**腹膜腔**（peritoneal cavity）。在男性腹膜腔是完全封闭的，在女性腹膜腔则借助输卵管腹腔口经输卵管、子宫、阴道与外界相通。

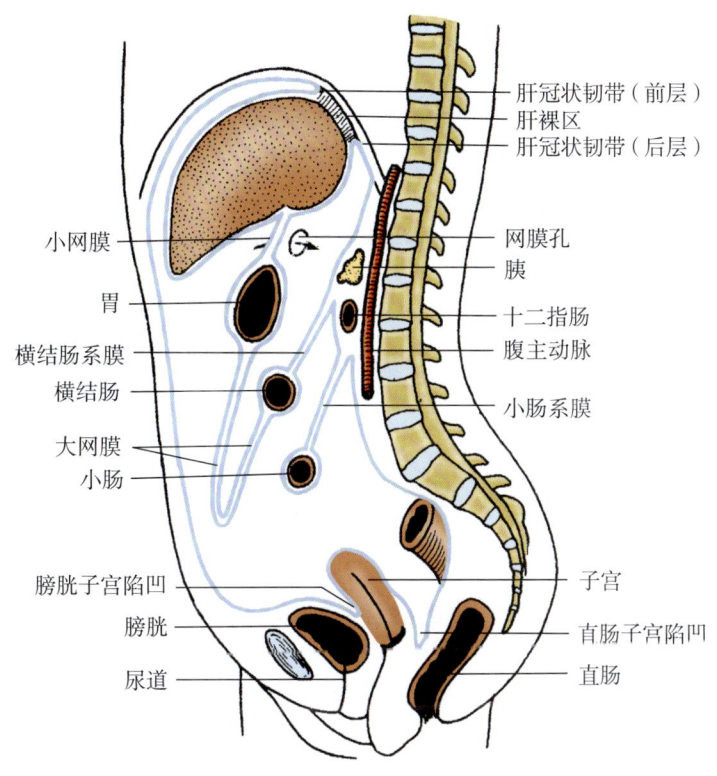

图 7-30　腹膜（正中矢状断面，女性）

正常情况下，腹膜可分泌少量浆液（100~200ml），起润滑和减少脏器间摩擦的作用，浆液中含有大量巨噬细胞，可吞噬病原微生物和有害物质，起到防御作用。腹膜还能吸收腹腔内的液体和空气。一般认为，上腹部腹膜的吸收能力比下腹部强，因此，临床上对腹膜炎或术后的患者多采取半卧位，使有害的毒素及炎症渗出液流入下腹部，减缓腹膜的吸收。腹膜分泌的浆液中含有纤维素，可使炎症局限并促进伤口愈合，从而起到修复和再生作用。另外腹膜所形成的韧带、系膜等结构对脏器起到固定和支持的作用。

腹腔与腹膜腔是两个不同的概念。腹腔是盆膈以上由腹壁和膈围的腔。腹膜腔是指脏腹膜与壁腹膜之间潜在性的腔隙，其中含有少量液体。

二、腹膜与腹腔、盆腔脏器的关系

根据脏器被腹膜覆盖范围的大小，可将腹腔、盆腔脏器分为3类：腹膜内位器官、腹膜间位器官和腹膜外位器官（图7-31）。

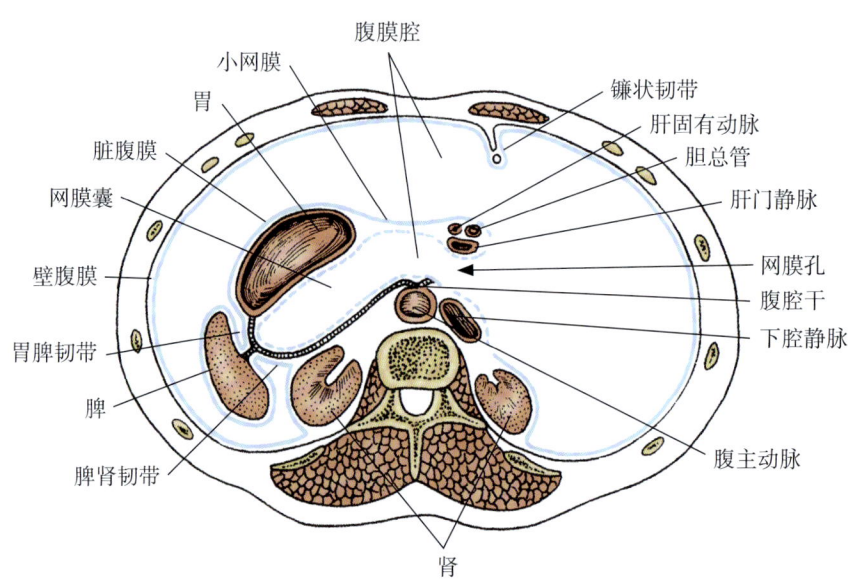

图7-31 腹膜横断面（通过网膜孔）

（一）腹膜内位器官

腹膜内位器官是指表面几乎均被腹膜包裹的器官，这类器官活动度大，如胃、十二指肠上部、空肠、回肠、盲肠、阑尾、横结肠、乙状结肠、脾、输卵管和卵巢。

（二）腹膜间位器官

腹膜间位器官是指表面大部分或三面被腹膜包裹的器官，如肝、胆囊、升结肠、降结肠、直肠上部、子宫和充盈的膀胱。

（三）腹膜外位器官

腹膜外位器官是指仅一面被腹膜包裹的器官，如肾、肾上腺、胰、输尿管、十二指肠降部、直肠中下部和空虚的膀胱。

> **知识链接**
>
> 了解腹膜与脏器的关系，有重要的临床意义。如对腹膜内位器官的手术，必须通过腹膜腔才能进行，但对腹膜外位器官则不通过腹膜腔便可进行手术，从而避免腹膜腔感染和减少术后脏器间的粘连。

三、腹膜形成的结构

腹膜从一个脏器移行到另一个脏器以及脏器与腹、盆壁之间互相移行时，移行部位会形成各种不同的结构，如网膜、系膜和韧带等（图7-32）。这些结构对器官起连接和固定的作用，同时也是血管、神经出入脏器的部位。

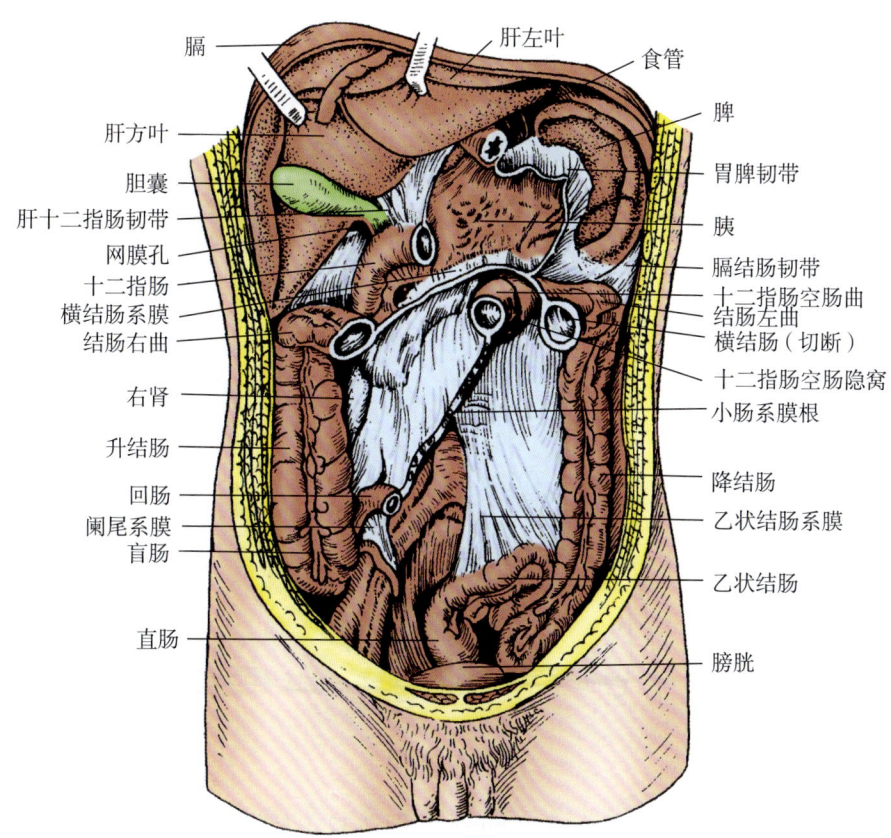

图 7-32 腹膜形成的结构

（一）网膜

网膜由双层腹膜构成，其间有血管、神经、淋巴管等走行，包括大网膜和小网膜（图 7-33）。

1. **小网膜**（lesser omentum） 是从肝门向下移行至胃小弯和十二指肠上部之间的双层腹膜结构。连于肝门与胃小弯之间的部分，称**肝胃韧带**（hepatogastric ligament），连于肝门与十二指肠上部之间的部分，称**肝十二指肠韧带**（hepatoduodenal ligament）。肝十二指肠韧带内有 3 个重要结构通过，即胆总管（右前方）、肝固有动脉（左前方）和肝门静脉（后方）。胆道手术时，需切开肝十二指肠韧带以暴露胆总管。

2. **大网膜**（greater omentum） 是胃大弯和横结肠之间的腹膜结构。形似围裙，悬覆于横结肠和空回肠的前面。大网膜共由 4 层腹膜结构构成，前 2 层由胃前、后壁的脏腹膜在胃大弯处和十二指肠上部下垂而成，当下垂至腹下部后反折向上，形成大网膜的后 2 层，向上包绕横结肠后与横结肠系膜相延续。成人大网膜的前 2 层与后 2 层通常愈合在一起。连于胃大弯和横结肠之间的大网膜前两层形成**胃结肠韧带**（gastrocolic ligament）。

知识链接

大网膜内含有大量的脂肪组织、毛细血管及巨噬细胞，有重要的防御和再生修复功能。同时，大网膜可以包围病灶，以防止炎症的扩散和蔓延，故有"腹腔卫士"之称。由于小儿大网膜较短，当阑尾炎或腹部其他脏器病变时，尤其发生穿孔时，常易引起弥漫性腹膜炎。

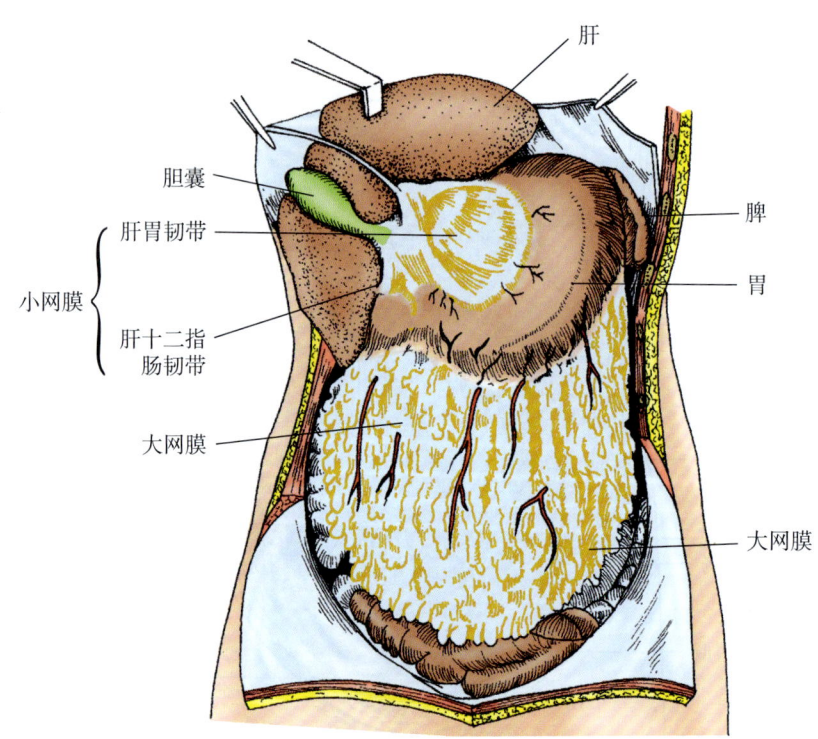

图 7-33　网膜

3. **网膜囊和网膜孔**　网膜囊（omental bursa）（图 7-32）是位于胃后壁和小网膜后方与腹后壁之间的一个扁窄的潜在性腔隙，属于腹膜腔的一部分，又称小腹膜腔。网膜囊以外的腹膜腔为大腹膜腔。网膜囊的前壁由上到下依次为小网膜、胃后壁的腹膜和胃结肠韧带；后壁由上到下依次为大网膜的后 2 层、横结肠及其系膜，覆盖在胰、左肾、左肾上腺等处的腹膜；上壁为肝尾叶和膈下方的腹膜；下壁为大网膜的前 2 层与后 2 层的愈着处；左侧为脾、胃脾韧带和脾肾韧带；右侧经网膜孔与腹膜腔的肝肾隐窝相通。

网膜孔（omental foramen）又称为 Winslow 孔，位于肝十二指肠韧带的后方，是网膜囊与腹膜腔的唯一通道，约可容纳 2 个手指。网膜孔的上界为肝尾叶；下界为十二指肠上部；前界为肝十二指肠韧带；后界为覆盖在下腔静脉前面的腹膜。当胃后壁穿孔或胰腺破裂时，胃内容物或胰液早期常积聚在网膜囊内，然后可经过网膜孔流入腹膜腔内，引起弥漫性腹膜炎，且积液易造成腹腔脏器粘连，给早期诊断及手术治疗增加了难度。

（二）系膜

系膜是指由脏、壁腹膜相互延续移行而形成的将器官固定于腹后壁的双层腹膜结构。两层之间有出入器官的血管、神经、淋巴管和脂肪等结构。

1. **肠系膜**（mesentery）　是将空、回肠固定于腹后壁的双层腹膜结构，其附着于腹后壁的部分成为肠系膜根，长约 15cm，起自第 2 腰椎左侧斜向右下，跨过脊柱及其前方结构，止于右骶髂关节前方。由于肠系膜根部与肠边缘的长度相差悬殊，故肠系膜形成许多皱褶，全貌呈折扇形。肠系膜长而宽阔，有利于空、回肠的蠕动。但当肠运动失调时，易引起系膜和肠袢的扭转，造成绞窄性肠梗阻。

2. **阑尾系膜**（mesoappendix）　是将阑尾连于肠系膜下方的双层腹膜结构，呈三角形。阑尾的血管走行于系膜的游离缘内，故阑尾切除时，应从系膜游离缘进行血管结扎。

3. **横结肠系膜**（transverse mesocolon）　是将横结肠连于腹后壁的横位双层腹膜结构。其根部起自结肠右曲，横行向左，直至结肠左曲止。横结肠系膜通常将腹膜腔分为结肠上区和结肠下区两部分。

4. **乙状结肠系膜**（sigmoid mesocolon） 是将乙状结肠固定于左下腹后壁的双层腹膜结构。其根部附着于左髂窝和骨盆左后壁。此系膜较长，故乙状结肠活动度较大，因而乙状结肠易发生肠扭转，造成肠梗阻，尤以儿童多见。

（三）韧带

韧带是连接于腹、盆壁与脏器之间或相邻脏器之间的腹膜结构，多数为双层腹膜结构，少数为单层腹膜构成，对脏器起固定的作用（图7-34）。

1. **肝的韧带** 肝的上方有冠状韧带、镰状韧带和左右三角韧带，下方有肝胃韧带和肝十二指肠韧带（已在网膜结构中叙述）。**镰状韧带**（falciform ligament of liver）是位于腹前壁上部与肝上面之间的双层腹膜结构，呈矢状位，其游离缘肥厚，内含肝圆韧带，是由胚胎时期脐静脉闭锁后形成的遗迹。**冠状韧带**（coronary ligament）是连于膈下面与肝上面之间的双层腹膜结构，呈冠状位，前、后两层分开而不相贴在一起，故在肝的上面有一个区域没有腹膜包被，称为肝裸区。在冠状韧带的左、右两端处，其前、后两层彼此粘合增厚，形成**左右三角韧带**（left and right triangular）。上述韧带将肝固定在膈下方。

2. **脾的韧带** 为自脾门向周围器官移行的双层腹膜结构。**胃脾韧带**（gastrosplenic ligament）是连于胃底和胃大弯上份与脾门之间的双层腹膜结构。**脾肾韧带**（splenorenal ligament）是由脾门至左肾前面的双层腹膜结构。膈脾韧带为脾肾韧带上部，由脾上极联至膈下。

（四）陷凹

腹膜陷凹是指腹膜移行反折在脏器之间形成的较大而恒定的腹膜间隙，主要位于盆腔内。男性在直肠与膀胱之间有**直肠膀胱陷凹**（rectovesical pouch）。女性在膀胱与子宫之间有**膀胱子宫陷凹**（vesicouterine）。女性在直肠与子宫之间有**直肠子宫陷凹**（rectouterine pouch），又称Douglas腔。直肠子宫陷凹为腹膜腔的最低位，故当腹膜腔内有炎症渗出液、出血或积脓时，常汇集此处。另外，直肠子宫陷凹底部与阴道后穹部之间仅隔有阴道后壁，故临床上可经阴道穹后部触诊、穿刺以诊断某些疾病。

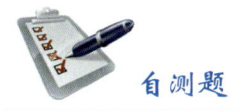

自测题

一、名词解释

1. 睾丸间质细胞
2. 生精细胞
3. 血-生精小管屏障
4. 精索
5. 原始卵泡
6. 生长卵泡
7. 黄体
8. 排卵
9. 透明带
10. 月经周期
11. 阴道后穹窿
12. 会阴
13. 网膜囊
14. 腹膜腔
15. 系膜

二、填空题

1. 生精细胞包括_____、_____、_____、_____和_____。
2. 精子形似_____，分_____和_____两部分，前者携带_____，后者则是精子的_____。
3. 睾丸间质细胞可分泌_____，它进入精曲小管内与_____结合，有_____作用。

4. 男性内生殖器包括＿＿＿、＿＿＿和＿＿＿，外生殖器可分为＿＿＿和＿＿＿。

5. 附睾可分为＿＿＿、＿＿＿和＿＿＿三部；精索的被膜自内向外为＿＿＿、＿＿＿和＿＿＿。

6. 前列腺分为＿＿＿、＿＿＿、＿＿＿和两个＿＿＿共5个叶。

7. 卵巢的实质由＿＿＿和＿＿＿构成。

8. 原始卵泡由＿＿＿和＿＿＿构成。

9. 透明带存在于＿＿＿和＿＿＿之间，是由＿＿＿和＿＿＿共同产生的，其主要化学成分是＿＿＿。

10. 子宫壁由内向外可分＿＿＿、＿＿＿和＿＿＿，最内层又分＿＿＿和＿＿＿。

11. 子宫内膜根据其功能可分为＿＿＿和＿＿＿，前者在月经周期中可＿＿＿，后者可＿＿＿。

12. 在月经周期中，子宫内膜可分＿＿＿、＿＿＿和＿＿＿三个期。

13. 卵细胞未受精，卵巢内的黄体称＿＿＿，一般维持时间是＿＿＿；卵细胞受精后的黄体称＿＿＿，可维持＿＿＿。

14. 黄体的形成是在垂体分泌的作用下，由＿＿＿和＿＿＿两种细胞分化形成，分泌＿＿＿和＿＿＿。

15. 卵巢的固定装置包括＿＿＿和＿＿＿。

16. 输卵管自内向外分为＿＿＿、＿＿＿、＿＿＿和＿＿＿。

17. 限制子宫向两侧移位的韧带是＿＿＿，维持子宫前倾的最重要的韧带是＿＿＿，维持子宫不脱垂的主要韧带是＿＿＿。

18. 连于肝门和胃小弯之间的小网膜称为＿＿＿。

19. 网膜囊借助＿＿＿和大腹膜腔相通。

20. 在半卧位，男性腹膜腔最低部位是＿＿＿。

21. 在立位，女性腹膜腔最低部位是＿＿＿。

三、选择题

1. 下列关于睾丸的叙述正确的是
   A. 由睾丸纵隔发出睾丸输出小管
   B. 白膜伸入睾丸实质内形成睾丸网
   C. 睾丸只有产生精子的功能
   D. 直精小管由生精小管汇合而成
   E. 前缘有血管、神经出入

2. 在男性睾丸中，最幼稚的生殖细胞是
   A. 精子
   B. 精子细胞
   C. 精母细胞
   D. 精原细胞
   E. 支持细胞

3. 关于睾丸和精索的被膜说法正确的是
   A. 提睾肌为腹外斜肌的直接延续
   B. 精索内筋膜为腹横肌腱膜和腹内斜肌腱膜的延续
   C. 精索外筋膜是腹部深筋膜的直接延续
   D. 睾丸鞘膜由胚胎时期的腹膜鞘突发育而成
   E. 睾丸鞘膜只包睾丸

4. 关于生精小管的描述**错误**的是
   A. 位于睾丸小叶内
   B. 管壁由特殊的生精上皮构成
   C. 为产生精子的部位
   D. 同时分泌男性激素
   E. 管壁基膜较厚

5. 关于精子的描述，**错误**的是
   A. 精子发生于男性生殖腺睾丸的生精小管
   B. 所携带的遗传物质是正常体细胞的1/2
   C. 由头和尾两部分构成
   D. 人类精子从精原细胞到形成精子大约65天
   E. 精子一经形成，即达到形态和生理

上的成熟
6. 输精管道**不包括**
 A. 精囊腺排泄管
 B. 尿道
 C. 射精管
 D. 输精管
 E. 附睾
7. 进行第二次成熟分裂的生精细胞是
 A. 初级精母细胞
 B. 次级精母细胞
 C. 精子细胞
 D. 精原细胞
 E. 精子
8. 睾丸切片的精曲小管断面中最**不**易看到的细胞是
 A. 精子细胞
 B. 精原细胞
 C. 初级精母细胞
 D. 次级精母细胞
 E. 支持细胞
9. 一个初级精母细胞最终可形成几个精子
 A. 2个
 B. 4个
 C. 8个
 D. 16个
 E. 32个
10. 精子所携带的遗传物质是正常男性体细胞的
 A. 1/4
 B. 1/2
 C. 1
 D. 2倍
 E. 4倍
11. 在女性生殖系统内，最原始的生殖细胞是
 A. 卵原细胞
 B. 初级卵母细胞
 C. 次级卵母细胞
 D. 成熟卵细胞
 E. 卵泡细胞
12. 子宫内膜的上皮为
 A. 单层扁平上皮
 B. 单层立方上皮
 C. 单层柱状上皮
 D. 变移上皮
 E. 复层柱状上皮
13. 卵泡的透明带是
 A. 卵细胞分泌形成的
 B. 卵泡细胞分泌形成的
 C. 卵泡膜细胞分泌形成的
 D. 卵母细胞和卵泡细胞共同分泌形成的
 E. 卵泡细胞和卵泡膜细胞共同分泌形成的
14. 卵母细胞完成第一次成熟分裂是在
 A. 原始卵泡形成时期
 B. 卵泡生长发育时期
 C. 排卵前48h
 D. 排卵时
 E. 排卵后48h
15. 卵母细胞完成第二次成熟分裂是在
 A. 卵泡生长发育时期
 B. 排卵前48h
 C. 排卵时
 D. 排卵后48h
 E. 以上都不对
16. 卵巢的白体由
 A. 卵巢排卵后组织修复而成
 B. 卵泡排卵后形成
 C. 黄体退化形成
 D. 卵泡闭锁形成
 E. 间质腺退化形成
17. 卵泡闭锁发生在
 A. 原始卵泡
 B. 初级卵泡
 C. 次级卵泡早期
 D. 次级卵泡晚期
 E. 以上各期均可
18. 排卵发生在月经周期的
 A. 月经期
 B. 增生早期
 C. 增生期末
 D. 分泌早期
 E. 分泌期末
19. 月经周期的哪些天是易受孕时期
 A. 第4~7天
 B. 第8~11天

C. 第 12～16 天
D. 第 17～21 天
E. 第 22～26 天
20. 关于子宫，下列说法正确的是
    A. 分底、体、颈三部分
    B. 子宫体和子宫颈之间有子宫峡
    C. 子宫颈突入阴道的部分
    D. 子宫峡在妊娠期不明显，仅有 1cm
    E. 子宫前屈位是指子宫体与颈间的弯曲，一般凹向后
21. 输卵管妊娠易发生的部位是
    A. 输卵管漏洞
    B. 输卵管子宫部
    C. 输卵管壶腹部
    D. 输卵管峡部
    E. 腹膜腔内
22. 属于女性生殖腺的是
    A. 前庭大腺
    B. 卵巢
    C. 尿道球腺
    D. 子宫颈黏液腺
    E. 乳腺
23. 下列关于卵巢的说法正确的是
    A. 在左、右髂总动脉的夹角处
    B. 位于髂内血管与输尿管之间
    C. 后缘中部有卵巢门
    D. 产生卵子和分泌激素
    E. 是腹膜外位器官
24. 关于腹膜腔正确的是
    A. 是壁腹膜与脏腹膜之间的囊状间隙
    B. 正常情况下仅有少量黏液
    C. 在解剖学上也称腹腔
    D. 借助主动脉裂孔胸膜腔相通
    E. 女性腹膜腔为一封闭的腔隙
25. 关于小网膜正确的是
    A. 连接于胃与结肠之间
    B. 只连接于肝门与胃之间
    C. 由肝胃韧带和肝十二指肠韧带构成
    D. 内含肝静脉
    E. 小网膜游离缘前方为网膜孔
26. 关于胃结肠韧带正确的是
    A. 由胃后壁连至横结肠
    B. 是小网膜的一部分
    C. 内有胆总管走行
    D. 是胃大弯与横结肠之间的一部分大网膜
    E. 由大网膜的后叶构成
27. 腹膜从腹壁移行于脏器所形成的腹膜结构有
    A. 镰状韧带
    B. 冠状韧带
    C. 小网膜
    D. 大网膜
    E. 阑尾系膜
28. 小肠系膜内含有
    A. 肠系膜上动脉
    B. 肠系膜下动脉
    C. 右结肠动脉
    D. 左结肠动脉
    E. 中结肠动脉

四、问答题
1. 简述各级生精细胞的形态及精子的成熟分化过程。
2. 说出男性尿道的狭窄和弯曲。
3. 简述精子的产生及排出途径。
4. 说出子宫的分部、位置、固定装置及作用。
5. 简述子宫内膜周期性变化。
6. 简述卵泡发育及排卵过程。
7. 简述广义与狭义会阴的区分。
8. 何为腹膜内位、间位和外位器官？
9. 肝、脾各有哪些韧带？

（陆曲折　王岐本）

第八章 脉管系统

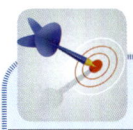

学习目标

掌握

　　心血管系统的组成及血液循环的途径；心的位置、外形、心腔结构、心传导系统及体表投影；左、右冠状动脉的起始、行程及分布；心包的结构、分部及心包腔的概念；主动脉起止，主动脉弓的分支；上肢动脉的名称；下肢动脉的名称；上、下腔静脉系的主要属支及其收集范围；上肢浅静脉的名称、位置、行程及临床应用；肝门静脉系的组成、收集范围、主要属支及其与上、下腔静脉之间的吻合关系；下肢浅静脉的名称、起始位置、行程及临床应用；淋巴系统的组成；胸导管的起始、组成、行程、收纳范围及注入部位；腋淋巴结、腹股沟浅淋巴结和锁骨上淋巴结的位置和收纳范围；淋巴结的组织结构；脾的位置和形态。

熟悉

　　脉管系统的组成及其功能；血管的吻合及侧支循环的概念；心壁的结构特点；动脉管壁的一般微细结构及中等动脉的结构特点；左、右颈总动脉的位置和行程，颈外动脉的分布；胸主动脉的起止，肋间动脉的分布；胸主动脉的起止，肋间动脉的分布；腹主动脉的起止、腹腔干、肠系膜上动脉、肠系膜下动脉的分布；髂总动脉的起止，下肢动脉的名称和分布；静脉的结构特点、分布规律及分类；毛细血管的分类、结构特点与功能；右淋巴导管的组成及收纳范围。

了解

　　大动脉及小动脉的微细结构特点；掌浅弓及掌深弓的组成；髂内动脉的分布；微循环的概念；全身各部的淋巴回流途径；胸腺、扁桃体的位置、形态结构及功能。

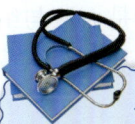

案例 8-1

　　某患者，男性，56岁，有高血压、心绞痛病史5年。突然出现剧烈而持久的胸骨后及心前区疼痛，伴有烦躁不安、出汗、恐惧感，休息和含服硝酸甘油后不能缓解，此前曾发生心前区疼痛多次，但含服硝酸甘油后症状缓解。隔日家人送其到医院诊治。

　　体格检查：无明显异常。胸部 X 线检查：示左室稍大。

　　心电图：出现 Q 波及 ST 段抬高。

　　血生化检查：肌酸激酶同工酶（CK-MB）及肌钙蛋白（T 或 I）升高是诊断急性心肌

梗死的重要指标。

临床诊断：心肌梗死。

问题与思考：

什么是心肌梗死，它的病变部位在何处？什么是心绞痛？含服硝酸甘油疼痛缓解，试述药物经何途径到达病变部位？

脉管系统（angiological system）由**心血管系统**和**淋巴系统**组成，是一套遍布全身的密闭连续管道系统，脉管系统对维持机体内环境的相对稳定有着重要作用。心血管内流动有血液，淋巴管道内流动有淋巴，最后由淋巴导管汇入静脉。

脉管系统的主要功能：①将消化系统吸收的营养物质和呼吸系统摄入的氧，运送至全身各处，供器官的组织和细胞代谢所需，同时将代谢产物、二氧化碳、尿酸、尿素和肌酐等，分别运送到肺、肾和皮肤等处排出体外；②运输内分泌系统和内分泌细胞分泌的激素及生物活性物质，参与人体的体液调节；③淋巴系统是心血管系统的辅助系统，又是机体防御系统。

第一节　心血管系统

一、概述

（一）心血管系统的组成

心血管系统（cardiovascular system）由心、动脉、毛细血管和静脉组成。

1. **心**（heart）　是中空的肌性器官，由心肌构成。心是心血管系统的动力装置，且有内分泌的功能。心有4个腔，即左心房、右心房、左心室和右心室。房间隔分隔左、右心房，室间隔分隔左、右心室，房间隔和室间隔将心分为互不相通的左、右两半，同侧的心房和心室借房室口相通。心房有静脉的入口，心室有动脉的出口。在房室口和动脉口处均有瓣膜，可顺血流开放，逆血流关闭，以保证血液定向流动。

2. **动脉**（artery）　是输送血液离心的血管，由心室发出，在行程中反复分支，最后移行为毛细血管。动脉按其管径的大小分为大动脉、中动脉和小动脉。人体某些浅表部位的动脉可作为止血部位和切脉点。

3. **毛细血管**（capillary）　是介于动脉与静脉末梢间的管道，彼此吻合成网，分布于人体除被覆上皮、软骨、角膜、晶状体、毛发、指甲和牙釉质以外的全身各处。毛细血管是血液与组织细胞进行物质交换的场所。毛细血管数量多，管壁薄，通透性大，血流缓慢，有利于组织液的生成和回流。

4. **静脉**（vein）　是输送血液回心的血管，始于毛细血管，在向心回流过程中不断接受属支，管径由细变粗，逐渐汇合成中静脉、大静脉，最后注入右心房。

（二）血液循环

在神经体液调节下，血液由心室射出，经动脉、毛细血管和静脉，再返回心房，如此周而复始地循环流动称为**血液循环**（blood circulation）（图8-1）。

根据循环途径的不同，血液循环可分为体循环和肺循环。

1. **体循环**（systemic circulation）　由左心室射出的动脉血经主动脉及各级分支到达全身各部的毛细血管，进行物质和气体交换，再经各级静脉回流，最后经上、下腔静脉及心冠状窦回流

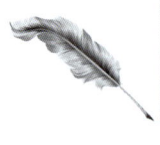

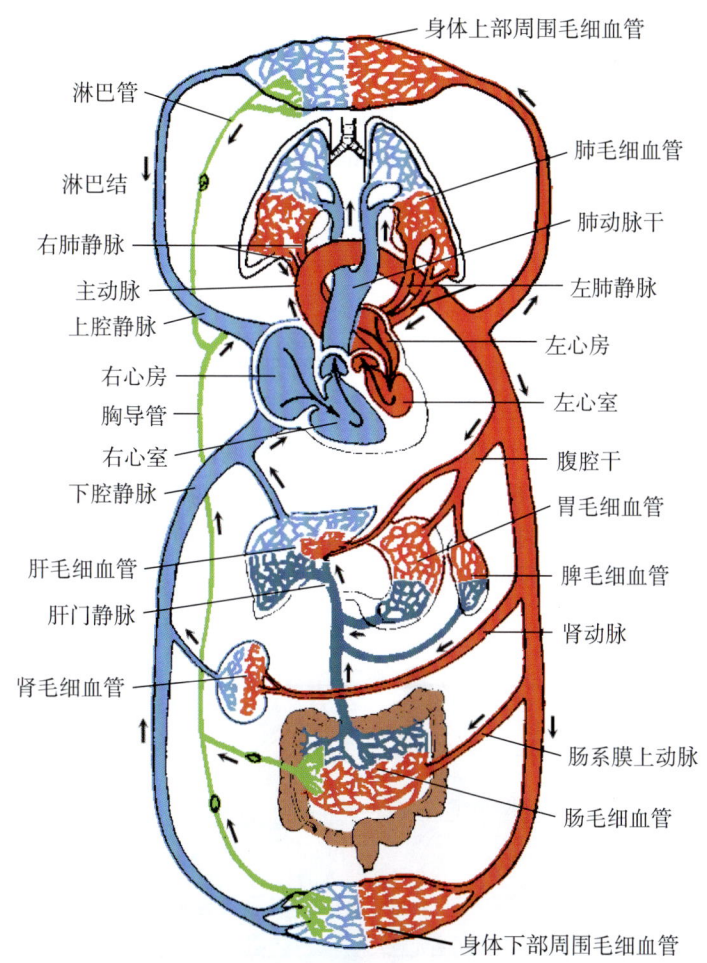

图 8-1 血液循环模式图

至右心房，这种循环称为体循环，又称大循环。此循环路径长、流速快、流量大，在循环过程中，血液与周围组织、细胞进行物质和气体交换，营养物质和氧气通过毛细血管壁，进入组织间隙，组织的代谢产物和二氧化碳则通过毛细血管壁进入血液，动脉血变成了静脉血。

2. **肺循环**（pulmonary circulation） 由右心室射出的静脉血，经肺动脉干、左（右）肺动脉及分支，到达肺泡毛细血管网，在此进行气体交换，静脉血变为动脉血，经肺静脉属支汇入左、右肺静脉，最后流入左心房，这种循环称为肺循环，又称小循环。此循环路程短、范围小，仅通过肺，完成氧和二氧化碳交换。

（三）血管的吻合与侧支循环

人体血管除动脉、毛细血管和静脉互相连通外，动脉与动脉、静脉与静脉、动脉与静脉之间，彼此连接，形成血管吻合。

1. **动脉间吻合** 是指动脉之间借血管支、吻合支或交通支互相吻合成动脉网、动脉弓或动脉环，如关节网、掌深弓、掌浅弓、脑底动脉环等。常见于经常活动或易受压的部位及时常改变形态的器官。

2. **静脉间吻合** 是指多支静脉之间彼此吻合成静脉网、静脉弓、静脉丛和交通支。浅静脉间常吻合成静脉网或静脉弓，深静脉间常吻合成静脉丛，浅、深静脉之间借交通支吻合，如手背静脉网、食管静脉丛等。

3. **动静脉吻合** 是指微动脉与微静脉之间借交通支彼此吻合，具有缩短循环路径、调节血液供应的作用。分布于体内多个部位，如指尖、肾皮质、生殖器勃起组织等处。

4. 侧支吻合　是指由血管主干两端发出的侧副支形成的吻合。在正常情况下，侧副支比较细小，当动脉主干阻塞时，因血流量增多，侧副支逐渐扩大，代替主干向远端供血，这种通过侧支吻合建立的循环叫**侧支循环**（collateral circulation）。在病理状态下，侧支循环的建立对保证器官的血液供应有重要意义。

二、心

（一）心的位置和外形

1. 心的位置　心位于胸腔中纵隔内（图8-2）。约2/3位于正中线的左侧，1/3位于正中线右侧。心前面大部分被肺和胸膜遮盖，仅小部分借心包与胸骨体下部左半和左侧第4~6肋软骨相贴，此区为心包裸区。因此，临床上心内注射常在左侧第4肋间隙胸骨左侧缘旁进行，将药物注入右心室。心前方对向胸骨体和第2~6肋软骨；后方与第5~8胸椎体相对；两侧与纵隔胸膜和肺相邻；下方为膈，上方连有出入心的大血管。心的长轴由右上斜向左下，与身体正中线呈45°角。正常心的位置可因体型或体位的不同有所改变。

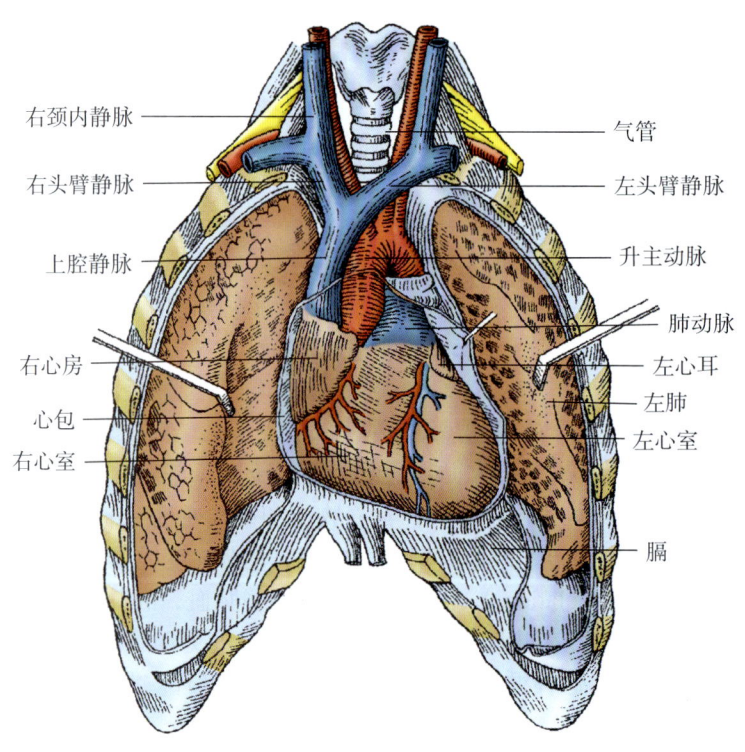

图8-2　心的位置

2. 心的外形　心呈前后略扁的圆锥体，大小约与本人握拳相当。心有1尖、1底、2面、3缘和4沟（图8-3，图8-4）。

1尖，即**心尖**（cardiac apex）圆钝朝向左前下方，主要由左心室构成。在左侧第5肋间隙、左锁骨中线内侧1~2cm处，活体可扪及心尖搏动。

1底，即**心底**（cardiac base）朝向右后上方，与出入心的大血管相连，主要由左心房和小部分右心房构成。

2面：**胸肋面**（sternocostal surface）朝向胸骨和肋软骨，又称前面，大部分由右心室和右心

于左心房、左心室侧壁、后壁及前壁一小部分、室间隔前 2/3 和右心室前壁的小部分。

2. **心的静脉** 心的静脉属支主要有心大静脉、心中静脉和心小静脉，此 3 支静脉注入**冠状窦**（coronary sinus）。冠状窦位于心膈面，左心房与左心室之间的冠状沟内，以冠状窦口开口于右心房（图 8-3，图 8-4）。此外，部分细小的静脉直接开口于各心腔，心前静脉起于右心室前壁并跨过冠状沟注入右心房，通常有 1~4 支。心最小静脉位于心壁内，直接开口于心房或心室腔内。

（七）心包

心包（pericardium）为包裹心和大血管根部的纤维浆膜囊，分为外层的纤维心包和内层的浆膜心包两部分（图 8-13）。

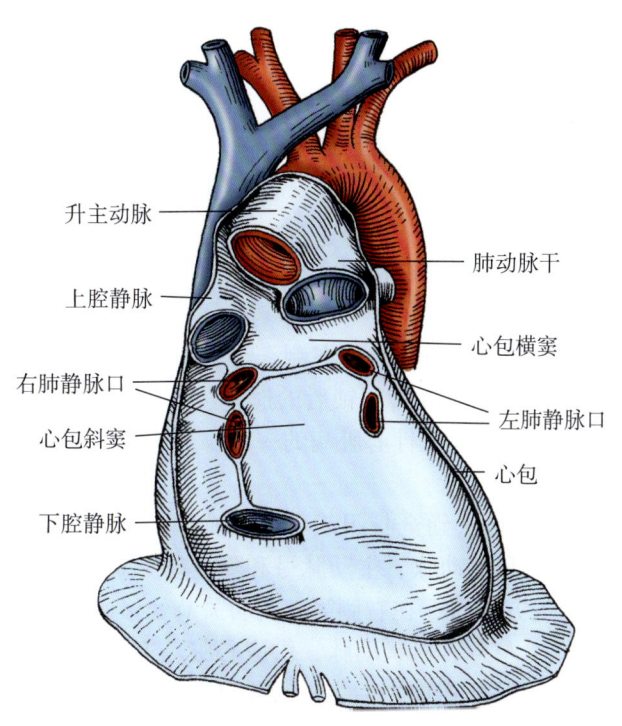

图 8-13 心包

1. **纤维心包**（fibrous pericardium） 由坚韧的纤维结缔组织构成，上方与出入心的大血管外膜相连续，下方与膈中心腱相愈合。

2. **浆膜心包**（serous pericardium） 薄而光滑，分为脏、壁两层。脏层即心外膜，紧贴心的外表面。壁层与纤维心包的内面紧密相贴。脏、壁两层在出入心的大血管根部相互移行，共同围成的腔隙称**心包腔**（pericardial cavity），内含少量浆液，有润滑作用，可减少心搏动时的摩擦。

在心包腔内，浆膜心包的脏层和壁层返折处的间隙，称心包窦。在主动脉、肺动脉干后方与上腔静脉、左心房前壁之间的间隙为心包横窦。在左心房后壁，左、右肺静脉，下腔静脉与心包后壁之间的心包腔为心包斜窦。心包前下窦在心包腔的前下部、心包的胸肋部与膈部转折处。人体站立时，心包前下窦位置最低，心包积液常积于此窦中，是心包穿刺比较安全的部位。心包横窦和心包斜窦在心外科手术中有一定临床意义。临床上从剑突与左侧第 7 肋软骨交角处（左剑肋角）进行心包穿刺，可较安全地进入心包前下窦。

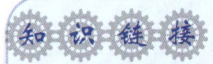

外科手术壁

左心室前壁介于前室间沟、左房室沟和左冠状动脉旋支三者之间的区域内血管较少，是左心室外科手术的入路部位，称外科手术壁。心尖处的心室壁最薄，临床外科手术可在此插入器械或引流管，此处也是室壁瘤的好发部位。

三、动脉

动脉（artery）是从心室发出运送血液到全身组织器官的血管。在行程中不断分支，逐渐变细，最终移行为毛细血管，包括肺循环的动脉和体循环的动脉。

（一）肺循环的动脉

肺动脉干（pulmonary trunk）（图8-3）粗而短，起于右心室，在主动脉根部的前方，斜行向左后上方，到主动脉弓下方分为左、右肺动脉。

左肺动脉（left pulmonary artery）（图8-4）较短，向左横行经左主支气管前方至肺门，分2支进入左肺上、下叶。

右肺动脉（right pulmonary artery）（图8-4）粗而长，向右横行经升主动脉和上腔静脉的后方至肺门，分3支进入右肺上、中、下叶。

在肺动脉干分为左、右肺动脉的分叉处偏左侧，与主动脉弓下缘之间连有一结缔组织索，称动脉韧带（图8-3），是胎儿时期动脉导管闭锁后的遗迹。动脉导管在婴儿出生后6个月即闭锁，如未闭锁，则称动脉导管未闭，为先天性心脏病的一种。

（二）体循环动脉

体循环动脉是将血液由心脏送到全身组织器官的血管，由主动脉及各级分支组成。**主动脉**（aorta）按其行程依次分为升主动脉、主动脉弓和降主动脉（图8-14）。**升主动脉**（ascending aorta）起自左心室，向右前上方斜行，在右侧第2胸肋关节处移行为主动脉弓，升主动脉起始部较膨大，称为**主动脉窦**，发出左、右冠状动脉，供应心脏。**主动脉弓**（aortic arch）由升主动脉移行而来，位于胸骨柄后方，弓形弯向左后方，至第4胸椎左下缘移行为降主动脉。主动脉弓壁内有压力感受器，有调节血压的作用。主动脉弓下方有**主动脉小球**，为化学感受器。主动脉弓的凸侧自右向左发出头臂干、左颈总动脉及左锁骨下动脉三大分支，**头臂干**（brachiocephalic trunk）也叫无名动脉，短而粗，向右上方斜行至右侧胸锁关节后方分为右颈总动脉和右锁骨下动脉。

1. **颈总动脉**（common carotid artery） 右侧起自头臂干，左侧发自主动脉弓，两侧颈总动脉均经过胸锁关节后方，达甲状软骨上缘处分为颈内动脉和颈外动脉（图8-15）。**颈动脉窦**（carotid sinus）是颈内动脉起始部的膨大部分，窦壁内有压力感受器，当血压升高时，窦壁扩张，刺激压力感受器，反射性引起心跳减慢，末梢血管扩张，血压下降。**颈动脉小球**（carotid glomus）是位于颈内、外动脉分叉处后方的一扁椭圆小体，与主动脉小球一样也为化学感受器，能感受血液中CO_2分压的升降，反射性调节呼吸的快慢与深浅。

颈总动脉在颈部的气管和胸锁乳突肌之间，位置较浅，如头颈部出血，从平对环状软骨处向后内压迫在第6颈椎横突上止血（图8-16）。

（1）**颈内动脉**：自颈总动脉分出后，先于颈外动脉后外侧，后转向后内侧上行至颅底，在颈部无分支，经颈动脉管进入颅腔后分支，分布于脑和视器。

（2）**颈外动脉**：自颈总动脉分出后，向上行，沿途发出多个分支，其穿腮腺实质，在下颌

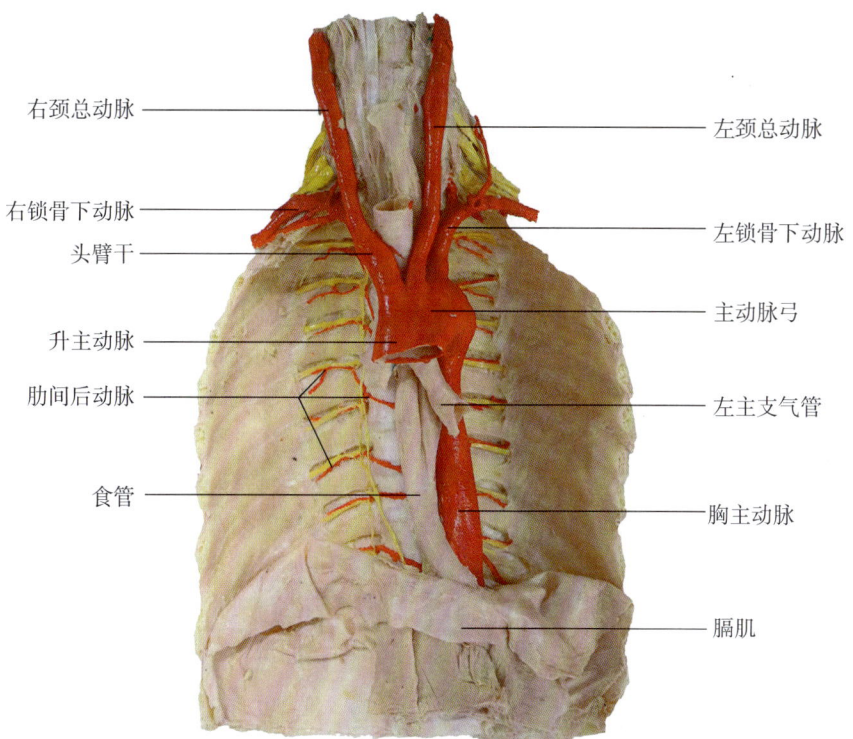

图 8-14 主动脉及其分支

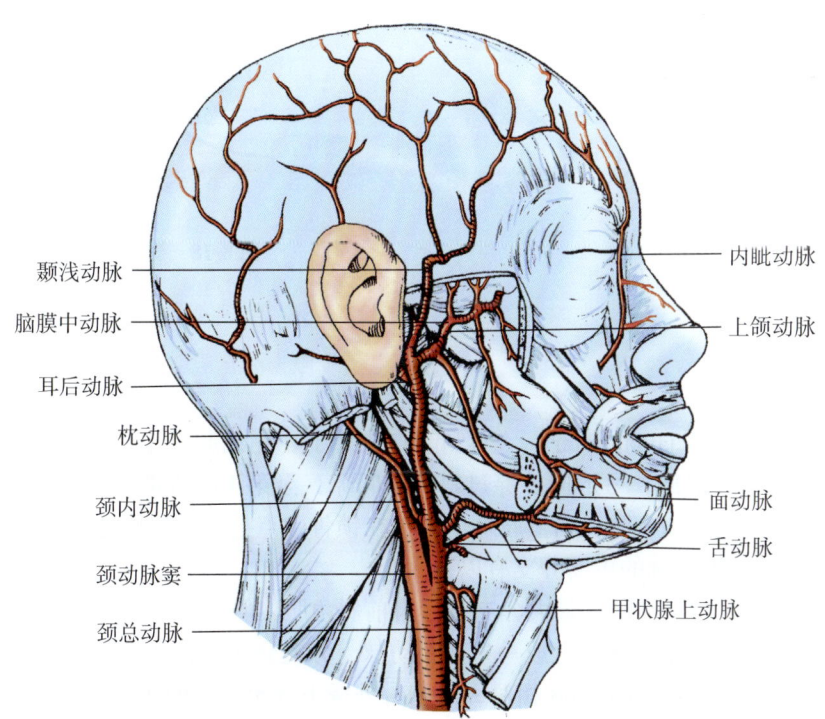

图 8-15 颈总动脉、颈外动脉及分支

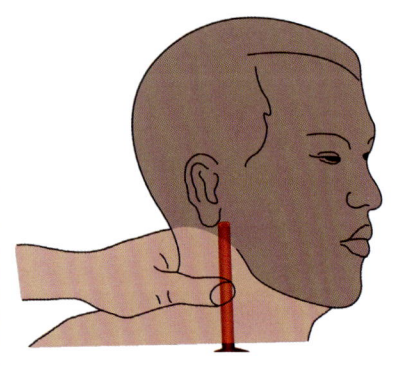

图 8-16　颈总动脉压迫止血点

颈处分为颞浅动脉和上颌动脉两个终支。颈外动脉有以下几个主要分支（图8-16）。①甲状腺上动脉：自颈外动脉起始部发出，向前下方行至甲状腺侧叶上缘，分支主要分布于甲状腺和喉。②舌动脉：起自颈外动脉的甲状腺上动脉上方，行向前内，经舌骨舌肌深面至舌，分支营养舌及口底。③面动脉：在舌动脉上方起自颈外动脉，向前经下颌下腺深面，于咬肌前缘越过下颌骨下缘至面部，经口角和鼻翼外侧，斜行向上至眼内眦，易名为内眦动脉。下颌下缘与咬肌前缘交界处，为临床上面动脉的摸脉点和压迫止血点（图8-17）。面动脉的分支分布于面部、腭扁桃体和下颌下腺等处。④颞浅动脉：为颈外动脉的终支之一，经外耳门前方上行至颞浅部，外耳门前方为其摸脉点和压迫止血点（图8-18）。颞浅动脉分支分布腮腺和颞、顶、额部软组织。⑤上颌动脉：经下颌颈深面进入颞下窝，在翼内、外肌之间向前内至翼腭窝。分支分布于硬脑膜、牙、鼻腔、腭部、咀嚼肌、外耳道和鼓室等。其中主要分支有脑膜中动脉（经棘孔入颅腔，其前支经翼点内面走行，损伤后引起硬膜外血肿）、下牙槽动脉、眶下动脉等。⑥枕动脉：在面动脉高度，起自颈外动脉后壁，分布于枕部。⑦耳后动脉：在枕动脉稍上方发出，向后上方行，分布于耳后部、腮腺等。

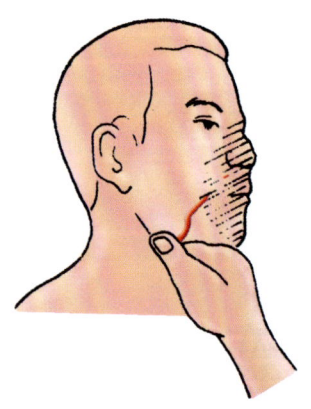

图 8-17　面动脉压迫止血点

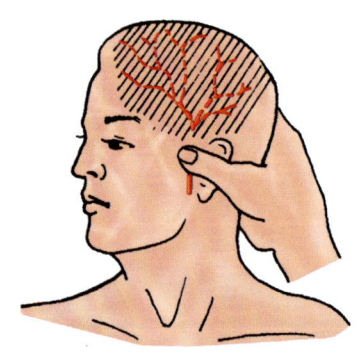

图 8-18　颞浅动脉压迫止血点

2. **锁骨下动脉**（subclavian artery）　右侧起自头臂干，左侧起自主动脉弓（图8-19），自胸锁关节后方向外行至颈根部，弓形向外穿过斜角肌间隙，至第1肋外侧缘进入腋窝改称腋动脉。锁骨下动脉主要供应血液到上肢，当上肢外伤时，在锁骨中点上方向后压迫此动脉至第1肋进行止血（图8-20）。锁骨下动脉的主要分支有以下3个。

（1）**椎动脉**：是锁骨下动脉的最大分支，起自前斜角肌内侧，上行穿上6个颈椎横突孔再经枕骨大孔入颅腔，左、右椎动脉汇合成一条基底动脉，分支分布于脑和脊髓。

（2）**胸廓内动脉**：起点与椎动脉相对，沿胸骨外缘下降至第6肋软骨深面，分为两个终支。胸廓内动脉的分支分布于肋间肌、膈、腹直肌、乳房、心包、胸膜和腹膜等处。

（3）**甲状颈干**：为一短干，在椎动脉外侧起自锁骨下动脉，起始后立即分数支，其中最重要的分支为甲状腺下动脉，发出后先向上，再向内横过颈总动脉后方，至甲状腺侧叶下极进入甲状腺，营养甲状腺、喉等。甲状颈干的其他分支营养肩胛骨背面和背部的肌群。

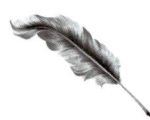

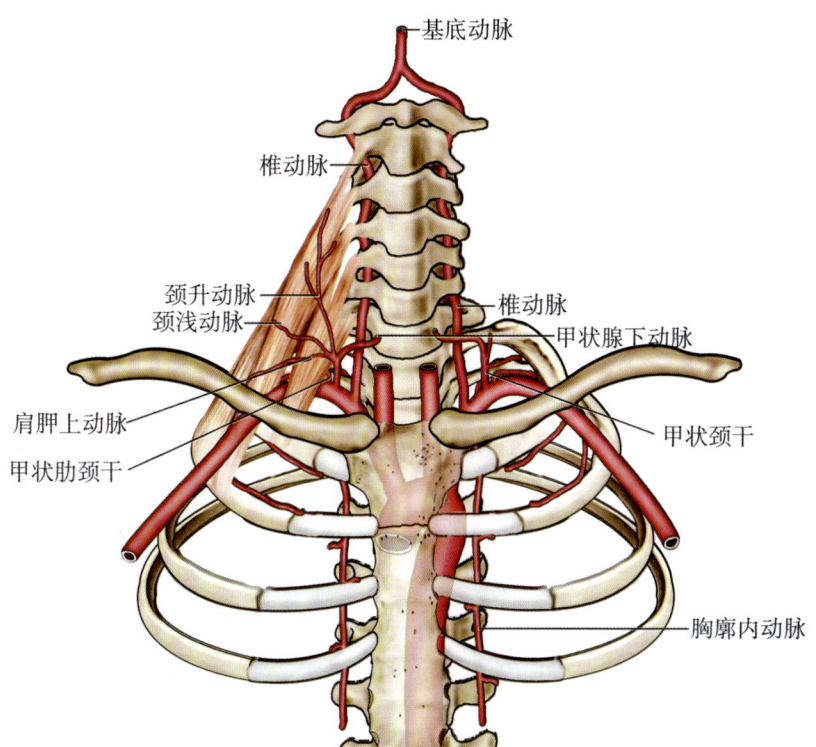

图 8-19 锁骨下动脉及分支

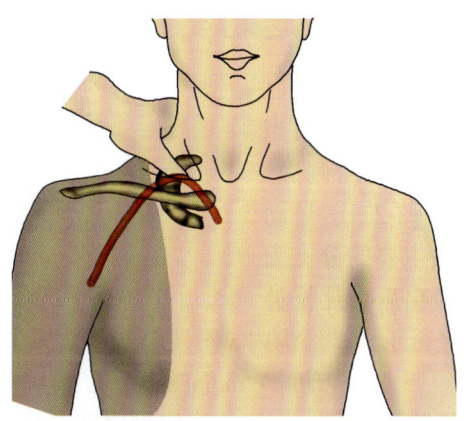

图 8-20 锁骨下动脉压迫止血点

> **知识链接**
>
> 甲状腺的血液供应有成对的甲状腺上动脉和甲状腺下动脉，10% 的人还有甲状腺最下动脉，所以血液丰富，甲状腺上动脉发自颈外动脉起始部，伴喉上神经的喉外支下行，结扎甲状腺上动脉时，勿损伤喉上神经喉外支。甲状腺下动脉发自锁骨下动脉的甲状颈干，在进入甲状腺侧叶时与喉返神经走行贴近，结扎甲状腺下动脉时，勿损伤喉返神经。

3. 上肢的动脉　上肢的动脉主干有腋动脉、肱动脉、桡动脉和尺动脉。

（1）**腋动脉**（axillary artery）：是锁骨下动脉的直接延续，与腋静脉和臂丛伴行，经腋窝深部下行至大圆肌下缘移行为肱动脉（图8-21）。沿途发出的主要分支有以下4个。

1）胸肩峰动脉：以短干起自胸小肌上缘处腋动脉，随即分为数支，分布于肩峰、三角肌和胸大、小肌等。

2）胸外侧动脉：于胸小肌下缘处起自腋下动脉，并沿其走行，分支至胸肌、前锯肌和乳房。

3）肩胛下动脉：在肩胛下肌下缘起自腋动脉，沿肩胛下肌下缘行向后下，分为胸背动脉和旋肩胛动脉。前者分布于背阔肌和前锯肌。后者向后至冈下窝，营养附近诸肌。

4）旋肱后动脉：伴腋神经绕肱骨外科颈后方，分支分布于三角肌和肩关节。

（2）**肱动脉**（brachial artery）：是腋动脉的直接延续，伴随正中神经，自大圆肌下缘，沿肱二头肌内侧沟下行至肘窝，平桡骨颈处分为桡动脉和尺动脉（图8-21）。在肘窝肱二头肌腱内侧可触及肱动脉搏动，常为测量血压时的听诊部位。肱动脉全长位置浅表，当前臂和手出血的时候，在肱二头肌内侧沟，向肱骨压迫肱动脉进行止血（图8-22）。肱动脉的分支分布于臂肌，其中最主要的分支为肱深动脉，在大圆肌下缘处分出后，伴桡神经行于桡神经沟内，分支分布于肱三头肌，并参与肘关节动脉网。

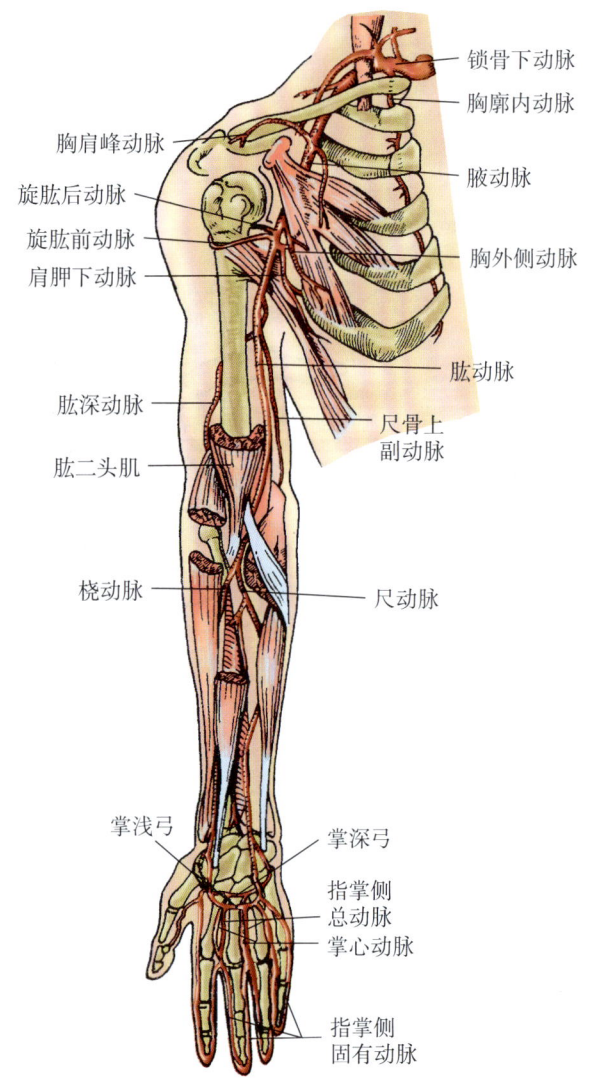

图 8-21　上肢的动脉

（3）**桡动脉**（radial artery）：自肱动脉分出后，与桡骨平行下降，经肱桡肌腱与桡侧腕屈肌腱之间至桡骨下端，沿途发出分支营养前臂桡侧诸肌，在桡腕关节处，分出掌浅支入手掌，与尺动脉终支吻合成掌浅弓；桡动脉继续行向后，绕桡骨茎突至手背，再穿第一掌骨间隙入手掌深部，在此处发出较大的三支拇主要动脉，分布到拇指两侧缘和食指桡侧缘。桡动脉末端与尺动脉掌深支吻合形成掌深弓。桡动脉下段在桡骨下端前方，桡侧腕屈肌腱外侧位置表浅，是临床上触摸脉搏的常用部位。

（4）**尺动脉**（ulnar artery）：自肱动脉分出后，斜向内下行，在指浅屈肌与尺侧腕屈肌之间伴尺神经下行，沿途发分支营养前臂尺侧诸肌，经腕豆骨外侧入手掌，分出掌深支后，其终末支与桡动脉掌浅支吻合成掌浅弓，其掌深支与桡动脉末端吻合成掌深弓。尺动脉主要分支为骨间总动脉，在前臂骨间膜上缘处分为前、后2支，分别在骨间膜前、后面下行，分支营养前臂前、后群深层肌。在腕

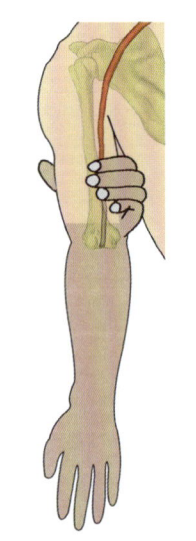

图 8-22　肱动脉压迫止血点

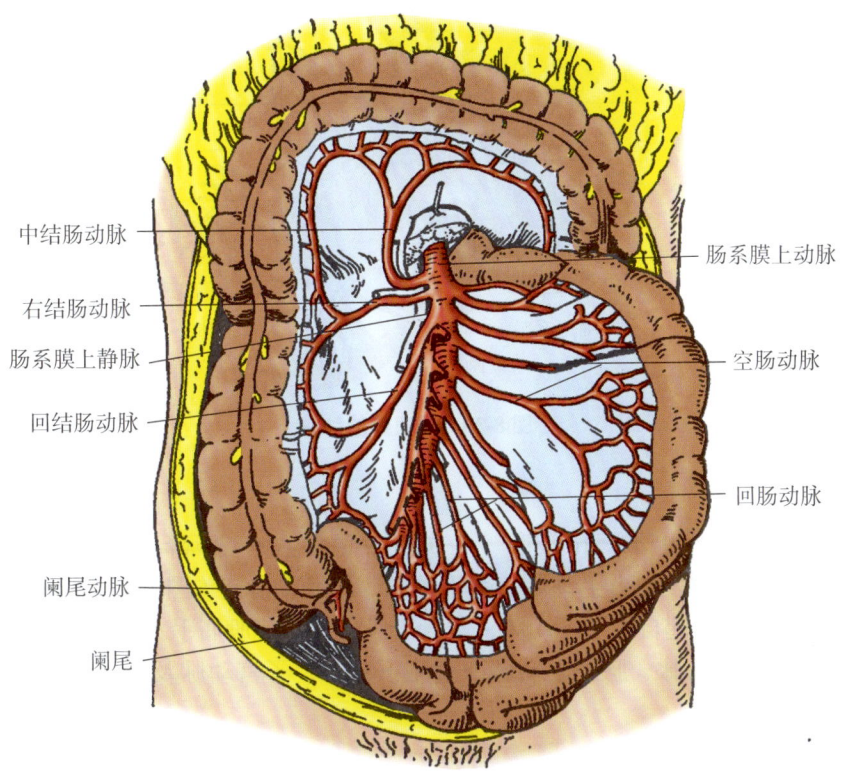

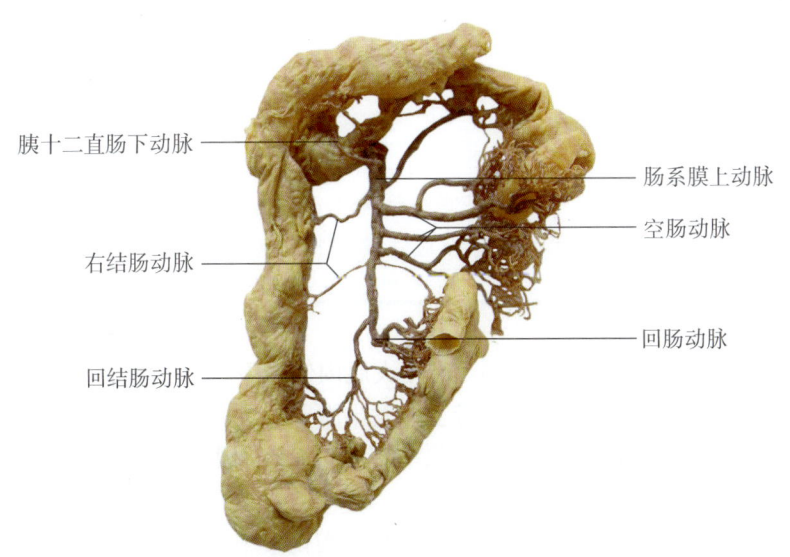

图 8-29　肠系膜上动脉及分支

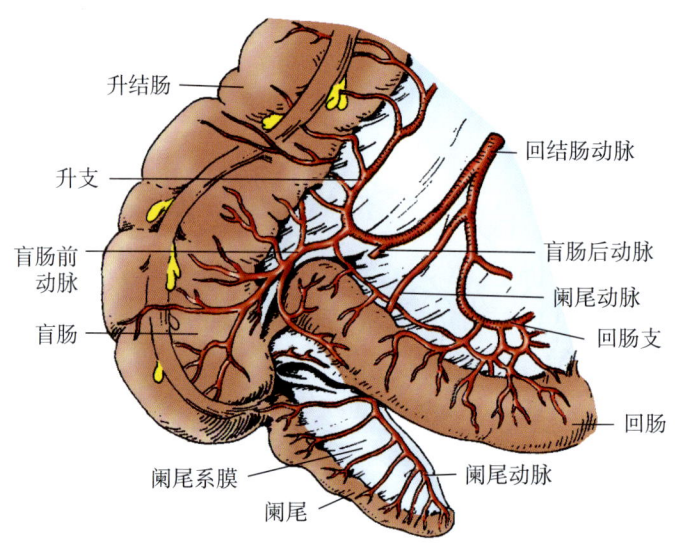

图 8-30　回盲瓣的动脉

（1）**髂内动脉**（internal iliac artery）：为一短干，沿骨盆侧壁下降入盆腔，分为脏支和壁支。

壁支：由上向下相继发出臀上动脉、臀下动脉、闭孔动脉等（图 8-32），营养相应部位的组织器官。闭孔动脉有时可起自腹壁下动脉，它行于股环附近，股疝手术时，注意避免损伤。

脏支：相继发出脐动脉、膀胱下动脉、直肠下动脉、子宫动脉及阴部动脉等，分布相应的组织器官。

知识链接

子宫动脉与输尿管的关系

子宫动脉由髂内动脉发出后，沿骨盆侧壁向下进入子宫阔韧带内，在距子宫颈外侧约 2cm 处，越过输尿管的前上方，达子宫侧缘迂曲上升至子宫底。由于子宫动脉与输尿管的交叉关系，在妇科手术结扎子宫动脉时，应注意勿损伤输尿管。

（2）**髂外动脉**（external iliac artery）：沿腰大肌内侧缘下降，经腹股沟韧带中点深面移行为股动脉。髂外动脉在入股部前于腹股沟韧带上方发出腹壁下动脉，营养腹直肌。

（3）**下肢的动脉**：由髂外动脉延续而来，其动脉主干有股动脉、腘动脉、胫前动脉和胫后动脉（图 8-35）。

1）**股动脉**（femoral artery）：是髂外动脉经腹股沟韧带中点深面向下的直接延续，在大腿上部位于缝匠肌与长收肌之间，经收肌腱裂孔入腘窝改称腘动脉。在腹股沟韧带中点稍下方，活体上可摸到股动脉的搏动，当下肢出血时，可在此部位压迫止血（图 8-34）。

股动脉的主要分支为股深动脉（图 8-35），在腹股沟韧带下方 3~4cm 处起于股动脉，向内后下行，沿途发出旋股内侧动脉、旋股外侧动脉和 3~4 支穿动脉，分支分布于大腿肌和髋关节。

2）**腘动脉**（popliteal artery）：从收肌腱裂孔起，在腘窝深部下行，至腘肌下缘分为胫前动脉和胫后动脉。腘动脉分支分布于膝关节及邻近诸肌（图 8-35）。

3）**胫后动脉**（posterior tibial artery）：为腘动脉的延续（图 8-35），在小腿肌后面浅、深两层

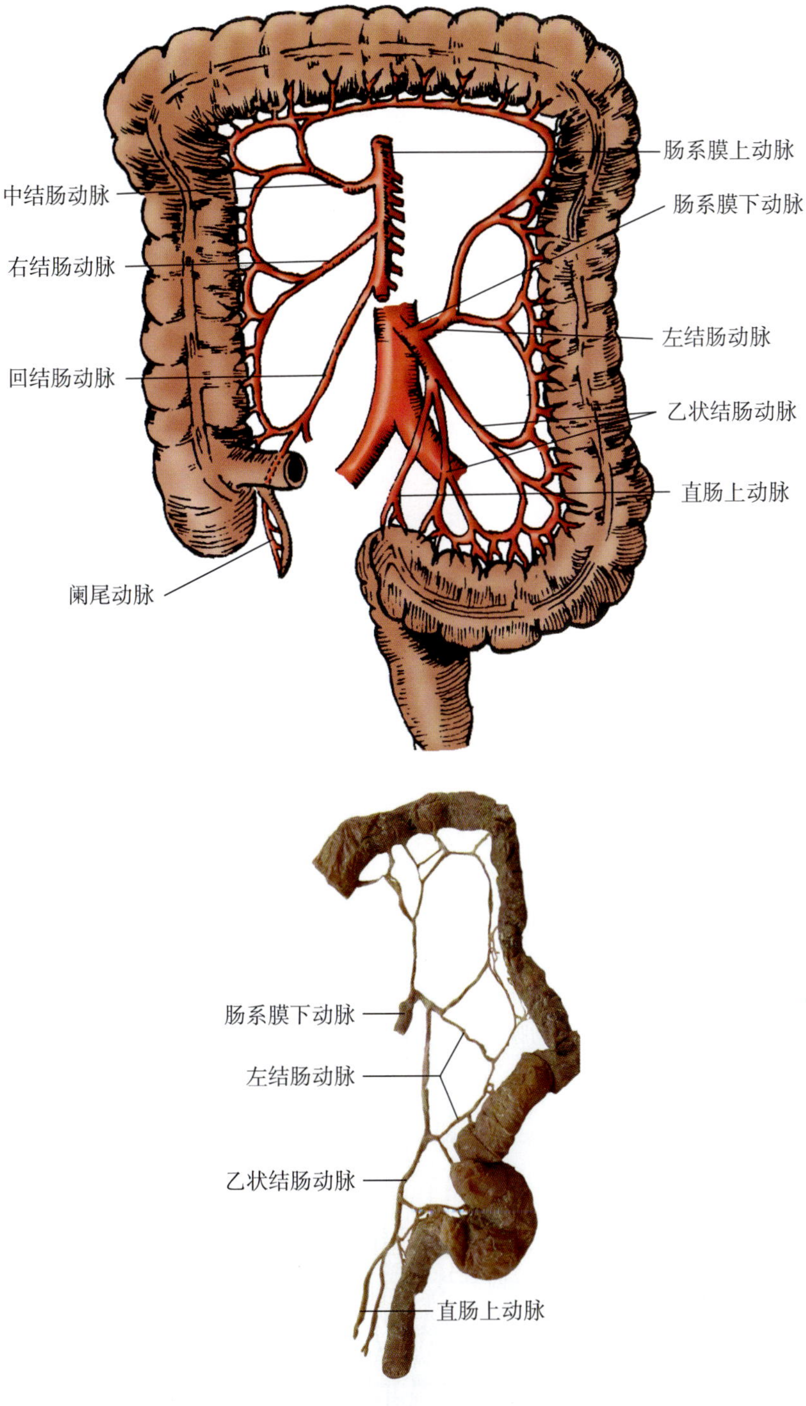

图 8-31 肠系膜下动脉及分支

之间下行，经内踝后方转入足底，分为足底内侧动脉和足底外侧动脉（图 8-35）。胫后动脉分支分布于小腿后群肌。

胫后动脉起始部发出一较大的腓动脉，沿腓骨内侧下行，分支营养附近诸肌和胫、腓骨。足底内侧动脉沿足底内侧前行，分布于足底内侧；足底外侧动脉为胫后动脉的终支，向前外斜行至第 5 跖骨底处转向第 1 跖骨间隙，与足背动脉的足底深支吻合，形成足底弓，自弓发出分支至各趾的相对缘。

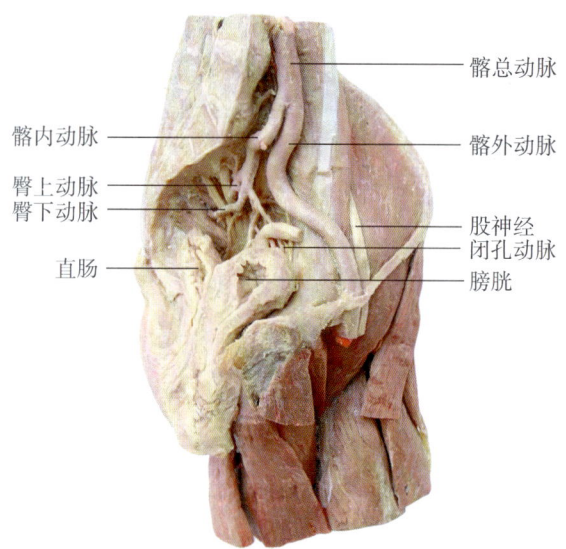

图 8-32 髂总动脉及分支

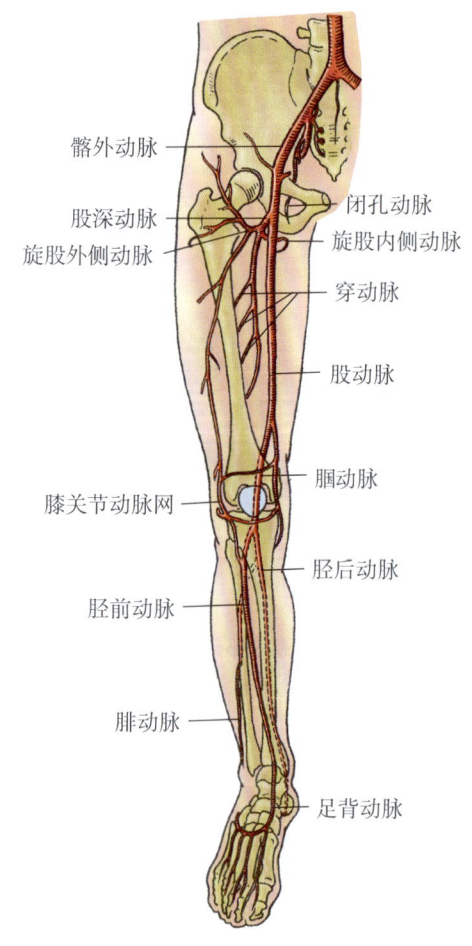

图 8-33 下肢动脉

第八章 脉管系统

表 8-1 全身动脉分布总表

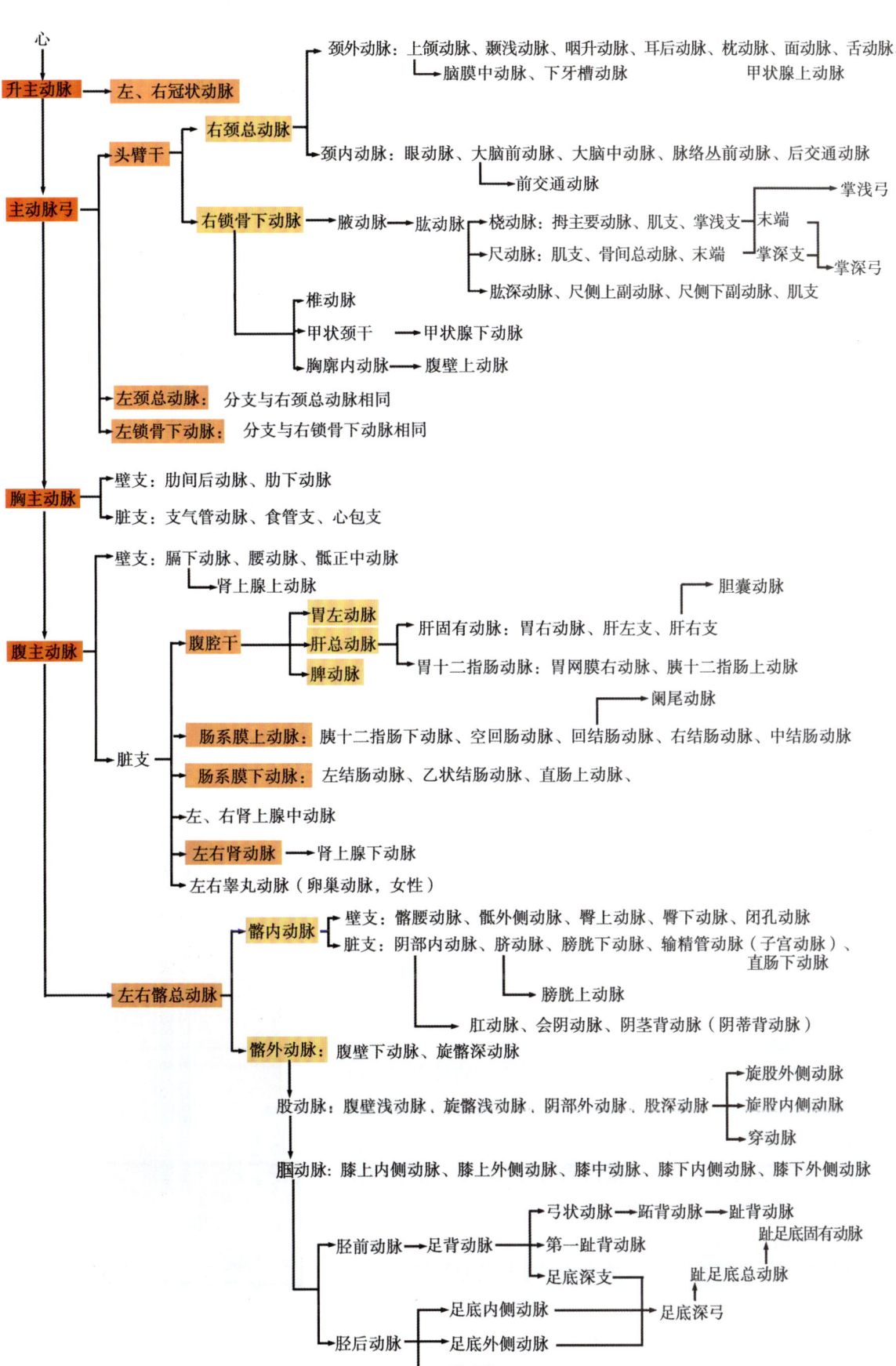

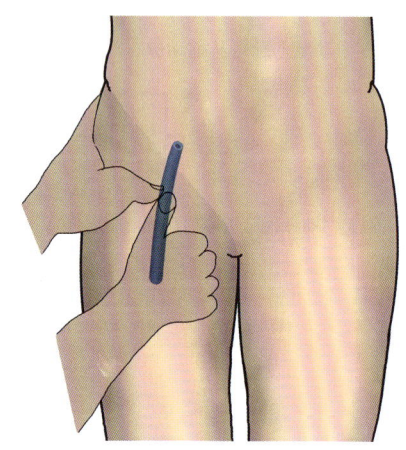

图 8-34 股动脉的压迫止血点

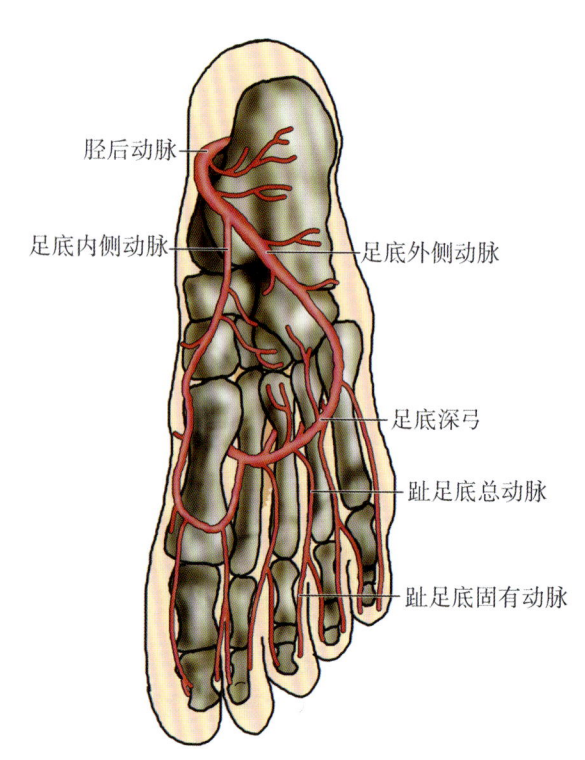

图 8-35 足底动脉

4）**胫前动脉**（anterior tibial artery）：由腘动脉发出后，立即穿小腿骨间膜至小腿前面，沿骨间膜前下行，至踝关节前方移行为足背动脉。胫前动脉分支主要分布于小腿前群肌。

5）**足背动脉**（dorsal artery of foot）：是胫前动脉的直接延续，位置表浅，在踝关节前方，内、外踝连线中点长伸肌腱外侧处可触及其搏动。足背动脉在第1跖骨间隙近侧发出足底深支；末段向外呈弓形，并发分支至足背及各趾（图 8-33）。

（三）**动脉的微细结构**

动脉根据管径的大小，可分大动脉、中动脉、小动脉和微动脉 4 级。随着管径变细，管壁结构也逐渐移行变化，彼此间无截然的界限。动脉管壁由内向外分内膜、中膜和外膜 3 层，其中中膜变化最明显（图 8-36）。

1. **中动脉**

（1）**内膜**（tunica intima）：位于动脉管壁的最内层，由内皮、内皮下层和内弹性膜构成。动脉内表面衬有一层单层扁平上皮，为内皮。内皮的外方是少量结缔组织构成的内皮下层。内皮下层的外侧是弹性蛋白质构成明显的波浪形内弹性膜（internal elastic membrane）（图 8-37）。

（2）**中膜**（tunica media）：位于内膜的外侧，由 10～40 层平滑肌构成，肌纤维间有少量弹性纤维和胶原纤维。中动脉中膜中含较多的平滑肌，所以又称肌性动脉，可调配器官的血流量。

（3）**外膜**（tunica adventitia）：位于动脉壁的最外方，中

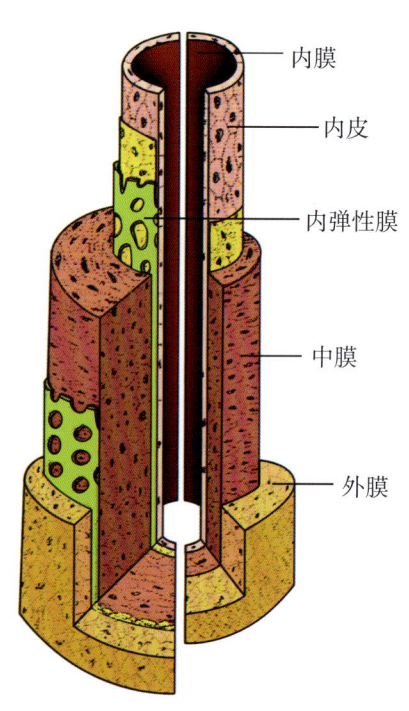

图 8-36 血管壁一般结构模式图

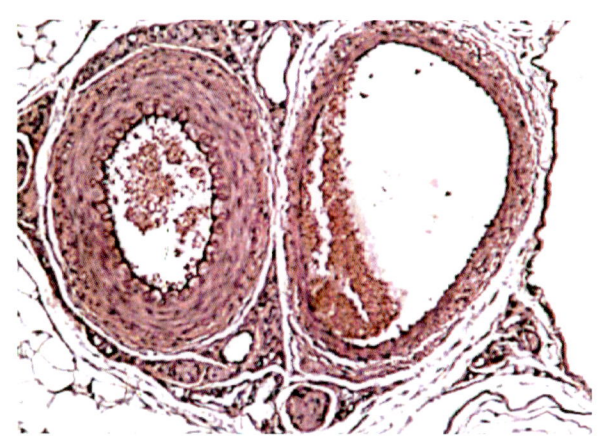

图 8-37　狗中动脉和中静脉横切面光镜像

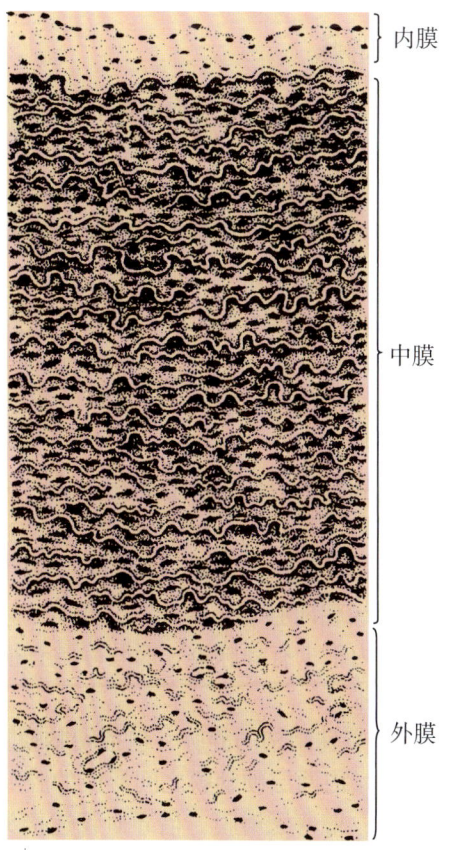

图 8-38　人大动脉横切面光镜像

动脉的外膜与中膜厚度差不多，由疏松结缔组织构成，在中膜与外膜间有不连续的外弹性膜（external elastic membrane）。

2. 大动脉（弹性动脉）

（1）内膜：较厚，内皮下有较多的结缔组织构成的内皮下层，内弹性膜与中膜弹性组织相连，没有明显界限。

（2）中膜：由 30～70 层的弹性膜构成，弹性膜间有散在的环行平滑肌和少量胶原纤维等。大动脉（图 8-40）心舒张期可靠弹性回缩力推动血流前行。

（3）外膜：较薄，由结缔组织构成，大部分为胶原纤维，可见脂肪细胞及营养血管的小血管。

3. 小动脉及微动脉

（1）内膜：较大的小动脉有明显的内弹性膜，较小的小动脉及微动脉无内弹性膜。

（2）中膜：小动脉中膜有 3～6 层平滑肌，也属肌性动脉（图 8-39）。微动脉中膜有 1～2 层平滑肌。平滑肌收缩时，可增加外周血循环阻力，使血压升高。

（3）外膜：为结缔组织，无外弹性膜。

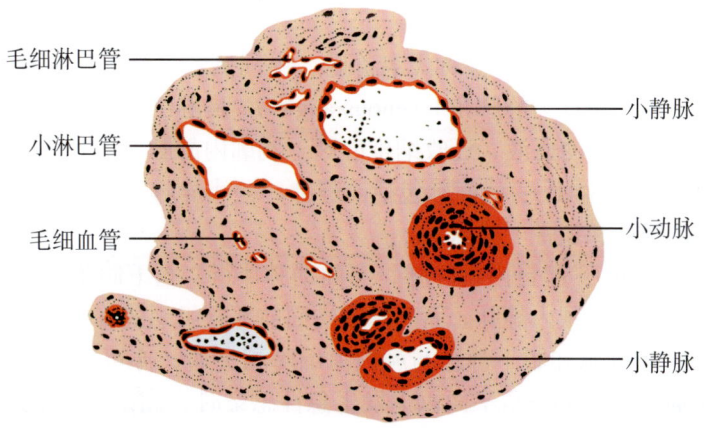

图 8-39　小动脉、小静脉、毛细血管和小淋巴管光镜结构模式图

（刘文国　李美秀丽）

四、静脉

静脉（vein）是运送血液回心的血管，起于毛细血管，止于心房。静脉与相应动脉相比在结构和配布上有以下特点。

（1）静脉管壁薄而柔软，弹性小，管腔大，属支多，管径越合越粗，血流缓慢，压力较低，血容量较大，在血液循环中可起血液贮存库的作用。

（2）体循环的静脉可分浅、深两类。浅静脉又称皮下静脉，位于浅筋膜内，无动脉伴行，位置表浅，最后注入深静脉。临床上常用浅静脉输液、采血和插入导管。深静脉位于深筋膜的深面或体腔内，多数与同名动脉伴行，其收集范围与伴行动脉分布区大致相同，行程、名称也基本相同，故称伴行静脉。

（3）静脉的吻合比较丰富。浅静脉多吻合成静脉网，如手背静脉网。深静脉在器官周围或壁内吻合成静脉丛，如直肠静脉丛。浅、深静脉之间借交通支吻合，以保证血液回流和建立侧支循环。

（4）**静脉瓣**（venous valve）：是防止血液逆流的重要装置。由静脉管壁的内膜形成，呈半月形，游离缘朝向心脏。静脉瓣分布有一定的规律，小静脉一般没有静脉瓣，中静脉静脉瓣较多，大静脉干内很少有静脉瓣。四肢静脉有很多静脉瓣，且下肢多于上肢。当静脉功能不全时，常引起静脉曲张。

（5）特殊结构的静脉：包括**硬脑膜窦**（sinuses of duramater）和**板障静脉**（diploic vein）。硬脑膜窦为颅内两层硬脑膜之间形成的腔隙，无平滑肌，无瓣膜，故外伤时出血难止。板障静脉位于板障内，壁薄无瓣膜，借导血管连接头皮静脉和硬脑膜窦。

全身的静脉分为**肺循环**的静脉和**体循环**的静脉。

（一）肺循环的静脉

肺静脉（pulmonary vein）每侧两条，分别为左肺上、下静脉和右肺上、下静脉。肺静脉起自肺门，向内侧注入左心房后部。将含氧量高的血液输送到左心房。

（二）体循环的静脉

体循环的静脉包括上腔静脉系、下腔静脉系和心静脉系（见"心的血管"）。

1. 上腔静脉系　由上腔静脉及其属支组成，收集头颈部、上肢和胸部（心和肺除外）等上半身的静脉血。

上腔静脉（superior vena cava）为一粗大静脉干，由左、右头臂静脉在右侧第2胸肋关节后方汇合而成，沿升主动脉右侧垂直下行，并有奇静脉汇入，于右侧第3胸肋关节下缘注入右心房（图8-40）。

头臂静脉（brachiocephalic vein）又称无名静脉，由同侧颈内静脉和锁骨下静脉在胸锁关节后方汇合而成。汇合处的夹角称为**静脉角**（venous angle），是淋巴导管注入的部位。头臂静脉主要收纳颈内静脉和锁骨下静脉的血液，还收纳椎静脉、胸廓内静脉、甲状腺下静脉等的静脉血。

（1）**头颈部的静脉**（图8-41）：浅静脉包括面静脉、颞浅静脉、颈前静脉和颈外静脉，深静脉包括颅内静脉、颈内静脉和锁骨下静脉等。

1）**面静脉**（facial vein）：起自内眦静脉，与面动脉伴行。至下颌角下方与下颌后静脉的前支汇合，在舌骨大角高度注入颈内静脉。面静脉收纳面前部软组织的静脉血。在口角平面以上一般无静脉瓣，并通过眼上静脉和眼下静脉与颅内海绵窦相交通，亦可经面深静脉与翼静脉丛交通，继而与海绵窦相通。当面部口角平面以上发生急性感染时，病菌可经上述途径蔓延至颅内，从而引起颅内感染。因此，临床上将鼻根至两侧口角间的三角区称为"危险三角"。

2）**下颌后静脉**（retromandibular vein）：由颞浅静脉和上颌静脉在腮腺内汇合而成。在腮腺下端处向下分为前、后两支，前支汇入面静脉，后支与耳后静脉、枕静脉在下颌角处汇合成颈

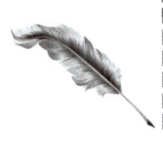

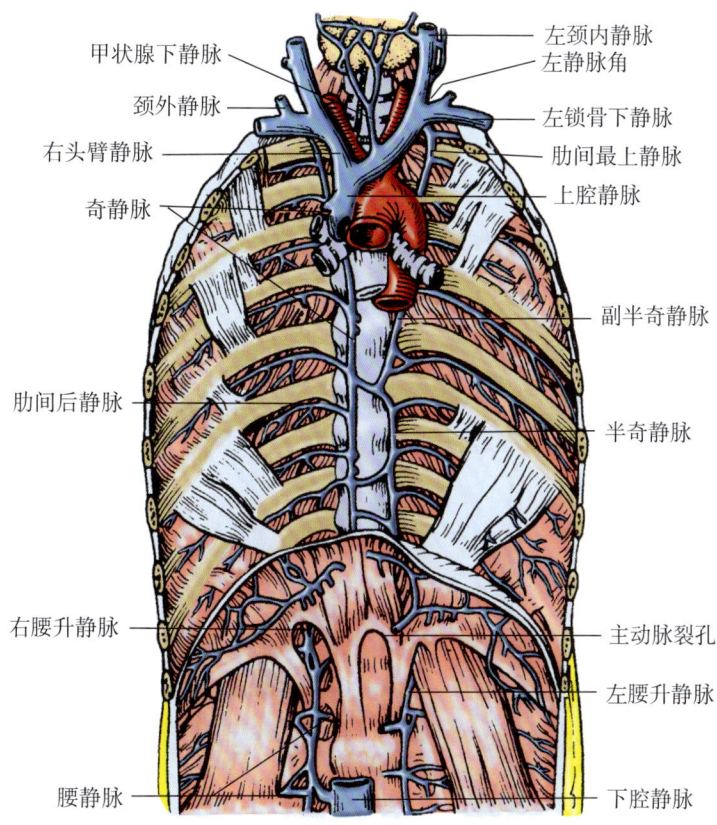

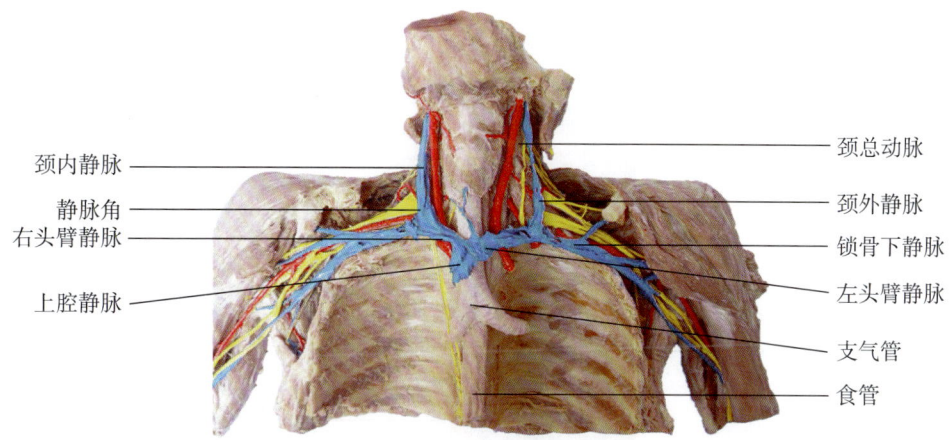

图 8-40　上腔静脉及其属支

外静脉。

3）**颈外静脉**（external jugular vein）：是颈部最大的浅静脉。由耳后静脉、枕静脉和下颌后静脉的后支汇合而成，沿胸锁乳突肌表面下行，在锁骨上方穿深筋膜，注入锁骨下静脉。颈外静脉位置表浅而恒定，故临床儿科常在此做静脉穿刺。

4）**颈内静脉**（internal jugular vein）：为头颈部静脉的主干。在颈静脉孔处续于乙状窦，在颈动脉鞘内伴颈内动脉、颈总动脉和迷走神经下行，至胸锁关节后方与锁骨下静脉汇合成头臂静脉。颈内静脉的属支较多，可分颅内支和颅外支，颅内支收集脑、脑膜、颅骨和感觉器的静脉血，颅外支主要有面静脉、下颌后静脉、舌静脉等。

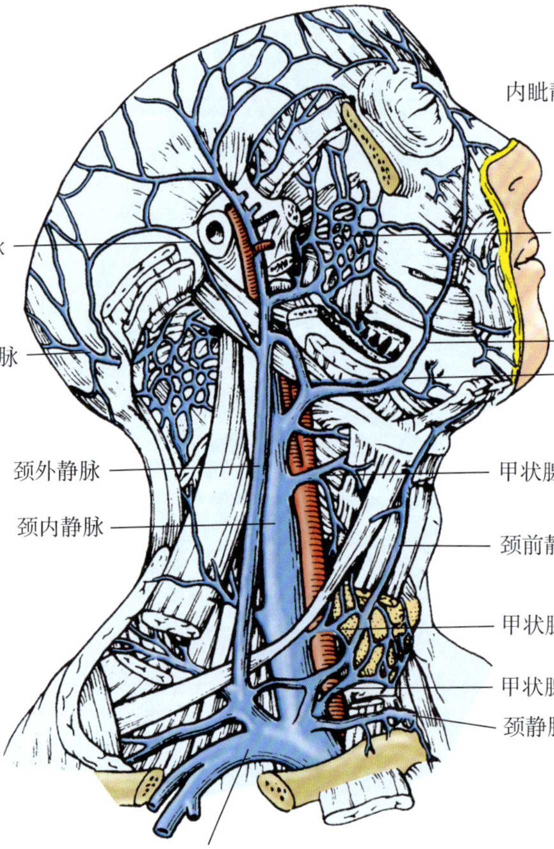

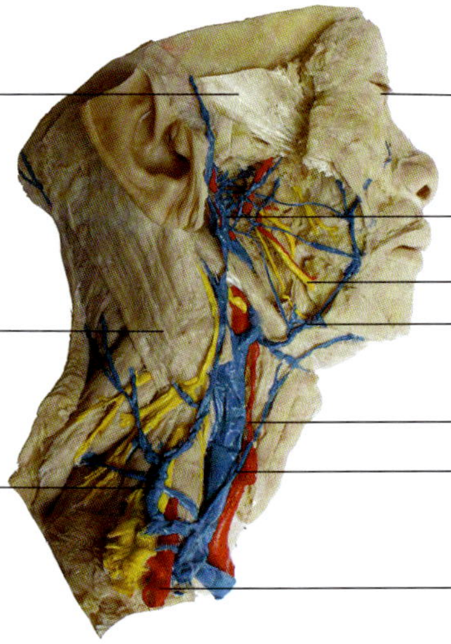

图 8-41 头颈部的静脉

5）**锁骨下静脉**（subclavian vein）：在第 1 肋外侧缘续于腋静脉，伴锁骨下动脉向内行，至胸锁关节的后方与颈内静脉汇合成头臂静脉。锁骨下静脉位置恒定，管腔较大，故临床上可经锁骨上或锁骨下入路做锁骨下静脉导管插入。

（2）**上肢的静脉**：上肢的静脉有浅、深之分，深静脉与同名动脉伴行，多为两条，最终注入腋静脉。腋静脉位于腋动脉的前内侧，在第 1 肋外侧缘续为锁骨下静脉。上肢的浅静脉（图 8-42）包括手背静脉网、头静脉、贵要静脉、肘正中静脉及其属支，是临床穿刺取血、输液和注射药物的常用静脉，最后都注入深静脉。

（1）**头静脉**（cephalic vein）起于手背静脉网的桡侧，沿前臂桡侧上行至肘窝处，借肘正中静脉与贵要静脉相交通，主干继续沿肱二头肌外侧沟上行，经三角肌胸大肌肌间沟穿深筋膜注入腋静脉或锁骨下静脉。

（2）**贵要静脉**（basilic vein）起于手背静脉网的尺侧，沿前臂尺侧上行，在肘窝处接受肘正中静脉后，继续沿肱二头肌内侧沟上行，至臂中部穿深筋膜注入肱静脉或腋静脉。贵要静脉位置表浅而恒定，临床上常进行穿刺或插管。

（3）**肘正中静脉**（median cubital vein）变异较多，在肘窝处连于头静脉和贵要静脉之间，是临床上静脉注射和采血的常用部位。

（3）**胸部的静脉**：主要有头臂静脉、上腔静脉、奇静脉及其属支。胸前壁及脐以上的腹前壁浅层静脉注入胸腹壁静脉，经胸外侧静脉注入腋静脉；深层静脉经胸廓内静脉注入头臂静脉；其余胸壁的静脉及部分胸腔器官的静脉直接注入奇静脉，再汇入上腔静脉。

1）**奇静脉**（azygos vein）：起于右腰升静脉，沿胸椎体右侧上行，至第4胸椎高度向前经右肺根上方注入上腔静脉。奇静脉主要收集食管静脉、支气管静脉、右肋间后静脉及半奇静脉的血液。奇静脉上端注入上腔静脉，下端借腰升静脉连于下腔静脉，因此，奇静脉是沟通上、下腔静脉系的重要通道之一。

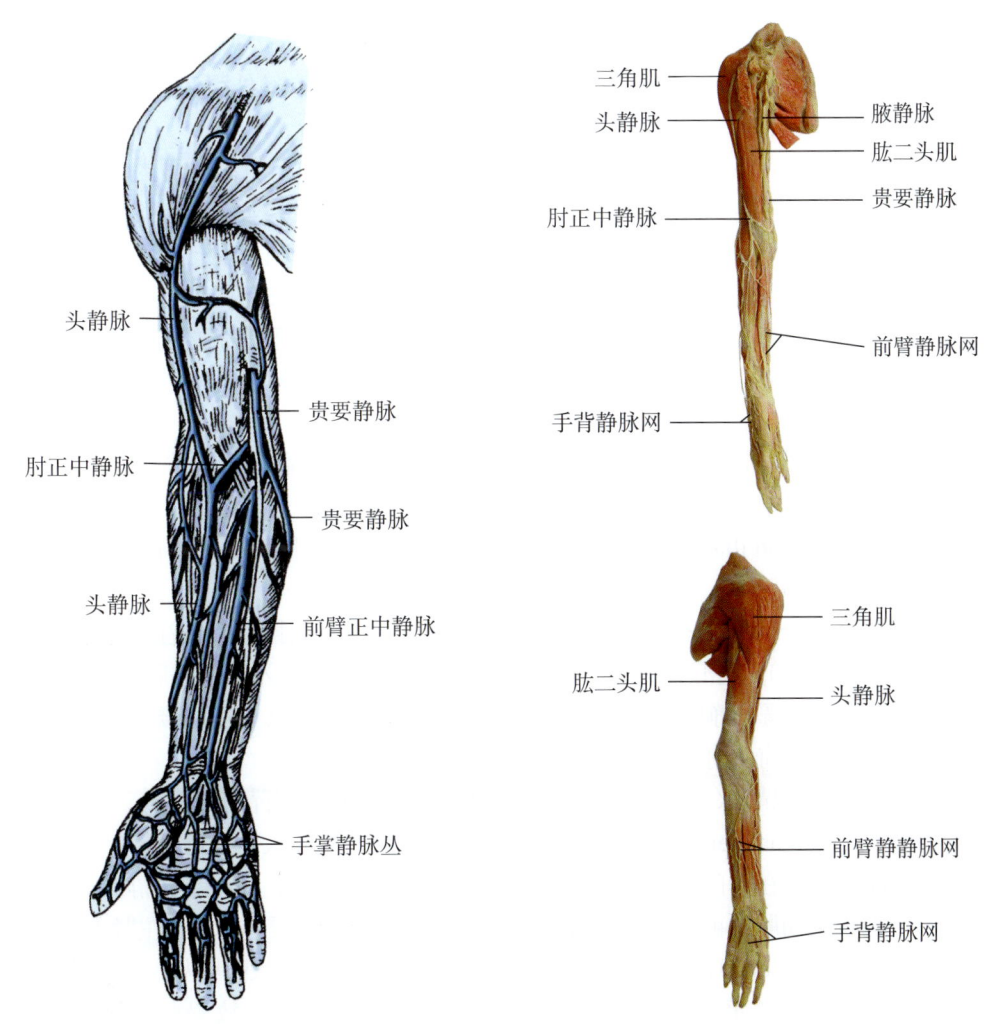

图 8-42　上肢的浅静脉

2）**半奇静脉**（hemiazygos vein）：起于左腰升静脉，沿胸椎体左侧上行，至第 8 胸椎高度向右横过脊柱前方注入奇静脉。半奇静脉主要收集左下部肋间后静脉、食管静脉和副半奇静脉的血液。

3）**副半奇静脉**（accessory hemiazygos vein）：沿胸椎体左侧下行，注入半奇静脉或奇静脉。主要收集左上部肋间后静脉的血液。

4）**脊柱静脉**：椎管内外有丰富的静脉丛，按其部位将其分为**椎外静脉丛**（external vertebral plexus）和**椎内静脉丛**（internal vertebral plexus）。椎外静脉丛位于椎体的前方和椎弓及其突起的后方，收集椎体和脊柱附近肌肉的血液。椎内静脉丛位于椎管内，骨膜与硬脊膜之间的硬膜外隙内，收集脊髓脊膜和椎骨的血液。

椎内、外静脉丛互相吻合，且无瓣膜，最后注入邻近的椎静脉、肋间后静脉、腰静脉和骶外侧静脉等。椎静脉丛向上与颅内硬脑膜窦相通，向下与盆腔静脉丛相连，因此，椎静脉丛是沟通上、下腔静脉系及颅内、外静脉的主要途径之一。当胸腔、腹腔及盆腔等部位发生感染、肿瘤和或寄生虫时，可经椎静脉丛蔓延或转移至颅内或其他远处脏器。

2. **下腔静脉系** 由下腔静脉及各级属支组成，收集下肢、盆部和腹部的静脉血。下腔静脉由左、右髂总静脉在第 4 腰椎体右前方汇合而成。沿脊柱右前方和腹主动脉右侧上行，穿膈的腔静脉孔入胸腔，注入右心房。

（1）**下肢的静脉**：下肢的静脉也有深、浅之分，深静脉与同名动脉伴行，最后注入股静脉，股静脉与股动脉伴行，向上在腹股沟韧带深面移行为髂外静脉。下肢的浅静脉包括足背静脉弓、小隐静脉和大隐静脉及其属支（图 8-43）。

1）**小隐静脉**（small saphenous vein）：起自足背静脉弓外侧，经外踝后方，沿小腿后面中线上行，至腘窝处穿深筋膜注入腘静脉。

2）**大隐静脉**（great saphenous vein）：为全身最长的静脉。起自足背静脉弓内侧，经内踝前方，沿小腿内侧、膝关节内后方、大腿内侧上行，至耻骨结节外下方 3~4cm 处穿隐静脉裂孔注入股静脉。在注入股静脉之前，还收集旋髂浅静脉、腹壁浅静脉、阴部外静脉、股内侧浅静脉和股外侧浅静脉等五条属支。大隐静脉在内踝的前方位置表浅而恒定，临床上常在此行静脉切开或穿刺。

（2）**盆部的静脉**：盆部的静脉与同名动脉伴行，主要有髂外静脉和髂内静脉及其属支。

1）**髂外静脉**（external iliac vein）：是股静脉的直接延续。与同名动脉伴行，收集下肢和腹前壁下部的静脉血。

2）**髂内静脉**（internal iliac vein）：由盆部的静脉汇合而成。与髂内动脉伴行，收集盆腔脏器、盆壁、会阴和外生殖器的静脉血。

3）**髂总静脉**（common iliac vein）：由髂内静脉和髂外静脉在骶髂关节的前方汇合而成。左、右髂总静脉汇合成下腔静脉。

（3）**腹部的静脉**：分为壁支和脏支两种。成对的壁支和脏支间接或直接注入下腔静脉，不成对的脏支（肝的静脉除外），先汇合成肝门静脉入肝，后经肝静脉注入下腔静脉。

1）**壁支**：包括 1 对膈下静脉和 4 对腰静脉，各腰静脉之间的纵支连成腰升静脉，左、右腰升静脉向上分别移行为半奇静脉和奇静脉，向下与髂总静脉交通。

2）**脏支**：包括肾上腺静脉、肾静脉、睾丸静脉（卵巢静脉）和肝静脉等。

肾上腺静脉（suprarenal vein）左侧注入左肾静脉，右侧直接注入下腔静脉。

肾静脉（renal vein）在肾门处合为一干，经肾动脉前方向内行，注入下腔静脉。左肾静脉比右肾静脉长，跨越腹主动脉的前面。左肾静脉接受左睾丸静脉（卵巢静脉）和左肾上腺静脉。

睾丸静脉（testicular vein）起自睾丸和附睾的小静脉吻合成的蔓状静脉丛，伴睾丸动脉上行，右睾丸静脉以锐角注入下腔静脉，左睾丸静脉以直角注入左肾静脉，故睾丸静脉曲张多见于左侧。在女性此静脉为**卵巢静脉**（ovarian vein），起自卵巢静脉丛，经卵巢悬韧带上行，注入部位

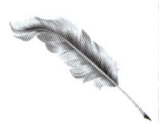

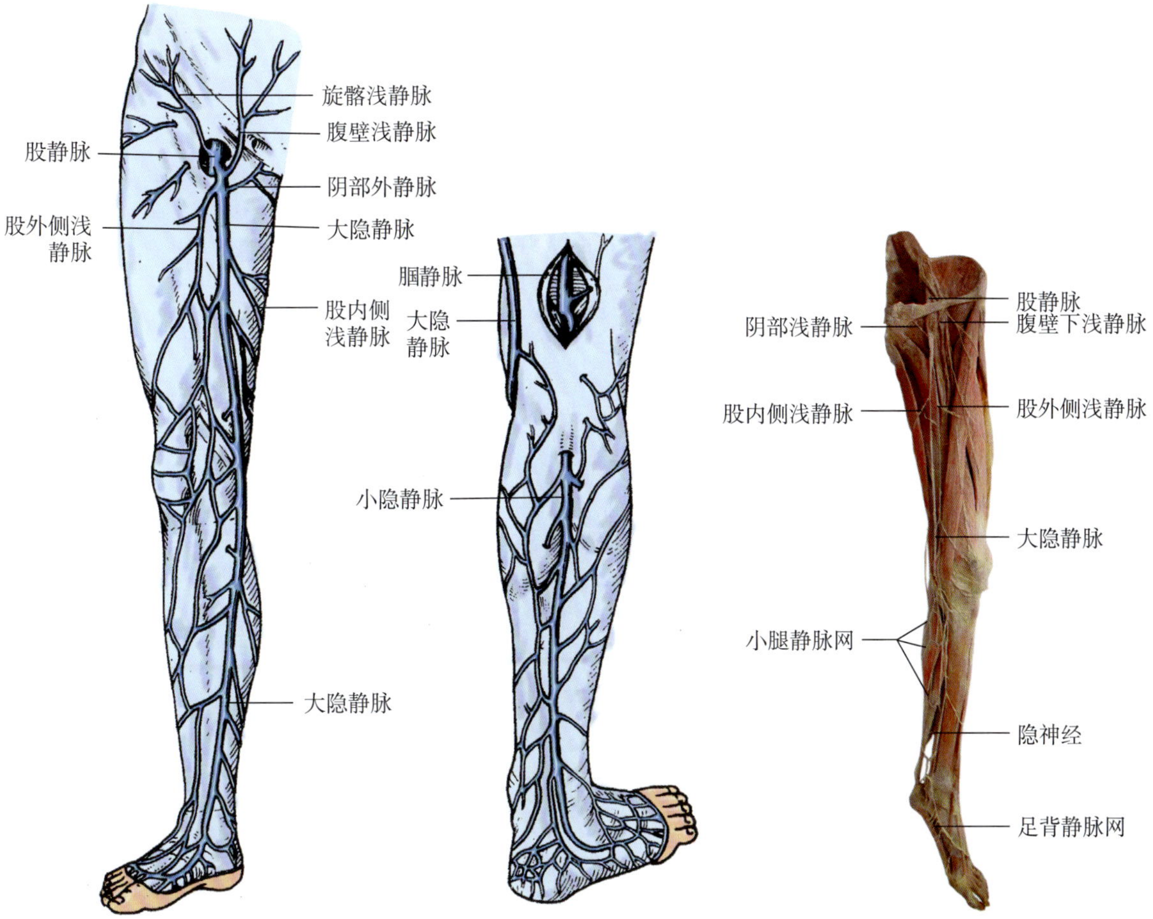

图 8-43　下肢的浅静脉

与睾丸静脉相同。

肝静脉（hepatic vein）起自肝血窦，有 3 支，分别为肝左静脉、肝中静脉和肝右静脉，行于肝实质内，在腔静脉沟上部注入下腔静脉。

（4）**肝门静脉系**：肝门静脉系由肝门静脉及其属支组成，收集腹腔不成对脏器（肝除外）的静脉血，肝门静脉的起始端均为毛细血管。肝门静脉及其属支无静脉瓣。

1）**肝门静脉**（hepatic portal vein）：多由肠系膜上静脉和脾静脉在胰头后方汇合而成，斜向右上进入肝十二指肠韧带，在胆总管和肝固有动脉的后方上行至肝门，分左、右两支入肝，在肝内反复分支注入肝血窦，最后经肝静脉注入下腔静脉（表 11-2）。

2）**肝门静脉的属支**：多与同名动脉伴行，收集同名动脉分布区的静脉血（图 8-44）。

肠系膜上静脉（superior mesenteric vein）伴同名动脉右侧行于小肠系膜内，与脾静脉在胰头后方汇合成肝门静脉。

脾静脉（splenic vein）由数条静脉在脾门处汇合而成，经脾动脉下方、胰后面右行，与肠系膜上静脉汇合成肝门静脉。

肠系膜下静脉（inferior mesenteric vein）注入肠系膜上静脉或脾静脉。

胃左静脉（left gastric vein）注入肝门静脉，在贲门处接受食管静脉丛的食管支。

胃右静脉（right gastric vein）注入肝门静脉，在注入肝门静脉前，常接受幽门前静脉。幽门前静脉在幽门和十二指肠交界处前面上行，此静脉在活体上较明显，手术时可做为胃与十二指肠分界的标志。

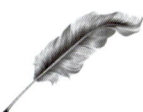

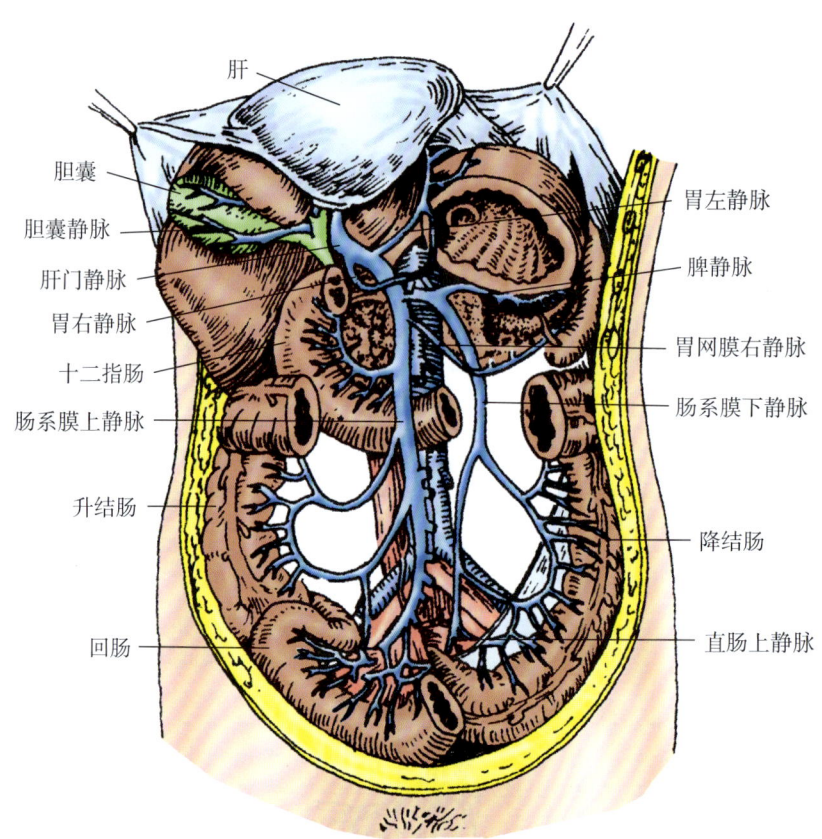

图 8-44　肝门静脉及其属支

胆囊静脉（cystic vein）收集胆囊的血液，注入肝门静脉主干或其右支。

附脐静脉（paraumbilical vein）起自脐周静脉网，沿肝圆韧带侧缘上行注入肝门静脉。

3）肝门静脉系与上下腔静脉之间的吻合

食管静脉丛（esophageal venous）位于食管下段，由胃左静脉的食管支与奇静脉、半奇静脉的属支互相吻合而成。构成肝门静脉与上腔静脉之间的吻合（图 8-45）。

直肠静脉丛（rectal venous plexus）位于直肠下段，由肠系膜下静脉的直肠上静脉（superior rectal veins）与髂内静脉的直肠下静脉（inferior rectal veins）和肛静脉互相吻合而成。构成肝门静脉与下腔静脉之间的吻合（图 8-45）。

脐周静脉网位于脐周皮下，由附脐静脉与脐以上的腹前壁浅、深静脉和脐以下的腹前壁浅、深静脉互相吻合而成。构成肝门静脉与上、下腔静脉之间的吻合（图 8-45）。

正常情况下，上述吻合支细小、血流少，肝硬化、肝肿瘤或胰头肿瘤等可压迫肝门静脉，导致肝门静脉回流受阻，此时肝门静脉系的血液可经上述吻合形成侧支循环，通过上、下腔静脉系回流。由于血流量增加，吻合部位的小静脉变得粗大和弯曲，出现吻合处的静脉曲张。上述吻合处曲张的静脉破裂，则出现呕血、便血等，也可因其他属支淤血而引起消化功能下降、脾大、腹水等。

（三）静脉的组织结构

静脉（vein）管壁的内膜、中膜和外膜 3 层之间的分界不明显，与同名动脉相比，数量多、管径粗、管壁薄、弹性小，在切片中管腔常呈不规则形或变扁。根据管径大小，静脉也分为大静脉、中静脉、小静脉和微静脉。

1. 微静脉（venule）　管腔不规则，管径 50～200μm。平滑肌分散而不连续，外膜薄。

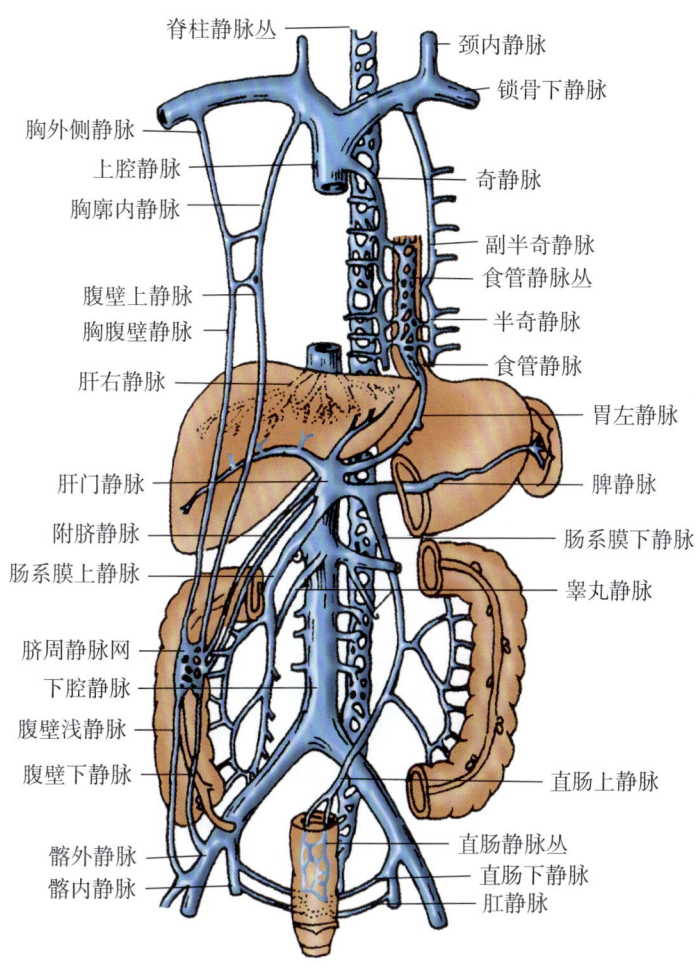

图 8-45 肝门静脉与上、下腔静脉之间的吻合模式图

2. 小静脉（small vein） 管径在 200μm～1mm 之间，中膜有一层至数层平滑肌，外膜逐渐变厚（图 8-42）。

3. 中静脉（medium-sized vein） 除大静脉外，凡有解剖学名称的静脉都属于中静脉，其管径为 1～10mm。内膜薄、无内弹性膜或不明显，中膜由稀疏的环行平滑肌束和少量的结缔组织构成，外膜一般比中膜厚，由结缔组织组成，没有外弹性膜。

4. 大静脉（large vein） 管径在 10mm 以上，包括上、下腔静脉等。内膜较薄，中膜由几层排列稀疏的平滑肌组成，很不发达，外膜较厚，由结缔组织构成，内有大量纵行排列的平滑肌束（图 8-48）。

5. 静脉瓣 管径在 2mm 以上的静脉常有静脉瓣，由内膜凸入管腔折叠而成，为两个半月形薄片，彼此相对，其游离缘朝向血流方向，可防止血液逆流。

五、毛细血管

毛细血管（capillary）是管径最细、管壁最薄、数量最多、分布最广的血管。连接于动脉和静脉之间，有许多分支并吻合成网，是进行物质交换的部位。

（一）毛细血管的结构

毛细血管的管径一般为 6～8μm，管壁主要由内皮细胞和基膜组成（图 8-49）。内皮细胞呈扁平梭形，沿血管长轴排列。相邻细胞相互嵌合，附着于基膜上，基膜外有少许结缔组织。在内

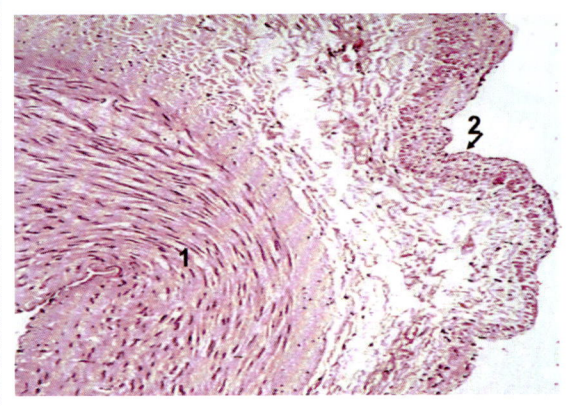

图 8-46 人大静脉横切面光镜像

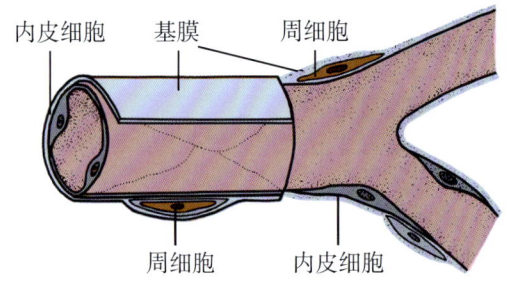

图 8-47 毛细血管模式图

皮细胞和基膜之间散在有扁平而有突起的周细胞（pericyte）。周细胞的功能尚不清楚，可能是未分化的细胞，在血管生长和再生时能分化为平滑肌或结缔组织的细胞，也可能有机械支持作用。

（二）毛细血管的分类

在电镜下，根据内皮细胞的结构特点，毛细血管可分为3类。

1. **连续性毛细血管**（continuous capillary）（图8-48） 主要分布在肌组织、结缔组织、肺和中枢神经系统等处。其结构特点为内皮细胞间有紧密连接，基膜完整。内皮细胞胞质中有许多吞饮小泡。

2. **有孔毛细血管**（fenestrated capillary）（图8-48） 主要存在于胃肠黏膜、某些内分泌腺和肾血管球等处。结构特点是内皮细胞不含核的部分很薄，有许多贯穿细胞的窗孔，有的孔上有隔膜封闭；内皮细胞基底面有连续的基膜。

3. **血窦**（sinusoid） 主要分布于肝、脾、骨髓和一些内分泌腺。管腔较大，形态不规则。内皮细胞之间常有较大的间隙，内皮细胞有或无窗孔。基膜不连续，甚至没有（图8-47）。

（三）毛细血管的功能

毛细血管是血液和周围组织之间进行物质交换的主要场所。毛细血管管壁很薄，并与周围的细胞相距很近，这些都是进行物质交换的有利条件。

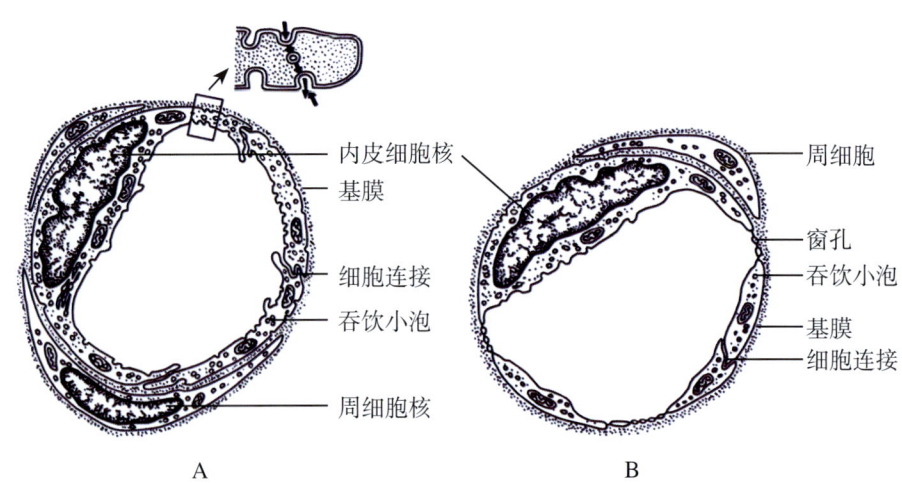

图 8-48 毛细血管电镜结构模式图
A. 连续性毛细血管 **B.** 有孔毛细血管

六、微循环

微循环（microcirculation）（图 8-51）是指微动脉到微静脉之间的微细血管的血液循环，它是血液循环的基本功能单位。微循环可按组织的需要调节局部的血流量，使血流量与组织器官的代谢水平相适应，以实现物质交换。不同组织中微循环血管的组成各有特点，但一般由微动脉、毛细血管前微动脉、中间微动脉、真毛细血管、直捷通路、动静脉吻合和微静脉组成。

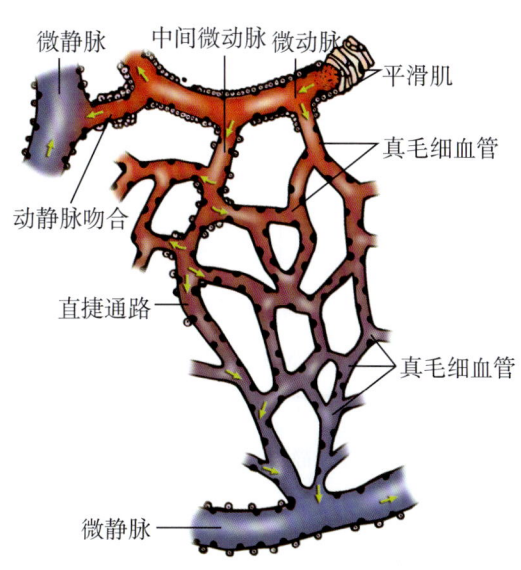

图 8-49　微循环模式图

表 11-2　肝门静脉主要侧支循环表

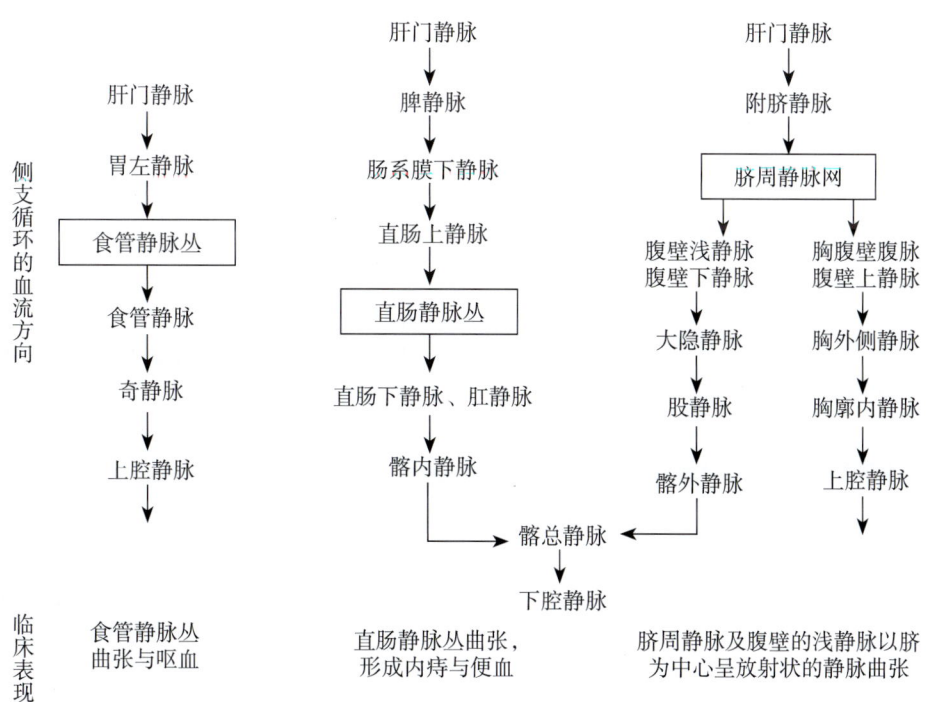

附：全身静脉回流

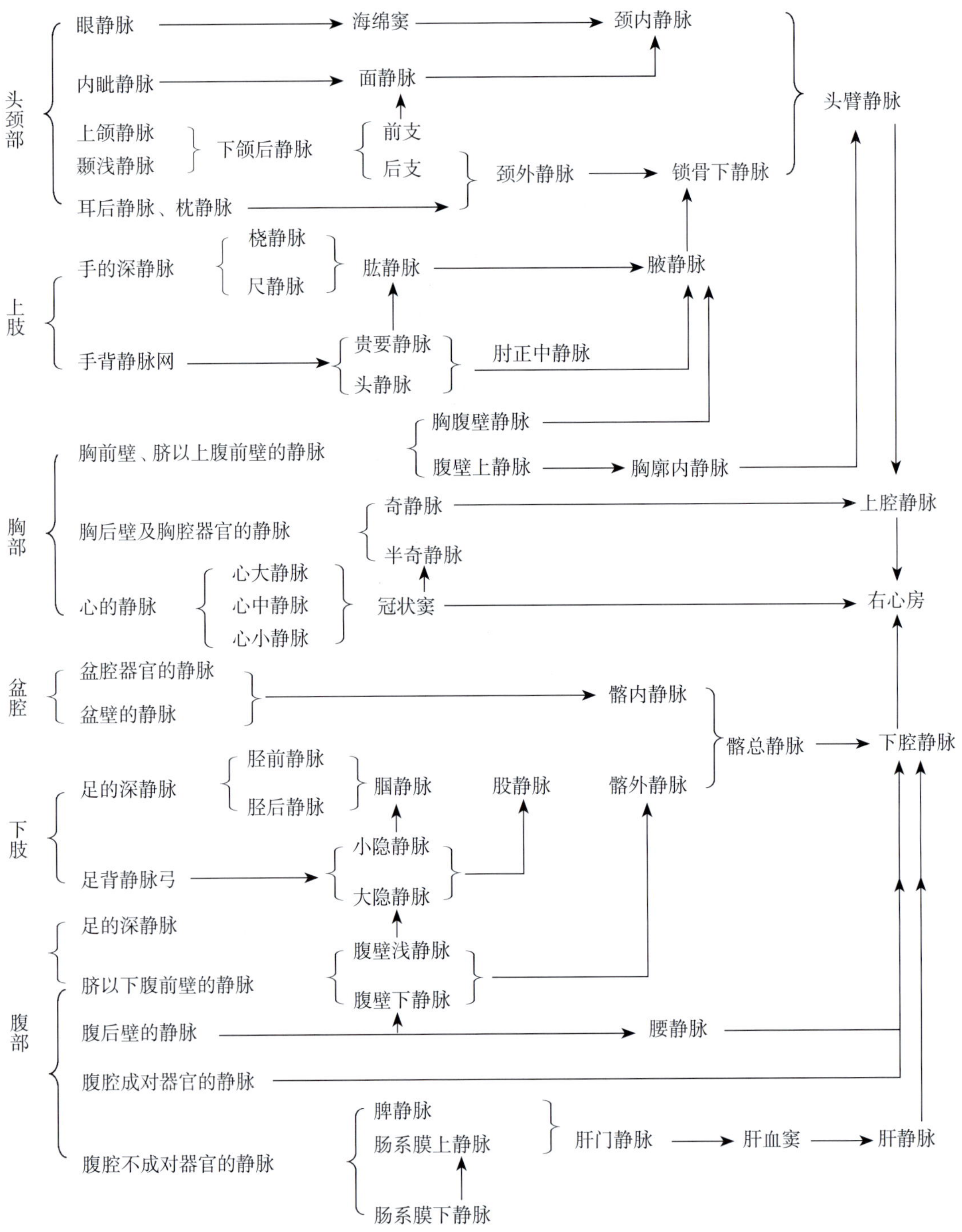

```
        ┌ 眼静脉 ─────────→ 海绵窦 ─────────→ 颈内静脉 ┐
        │ 内眦静脉 ────────→ 面静脉 ↑                    │
头    ┤ 上颌静脉 ┐                  ┌ 前支                │ 头臂静脉
颈    │ 颞浅静脉 ├ 下颌后静脉 ┤ 后支 ─ 颈外静脉 → 锁骨下静脉 ┤
部    │                          └                        │
        └ 耳后静脉、枕静脉 ─────────────────────→        │
                                                              │
上    ┌ 手的深静脉 ┤ 桡静脉 ├ 肱静脉 ─────────→ 腋静脉   │
肢  ┤              └ 尺静脉 ┘                    ↑↑        │
        │ 手背静脉网 ────→ ┤ 贵要静脉 ├ 肘正中静脉          │
        └                    └ 头静脉   ┘                    │
                                      ┌ 胸腹壁静脉 ┐          │
        ┌ 胸前壁、脐以上腹前壁的静脉 ┤              ├          │
胸    │                              └ 腹壁上静脉 → 胸廓内静脉│
部  ┤ 胸后壁及胸腔器官的静脉 ┤ 奇静脉 ────────→ 上腔静脉
        │                              └ 半奇静脉 ↑            ↓
        │              ┌ 心大静脉                              右心房
        └ 心的静脉 ┤ 心中静脉 ─ 冠状窦 ──────────────→
                      └ 心小静脉                                ↑
盆    ┌ 盆腔器官的静脉 ┐                                        │
腔  ┤                    ├──────────→ 髂内静脉 ┐                │
        └ 盆壁的静脉     ┘                        ├ 髂总静脉 → 下腔静脉
                                                                ↑↑
下    ┌ 足的深静脉 ┤ 胫前静脉 ├ 腘静脉 → 股静脉 → 髂外静脉    │
肢  ┤              └ 胫后静脉 ┘  ↑↑                            │
        │ 足背静脉弓 ─────→ ┤ 小隐静脉 ┐                        │
        └                    └ 大隐静脉 ┘                        │
        ┌ 足的深静脉                                              │
        │ 脐以下腹前壁的静脉 ─┤ 腹壁浅静脉 ┐                    │
腹    │                        └ 腹壁下静脉 ┘                    │
部  ┤ 腹后壁的静脉 ─────────────────→ 腰静脉 ──────────┘
        │ 腹腔成对器官的静脉 ─────────────────────────┘
        │                        ┌ 脾静脉        ┐
        └ 腹腔不成对器官的静脉 ┤ 肠系膜上静脉 ├ 肝门静脉 → 肝血窦 → 肝静脉
                                  └ 肠系膜下静脉 ┘
```

（易志勇　宋应平）

第二节 淋巴系统

淋巴系统由**淋巴管道**、**淋巴组织**和**淋巴器官**组成（图8-50）。淋巴管道和淋巴结的淋巴窦内含有淋巴液，简称淋巴。血液流经毛细血管动脉端时，其中部分成分经毛细血管进入组织间隙，形成组织液。组织液与细胞进行物质交换后，大部分在毛细血管静脉端被吸收入静脉，小部分水分和大分子物质进入毛细淋巴管，形成淋巴液。淋巴液为无色透明液体，沿各级淋巴管道回流，途经多级淋巴结过滤，最后在静脉角处汇入头臂静脉。因此，淋巴系统是心血管系统的辅助系统，协助静脉引流组织液。此外，淋巴系统还有重要的防御和免疫功能。

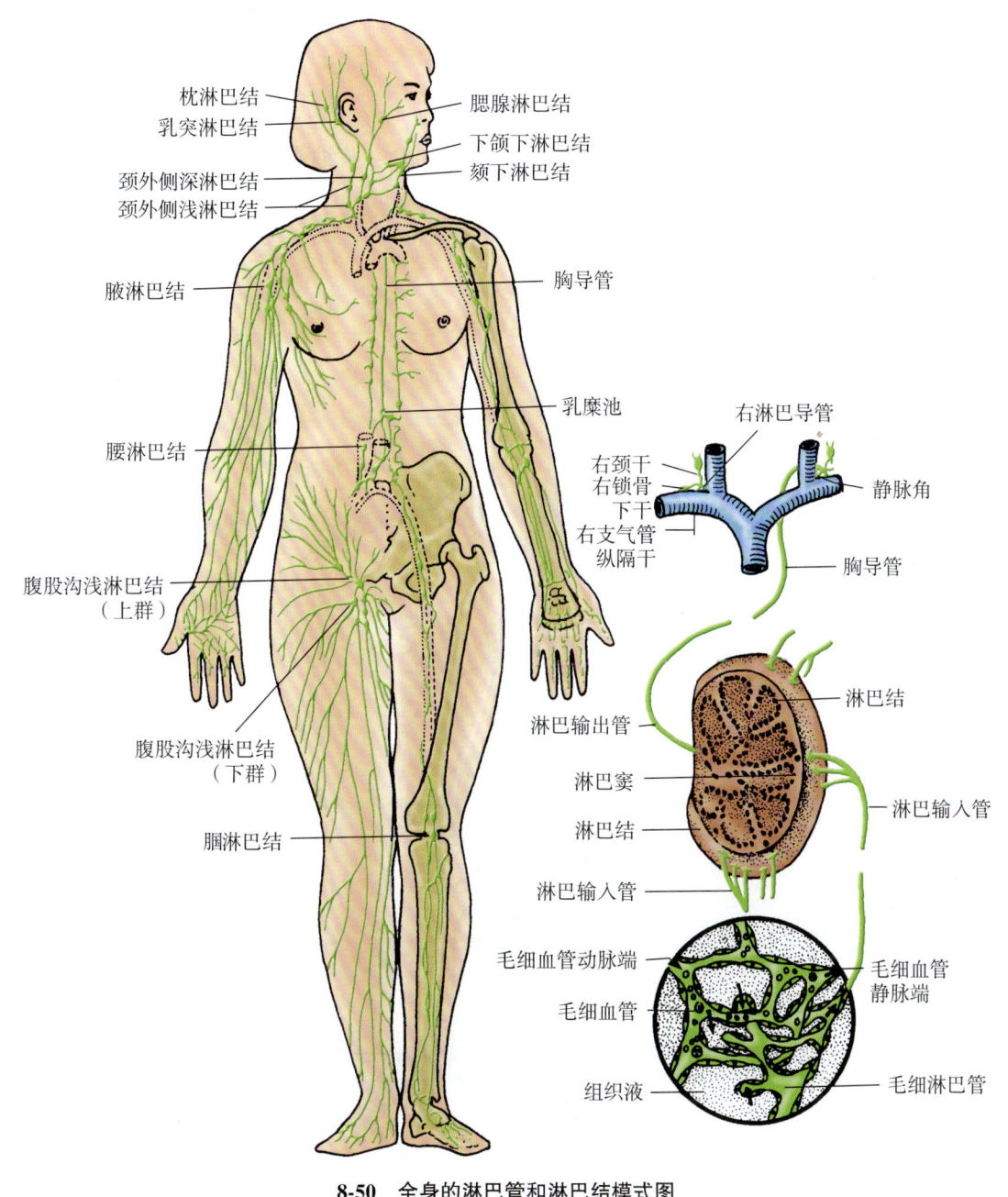

8-50 全身的淋巴管和淋巴结模式图

一、淋巴管道

淋巴管道包括毛细淋巴管、淋巴管、淋巴干和淋巴导管。

（一）毛细淋巴管

毛细淋巴管（lymphatic capillary）以膨大的盲端起于组织间隙，彼此吻合成网。毛细淋巴管分布广泛，除上皮、角膜、晶状体、牙釉质、软骨、脑和脊髓等处外，几乎遍布全身。毛细淋巴管由很薄的内皮细胞构成，内皮细胞间有较大间隙，无基膜和周细胞，故通透性大，一些大分子物质如细菌、癌细胞、蛋白质、异物等较易进入毛细淋巴管。

（二）淋巴管

淋巴管（lymphatic vessel）由毛细淋巴管汇合而成。在向心回流过程中，经过一个或多个淋巴结滤过。淋巴管管壁结构与小静脉相似，但腔小壁薄，有丰富的瓣膜，使外观呈串珠状。淋巴管可分浅、深两种，浅淋巴管位于浅筋膜内，与浅静脉伴行，深淋巴管位于深筋膜深面，多与血管神经伴行。浅、深淋巴管之间有丰富的交通。

（三）淋巴干

淋巴干（lymphatic trunk）（图8-51）由全身各部的浅、深淋巴管通过一系列的淋巴结后，其最后一群淋巴结的输出管汇合成较大而短的淋巴干，包括：收纳头颈部淋巴的左、右颈干；收纳上肢和部分胸壁淋巴的左、右锁骨下干；收纳胸腔脏器和部分胸腹壁淋巴的左、右支气管纵隔干；收纳下肢、盆部、腹腔成对脏器和部分腹壁淋巴的左、右腰干；收纳腹腔不成对脏器淋巴的一条肠干，共9条。

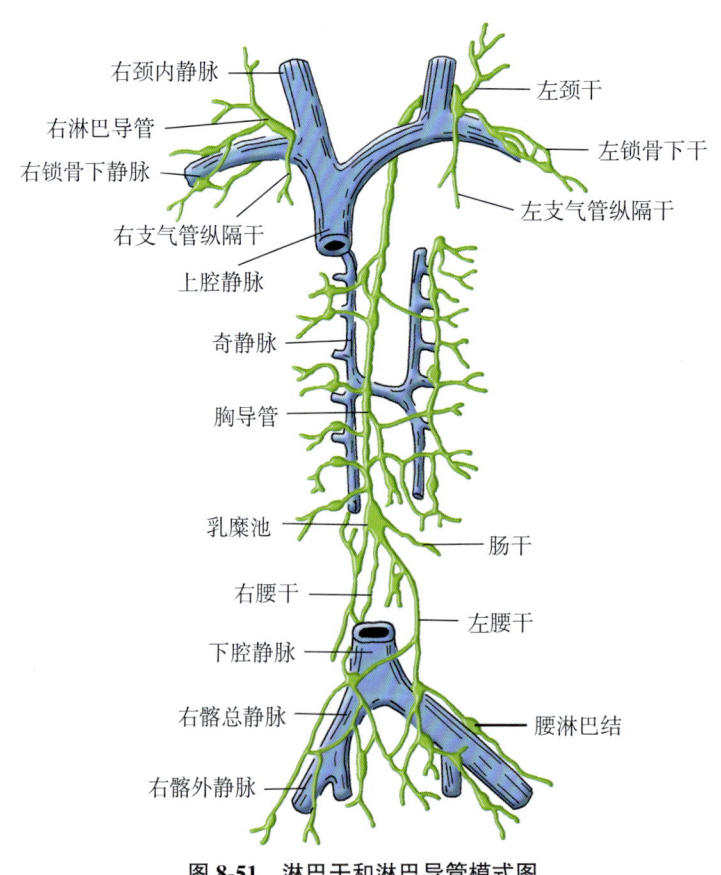

图8-51 淋巴干和淋巴导管模式图

(四)淋巴导管

淋巴导管(lymphatic duct)(图 8-51)由淋巴干汇合而成。全身共有两条,即胸导管和右淋巴导管,分别注入左、右静脉角。

1. **胸导管**(thoracic duct) 是全身最大的淋巴管,起于第 1 腰椎体前方的乳糜池,**乳糜池**(thoracic chyli)呈囊状膨大,由左、右腰干和肠干汇合而成。胸导管起始后,向上经膈的主动脉裂孔入胸腔,在食管后方沿脊柱右前方上行,至第 5 胸椎高度向左侧斜行,经胸廓上口至颈根部,呈弓状转向前内下方,注入左静脉角。在注入左静脉角之前,还接受左颈干、左锁骨下干和左支气管纵隔干。胸导管引流下肢、盆部、腹部、左上肢、左胸部和左头颈部的淋巴,即全身 3/4 部位的淋巴。

2. **右淋巴导管**(right lymphatic duct) 较短小,由右颈干、右锁骨下干和右支气管纵隔干汇合而成,注入右静脉角。右淋巴导管引流右上肢、右胸部和右头颈部的淋巴,即全身 1/4 部位的淋巴。

二、淋巴组织

淋巴组织(lymphoid tissue)由大量淋巴细胞和网状结缔组织共同组成。主要分布在消化管和呼吸道的黏膜内,有抵御外来病菌和异物侵入机体的作用。淋巴组织分为弥散淋巴组织和淋巴小结两类。

1. 弥散淋巴组织(diffuse lymphoid tissue) 主要由 T 淋巴细胞组成,与周围组织无明显的分界。抗原刺激可使弥散淋巴组织扩大,并出现淋巴小结。

2. 淋巴小结(lmphoid nodule) 又称淋巴滤泡(lymphoid follicle),呈圆形或椭圆形密集的淋巴组织,小结的形态明显,境界清晰。内有大量的 B 淋巴细胞,尚有少量 T 淋巴细胞和巨噬细胞。受抗原刺激后增大并产生生发中心。

三、淋巴器官

淋巴器官是以淋巴组织为主要成分的器官,依据淋巴器官发生的时间和功能不同分为中枢淋巴器官和周围淋巴器官两类。中枢淋巴器官包括胸腺和骨髓,周围淋巴器官包括淋巴结、脾和扁桃体等。淋巴器官具有产生淋巴细胞、滤过淋巴、参与免疫反应等功能。

(一)胸腺

1. **胸腺的形态与位置** 胸腺(图 8-52)由左、右两叶构成,呈不对称的扁条状,色灰红,质软,两叶借结缔组织相连。胸腺大部分位于上纵隔的前份,小部分伸入前纵隔。幼儿期胸腺相对较大,自青春期后开始退变萎缩,逐渐被结缔组织替代,并失去功能,仅保留其潜能。

2. **胸腺的组织结构** 胸腺表面覆盖有结缔组织构成的被膜,被膜随结缔组织伸入胸腺实质构成小叶间隔,将胸腺实质分隔成许多胸腺小叶。每个小叶又分为皮质和髓质,所有小叶的髓质都相互连续。

(1)**皮质**:位于小叶周边,由少量胸腺上皮细胞、密集的胸腺细胞和巨噬细胞等构成,

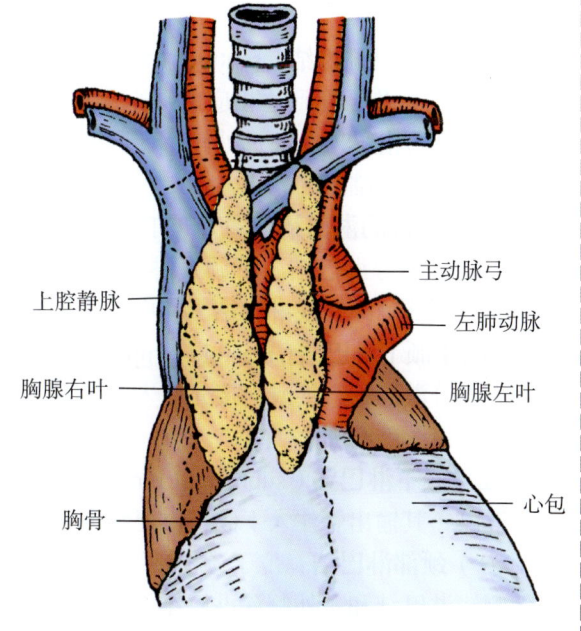

图 8-52 胸腺

故着色较深。胸腺上皮细胞多呈星形，有突起。主要分泌胸腺素和胸腺生成素，可诱导胸腺细胞的发育和分化。胸腺内的淋巴细胞又称胸腺细胞（图8-53）。

（2）髓质：由大量胸腺上皮细胞、少量的胸腺细胞和巨噬细胞等构成，故染色较浅。髓质内常见胸腺小体，呈圆形或卵圆形、大小不等，由数层至十几层胸腺上皮细胞呈同心圆状包绕排列而成，是胸腺的重要特征结构，关于胸腺小体的功能尚不清楚。

（3）血-胸腺屏障：胸腺皮质的毛细血管及其周围的结构具有屏障作用，称为血-胸腺屏障（图8-54）。由下列结构组成：连续毛细血管及内皮基膜、血管周隙、上皮基膜及一层连续的胸腺上皮细胞。血液内一般抗原物质和药物不易通过此屏障，这对胸腺内环境的稳定和胸腺细胞的正常发育起着极其重要的作用。

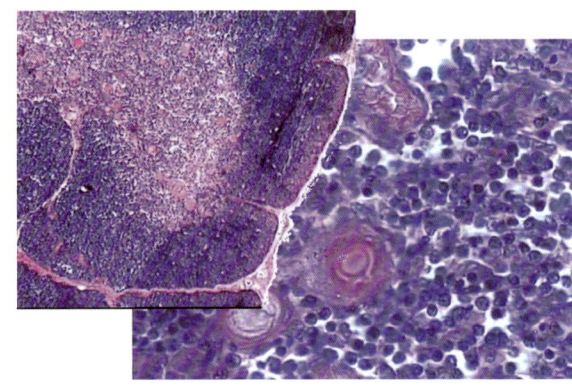

图8-53　胸腺的组织结构

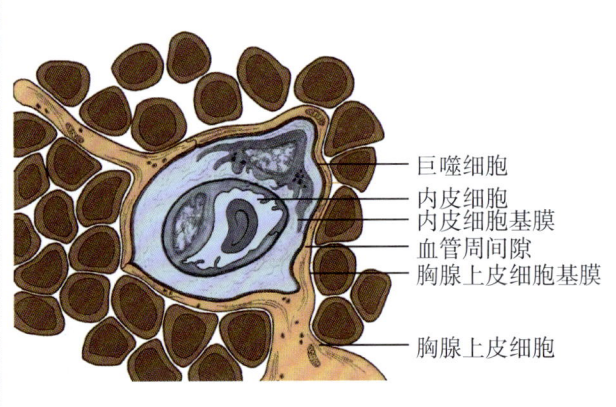

图8-54　血-胸腺屏障结构模式图

（二）淋巴结

淋巴结是大小不等的圆形或椭圆形灰红色小体。一侧隆凸，有数条输入淋巴管进入。另一侧凹陷，称淋巴结门，有多条输出淋巴管、神经和血管出入。一个淋巴结的输出淋巴管可成为另一个淋巴结的输入淋巴管。淋巴结数目较多，常成群分布，按位置不同分为浅淋巴结和深淋巴结。多数沿血管周围配布，位于身体较隐蔽的位置，如关节的屈侧或腋窝、腘窝、脏器门等处。

引流某一器官或部位淋巴的第一级淋巴结称**局部淋巴结**（regional lymph nodes），临床通常称**哨卫淋巴结**（sentinel lymph nodes）。当某器官或局部发生病变时，细菌、病毒或癌细胞等可沿其淋巴管到达相应的局部淋巴结，引起局部淋巴结肿大。如该淋巴结不能阻止其扩散，则病变可沿淋巴管向远处转移。因此，了解局部淋巴结的位置、收纳淋巴的范围及其淋巴流向，具有重要的临床的意义。

1. **头颈部的淋巴结**　多分布于头、颈交界处，呈环状排列。由后向前依次有枕淋巴结、乳突淋巴结、腮腺淋巴结、下颌下淋巴结和颏下淋巴结等。收纳头面部的深、浅淋巴，直接或间接引流入颈外侧深、浅淋巴结。其中较为重要的有（图8-55）：

（1）**下颌下淋巴结**（mastoid lymph nodes）：位于下颌下腺附近，收纳面部和口腔器官的淋巴。颜面大部分淋巴管直接或间接先注入下颌下淋巴结，其输出管注入颈外侧深淋巴结，故颜面部炎症常引起该淋巴结肿大。

（2）**颏下淋巴结**（submental lymph nodes）：位于颏下部，收纳颏部、下唇内侧部和舌尖等处的淋巴，其输出管注入下颌下淋巴结或颈外侧深淋巴结。

（3）**颈部淋巴结**：位于颈前部，除收纳喉、甲状腺和气管颈段的颈前淋巴结以外，主要有颈外侧浅淋巴结和颈外侧深淋巴结（图8-63）。**颈外侧浅淋巴结**（superficial lateral cervical lymph nodes），位于胸锁乳突肌表面，沿颈外静脉排列，收纳颈部浅淋巴管和乳突淋巴结的输出管

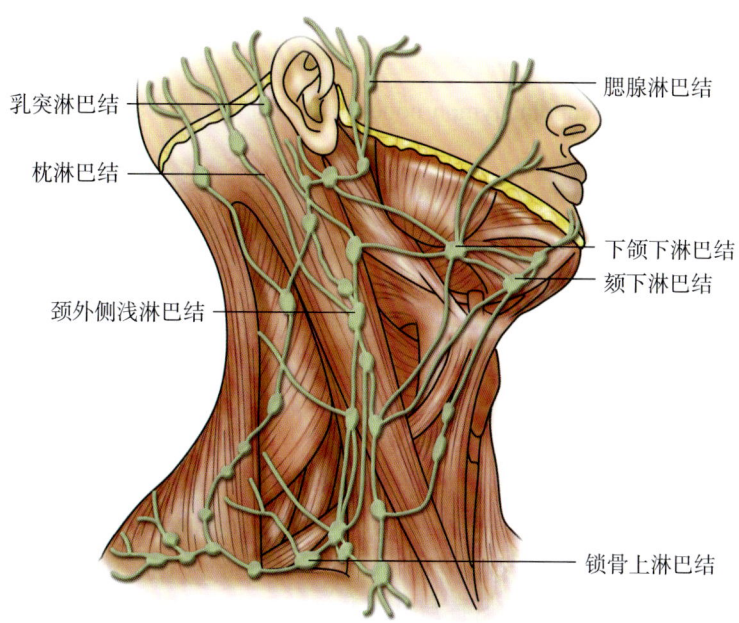

图 8-55　头部淋巴结和颈部浅淋巴结

等，其输出管注入颈外侧深淋巴结。颈外侧浅淋巴结是结核的好发部位。**颈外侧深淋巴结**（deep lateral cervical lymph nodes），沿颈内静脉排列。它直接或间接收纳头颈部各淋巴结（包括颈前淋巴结）的输出管。颈外侧深淋巴结的下端部分淋巴结，沿锁骨下动脉排列，称锁骨上淋巴结。颈外侧深淋巴结的输出管合成**颈干**（jugular trunk），左侧注入胸导管，右侧注入右淋巴导管。颈干汇入淋巴导管处通常缺乏瓣膜。如胃癌或食管癌时，癌细胞可经胸导管由颈干逆行转移到左锁骨上淋巴结。常在胸锁乳突肌后缘与锁骨上缘形成的夹角处触及肿大的淋巴结。

2. **上肢的淋巴结**　主要为**腋淋巴结**（axillary lymph nodes）（图 8-56）。腋淋巴结位于腋腔疏松结缔组织内，沿腋血管及其分支排列，按位置分 5 群。

（1）**外侧淋巴结**（lateral lymph nodes）：沿腋静脉远侧段排列，收纳上肢浅、深淋巴管。

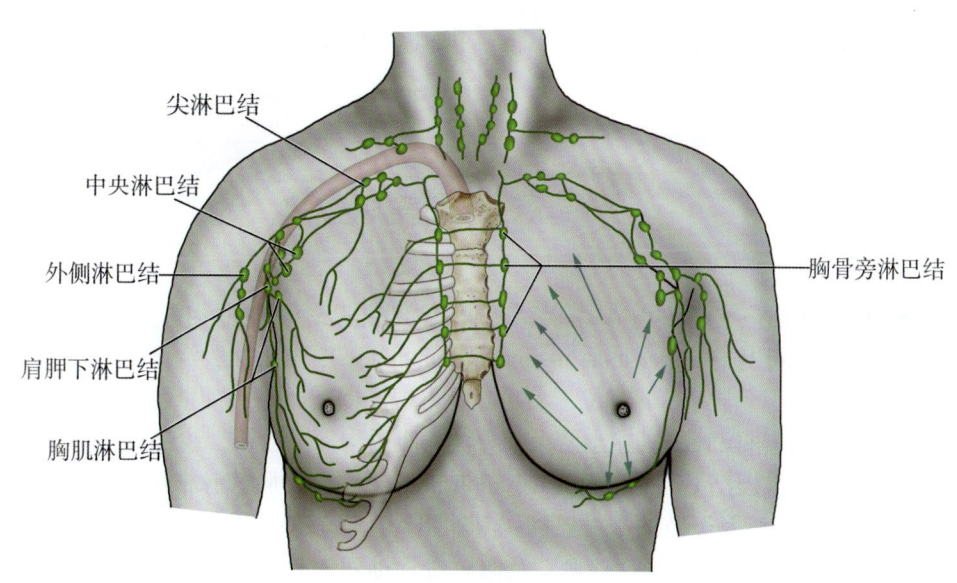

图 8-57　腋淋巴结

（2）**胸肌淋巴结**（pectoral lymph nodes）：沿胸外侧血管排列，收纳胸外侧壁、脐以上腹前外侧壁的淋巴管和乳房外侧部的淋巴管。

（3）**肩胛下淋巴结**（subscapular lymph nodes）：在腋腔后壁，沿肩胛下血管排列，收纳项、背部的淋巴管。

（4）**中央淋巴结**（central lymph nodes）：在腋腔中央的结缔组织中，收纳上述3群淋巴结的输出管。

（5）**尖淋巴结**（apical lymph nodes）：沿腋静脉近段排列，收纳中央淋巴结的输出管和乳房上部的淋巴管，其输出管组成锁骨下干，左侧注入胸导管，右侧注入右淋巴导管。

3．**胸部的淋巴结**

（1）**胸壁的淋巴结**：胸壁的浅淋巴管大部分注入腋淋巴结，深淋巴管分别注入胸骨旁淋巴结和肋间淋巴结。

（2）**胸腔器官的淋巴结**：胸腔器官的淋巴结主要有位于肺门处的**支气管肺淋巴结**（bronchopulmonary lymph nodes）（又称肺门淋巴结），收纳肺的淋巴管，其输出管注入气管杈周围的气管支气管淋巴结。该淋巴结的输出管注入气管周围的气管旁淋巴结（paratracheal lymph nodes）（图8-57）。气管旁淋巴结的输出管与**纵隔前淋巴结**（anterior mediastinal lymph nodes）的输出管汇合成左、右支气管纵隔干，分别注入胸导管和右淋巴导管。

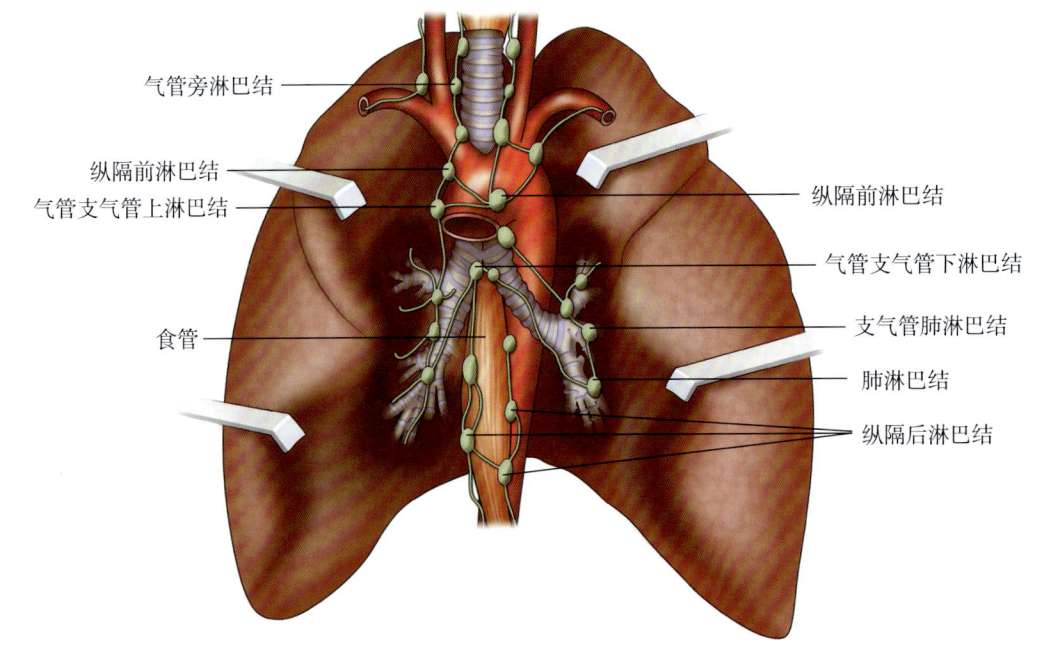

图8-57　胸腔脏器淋巴结

4．**下肢的淋巴结**　下肢的主要淋巴结有腹股沟浅淋巴结和腹股沟深淋巴结（图8-50）。

（1）**腹股沟浅淋巴结**（superficial inguinal lymph nodes）：位于腹股沟韧带下方，分上、下两组。上组与腹股沟韧带平行排列，下组位于大隐静脉末端周围，收纳腹前壁下部、臀部、会阴、外生殖器、下肢大部分浅淋巴管，其输出管大部分注入腹股沟深淋巴结，少部分注入髂外淋巴结。

（2）**腹股沟深淋巴结**（deep inguinal lymph nodes）：位于股静脉根部周围和股管内，收纳腹股沟浅淋巴结的输出管及下肢的深淋巴管，其输出管注入髂外淋巴结。

5．**盆部的淋巴结**　沿髂内、外血管及髂总血管排列，分别称髂内淋巴结、髂外淋巴结和髂总淋巴结。收纳同名动脉分布区的淋巴管，最后经髂总淋巴结的输出管注入腰淋巴结（图8-58）。

6. 腹部的淋巴结 主要位于腹后壁和腹腔脏器的周围，沿腹腔血管排列（图 8-59）。

（1）**腹壁的淋巴结**：脐平面以上腹前壁的浅淋巴管注入腋淋巴结，脐平面以下者注入腹股沟浅淋巴结。腹前壁上、下部的深淋巴管分别注入胸骨旁淋巴结和腹股沟深淋巴结，腹后壁的深淋巴管注入**腰淋巴结**（lumbar lymph nodes），其数目较多，尚收纳腹腔成对脏器的淋巴管及髂总淋巴结的输出管。腰淋巴结的输出管形成左、右腰干，注入乳糜池。

（2）**腹腔器官淋巴结**：腹腔成对脏器的淋巴管注入腰淋巴结。不成对脏器的淋巴管注入沿腹腔干、肠系膜上、下动脉及其分支排列的淋巴结。**腹腔淋巴结**（celiac lymph nodes），围绕腹腔干排列，收纳沿腹腔干各分支排列的淋巴结的输出管，包括胃左、胃右淋巴结，胃网膜左、胃网膜右淋巴结，幽门淋巴结，肝淋巴结，胰淋巴结，脾淋巴结等的输出管。**肠系膜上淋巴结**（superior mesenteric lymph nodes），位于肠系膜上动脉根部周围，收纳沿肠系膜上动脉各分支排列的淋巴结的输出管，包括肠系膜淋巴结（在小肠系膜内，沿空、回肠动脉排列）、回结肠淋巴结、右结肠淋巴结和中结肠淋巴结的输出管。**肠系膜下淋巴结**（inferior mesenteric lymph nodes），位于肠系膜下动脉根部周围，收纳沿其分支排列的淋巴结的输出管，包括左结肠淋巴结、乙状结肠淋巴结和直肠上淋巴结的输出管。腹腔淋巴结和肠系膜上、下淋巴结的输出管组成单一的**肠干**（intestinal trunk），注入乳糜池。

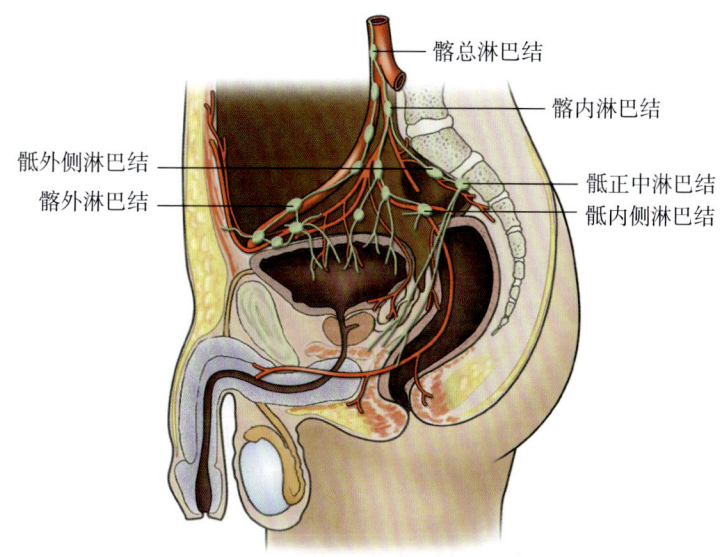

图 8-58 男性盆部淋巴管和淋巴结

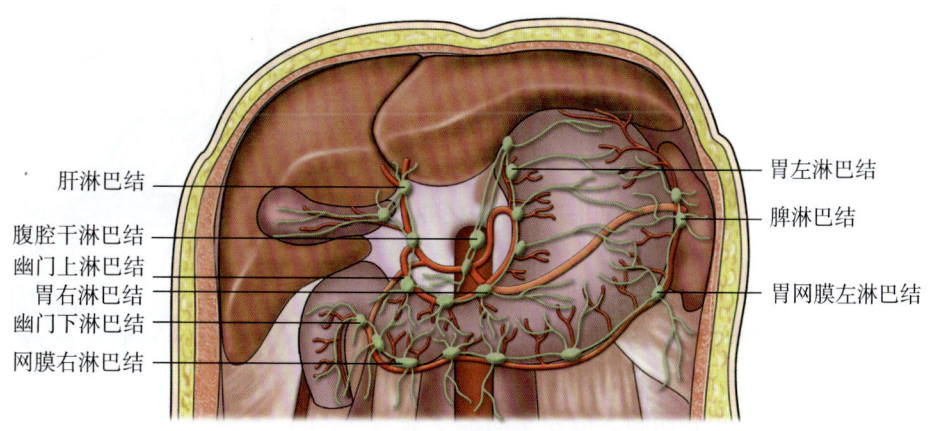

图 8-59 沿腹腔干及其分支排列的淋巴管和淋巴结

7. 淋巴结的组织结构 淋巴结表面覆盖结缔组织构成的被膜，被膜和淋巴门处的结缔组织随神经血管伸入淋巴结内形成小梁，构成淋巴结的支架。在小梁之间为淋巴组织和淋巴窦。淋巴结的实质可分为皮质和髓质两部分（图 8-60）。

（1）**皮质**：位于被膜下方，由浅层皮质、副皮质区和皮质淋巴窦组成。

浅层皮质是邻近被膜处的淋巴组织，主要结构为淋巴小结，主要由 B 细胞密集而成。边界清楚，呈圆形或椭圆形，是细胞增殖的场所。淋巴小结受抗原刺激后，产生生发中心。生发中心分为深部的暗区和浅部的明区。暗区

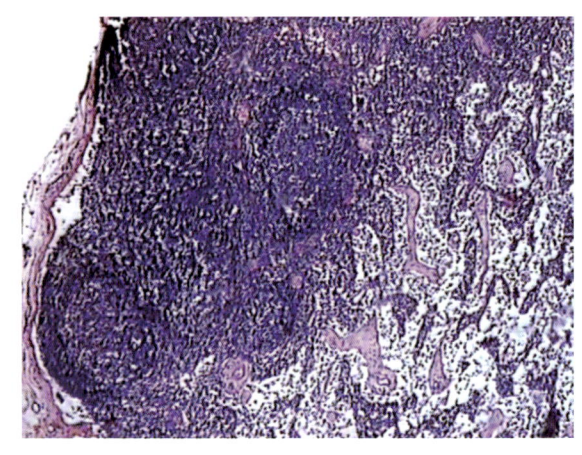

图 8-60 淋巴结组织结构

由于细胞较大，嗜碱性较强，故着色深。明区位于生发中心的浅部，染色较浅。生发中心围有一层密集的小淋巴细胞，靠近被膜处常聚集成帽状结构，称小结帽。

副皮质区位于皮质深层，为较大片的弥散淋巴组织，主要由 T 细胞组成。此区可见毛细血管后微静脉，是淋巴细胞再循环途径的重要部位，约 10% 的淋巴细胞穿越内皮进入副皮质区，然后再迁移到淋巴结的其他部位。

皮质淋巴窦位于被膜的深面和小梁周围，包括被膜下淋巴窦和小梁周窦，主要为被膜下淋巴窦。被膜下淋巴窦与输入淋巴管相通，窦壁由内皮细胞组成，淋巴窦内附有许多巨噬细胞，淋巴液在淋巴窦内流动缓慢，有利于巨噬细胞清除异物。

（2）**髓质**：位于淋巴结中央，由髓索和髓窦组成。髓索即淋巴索，是相互连接的条索状淋巴组织，其内主要含 B 细胞、浆细胞和巨噬细胞。髓窦与皮质淋巴窦结构相似，位于髓索与髓索之间、髓索与小梁之间，其内巨噬细胞较多，入髓窦的淋巴液经滤过，最后汇入输出淋巴管。

8．淋巴结的功能

（1）**滤过淋巴液**：当细菌、病毒等抗原物质流入淋巴窦后，由于流速缓慢，在淋巴窦内的巨噬细胞可以及时吞噬、清除它们，从而起滤过淋巴液的作用。

（2）**进行免疫应答**：淋巴结是重要的免疫器官，细菌、病毒等抗原物质进入淋巴结后，巨噬细胞可以识别、捕捉、吞噬、处理和呈递抗原给淋巴细胞，淋巴细胞在抗原的刺激下淋巴母细胞化，分别参与机体的细胞免疫和体液免疫。

（四）脾

1．**脾形态和位置** 脾（spleen）是人体最大的淋巴器官。呈扁椭圆形，分为膈、脏两面，前、后两端和上、下两缘。膈面平滑隆凸，与膈相贴，脏面凹陷，近中央处有脾门，是血管、神经和淋巴管的出入之处。脏面与胃底、左肾上腺、左肾、胰尾和结肠左曲相邻。上缘较锐，有 2~3 个脾切迹。脾大时，脾切迹是触诊脾的标志（图 8-61）。

脾位于左季肋区，胃底与膈之间，第 9~11 肋的深面，其长轴与第 10 肋一致。正常时在左肋弓下触不到脾。脾呈暗红色，质较软而脆，故左季肋部受暴力打击时易造成脾破裂。

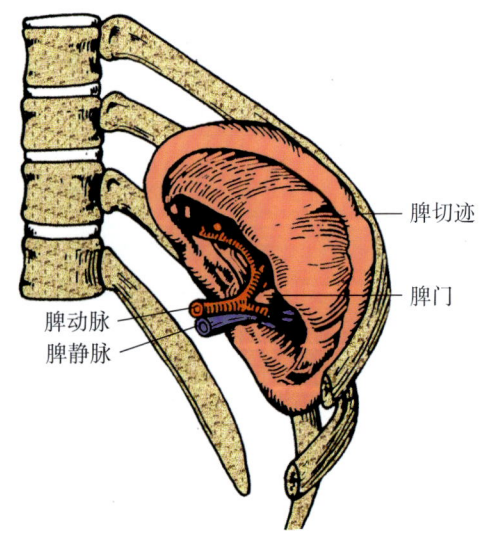

图 8-61 脾

2. **脾的组织结构** 脾的表面覆盖一层较厚的结缔组织构成的被膜，被膜结缔组织伸入实质形成网状支架，称为小梁。脾实质分为白髓、边缘区和红髓3部分（图8-62）。

（1）**白髓**：由密集淋巴组织组成，包括动脉周围淋巴鞘、淋巴小结和边缘区。动脉周围淋巴鞘为弥散的淋巴组织，分布于中央动脉周围，主要含大量T细胞，此区相当于淋巴结内的副皮

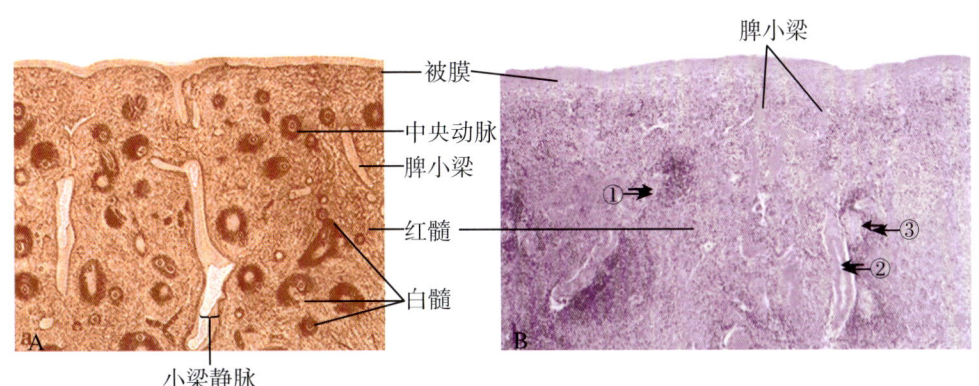

图 8-62 脾的组织结构
①中央动脉；②小梁动脉；③脾小体

质区，属脾的胸腺依赖区。动脉周围淋巴鞘的一侧可见淋巴小结，又称脾小体，结构与淋巴结的淋巴小结相同，主要由大量B细胞构成。

（2）**边缘区**：位于白髓和红髓交界处，含有T细胞和B细胞，并有较多的巨噬细胞。中央动脉的侧支末端在此区膨大，形成边缘窦，是血液及淋巴细胞进入淋巴组织的重要通道，也是脾内捕获抗原、识别抗原和引起免疫应答的重要部位。

（3）**红髓**：分布于被膜下、小梁周围及白髓边缘区外侧的广大区域，由脾索和脾窦组成。因含有大量红细胞，在脾新鲜切面呈红色。脾索是富含血细胞的条索状组织，互相连接成网，内含较多的B细胞、浆细胞、巨噬细胞等，是滤血的主要部位。脾窦为血窦，位于脾索之间，窦腔大而不规则，窦壁内皮细胞呈杆状，细胞之间有裂隙，基膜不完整，有利于血细胞自由地进出。脾血窦汇入小梁静脉，后于脾门回合为脾静脉出脾。

3. **脾的功能**

（1）**参与免疫**：脾是人体中最大的周围免疫器官，脾组织中有T淋巴细胞、B淋巴细胞和NK细胞等都参与相应的免疫应答活动。

（2）**造血**：脾在胚胎早期具有造血机能，出生后仅含少量的造血干细胞，只有在严重失血和某些病理情况下，脾才可以恢复造血机能，平时只能产生淋巴细胞。

（3）**滤血**：脾中有大量的巨噬细胞，可吞噬血液中的病原体和衰老死亡的血细胞等。

（4）**储血**：在脾的血窦内可储存大约40ml的血液，当机体需要时，借脾内平滑肌的收缩，脾缩小将血液排入血循环。

脾虽有较重要的功能，但成人脾切除后，脾的大多功能可由其它淋巴器官和淋巴组织代偿。

四、扁桃体

扁桃体属于周围淋巴器官，位于消化道和呼吸道入口的交汇处。包括腭扁桃体、咽扁桃体和舌扁桃体。其中以腭扁桃体最重要，腭扁桃体位于腭扁桃体窝内，呈椭圆形，内侧面朝向咽腔，表面覆盖黏膜，外侧面与咽壁连接。黏膜表面为复层扁平上皮，上皮向深面凹陷形成数十个隐窝，隐窝周围的固有层内有大量的弥散的淋巴组织及淋巴小结，淋巴小结的生发中心较明显弥散淋巴组织内可有毛细血管后微静脉。隐窝上皮内含有淋巴细胞、浆细胞、巨噬细胞和朗格汉斯细

胞等。腭扁桃体深部为结缔组织被膜，与其他组织无明显的分界。腭扁桃体经常与抗原相接触，是诱发免疫应答的重要部位，对机体有防御和保护作用，同时也易受病菌侵袭常引起炎症。

五、单核吞噬细胞系统

单核吞噬细胞系统（mononuclear phagocytesystem，MPS）是指机体内除粒细胞以外，分散于全身各处的具有吞噬功能的吞噬细胞系统。包括单核细胞、结缔组织的巨噬细胞、肺的尘细胞、神经组织的小胶质细胞等。在机体内分布广，细胞数量多，具有活跃吞噬及防御能力。单核吞噬细胞系统具有捕捉、加工、呈递抗原和分泌多种生物活性物质等功能，参与机体免疫反应。

知识链接

恶性淋巴癌又称"淋巴瘤"，是原发于淋巴结或其他淋巴组织的恶性肿瘤，是我国常见的十大恶性肿瘤之一。本病多见于中、青年，男性患者多于女性。按其细胞成分的不同可分为霍奇金病和非霍奇金淋巴瘤两大类。其恶性程度不一，由淋巴组织细胞系统恶性增生所引起，多发生在颈部淋巴结内。

脾功能亢进简称脾亢，是指由各种不同的疾病引起脾大和血细胞减少的综合征。临床表现为脾大、一种或多种血细胞减少，而骨髓造血细胞相应增生。认为它发展至晚期还有肝大，并有肝硬化、腹水等。可经脾切除而缓解。本病经治疗原发病后，部分病例临床症状可减轻。脾切除后，临床症状可得到纠正。

附：全身淋巴流注简表

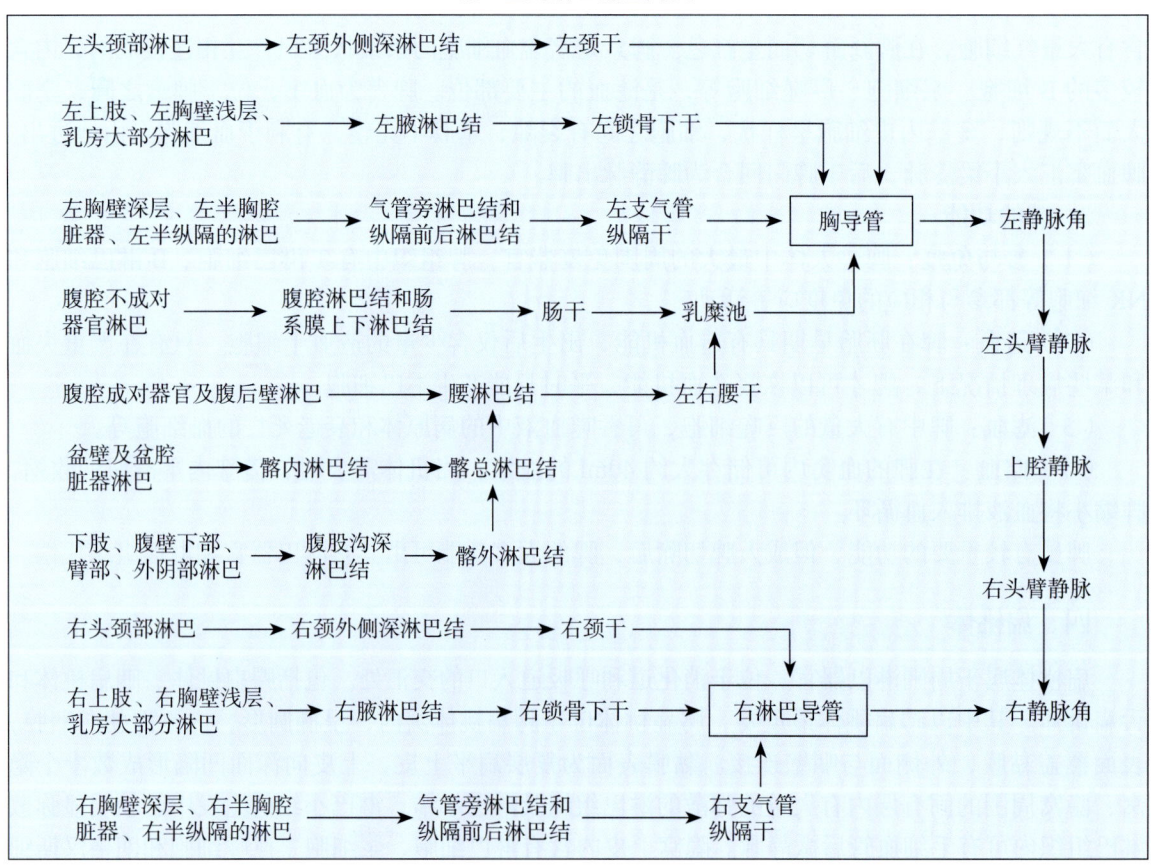

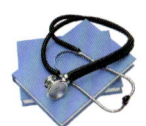

自测题

一、名词解释

1. 血液循环
2. 心包腔
3. 动脉
4. 静脉
5. 颈动脉窦
6. 掌浅弓
7. 掌深弓
8. 静脉角
9. 危险三角
10. 局部淋巴结

二、填空题

1. 心血管系统包括_____、_____、_____和_____。
2. 心尖位于_____。
3. 房间隔缺损好发于_____，室间隔缺损好发于_____。
4. 心传导系包括_____、_____、_____、_____和_____。
5. 心内膜由内向外可分为_____、_____和_____。
6. 主动脉弓壁内有_____，具有调节血压的作用。
7. 主动脉弓下方有主动脉小球，属_____。
8. 由尺动脉末端和桡动脉掌浅支吻合而成的动脉弓叫_____。
9. 腹主动脉沿脊柱前方下降，至_____下缘附近处分为左、右髂总动脉。
10. 主动脉弓凸侧发出三大分支，自右向左依次为_____、_____和_____。
11. 通过股三角，进入收肌管的动脉是_____。
12. 胫前动脉沿小腿前群肌之间正点降至足背，移行为_____。
13. 动脉管壁由内向外一般可分_____、_____和_____。
14. 上肢的浅静脉主要有_____、_____和_____。
15. 下肢的浅静脉主要有_____、_____。
16. 淋巴系统由_____、_____和_____组成。
17. 腋淋巴结可分为_____、_____、_____、_____和_____5群。
18. 淋巴结的实质分为_____和_____两部分。

三、选择题

1. 心血管系统**不包括**
   A. 心
   B. 动脉
   C. 静脉
   D. 毛细血管
   E. 淋巴管

2. 下列哪个静脉回流的是动脉血
   A. 脾静脉
   B. 肺静脉
   C. 肝门静脉
   D. 肾静脉
   E. 上腔静脉

3. 心房与心室表面的分界标志是
   A. 冠状沟
   B. 前室间沟
   C. 后室间沟
   D. 房间沟
   E. 心尖

4. 阻止血液反流至右心室的是
   A. 二尖瓣
   B. 三尖瓣
   C. 主动脉瓣
   D. 肺动脉瓣
   E. 静脉瓣

5. 心的正常起搏点是
   A. 窦房结
   B. 房室结
   C. 房室束
   D. 结间束
   E. 浦肯野纤维
6. 关于右颈总动脉的说法，正确的是
   A. 其内侧有颈内动脉
   B. 起自头臂干
   C. 直接起自主动脉弓
   D. 其前方有迷走神经
   E. 上段位置表浅
7. 关于颈外动脉的说法，正确的是
   A. 发自甲状腺下动脉
   B. 发自甲状腺上动脉
   C. 起自颈内动脉
   D. 在颈部无分支
   E. 发自锁骨下动脉
8. 关于锁骨下动脉的说法，正确的是
   A. 左侧起自头臂干
   B. 右侧起于主动脉弓
   C. 延续为肱动脉
   D. 发自椎动脉
   E. 发自胸外侧动脉
9. 关于腹腔干发出的说法，正确的是
   A. 胃左动脉
   B. 胃网膜左动脉
   C. 胃右动脉
   D. 胃网膜右动脉
   E. 肝固有动脉
10. 阑尾动脉直接起自
    A. 右结肠动脉
    B. 肠系膜上动脉
    C. 肠系膜下动脉
    D. 回结肠动脉
    E. 乙状结肠动脉
11. 关于髂内动脉的说法，正确的是
    A. 起于髂外动脉
    B. 起于腹主动脉
    C. 发出直肠上动脉
    D. 发出直肠下动脉
    E. 发出肾动脉
12. 关于髂外动脉的说法，正确的是
    A. 起于髂内动脉
    B. 在腹股沟韧带浅面续为股动脉
    C. 起于腹主动脉
    D. 发出直肠上动脉
    E. 在腹股沟韧带深面续为股动脉
13. 关于子宫动脉的说法，正确的是
    A. 进入子宫阔韧带两层之间
    B. 在输尿管后方经过
    C. 不进入子宫阔韧带
    D. 在输尿管下方经过
    E. 起自肠系膜下动脉
14. 下列哪种血管内弹性膜最为典型
    A. 大动脉
    B. 大静脉
    C. 中动脉
    D. 中静脉
    E. 毛细血管
15. 下列称为弹性动脉的是
    A. 大动脉
    B. 中动脉
    C. 小动脉
    D. 微动脉
    E. 毛细血管
16. 秋冬季节冷空气刺激下，哪种血管壁收缩，使血压升高
    A. 大动脉
    B. 中动脉
    C. 小动脉
    D. 微动脉
    E. 毛细血管
17. 临床上静脉注射或采血的常用部位是
    A. 手背静脉网
    B. 头静脉
    C. 贵要静脉
    D. 肘正中静脉
    E. 尺静脉
18. 临床上常用于静脉切开或穿刺是
    A. 大隐静脉
    B. 小隐静脉
    C. 头静脉
    D. 贵要静脉
    E. 肘正中静脉

19. 臀部肌内注射的药物是经下列哪种结构吸收的
    A. 臀上动脉
    B. 臀上静脉
    C. 毛细血管
    D. 淋巴管
    E. 臀下静脉
20. 富含脂类物质的淋巴干是
    A. 颈干
    B. 锁骨下干
    C. 支气管纵隔干
    D. 腰干
    E. 肠干
21. 脾触诊的确认标志是
    A. 位于左季肋区
    B. 脾切迹
    C. 脾门
    D. 脾的脏面
    E. 脾的膈面
22. 胸腺髓质最显著的特征性型结构为
    A. 毛细血管后微静脉
    B. 胸腺小体
    C. 血-胸腺屏障
    D. 胸腺上皮细胞数量较少
    E. 皮质和髓质
23. 血胸腺屏障是指
    A. 毛细血管后微静脉与其周围结构具有屏障作用
    B. 皮质的毛细血管与其周围结构具有屏障作用
    C. 髓质毛细血管与其周围结构具有屏障作用
    D. 皮质和髓质交界处毛细血管与其周围结构具有屏障作用
    E. 以上均不对
24. 下列属于中枢淋巴器官是
    A. 淋巴结
    B. 脾
    C. 胸腺
    D. 扁桃体
    E. 淋巴小结

四、问答题

1. 试述心的位置及体表投影。
2. 说出各心腔的出入口及瓣膜。
3. 腹主动脉有哪些壁支和脏支？
4. 甲状腺有哪些血管分布？
5. 胃有哪些动脉分布？
6. 肠系膜上动脉有哪些分支？
7. 结肠有哪些动脉分布？
8. 简述体循环和肺循环的循环途径和特点。
9. 病变在空肠，试述从手背静脉网注入药物，药物经过哪些途径到达空肠？
10. 肝硬化晚期，肝门静脉高压时，为何会引起呕血或便血？
11. 试述胸导管的行程、收集范围和注入部位。
12. 列表比较淋巴结、脾和胸腺的光镜结构及功能。

（宋应平）

第九章 感觉器官

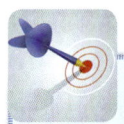

学习目标

掌握

眼球的构成；眼球壁的层次、各层形态结构与功能；眼球内容物的组成、各部的形态特点及功能；房水产生及循环；结膜的分部及形态特点；外耳道的形态；鼓膜的位置及形态；中耳的组成、鼓室的壁及主要结构；内耳的组成和特点；骨迷路及膜迷路各部的形态；皮肤的组成；表皮的组织结构。

熟悉

泪器的组成、位置及泪液的排出途径；眼外肌的名称及功能；咽鼓管的形态与功能；乳突窦和乳突小房的位置；声波传导途径；真皮的分层。

了解

感受器的概念及感受器的分类；眼睑的组织结构；眼动脉来源和眼静脉的回流；眼的神经支配；外耳的形态；运动听小骨肌的名称、位置及作用；皮肤的附属器、皮下组织、乳腺的结构特点。

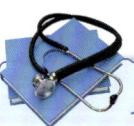

案例 9-1

患者，女性，50岁，自诉1年前无明显诱因出现双眼视力逐渐下降，无眼痛、眼红、眼痒、畏光等眼部不适症状。

眼科检查：Vod 0.09（-9.0DS → 4.4），Vos 0.08（-9.0DS → 4.4）；光定位准确。光色觉检查红绿可辨。双眼睑无红肿，无内外翻，无倒睫。双眼结膜无明显充血。角膜透明，KP（-），FL（-），前房轴深3.5CT，房水清。虹膜纹理清，色正常，无粘连。双眼瞳孔等大等圆，居中，直径约3.0mm，对光反射（+）。双眼晶状体混浊C3N3P2，玻璃体混浊。双眼底模糊可见（-16D）呈豹纹状眼底改变，黄斑区窥不清。眼压：右12mmHg，左13mmHg。

临床诊断：1. 双眼并发性白内障；2. 双眼玻璃体混浊；3. 双眼屈光不正

问题与思考：

感受器是什么？眼球包括哪几部分构成？白内障是眼球哪部分结构发生病变？眼压与什么有关？眼球的屈光系统包括哪些结构？

感觉器官（sensory organ）简称感官，是指能够感受特定刺激的器官，由特殊感受器及其附属结构构成。**感受器**（receptor）是机体感觉内、外环境一定刺激的结构。可接受刺激并将其转化为神经冲动，传至大脑皮质，产生感觉。其分布广泛，结构和功能各异。

1. 根据接受的刺激，感受器可分为两类。

（1）**一般感受器**：由感觉神经末梢构成，广泛分布于人体各部的器官和组织内，如触觉、压觉、痛觉、温觉、本体觉等感受器。

（2）**特殊感受器**：由感觉细胞构成，仅存在于头部的某些器官内，如视觉、听觉、味觉、嗅觉和平衡觉等感受器。

2. 根据所在部位和特化程度，感受器又可为3类。

（1）**内感受器**：分布于内脏和心血管等处，接受内部环境化学和物理刺激（如渗透压、嗅觉、离子和化合物浓度等）。

（2）**外感受器**：分布于皮肤、黏膜、视器和听器等处，感受来自外部环境的刺激（如切割、温度、触、压、光和声等）。

（3）**本体感受器**：分布于肌、肌腱、关节和内耳的位觉器等处，接受机体运动和平衡振动时的刺激。

本章只讲述视器、前庭蜗器及皮肤。

第一节 视 器

视器（visual organ）即**眼**（eye），是视觉活动的重要器官，由眼球和眼副器两部分构成。

一、眼球

眼球近似球形，为视器的主要组成部分，具有屈光成像和感光刺激的功能。其位于眶的前部，借筋膜连于眶壁，前为眼睑，后借视神经连于间脑，周围附有眼附器。眼球前面角膜的中央称**前极**，后面巩膜中央称**后极**，前后极连线为**眼轴**，瞳孔中点至视网膜中央凹的连线为**视轴**，眼轴与视轴相交呈锐角。眼球由**眼球壁**及其**眼球内容物**构成（图9-1）。

（一）眼球壁

眼球壁由外向内依次分为**外膜**、**中膜**和**内膜**三层。

1. **外膜（纤维膜）** 由致密结缔组织构成，厚而坚韧，起保护眼球内容物和维持眼球形态的作用。分为角膜、巩膜两部分。

（1）**角膜**（cornea）：占外膜的前1/6，无色透明，呈前凸状，有屈光作用。角膜无血管但富含感觉神经末梢，当角膜病变时疼痛剧烈。

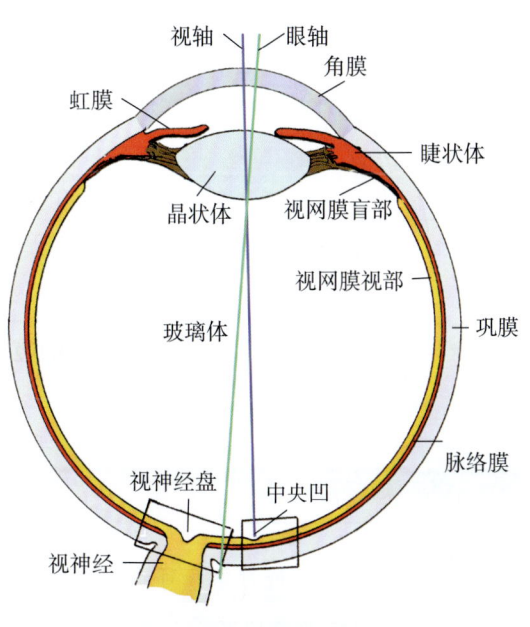

图9-1 眼球水平切面（模式图）

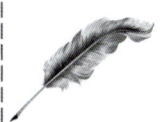

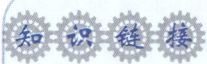

角膜移植

角膜移植就是用正常的眼角膜替换患者现有的病变角膜，使患眼复明或控制角膜病变，达到增进视力或治疗某些角膜疾患的眼科治疗方法。一些引起患者严重视力受损甚至失明的角膜疾病，通过进行角膜移植的方法，完全可以治疗，帮助这些不幸的患者远离痛苦。因为角膜本身不含血管，处于"免疫赦免"地位，使角膜移植的成功率位于其他同种异体器官移植之首。

（2）**巩膜**（sclera）：占眼球外膜的后 5/6，厚而坚韧，呈乳白色，不透明。巩膜前连角膜，在两者交界处的深面有一环形细管，称**巩膜静脉窦**，是房水流归静脉的通道。

2. 中膜（又称血管膜或葡萄膜） 呈棕黑色，富含血管和色素细胞，可营养眼球壁和吸收眼内散光。由前向后可分为虹膜、睫状体和脉络膜 3 部分。

（1）**虹膜**（iris）：位于中膜的前部，角膜的后方，为一圆盘状薄膜，其颜色有种族和个体差异。虹膜中央有一圆孔，称**瞳孔**（pupil）。虹膜内有两种平滑肌纤维，放射状排列的**瞳孔开大肌**（由交感神经支配）和呈环行排列的**瞳孔括约肌**（由副交感神经支配），可随光照强度变化反射性调节瞳孔的大小，以调节进入眼球的光线量（图 9-2）。

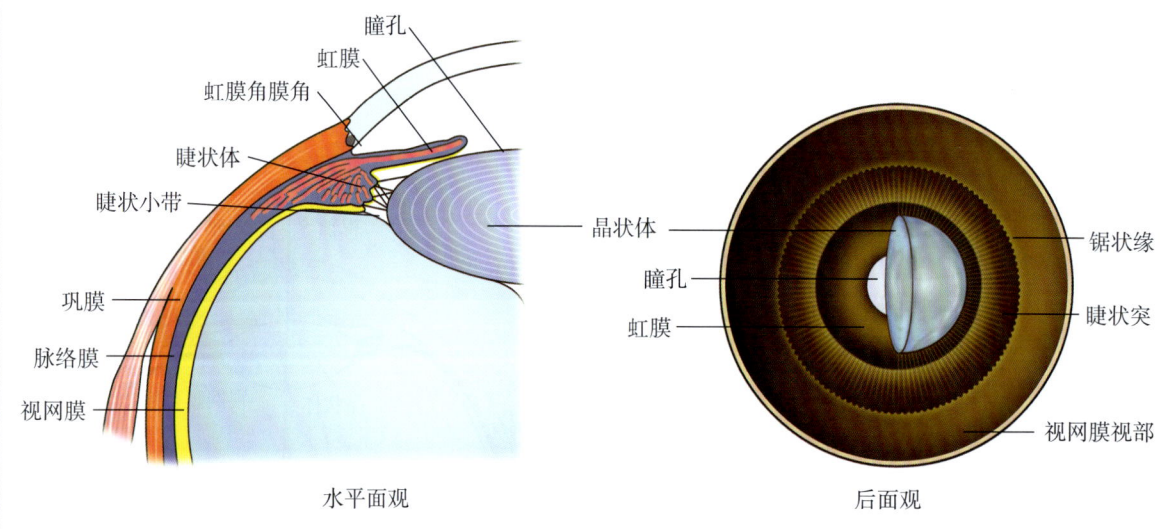

图 9-2 眼球前部模式图

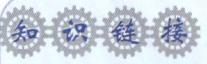

在活体上，透过角膜可看到虹膜及瞳孔。虹膜的颜色取决于色素的多少，因种族和个体而异。白色人种因缺乏色素，虹膜呈浅黄色或浅蓝色，而有色人种因色素多，虹膜呈棕褐色。临床上常以瞳孔变化来控制麻醉程度、判断中枢神经功能与机体健康状况。而瞳孔对光反射更是临床进行神经系统疾病定位诊断和病情危重程度判断的重要指标。

2. **泪道**（lacrimal passage） 包括泪点、泪小管、泪囊和鼻泪管。

（1）**泪点**：在上、下睑缘的内侧 1/3 处各有一小突起，称**泪乳头**，其顶部有一小孔，称**泪点**，是泪小管的入口。

（2）**泪小管**：分上、下泪小管，分别起自上、下泪点，最初分别向上内、下内走行，继而成直角转向鼻侧汇合开口于泪囊上部。

（3）**泪囊**：位于眶内侧壁的泪囊窝内，上端为盲部，向下移行为**鼻泪管**。

（4）**鼻泪管**：为一膜性管道，由泪囊移行而来，末端开口于下鼻道前部。如鼻泪管和泪囊流通不畅时，可引起溢泪。

（四）眼球外肌

眼球外肌（ocular muscles）共 7 块，均为骨骼肌，包括运动眼球的 4 块直肌、2 块斜肌和 1 块提上眼睑的上睑提肌：①**上直肌**收缩可使眼球向上内转动；②**内直肌**收缩可使眼球向内转动；③**下直肌**收缩可使眼球向下内转动；④**外直肌**收缩使眼球向外转动；⑤**上斜肌**收缩可使眼球向下外方转动；⑥**下斜肌**收缩使眼球向外上转动；⑦**上睑提肌**的作用是提上睑，开大睑裂（睁眼）（图 9-8）。

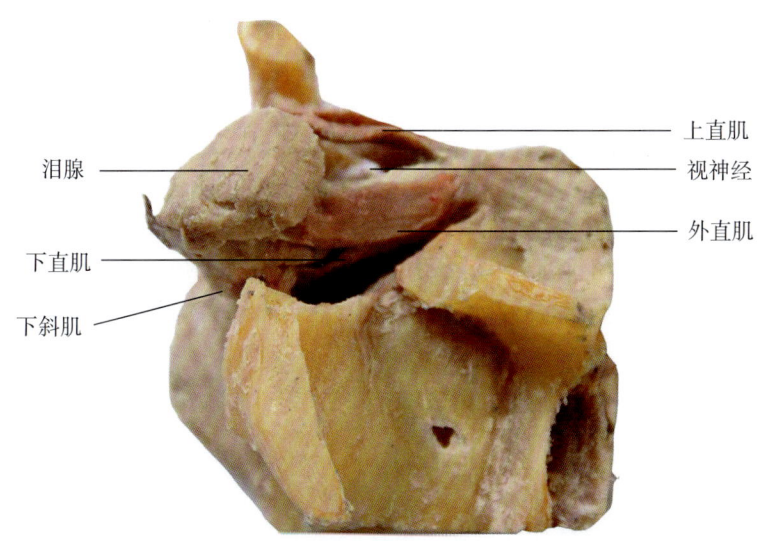

图 9-8 眼球外肌

（五）眶内组织

1. **眶脂体** 充填于眼球、眼外肌及血管、神经与眶骨膜之间的脂肪组织。有支持固定眶内组织、保护视器和缓冲对眼球震动的作用。

2. **眼球筋膜鞘** 位于眼球与眶脂体之间的薄而致密的纤维鞘，眼球可在该隙内灵活转动。

三、眼的血管

（一）眼的动脉

眼动脉（ophthalmic artery）为眼的血液供应的主要来源（图 9-3，图 9-9）。该动脉在颅腔内自颈内动脉发出，与视神经伴行经视神经管入眶，分支营养眼球、眼球外肌、泪腺和眼睑等。其主要分支有**视网膜中央动脉**，该动脉自眼球后方入视神经，经视神经盘处穿出，分为视网膜鼻侧上、下小动脉和颞侧上、下小动脉 4 支，营养视网膜各部。但黄斑中央凹 0.5mm 范围内无血管分布。

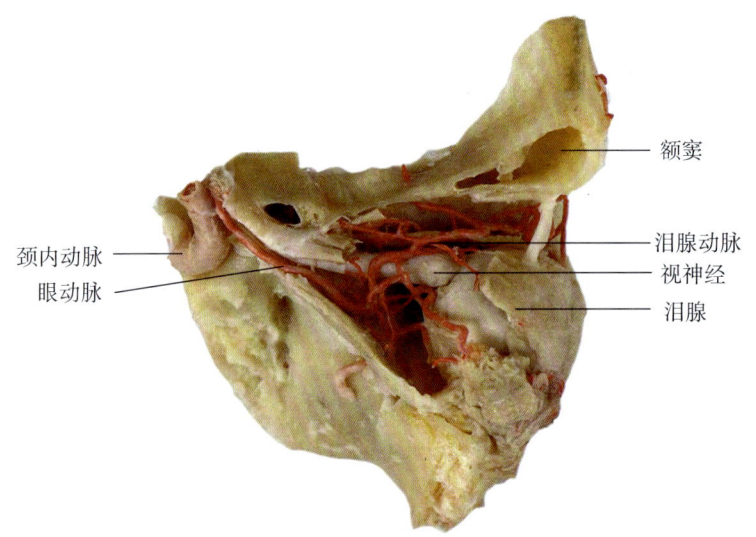

图 9-9 眼动脉及其分支

(二) 静脉

1. 球外静脉 收集眼球和眼副器的静脉血，主要有眼上静脉和眼下静脉。

（1）**眼上静脉**：向后经眶上裂入颅腔后，汇入海绵窦。

（2）**眼下静脉**：向后分为两支，一支汇入眼上静脉，另一支经眶下裂入翼静脉丛。

2. 球内静脉 主要有以下3条。

（1）**视网膜中央静脉**：与同名动脉伴行，收集视网膜的静脉血，注入眼上静脉。

（2）**涡静脉**：收集虹膜、睫状体和脉络膜等处的静脉血，最终注入眼下静脉。

（3）**睫前静脉**：收集眼球前部的虹膜等处的静脉血，最后汇入眼上、下静脉。

知识链接

1. 临床常用检眼镜直接观察这些小动脉形态变化，以协助诊断动脉硬化等疾病。

2. 视网膜中央动脉是终动脉，在视网膜内分支间不吻合，也不与脉络膜内的血管吻合，但在视神经鞘内和视神经内行于两段的分支有吻合。视网膜中央动脉阻塞时可产生全盲。

3. 眼上、下静脉无静脉瓣，与面静脉、翼静脉丛及海绵窦均有吻合，所以面部感染可通过眼上、下静脉侵入颅内。

四、眼的神经

眼的神经包括：视神经传导视觉；支配眼球外肌运动的神经有动眼神经、滑车神经和展神经；其感觉神经来自于三叉神经；睫状肌和瞳孔括约肌受副交感神经支配，瞳孔开大肌受交感神经支配。

（曹妍群 李美秀立）

第二节　前庭蜗器

前庭蜗器（vestibulocochlearorgan）俗称耳，是位觉和听觉感受器，又称位听器。由外、中、内耳组成，其中外、中耳可传导声波，内耳可感受位置觉、听觉刺激（图 9-10）。

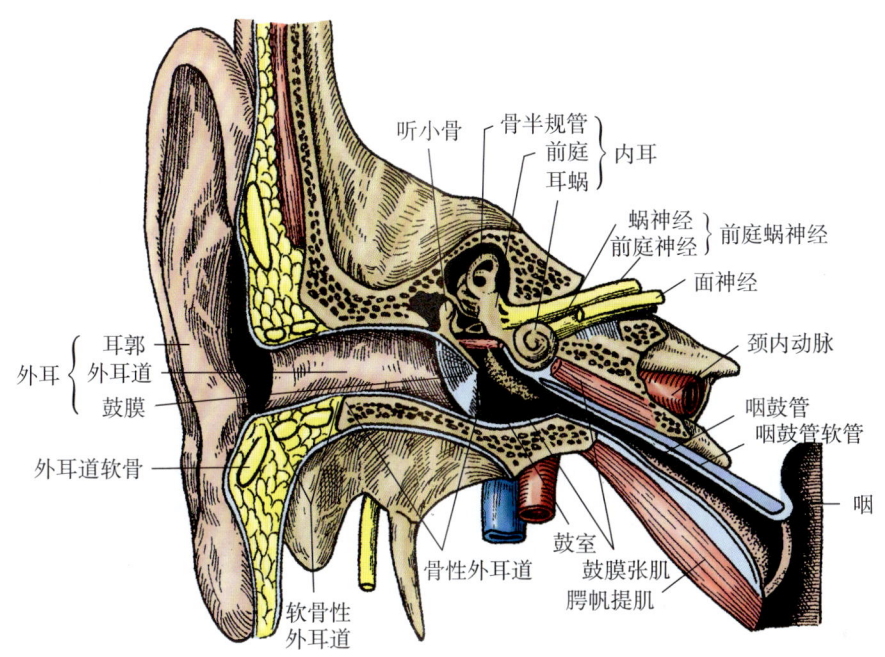

图 9-10　前庭蜗器

一、外耳

外耳（external ear）包括**耳廓**、**外耳道**和**鼓膜** 3 部分，具有收纳和传导声波的作用。

（一）耳郭

耳郭（auricle）（图 9-11）主要由弹性软骨和结缔组织构成，富含血管和神经，外覆皮肤，皮下组织较少。其下部称耳垂，柔软而无软骨，由结缔组织和脂肪构成，是临床上常用采血部位。

（二）外耳道

外耳道为外耳门至鼓膜间的弯曲管道，成人长 20～25mm。外 1/3 为软骨部，与耳郭软骨相续。内 2/3 为骨部。成人外耳道全长呈"～"形，但婴幼儿尚未发育完全，短而平直。外 1/3 方向朝向后内上，内 2/3 朝向内前下。软骨部有移动性，检查鼓膜时须将耳郭拉向后上方，使外耳道变直，方能看到鼓膜。

外耳道表面覆以皮肤，富含感觉神经末梢、

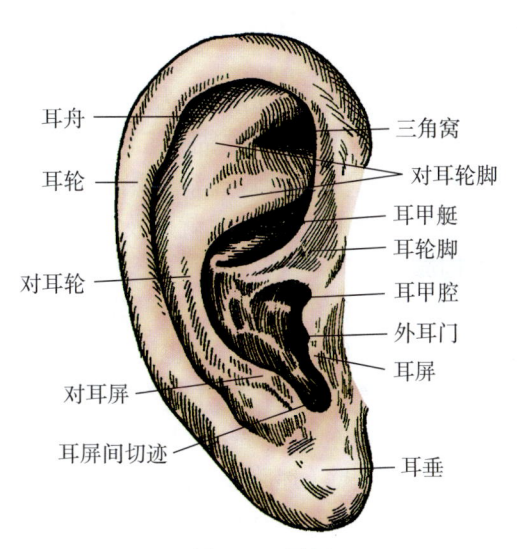

图 9-11　耳郭

毛囊、皮脂腺和耵聍腺。由于该处皮肤和骨膜、软骨膜结合紧密，外伤时容易感染成疖，引发剧烈疼痛。

> **知识链接**
>
> 1. 外耳道皮下组织少，皮肤与软骨膜或骨膜紧贴，不易移动，故发生疖肿时，因张力较大而疼痛剧烈。耵聍腺可分泌耵聍，为黄褐色黏稠物，对外耳道有保护作用，但干燥凝结积存过多时会影响声波的传导。
> 2. 外耳道前方邻接颞下颌关节和腮腺，故将手指放进外耳道，可感觉到关节的活动。腮腺炎时可因咀嚼使疼痛加剧。
> 3. 成年人检查外耳道和鼓膜时，应向后上方牵拉耳廓，使外耳道变直。婴幼儿检查时需向后下牵拉耳廓。

（三）鼓膜

鼓膜（tympanic membrane）为位于外耳道底与鼓室之间的椭圆形半透明薄膜（图 9-12）。呈漏斗状，是外耳和中耳之间的分界。鼓膜边缘附于颞骨上，中部内陷，称**鼓膜脐**，内附锤骨柄。上 1/4 为松弛部，活体呈红色。下 3/4 为紧张部，活体呈灰白色，该部前下方有一三角形的反射光锥，鼓膜异常时，可引起光锥变形或消失。鼓膜能与声波同步振动，当声波停止时，鼓膜的振动也停止，故能把声音准确、真实地传到中耳。

图 9-12　鼓膜

二、中耳

中耳（middle ear）由**鼓室**、**咽鼓管**、**乳突窦**和**乳突小房**构成，均位于颞骨岩部，各部内衬黏膜，相互延续，若有病变可相互蔓延。

（一）鼓室

鼓室（tympanic cavity）为鼓膜与内耳之间的不规则含气小腔，前以咽鼓管通鼻咽部，后由乳突窦通乳突小房。内衬黏膜，与咽鼓管和乳突窦的黏膜相续。

1. **鼓室壁**　由颞骨岩部、鳞部、鼓部及鼓膜围成，有 6 个壁，其内容积为 1~2ml。

（1）上壁（盖壁）：也就是鼓室盖，为一薄层密质骨板，分隔鼓室与颅中窝，由颞骨岩部的前面构成。

（2）下壁（颈静脉壁）：为一分隔鼓室与颈内静脉起始部的薄层骨板。

（3）前壁（颈动脉壁）：也就是颈动脉管的后壁。

（4）后壁（乳突壁）：上部有乳突窦的开口，经此向后通乳突小房。

（5）外侧壁（鼓膜壁）：上有鼓膜与外耳道分隔，鼓膜上方为鼓室上隐窝的外侧壁。

（6）内侧壁（迷路壁）：也就是内耳外侧壁。中部有一隆起，称**岬**（promontory）。岬的后上有**前庭窗**（fenestra vestibule），又称卵圆窗。岬的后下有**蜗窗**（fenestra cochleae），活体有一结缔组织膜封闭，称为第二鼓膜，通耳蜗鼓阶。鼓膜穿孔时，此膜可直接受到声波传动。

2. **内部结构** 包括3块听小骨、2块听小骨肌及血管神经等。

听小骨（auditory ossicles）：由外向内依次为**锤骨**（malleus）、**砧骨**（incus）和**镫骨**（stapes）。3块听小骨借关节和韧带构成听小骨链，形成一"曲杠杆"结构，可将声波从鼓膜传至内耳，并放大声波（图9-13）。

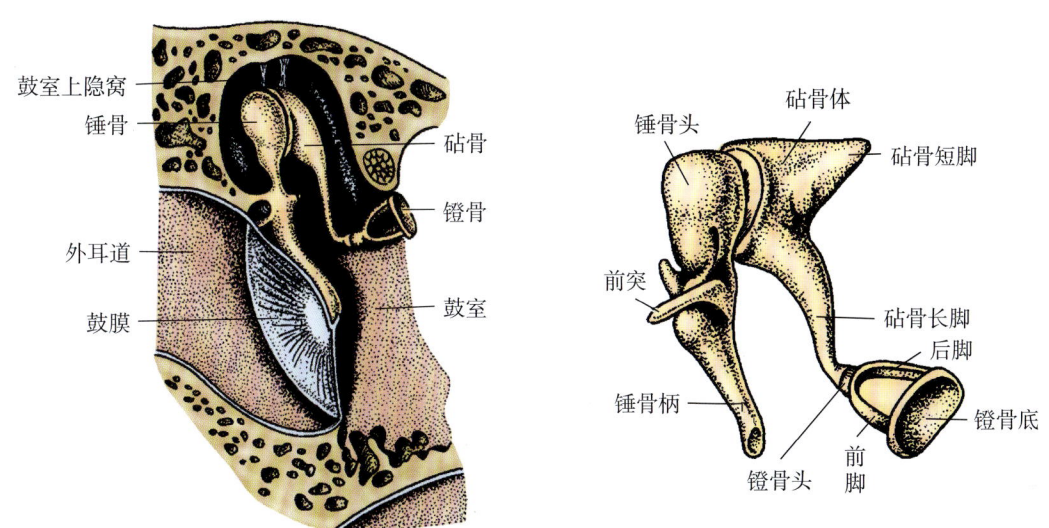

图9-13 听小骨

（二）咽鼓管

咽鼓管（auditory tube）为通连咽与鼓室的管道，管内有黏膜与咽部黏膜和鼓室黏膜相延续。平时该管咽部的开口处于闭合状态，当吞咽、张口时开放，空气进入鼓室，可使鼓膜两侧压力平衡，对维持其正常位置、形状及振动功能均有重要意义。小儿咽鼓管腔大、短且直，咽部感染易沿此管侵及鼓室引起中耳炎。咽鼓管闭塞将会影响中耳的正常功能。

（三）乳突小房

乳突小房（mastoid cells）为颞骨乳突内的许多相互通连的含气蜂窝状小腔，内覆黏膜，与乳突窦和鼓室的黏膜相连。中耳炎症可经乳突窦侵犯乳突小房而引起乳突炎。

三、内耳

内耳（internal ear）位于颞骨岩部内，介于鼓室与内耳道底之间，是一系列结构复杂的弯曲管道，又称**迷路**（labyrinth），可分为**骨迷路**和**膜迷路**，骨迷路内充满外淋巴，膜迷路内含内淋巴，两者互不相通。内耳有位觉和听觉感受器。

（一）骨迷路

骨迷路（bony labyrinth）由相互连通的**骨半规管**、**前庭**和**耳蜗**3部分组成，均由骨密质构成，大致沿颞骨岩部长轴由后外向前内排列。

1. **骨半规管**（bony semicircular canals） 为前、外、后3个相互垂直的呈"C"形的密质骨小管。每管均有两脚，较膨大称壶腹脚，另一脚不膨大称单骨脚。3个骨半规管均以脚开口于前庭，因前、后骨半规管的单骨脚合并形成一个总骨脚，故共有5个开口（图9-14）。

2. **前庭**（vestibule） 位于骨迷路中部，为一不规则的腔隙，内藏膜迷路的椭圆囊和球囊。其外侧壁为鼓室的内侧壁，**有前庭窗和蜗窗**。

3. **耳蜗**（cochlea） 形似蜗牛壳，蜗顶朝向前外侧，蜗底向后内侧正对内耳道底，蜗顶与蜗底之间称蜗轴，内有蜗神经和血管穿行。耳蜗是由蜗螺旋管环绕蜗轴两圈半构成，蜗顶为盲

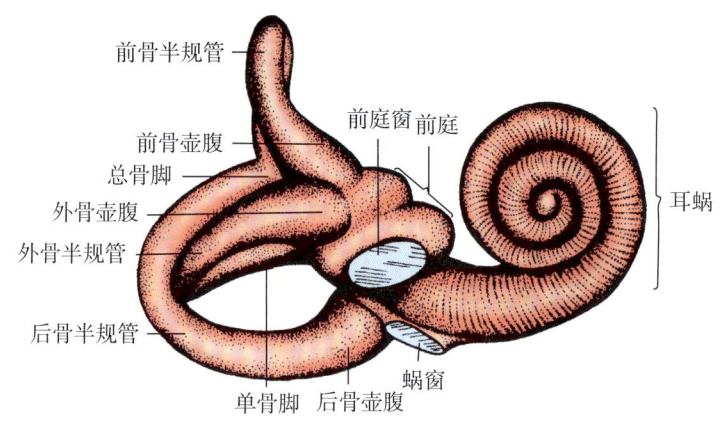

图 9-14　骨半规管图

端。由蜗轴向管内伸出一骨螺旋板至管腔中部，借结缔组织膜与外壁相连，可将蜗螺旋管管腔分为上部的**前庭阶**和下部的**鼓阶**。前庭阶起自前庭窗，鼓阶起于蜗窗，两者在蜗顶借蜗孔相通（图 9-15）。

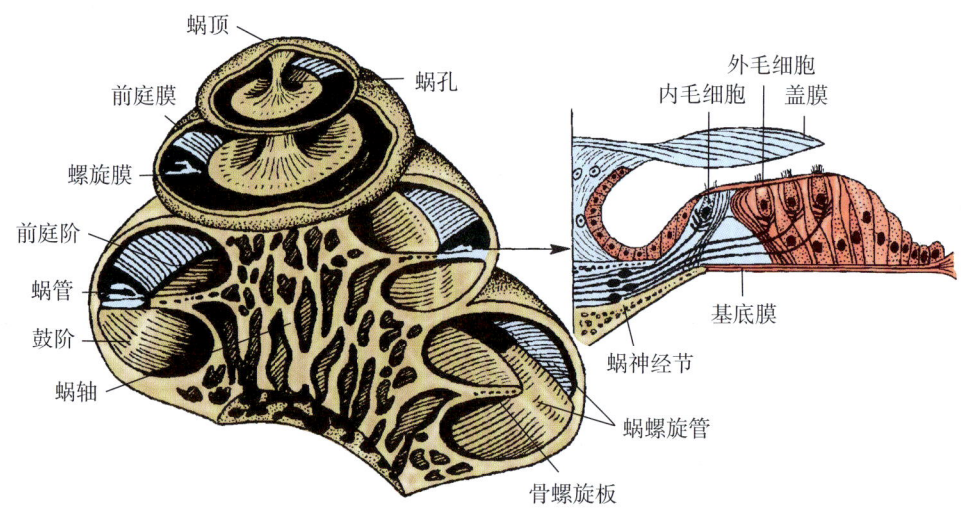

图 9-15　耳蜗

（二）膜迷路

膜迷路（membranous labyrinth）由椭圆囊、球囊、膜半规管和蜗管几部分构成，套在骨迷路内，封闭且相互连通，其内充满内淋巴（图 9-16）。

1. **膜半规管**（semicircular ducts）　有 3 个"C"形膜管，与骨半规管同名，套于骨半规管内，但管径较小。每一个膜半规管均有一膨大的膜壶腹脚，脚壁内面有嵴状黏膜突起，称**壶腹嵴**（crista ampullaris），是位觉感受器，可感受头部旋转变速运动。壶腹嵴内有支持细胞和毛细胞。

2. **椭圆囊**（utricle）和**球囊**（saccule）　位于前庭内，后上为椭圆囊，前下为球囊。椭圆囊底壁和球囊前壁上有略隆起的小斑，分别称**椭圆囊斑**（macula utriculi）和**球囊斑**（macula sacculi），为位觉感受器，可感受直线变速运动的刺激。

3. **蜗管**（cochlear duct）　位于耳蜗内，横切呈三角形。其上壁为前庭膜，外壁为蜗螺旋管内表面增厚的骨膜，下壁为基底膜或螺旋膜，与鼓阶相隔，称**螺旋器**（spiral organ，也称 Corti 器），由支持细胞和毛细胞组成，为听觉感受器，能感受声波刺激。

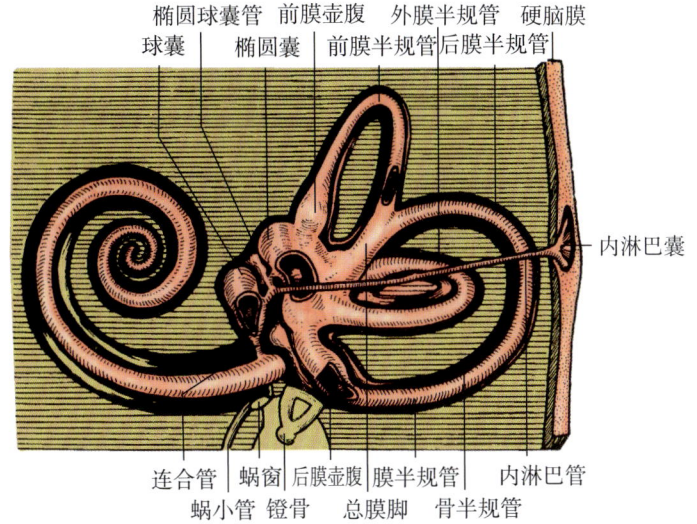

图 9-16 膜迷路图

(三)内耳的功能

1. 位觉感受 椭圆囊斑、球囊斑和壶腹嵴合称前庭器,可感受头部位置变化时的直线变速运动及旋转运动刺激,引起各种姿势调节反射和内脏功能的变化。

2. 产生听觉 声波的传导有两种方式。

(1) **空气传导**:其途径有两种。

1) 声波由空气传至耳廓,由耳廓收集,经外耳道传至鼓膜,引起鼓膜振动,再经听骨链将声波转为机械能并放大,传至镫骨底,由前庭窗传入内耳的外淋巴,经蜗管的前庭壁引起内淋巴振动,然后刺激螺旋器,使毛细胞的听毛与盖膜接触,毛细胞兴奋,从而产生神经冲动,再经蜗神经传至大脑的听觉中枢,产生听觉。正常情况下以该途径为主。

2) 如鼓膜破裂或听小骨功能障碍时,鼓室内空气振动可引起蜗窗处第二鼓膜振动,然后传入内耳,产生听觉。正常情况下该途径传导声波的效能甚微,只能产生微弱的听力。

正常声波入耳途径:声波→颅骨→骨迷路→前庭阶和鼓阶外淋巴→蜗管内淋巴→螺旋器→蜗神经→听中枢。

(2) **骨传导**(bone conduction):声波的振动直接传给颅骨,引起颞骨内的内淋巴振动,刺激螺旋器形成神经冲动,再经蜗神经传至大脑的听觉中枢,产生听觉。

知识链接

当前庭器官受到过强、过久刺激,或其功能过于敏感时,常会引起恶心、呕吐、眩晕、皮肤苍白等前庭自主性神经反应。有的人内耳功能过于敏感,极易发生晕车、晕船等。

(郭 兴 黄 俊)

第三节 皮 肤

皮肤（skin）被覆于体表，是人体最大的器官，占体重的15%左右，总面积1.5~2.0m²，厚度为1.5~4.0mm，不同部位皮肤的厚薄不同。皮肤由表皮和真皮构成，通过皮下组织与深部组织相连。皮肤内还有毛、皮脂腺、汗腺和指（趾）甲等附属器（图9-20）。皮肤具有屏障、保护、排泄、感觉、吸收、调节体温和参与免疫应答等功能。

一、皮肤线

皮肤线（skin line）即皮肤表面的沟、嵴和纹理。有些在正常情况下清晰可见，如指纹。有些只在病理情况下出现，如妊娠纹。

二、皮肤的构造

（一）表皮

表皮（epidermis）由角化的复层扁平上皮构成，厚约0.1mm，手掌和足底最厚，无血管，有丰富的感觉神经末梢。表皮下含有黑色素，人的肤色主要取决于皮肤内黑色素颗粒的大小、稳定性、色素化程度及其在皮肤内的含量多少等。黑色素具有吸收紫外线、保护皮肤及深部器官组织免受辐射的作用。表皮由浅入深可分为5层（图9-18）。

（1）**角质层**（stratum corneum）：由多层扁平的角质细胞构成。细胞呈均质状，嗜酸性，无细胞核和细胞器，为完全角化的死细胞。胞质内充满角蛋白，细胞膜增厚，细胞间充满膜状物等，使表皮耐酸、耐碱、耐摩擦，并能阻挡外界异物和病菌侵入及防止体内液体丢失。

（2）**透明层**（stratum lucidum）：由2~3层扁平细胞构成。细胞界限不清，HE染色细胞呈均质透明状，嗜酸性，核和细胞器均已消失。该层只在厚皮中明显。

（3）**颗粒层**（stratum granulosum）：由2~4层扁梭形细胞构成，该层细胞的胞核和细胞器渐趋退化，细胞质内有许多透明角质颗粒。

（4）**棘层**（stratum spinosum）：由4~10层多边形的棘细胞组成，细胞较大，表面有许多细小的棘状突起。

（5）**基底层**（stratum basale）：位于表皮的最深面，是附于基膜上的一层矮柱或立方形的基底细胞层。基底层细胞大多未分化，称表皮干细胞，分裂能力很强，产生的新细胞不断移向浅层，补充表皮各层细胞，维持表皮的厚度，故又称生发层。该层有黑色素细胞分布。

（二）真皮

真皮（dermis）位于表皮深面，由致密结缔组织构成，内有毛发、腺体、血管、淋巴管、神经等。厚度约为1~2mm，分乳头层和网状层两层（图9-17，图9-18）。

1. **乳头层**（papillary layer）紧邻表皮基底层，细胞和纤维较多，有许多乳头状突起伸入基底层，可扩大表皮与真皮的接触面积。乳头内有丰富的毛细血管和感受器，如游离神经末梢、触觉小体等。

2. **网状层**（reticular layer）位于乳头层的深面，较厚，与乳头层之间无明显界限。胶原纤维粗大呈束状，弹性纤维夹杂其间，交织网状，使皮肤既有弹性又有韧性。该层有较大的血管、淋巴管、神经以及汗腺、皮脂腺、毛囊及环层小体等。

皮下组织（hypodermis）位于真皮的深面，即浅筋膜（皮下筋膜），由疏松结缔组织及脂肪组织构成，含有丰富的血管、神经与淋巴管。皮下组织与深面的其他组织相连，使皮肤具有一定

的活动性，并有缓冲外界冲撞力、维持体温和储存能量等功能。皮下组织的厚度随年龄、性别、部位而异。

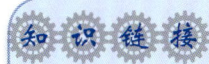

皮内注射和皮下注射

皮内注射是将少量药物注射于表皮和真皮之间或注入到真皮内。临床常用于药物过敏试验、预防注射或局部麻醉起始步骤。注射部位：过敏试验在前臂掌面下 1/3 处；预防注射在上臂三角肌下缘；局部麻醉在麻醉局部皮肤。皮下注射是将少量药物注射到皮下组织内。临床常用于需要迅速产生药效和不能或不宜口服的药物，如菌苗注射，胰岛素、肾上腺素或阿托品等药物注射。注射部位：上臂三角肌下缘、上臂外侧、后背、腹部、大腿内侧等部位。

三、皮肤的附属器

皮肤的附属结构是从表皮衍生而来，故又称表皮的衍生物，包括毛发、皮脂腺、汗腺、指（趾）甲等。

（一）毛发

人体除手掌和足底外，均有毛发分布。毛分毛干和毛根两部分，毛根和毛囊末端的球形膨大，称毛球，为毛发的生长点，其基底面凹陷，与结缔组织、神经和毛细血管一起形成毛乳头，有诱导毛发生长和营养毛发的功能。毛囊中下部和真皮乳头层之间，有一束斜行的平滑肌，称**竖毛肌**（arrector pili muscle），收缩可使毛发竖起。

（二）皮脂腺

皮脂腺（sebaceous gland）位于毛囊和竖毛肌之间，为管泡状腺，排泄管短，开口于毛囊，皮脂腺可分泌皮脂，具有润滑皮肤和毛发等功能。

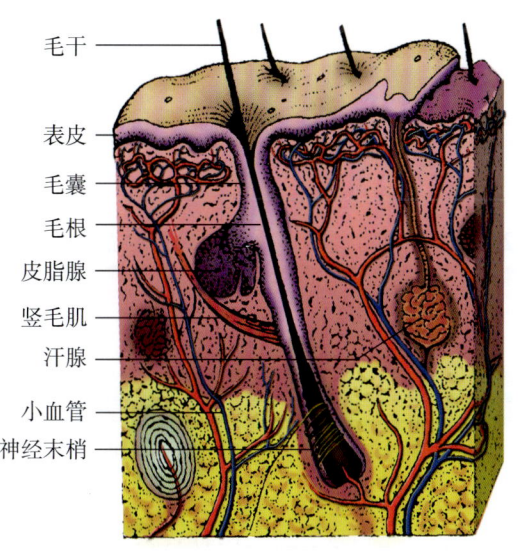

9-17　皮肤的构成

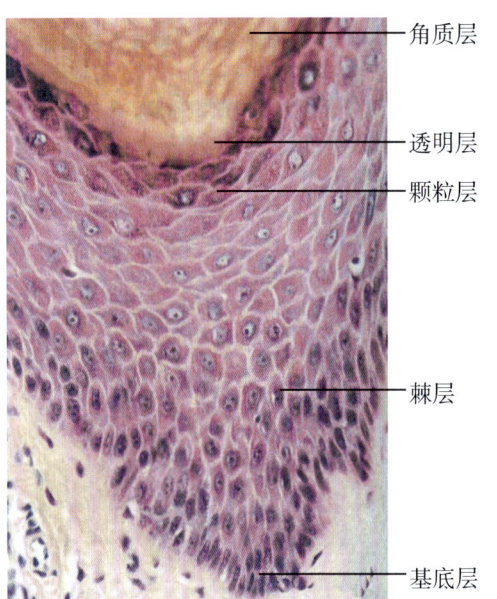

9-18 厚皮（无毛）（A）和薄皮（有毛）（B）立体结构模式图像

（三）汗腺

汗腺（sweatgland）遍布全身皮肤内，为单曲管状腺，分两类。

1. **外泌汗腺** 又称小汗腺，分布较广。其分泌汗液，有湿润表皮、维持体温和调节水盐平衡等作用。

2. **顶泌汗腺** 又称大汗腺，主要分布于腋窝、肛周、乳晕、脐周、会阴及外耳道等处。其分泌物黏稠，含蛋白质、糖、脂类、铁以及色素原和脂肪酸等。

（四）指（趾）甲

指（趾）甲（nail）位于手指、足趾远端的背面，由排列紧密的角化上皮细胞构成。其外露部分为**甲体**；埋于皮内的为**甲根**；甲的下面为**甲床**；甲体周缘的皮肤皱襞称**甲襞**；襞、体之间的沟叫**甲沟**。甲根的深部，上皮基底层细胞分裂活跃，称**甲母质**，是甲的生长点，拔甲时注意保护。

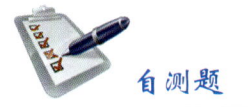

一、名词解释

1. 感受器　　2. 黄斑　　3. 视神经盘　　4. 咽鼓管
5. 皮下注射

二、填空题

1. 眼球壁由外向内依次分为_____、_____、_____3层。
2. 在视网膜后部中央稍偏鼻侧处，有一白色的盘状隆起，称_____，因此处无感光能力，所以，生理学上称为_____。
3. 视网膜上的视细胞分_____和_____两种，具有感受强光和辨色能力的是_____，而能感受弱光的是_____。

4. 眼球内容物包括_____、_____、_____。这些结构都有___作用。
5. 耳分为_____、_____、_____3部分；外耳包括_____、_____、_____。
6. 表皮可分为5层，从基底到表面依次是_____、_____、_____、_____、_____和_____。

三、选择题

1. 关于眼球壁的说法，正确的是
   A. 由角膜、脉络膜和视网膜构成
   B. 由外膜、脉络膜和内膜构成
   C. 由纤维膜、血管膜和视网膜构成
   D. 由巩膜、脉络膜和内膜构成
   E. 由虹膜、脉络膜、睫状体构成

2. 下列说法**错误**的是
   A. 角膜神经末梢丰富
   B. 脉络膜血管丰富
   C. 巩膜不含血管，故呈乳白色
   D. 角膜不含血管
   E. 虹膜内含平滑肌

3. 关于虹膜的说法，正确的是
   A. 位居眼球血管膜的中部
   B. 可以调节晶状体的曲度
   C. 依赖房水获得营养
   D. 分隔眼的前房和后房
   E. 中央的孔为瞳孔

4. 晶状体位于
   A. 虹膜与睫状体之间
   B. 虹膜与睫状小带之间
   C. 虹膜与玻璃体之间
   D. 角膜与玻璃体之间
   E. 角膜和虹膜之间

5. 产生房水的结构是
   A. 睫状体
   B. 晶状体
   C. 泪腺
   D. 眼房
   E. 玻璃体

6. 关于视网膜的说法，正确的是
   A. 仅贴于巩膜内面
   B. 其神经层由视锥和视杆细胞、双极细胞和节细胞3层构成
   C. 全层均有感光功能
   D. 紧邻眼球壁内腔的是视锥、视杆细胞层
   E. 视网膜色素上皮层和神经层结合较紧密

7. 半于视神经盘的说法，正确的是
   A. 为调节视力的重要结构
   B. 为视锥和视杆细胞集中之处
   C. 位于视网膜盲部
   D. 为感光最敏感的部位
   E. 有视网膜中央动脉和中央静脉通过

8. 视网膜感光和辨色最敏锐的部位
   A. 视神经盘
   B. 黄斑
   C. 中央凹
   D. 视网膜视部
   E. 视网膜盲部

9. 下列结构中**无**屈光作用的是
   A. 玻璃体
   B. 角膜
   C. 房水
   D. 虹膜
   E. 晶状体

10. 前庭蜗器包括
    A. 骨半规管、前庭和耳蜗
    B. 鼓室、乳突小房和咽鼓管
    C. 外耳道、鼓膜、咽鼓管
    D. 外耳、中耳和内耳
    E. 骨迷路和膜迷路

11. 听觉感受器是
    A. 壶腹嵴
    B. 螺旋器
    C. 骨壶腹
    D. 球囊斑
    E. 椭圆囊斑

12. **不属于**位觉感受器的是
    A. 椭圆囊斑
    B. 球囊斑
    C. 壶腹嵴
    D. 螺旋器

E. 前庭
13. 关于膜迷路的说法，正确的是
    A. 与骨迷路相通
    B. 位于骨迷路外
    C. 内含外淋巴
    D. 内含神经纤维
    E. 位于骨迷路内
14. 小儿中耳炎的主要感染途径是
    A. 外耳道
    B. 内耳门
    C. 面神经管
    D. 咽鼓管
    E. 颈动脉管

四、问答题

1. 简述房水循环途径。
2. 简述声波经空气传导途径。

（黄　铠　曹妍群）

第十章 神经系统

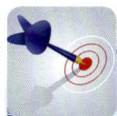

学习目标

掌握

神经系统的区分及神经系统的常用术语；脊髓的位置、外形及脊髓的内部结构；脑干的组成和外形，间脑的位置和分部；小脑的位置、分部及主要功能；大脑半球外形、分叶及各叶重要沟、回；大脑皮质功能的定位；基底核的名称；内囊的组成和位置；颈、臂、腰、骶丛的组成、主要分支；12对脑神经的名称；硬膜外隙、蛛网膜下隙、大脑动脉环及血脑屏障的定义；颈内动脉、椎动脉分支和分布范围；脑脊液的产生部位及循环途径。

熟悉

胸神经节段性分布；各脑神经的分布、功能性质和出入颅的部位；内脏神经的概念及其与躯体运动神经的主要区别；硬脑膜的结构特点，硬脑膜窦的名称及血流方向。

了解

周围神经系统损伤后的主要临床表现；意识性本体觉和精细触觉传导通路；痛温觉、粗触觉和压觉传导通路的组成和走行；视觉传导通路的组成和走行；运动传导通路的组成和走行；上、下运动神经元的概念。

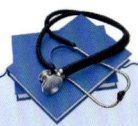

案例 12-1

患者，男性，56岁。有高血压病史6年，服用降压片，每日二次，自诉血压控制良好。突感左侧肢体麻木无力，伴头痛眩晕，口苦咽干，恶心，休息后无好转。第二天后人感左侧肢体无力加重，且出现言语不清，前来就诊。

体检：发音障碍，左侧鼻唇沟变浅，伸舌时舌尖偏左，颈软，左侧肢体肌张力减低，左侧划跖无反应，全身皮肤针刺觉无异常。

CT检查：右基底核高密度灶（出血）

临床诊断：脑出血（右侧内囊出血）

问题与思考：

1. 神经系统包括哪些部分。
2. 脑位于何处？包括哪些部分？
3. 什么是基底核？
4. 患者右侧脑出血为什么会出现左侧肢体麻木无力，左侧鼻唇沟变浅，伸舌时舌尖偏向左侧？

第一节 概 述

神经系统（nervous system）由脑、脊髓以及连在脑和脊髓的脑神经和脊神经组成。在机体各器官、各系统中起主导作用。其基本功能是：①控制和调节其他各系统的活动，使人体成为一个有机的整体。②通过调整机体功能活动，使机体适应不断变化的外界环境，维持机体与外环境间的统一。

在漫长的生物进化过程中，人类神经系统特别是大脑皮质得到了高度的发展，不仅含有与高等动物相似的感觉和运动中枢，而且有了分析语言的中枢，因此人类大脑皮质是思维、意识活动的物质基础，超越了一般动物的范畴，不仅能被动地适应环境的变化，而且能主观地认识世界和改造世界，使自然界为人类服务。

一、神经系统的区分

神经系统在形态结构和功能上是一个有机整体，为了学习方便，从不同角度将其区分。

（一）按分布对象区分

周围神经系统可分为**躯体神经**（somatic nerve）和**内脏神经**（visceral nerve）。它们的中枢部都在脑和脊髓。

1. **躯体神经** 主要分布于体表、骨、关节和骨骼肌，管理皮肤和运动器的感觉及运动。
2. **内脏神经** 主要分布到内脏、心血管、平滑肌和腺体，管理它们的感觉和运动。在周围神经系统中，感觉神经的冲动是自感受器传向中枢，故又称传入神经。运动神经的冲动是自中枢传向周围，故又称传出神经。内脏运动神经根据功能分为交感神经和副交感神经。

（二）按位置和功能区分

神经系统分为中枢神经系统和周围神经系统（图10-1）。

1. **中枢神经系统**（central nervous system，CNS）包括脑和脊髓。脑位于颅腔内，脊髓位于椎管内。
2. **周围神经系统**（peripheral nervous system）包括与脑和脊髓相连的神经，即脑神经、脊神经和内脏神经。脑神经与脑相连，脊神经与脊髓相连，内脏神经通过脑神经和脊神经附于脑和脊髓。

二、神经系统的活动方式

神经系统在调节机体的活动中，对内、外环境的各种刺激作出适宜的反应，称为**反射**（reflex），它是神经系统活动的基本方式。反射的形态学基础是**反射弧**（reflex arch），由感受器、传入神经、中枢、传出神经和效应器构成（图10-2）。反射弧中任何一部分损伤，反射弧即出现障碍。临床上通过一些检查反射的方法协助诊断神经系统疾病。

三、神经系统的常用术语

在神经系统中，不同部位的神经元胞体和突起有不同的聚集方式，因而以不同的术语命名。

1. **灰质**（gray matter） 在中枢神经系统内，神经元胞体和树突聚集处，在新鲜标本上呈灰色，称灰质。在大、小脑表面的灰质层又称**皮质**（cortex）。
2. **白质**（white matter） 在中枢神经系统内，神经纤维聚集处，因神经纤维包有髓鞘，色泽白亮，称白质。位于大、小脑深部的白质，称**髓质**（medulla）。
3. **神经核**（nucleus） 中枢神经系统内，形态与功能相似的神经元胞体聚成团，称神经核。

第十章 神经系统

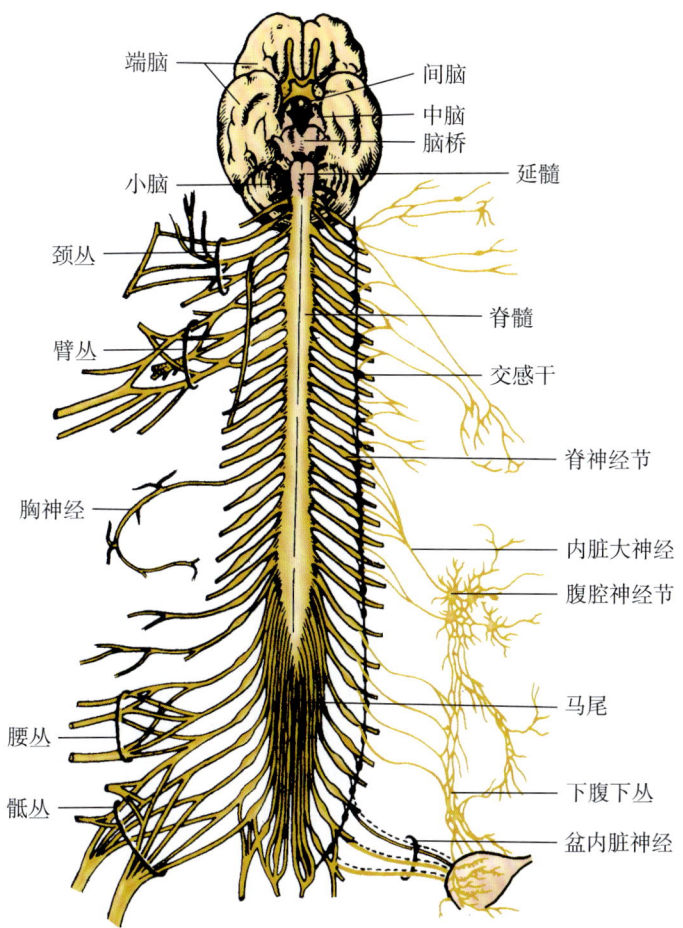

图 10-1 神经系统概观

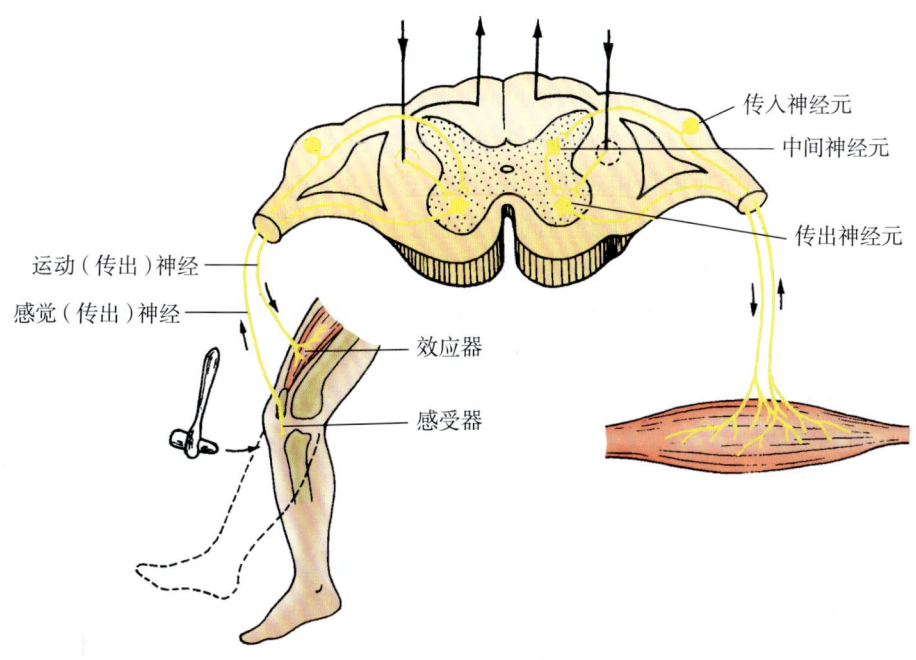

图 10-2 反射弧示意图

4. **神经节**（ganglions） 在周围神经系统内，形态和功能相同的神经元胞体聚成一团，称神经节。

5. **纤维束**（fasciculus） 在中枢神经系统内，起止和行程与功能相同的神经纤维聚集成束，称纤维束。

6. **神经**（nerve） 在周围神经系统内，神经纤维聚集而成的条索状结构，称神经。

7. **网状结构**（reticular formation） 中枢神经系统内，即神经纤维交织成网状，灰质团块散在其中的部位，称网状结构。

第二节　中枢神经系统

一、脊髓

（一）脊髓的位置和外形

脊髓（spinal cord）位于椎管内，上端平枕骨大孔处与延髓相连，下端成人平第1腰椎体下缘（新生儿可达第3腰椎下缘平面），全长约42～45cm。脊髓呈前、后稍扁的圆柱形，全长粗细不等，有两处膨大，即**颈膨大**（cervical enlargement）位于第4颈节至第1胸节，有分布到上肢的神经附着。**腰骶膨大**（lumbosacral enlargement）位于第2腰节至第3骶节之间，有分布到下肢的神经附着。腰骶膨大末端变细呈圆锥状，称为**脊髓圆锥**（conus medullaris）。脊髓圆锥向下延伸出一条无神经组织的细丝，称**终丝**（filum terminale），向下止于尾骨的背面（图10-3）。

脊髓表面可见6条纵行的沟或裂，前面正中较明显的深沟称**前正中裂**（anterior median fissure），后面正中较浅的沟为**后正中沟**（posterior median sulcus），此外还有两对外侧沟，即前外侧沟和后外侧沟，分别有脊神经前、后根的根丝附着。每条脊神经的后根上有1个膨大，称**脊神经节**（spinal ganglia）。

（二）脊髓节段及其与椎骨的对应关系

前、后外侧沟自上而下连有31对脊神经的前根和后根（图10-4）。每对脊神经所连的一段脊髓称一个脊髓节段，即8个颈节（C），12个胸节（T），5个腰节（L），5个骶节（S）和1个尾节（Co）。

由于在胚胎3个月后，人体脊柱的生长速度比脊髓快，致使成人脊髓与脊柱的长度不相等。以致脊髓的节段与脊柱的节段并不完全对应（图10-3）。在成人，椎骨与脊髓的对应位置关系是：上颈髓（C1～4）大致与同序数椎骨相对应；下颈髓（C5～8）和上胸髓（T1～4）与同序数椎骨的上一节椎体平对；中胸髓（T5～8）约与同序数椎骨上方第2节椎体平对；下胸髓（T9～12）约与同序数椎骨上方第3节椎体平对；腰髓约平对第10至第12胸椎范围；骶髓和尾髓约平对第12胸椎及第一腰椎。腰、骶、尾部的脊神经前后根在通过相应的椎间孔离开脊柱以前，在椎管内向下行走一段距离形成**马尾**（cauda equina）。因此，成人椎管内在相当第1腰椎以下已无脊髓而只有马尾。为安全起见，临床上常选择第3、4或第4、5腰椎棘突之间进行蛛网膜下隙穿刺以引流脑脊液或注射麻醉药物。

（三）脊髓的内部结构

脊髓由灰质和白质两部分组成。

1. **灰质**　在脊髓的横切面上，可见中央有一细小的**中央管**（central canal），纵贯脊髓全长，内含脑脊液，围绕中央管周围是"H"形的灰质，灰质的外周是白质。每侧灰质分别向前、后方伸出前角和后角。在胸髓和上3个腰髓的前、后角间有向外突出的侧角。两侧灰质相连的部分，称**灰质连合**。

（1）**前角**（anterior horn）：也称前柱，主要由运动神经元组成。它发出的轴突自脊髓前外侧

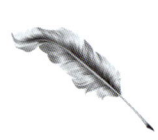

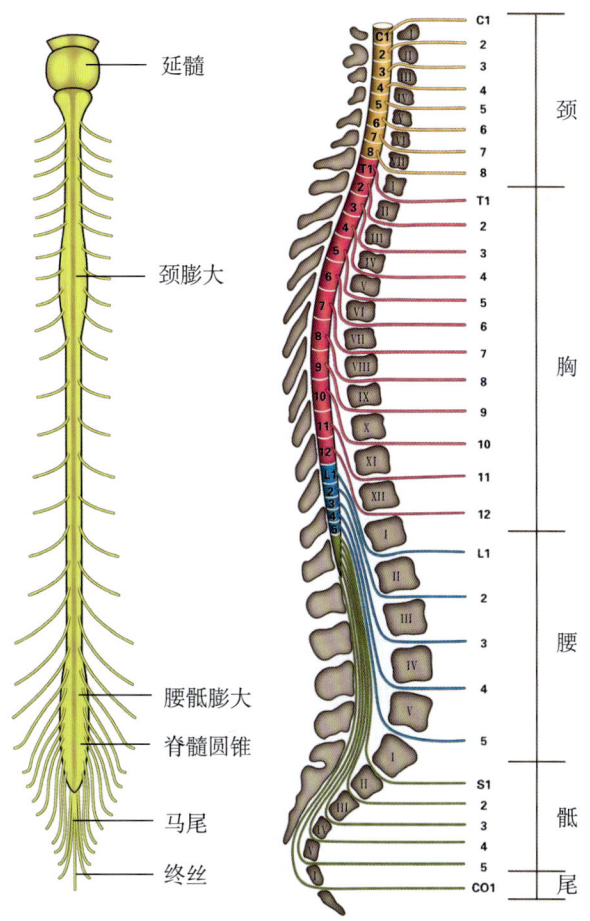

图 10-3　脊髓外形和脊髓节段

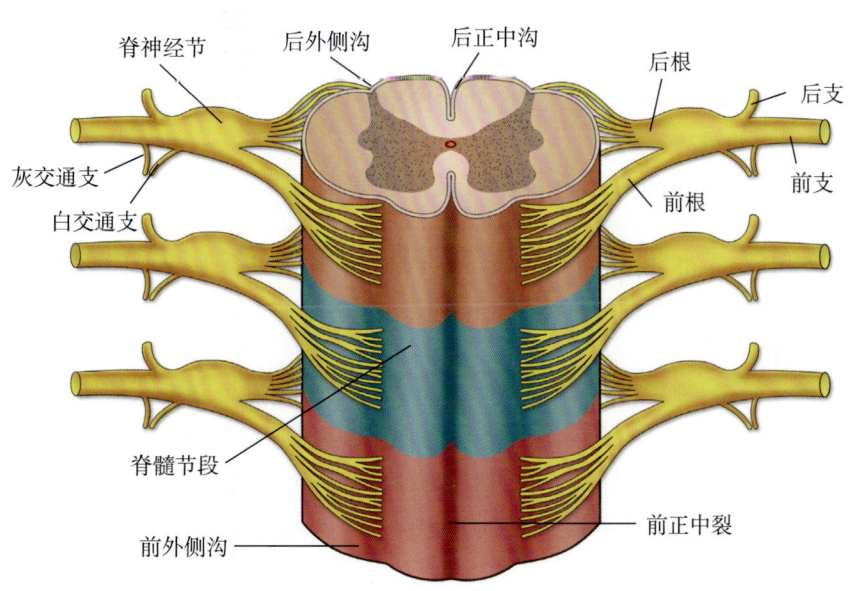

图 10-4　脊髓结构示意图

沟穿出，直接支配骨骼肌运动。故脊髓前角受损时，引起同侧相应骨骼肌随意运动障碍，肌张力低下，反射消失，肌萎缩，临床称软瘫。

（2）**后角**（posterior column）：也称后柱，内含联合神经元，故又称中间神经元，接受来自后根的纤维。向上组成上行传导束到脑。短轴突在脊髓各节段之间起联络作用。

（3）**侧角**（lateral column）：也称侧柱，仅见于胸1至腰3脊髓节段，其内有交感神经的低级中枢。在脊髓骶2~4节段，相当于胸段侧角的部位，是副交感神经的低级中枢。

2. **白质** 借脊髓的纵沟分为3个索。前正中裂与前外侧沟之间为**前索**（anterior funiculus）；前、后外侧沟之间为**外侧索**（lateral funiculus）；后外侧沟与后正中沟之间为**后索**（posterior funiculus）。在灰质前连合的前方有纤维横越，称**白质前连合**（anterior white commissure）。在后角基部外侧与白质之间，灰、白质混合交织，称网状结构，在颈部比较明显。

脊髓白质主要由许多纤维束组成。纤维束一般是按其起止命名。纤维束可分为长的上行纤维束、下行纤维束和短的固有束。上行纤维束将不同的感觉信息上传到脑，下行纤维束从脑的不同部位将神经冲动下传到脊髓。固有束起止均在脊髓，紧靠脊髓灰质分布，参与完成脊髓节段内和节段间反射活动。

（1）上行（感觉）纤维束

1）**薄束**（fasciculus gracilis）和**楔束**（fasciculus cuneatus）：位于后索，是同侧后根内侧部纤维的直接延续。薄束自第5胸髓节以下的纤维束组成，楔束自第4胸髓节以上的纤维束组成。向上分别止于延髓的薄束核和楔束核。此两束的功能是向大脑传导来自肌、腱、关节等处的位置觉、运动觉和振动觉以及精细触觉（如辨别两点距离和物体纹理粗细）信息。脊髓后索病变可导致精细触觉障碍，患者闭目时不能确定自身肢体所处的位置。

2）**脊髓丘脑束**（spinothalamic tract）：位于外侧索前半部和一部分前索白质。脊髓丘脑束起始于灰质后角，纤维在白质前连合交叉到对侧，在前索和外侧索内上行，经脑干，止于背侧丘脑。交叉到外侧索上行的纤维束称脊髓丘脑侧束，其功能是传导痛觉和温度觉冲动。交叉到对侧前索内上行的纤维束称脊髓丘脑前束，其功能是传导粗触觉冲动。

（2）下行（运动）纤维束

1）**皮质脊髓束**（corticospinal tract）：是脊髓内最大的下行束，起于大脑皮质躯体运动区，下行至延髓锥体交叉，其中大部分（约75%~90%）纤维交叉至对侧，称为**皮质脊髓侧束**（lateral corticospinal tract）；少量未交叉的纤维在同侧下行称为**皮质脊髓前束**（anterior corticospinal tract）。皮质脊髓束将来自大脑皮质的神经冲动传至脊髓前角运动神经元，管理骨骼肌的随意运动，特别是肢体远端的灵巧运动。

2）**红核脊髓束**（rubrospinal tract）：位于皮质脊髓束的腹侧。主要功能与兴奋屈肌运动神经元有关。

3）**前庭脊髓束**（vestibulospinal tract）：位于前索，主要功能与兴奋同侧伸肌运动神经元和抑制屈肌运动神经元有关，在调节身体平衡中起重要作用。

（四）脊髓的功能

1. **传导功能** 脊髓是脑与躯干和四肢的感受器、效应器发生联系的枢纽，是感觉和运动神经冲动传导的重要通路。上行纤维束将脊神经分布区的各种感觉冲动传至脑，通过下行纤维束和脊神经，将脑发出的冲动传至效应器，从而对来自体内、外的刺激产生反应。当脊髓横断损伤时，因纤维束全部阻断，脊髓失去高级中枢的调控，则损伤节段以下躯体的感觉和运动全部丧失，称为截瘫。

2. **反射功能** 脊髓作为一个低级中枢，可执行一些简单的反射活动，包括躯体反射和内脏反射。脊髓各种反射都是通过脊髓节内和节间的反射弧完成的，如排便反射、腱反射、膝反射等。在正常情况下，脊髓的反射活动都在大脑的控制下进行。

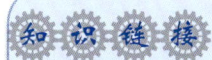

脊髓损伤

脊髓损伤是由直接或间接外力造成脊柱骨折脱位，导致严重的脊髓损伤合并症。在损伤平面以下存在部分感觉和运动功能障碍。根据脊髓损伤节段和范围的不同，截瘫的程度也轻重不一，又可分为：①脊髓中央综合征——多因颈椎过伸性损伤所致，颈髓中央区出血水肿为主，程度常不太严重，预后较好。表现为上肢瘫痪重于下肢瘫痪，运动障碍重于感觉障碍。②脊髓半切综合征——浅感觉传导束（脊髓丘脑束）进入脊髓后先交叉再上行，而深感觉传导路则先上行后交叉，因此损伤侧出现运动和本体深感觉丧失，但痛、温觉及粗触觉仍然保存，呈上运动神经元痉挛性瘫痪。③前脊髓损伤综合征——脊髓前半部损伤，损伤平面以下运动功能障碍为主，浅感觉消失或减退，深感觉存在。④后脊髓损伤综合征——脊髓后半部损伤，损伤平面以下深感觉障碍，浅感觉减退，运动功能存在。⑤完全性脊髓损伤——脊髓完全断裂，或虽在解剖学上有连续性，但其传导功能完全丧失，损伤平面以下无任何感觉和运动。

二、脑

脑（brain）位于颅腔内，由端脑、间脑、脑干（包括中脑、脑桥、延髓）及小脑组成（图10-5）。中国人脑的重量，成年男性平均约为1375g，女性平均约为1305g。

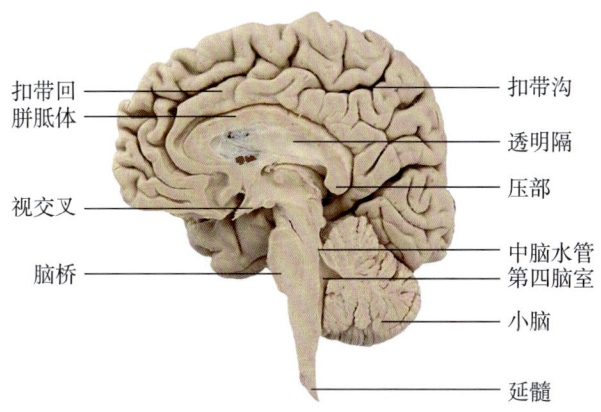

图10-5　脑的正中矢状面

（一）脑干

脑干（brain stem）自下而上由延髓、脑桥和中脑3部分组成。延髓在枕骨大孔处下接脊髓，中脑向上与间脑相接，脑干的背面与小脑相连。

1. 外形

（1）腹侧面

1）**延髓**（medulla oblongata）：位于脑干下部，呈倒置的圆锥体。上部膨大，下部缩细，延髓下部与脊髓外形相似，脊髓表面的各条纵行沟、裂向上延续到达延髓。前正中裂两侧的纵行隆起称**锥体**（pyramid），由大脑皮质发出的锥体束纤维构成。在锥体的下端，大部分皮质脊髓束纤维左右交叉，形成**锥体交叉**（decussation of pyramid）。延髓上部，锥体外侧的卵圆形隆起称**橄榄**（olive），其深面藏有下橄榄核。每侧橄榄和锥体之间的纵沟称前外侧沟，有舌下神经根丝穿出。在橄榄的背外侧，自上而下依次有舌咽神经，迷走神经和副神经根丝穿出（图10-6）。

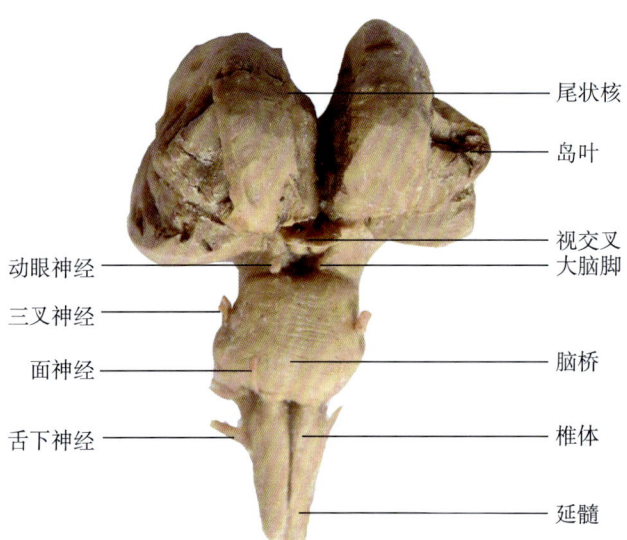

图 10-6 脑干的外形（腹面）

2）**脑桥**（pons）：位于脑干中部，腹侧面中部宽阔隆起，称**脑桥基底部**（basilar part of pons），其正中的纵行浅沟称基底沟，容纳基底动脉。基底部向两侧延伸的巨大纤维束，称小脑中脚，又称脑桥臂。基底部与小脑中脚交界处有三叉神经根附着。在延髓脑桥沟中，自内侧向外侧依次有展神经根、面神经根和前庭蜗神经根附着。

3）**中脑**（midbrain）：位于脑干上部，上接间脑，下连脑桥。两侧粗大的柱状隆起为大脑脚，两侧大脑脚之间的凹陷称脚间窝，有动眼神经根通过。

（2）**背侧面**：脑干的背侧面与小脑相连（图 10-7）。由于中央管敞开而形成一菱形浅窝，称**菱形窝**（rhomboid fossa），与小脑之间围成**第四脑室**（fourth ventricle）。菱形窝下半部属于延髓，上半部属于脑桥，二者以横行的髓纹为界。

在延髓背面的上部构成菱形窝的下半，下部形似脊髓，后正中沟的两侧有两个纵行隆起，内侧的称**薄束结节**（gracile tubercle），外侧称**楔束结节**（cuneate tubercle），两者深面分别含有薄束核及楔束核，它们是薄束或楔束的终止核。楔束结节外上方的隆起为小脑下脚，由小脑与脊髓、延髓间的纤维构成。

脑桥背面的中部为菱形窝上半部，其两侧为小脑上脚和小脑中脚，中脑背面有上、下两对圆形的隆起，上方称**上丘**（superior colliculus），为视觉反射中枢；下方称**下丘**（inferior colliculus），为听觉反射中枢。下丘下方有滑车神经根附着，绕小脑脚向前，是唯一从脑干后面穿出的脑神经。

1）**菱形窝**（rhomboid fossa）：又称第四脑室底，位于延髓上部及脑桥的背面。在菱形窝的正中有纵贯全长的正中沟，将菱形窝分为对称的左、右两半。正中沟的两侧各有一条大致与之平行的界沟。界沟和正中沟之间的部分轻微隆起称内侧隆起，其紧靠髓纹上方的部位，有一较明显的圆形隆凸，称为面神经丘。其深面含展神经核。在髓纹下方，则可见两个小的三

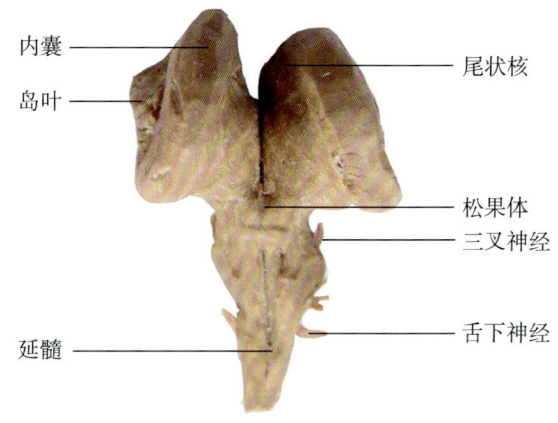

图 10-7 脑干的外形（背面）

角形区域，内上方者为舌下神经三角，内含舌下神经核，外下方者为迷走神经三角，深面含迷走神经背核。界沟外侧大的三角形区，称前庭区，其深面含有前庭神经核。前庭区外侧角有一小隆起称听结节，内含蜗神经背核。

2）**第四脑室**：位于延髓、脑桥和小脑之间，近似四棱锥形。其底为菱形窝，尖向后上朝向小脑。

2. **脑干的内部结构** 脑干的内部结构由灰质、白质和网状结构构成。但较脊髓更复杂，脑干的灰质不是呈连续纵柱状，而分散成大小不等的团块或短柱，称神经核。脑干的神经核可分为两大类：一类是与脑神经相连的脑神经核；另一类不与脑神经直接相连称非脑神经核（图10-8）。

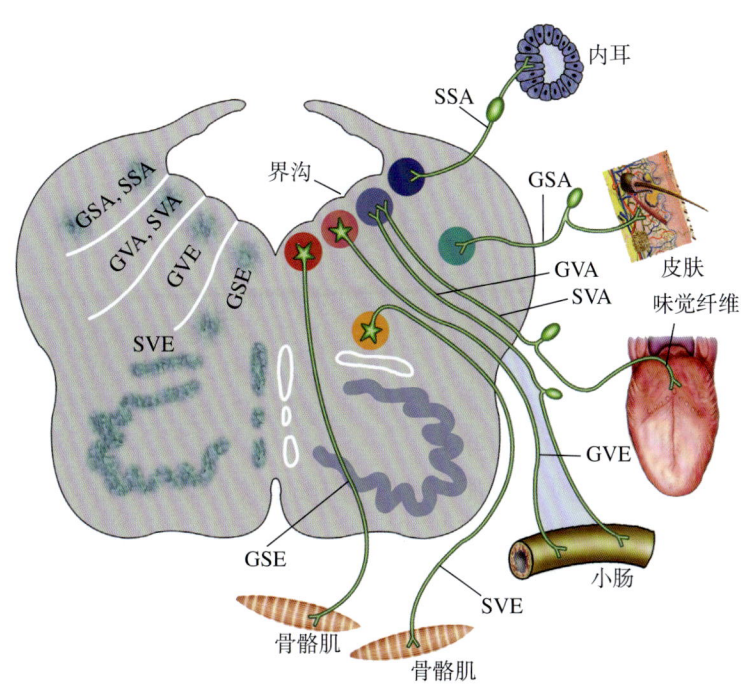

图 10-8 延髓橄榄中部横切面

（1）**灰质**：主要由脑神经核和非脑神经核组成（图10-9）。

1）**一般躯体运动核**：共4对，自上而下依次为动眼神经核、滑车神经核、展神经核和舌下神经核。它们发出一般躯体运动纤维，分别支配眼外肌和舌肌的随意运动。

2）**特殊内脏运动核**：共4对。位于一般躯体运动核的腹外侧网状结构内。自上而下依次为三叉神经运动核、面神经核、疑核以及副神经核。它们发出特殊内脏运动纤维支配表情肌、咀嚼肌、咽喉肌及胸锁乳突肌和斜方肌。

3）**一般内脏运动核**：又称副交感核，共4对。分别为动眼神经副核、上泌涎核、下泌涎核和迷走神经背核。它们发出一般内脏运动（副交感）纤维管理头、颈、胸、腹部平滑肌和心肌的收缩以及腺体的分泌。

4）**一般内脏感觉核**：只有1对，即孤束核下部。接受来自内脏器官、心血管系统的一般内脏感觉纤维。

5）**特殊内脏感觉核**：即孤束核头端，接受来自味蕾的味觉传入纤维。

6）**一般躯体感觉核**：1对，即三叉神经感觉核，纵贯脑干的全长。根据位置分为三叉神经中脑核、三叉神经脑桥核以及三叉神经脊束核。它们接受来自头面部皮肤和口、鼻黏膜的一般躯体感觉冲动。

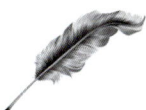

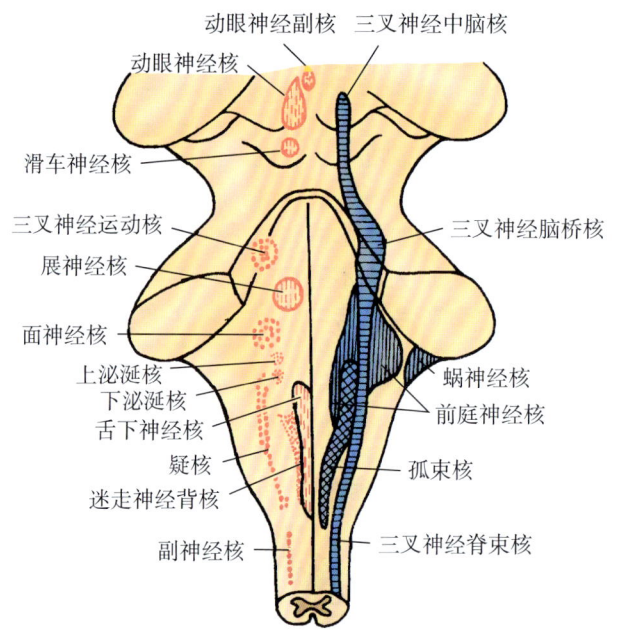

图 10-9　延髓橄榄中部横切面示

7）**特殊躯体感觉核**：分别为位于前庭区深面的前庭神经核和窝腹侧核以及听结节深面的蜗背侧核。接受来自内耳的平衡觉和听觉纤维。

以上 7 类脑神经核根据其性质和功能，在脑干内按照以下规律纵行排列成 6 个功能柱：在第四脑室室底灰质中，运动性神经核柱位于界沟内侧，感觉性神经核柱位于界沟外侧；由中线向两侧依次为一般躯体运动核柱、一般内脏运动核柱、一般和特殊内脏感觉核柱和特殊躯体感觉核柱。特殊内脏运动核柱和一般躯体感觉核柱则位于室底灰质（或中央灰质）的腹外侧网状结构内。

脑干内除脑神经核外，还有非脑神经核，如延髓中的薄束核和楔束核，是薄束和楔束终止核，传导躯干、四肢的本体感觉和精细触觉。中脑内的黑质和红核，对调节骨骼肌张力有重要作用。

（2）**白质**：脑干中的白质主要由上行（感觉）传导束（内侧丘系、脊髓丘系、三叉丘系、外侧丘系）和下行（运动）传导束（锥体束、皮质脑桥束）组成。

1）**内侧丘系**（medial lemniscus）：由薄束核和楔束核发出的传入纤维，呈弓状绕过中央管腹侧，并与对侧纤维相互交叉，形成**内侧丘系交叉**。交叉后的纤维，在中线两侧折而上行，形成内侧丘系。终于背侧丘脑的腹后外侧核。传递对侧躯干、四肢的本体感觉和精细触觉。

2）**脊髓丘系**（spinothalamic tract）：脊髓丘脑侧束进入脑干后，组成脊髓丘系，上行于内侧丘系背外侧，终止于背侧丘脑腹后外侧核。传递对侧躯干、四肢的痛、温、粗触觉。

3）**三叉丘系**（trigeminothalamic tract）：由三叉神经脊束核和三叉神经脑桥核发出纤维交叉到对侧，组成三叉丘系，行于内侧丘系的背外侧，终于背侧丘脑的腹后内侧核。传出纤维越过中线至对侧上行，形成三叉丘脑束，紧贴于内侧丘系的背外侧，传导对侧头面部的痛温觉和触压觉。

4）**外侧丘系**（lateral lemniscus）：由蜗神经核发出的纤维。大部分在脑桥被盖部腹侧附近，横行穿过内侧丘系，相互交叉至对侧，形成斜方体，然后折向上行与来自同侧的小部分不交叉纤维共同构成外侧丘系，主要止于内侧膝状体核。传导双侧听觉信息。

5）**锥体束**（pyramidal tract）：由大脑两半球发出、控制骨骼肌随意运动的下行纤维束构成，途径经中脑的大脑脚底中 3/5 部、进入脑桥基底部后继续下行入延髓锥体。锥体束分皮质核束和

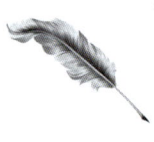

皮质脊髓束。**皮质核束**（corticonuclear tract）在下行过程中陆续终止于各脑神经运动核。**皮质脊髓束**（corticospinalnucl tract）在延髓形成锥体。其中大部分纤维在锥体下端互相交叉，形成锥体交叉。纤维交叉后在脊髓外侧下行，称皮质脊髓侧束，小部分纤维不交叉，在脊髓前索内下行，称皮质脊髓前束。

6）**皮质脑桥束**（corticopontine tract）：由大脑皮质额、顶、枕及颞叶发出的下行纤维，组成额桥束和枕顶颞桥束，止于脑桥核。

3. **脑干的网状结构** 脑干的网状结构是指在延髓、脑桥、中脑的中央灰质以及第四脑室室底灰质的前外侧，脑干的被盖区内，除了明显的脑神经核和非脑神经核（中继核）以及长的纤维束之外，还有一个非常广泛的区域，存在着纵横交错成网状的神经纤维，其间散在有大小不等的神经细胞团块，称为脑干的网状结构。网状结构是中枢神经系统的整合中心，对维持大脑皮质的清醒和警觉、调节躯体运动、内脏活动及参与睡眠发生和抑制等有重要作用。

4. **脑干的功能**

（1）**传导功能**：通过脑干的上、下行传导系在大脑、间脑、小脑和脊髓间传递神经冲动，从而将整个中枢神经系统构成一个有机整体。

（2）**反射功能**：脑干的反射功能较脊髓复杂，除完成瞳孔对光反射、角膜反射、咽反射等反射运动外，脑干网状结构中还有呼吸、心跳和心血管活动等重要的"生命中枢"。此外，脑干网状结构还对大脑皮质有兴奋抑制作用。

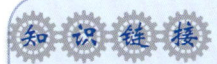

脑干损伤

脑干损伤是指中脑、脑桥和延髓的损伤，是一种严重的颅脑损伤。损伤后出现的症状有：①意识障碍，轻者对痛刺激可有反应，重者昏迷程度深，一切反射消失。②瞳孔和眼运动改变，如两侧瞳孔不等大，对光反应消失，眼球倾斜或固定等。③去皮质强直，表现为伸肌张力增高，头部后仰呈角弓反张状。④锥体束征，是脑干损伤的重要体征之一，包括肢体瘫痪、肌张力增高，腱反射亢进和病理反射出现等。⑤生命体征变化，可出现呼吸功能紊乱和心血管功能紊乱，严重时发生呼吸、心跳停止，患者死亡。

（二）小脑

小脑（cerebellum）位于颅后窝，前面隔第四脑室与脑干相邻，上方隔小脑幕与大脑半球枕叶相邻，借上、中、下3对小脑脚分别与中脑、脑桥和延髓相连。

1. **小脑的外形** 小脑中间部狭窄，为**小脑蚓**（vermis）。两侧膨大，为**小脑半球**（cerebellar hemisphere）（图10-10）。小脑上面稍平坦，其前、后缘凹陷，称小脑前、后切迹。下面膨隆，在小脑半球下面的前内侧，各有一突出部，称小脑扁桃体。小脑扁桃体紧邻延髓和枕骨大孔的两侧，当颅内压增高时，小脑扁桃体有可能被挤压入枕骨大孔，形成枕骨大孔疝或称小脑扁桃体疝，压迫延髓，导致呼吸、循环障碍、危及生命。根据小脑的发生、功能和纤维联系，可将小脑分成绒球小结叶、前叶和后叶，前叶和后叶又合称小脑体。

（1）**绒球小结叶**（flocculonodular lobe）：位于小脑下面前方，体积最小。种系发生上此叶出现最早，因此称原小脑。由于其主要和前庭神经及前庭神经核发生联系，所以又称前庭小脑。

（2）**前叶**（anterior lobe）：位于小脑上面，为原裂以前的皮质结构。从种系发生上出现较晚，

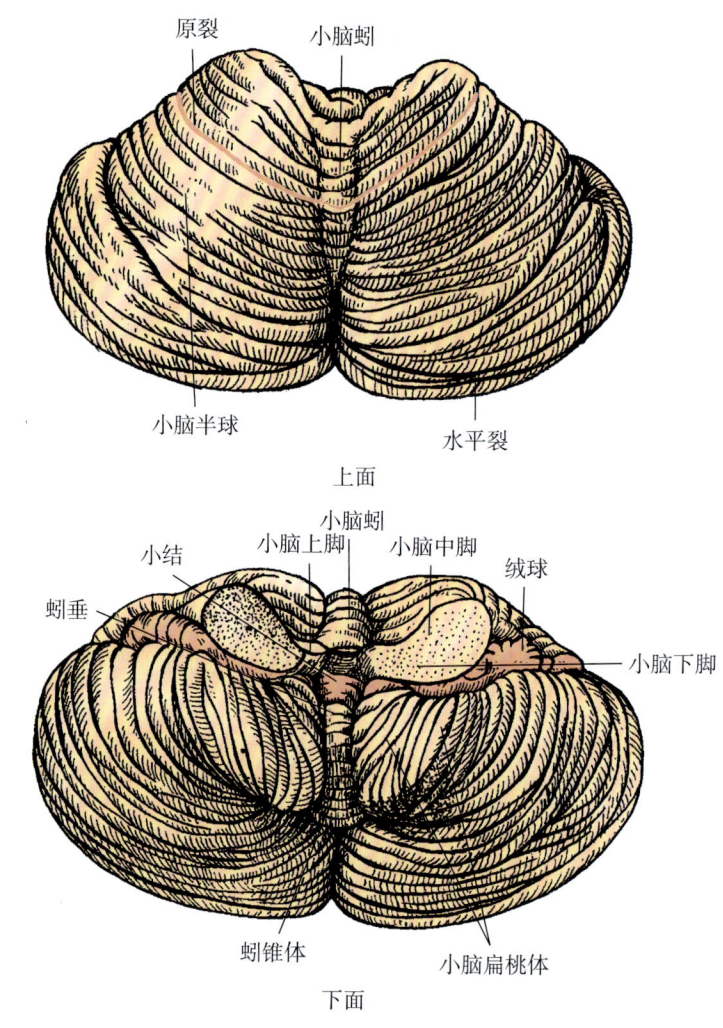

图 10-10 小脑外形

因此统称为旧小脑。此叶主要接受脊髓小脑的纤维。

（3）**后叶**（posterior lobe）：位于原裂以后的大部分小脑皮质结构。此叶体积最大，在种系发生上出现最晚，与大脑皮质的高度发生有关，称新小脑。此叶主要和大脑皮质的广泛区域发生联系，故又称大脑小脑。

2. 小脑的内部结构 小脑由表面的皮质、深部的髓质以及小脑核构成。

（1）**小脑皮质**（cerebellar cortex）：位于小脑半球表面，可见许多大致平行的横沟，两沟之间部分称小脑回。

（2）**小脑核**（cerebellar nuclei）：位于小脑内部，埋于小脑髓质内，共有4对，由内侧向外侧依次为顶核、球状核、栓状核和齿状核。顶核位于第四脑室顶的上方，球状核和栓状核合称为中间核，其中齿状核最大，位于小脑半球的中心部（图10-11）。

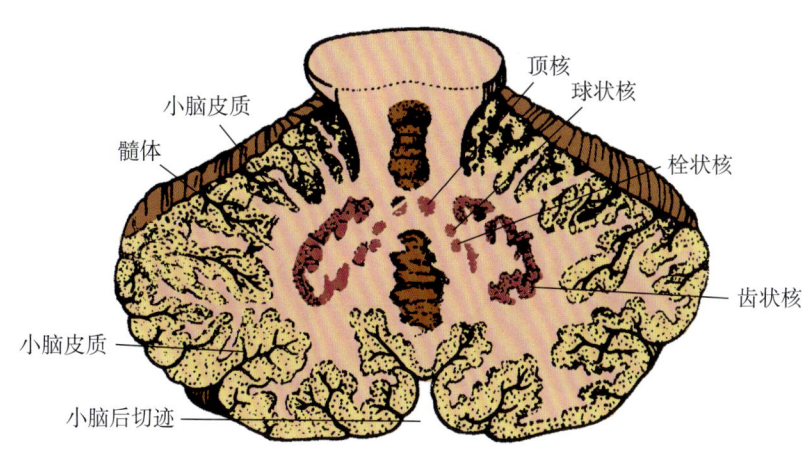

图 10-11　小脑的内部结构（水平面）

（3）**小脑纤维联系**：主要有前庭小脑纤维、脊髓小脑纤维、脑桥小脑纤维及橄榄小脑纤维等分别经小脑上、中、下脚出入小脑。

3. **小脑的功能**　小脑主要接受大脑、脑干和脊髓的有关运动信息，传出纤维也主要与各运动中枢有关，其主要功能是维持身体平衡、调节肌张力和协调随意运动。原小脑与前庭核的联系维持身体平衡。该叶损伤，患者平衡失调，站立不稳，步态蹒跚。旧小脑主要与调节肌张力有关。旧小脑的病变主要表现为肌张力降低。新小脑主要调节骨骼肌的运动协调，新小脑的病变主要表现为小脑共济失调，即随意运动中肌肉收缩的力量、方向、限度和各肌群间的协调运动出现混乱。如跨越步态，持物时手指过度伸开，指鼻试验阳性、不能做快速的交替动作等，同时有运动性震颤。由于小脑的纤维联系大多重叠，患者的小脑损伤也不会局限于某一叶，因此，上述小脑各叶的功能定位只是粗略和相对的，实际临床症状往往是复杂的。

（三）间脑

间脑（diencephalon）位于脑干与端脑之间，由于大脑半球高度发展而掩盖了间脑的两侧和背面，仅部分腹侧部露于脑底。间脑中间有窄腔为第三脑室，间脑主要分为背侧丘脑、后丘脑、下丘脑、上丘脑和底丘脑5个部分（图10-12）。

1. **背侧丘脑**（dorsal thalamus）又称丘脑，位于间脑背侧，由一对卵圆形的灰质团块组成，借丘脑间黏合相连，中间被第三脑室隔开。其前端表面隆起称丘脑前结节，后端膨大称丘脑枕，背外侧面的外侧缘与端脑尾状核之间隔有终纹，内侧面有一自室间孔走向中脑水管的浅沟，称下丘脑沟，它是背侧丘脑与下丘脑的分界线。

在背侧丘脑灰质的内部有一由白质构成的内髓板，在水平面上此板呈"Y"字形，它将背侧丘脑大致分为3大核群：前核群、内侧核群和外侧核群。外侧核群分为位于背侧部的背侧核群和腹侧部的腹侧核群，腹侧核群中的腹后核是躯体感觉传导路的中继站，全身各部的躯体感觉性冲动都需经腹后核中继后才能传至大脑皮质躯体感觉中枢（图10-13）。

2. **后丘脑**（metathalamus）　位于背侧丘脑后侧外下方的两对小隆起，分别称内侧膝状体和外侧膝状体，属特异性中继核。内侧膝状体接受来自下丘臂的听觉传导通路的纤维，发出纤维至颞叶的听觉中枢，外侧膝状体接受视束的传入纤维，发出纤维至枕叶的视觉中枢。

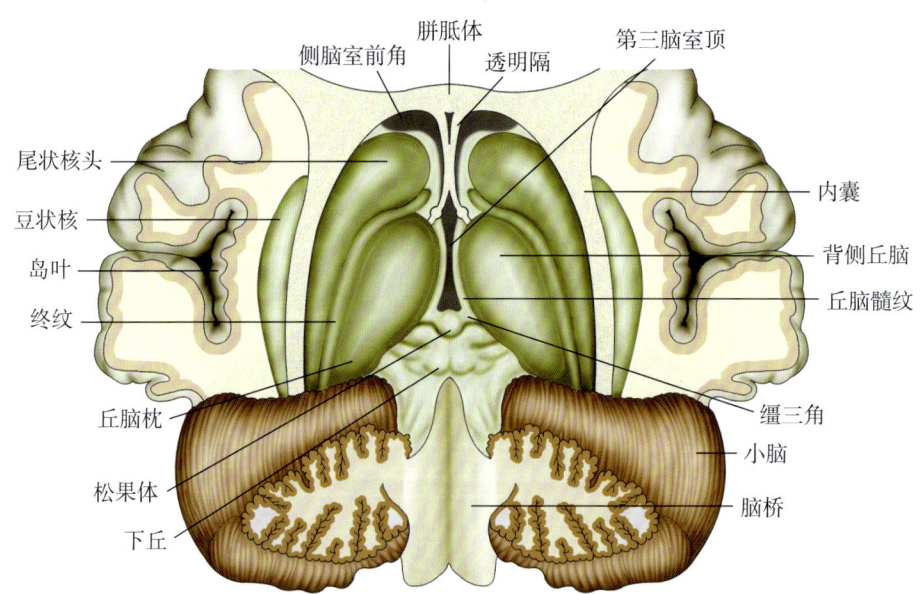

图 10-12　间脑的背侧面

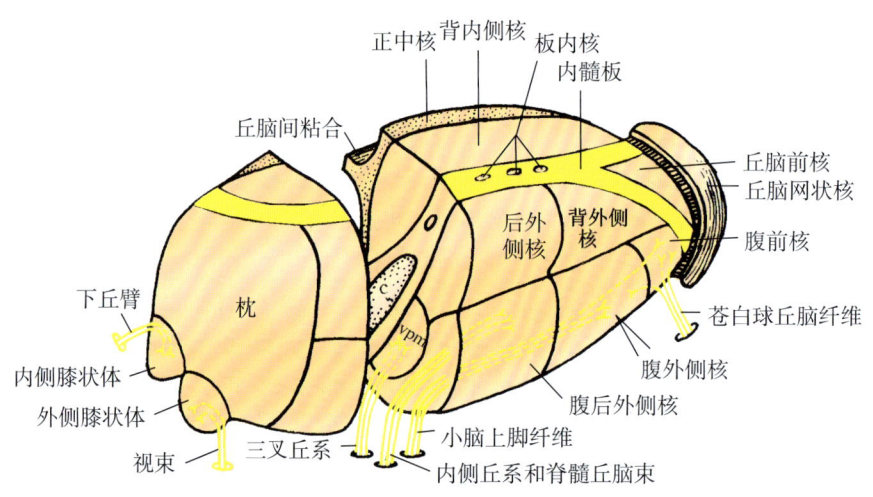

图 10-13　人右侧背侧丘脑核团的立体观
vpm：腹后内侧核；C：中央中核

3. **下丘脑**（hypothalamus）　位于背侧丘脑的下方，组成第三脑室侧壁的下半部分和底壁，上方借下丘脑沟与背侧丘脑分界，前端达室间孔，后端与中脑被盖相续。下面最前部是视交叉，视交叉的前上方连接终板，后方有灰结节，向前下移行于漏斗，漏斗下端与垂体相接，灰结节后方有一对圆形隆起，称乳头体。

下丘脑主要核团有：视上核位于视交叉上方，室旁核位于第三脑室侧壁。视上核和室旁核能分泌加压素和催产素，经各自神经元的轴突，穿过漏斗直接输送到神经垂体释放入血（图10-14）。

下丘脑的功能：①是神经内分泌中心，它通过与垂体的密切联系，将神经调节和体液调节融为一体。②是内脏神经活动高级中枢，下丘脑是皮质调节交感神经和副交感神经的主要结构。③食物摄入调节，通过下丘脑饱食中枢和摄食中枢调节摄食行为。④体温调节，下丘脑前区和后区

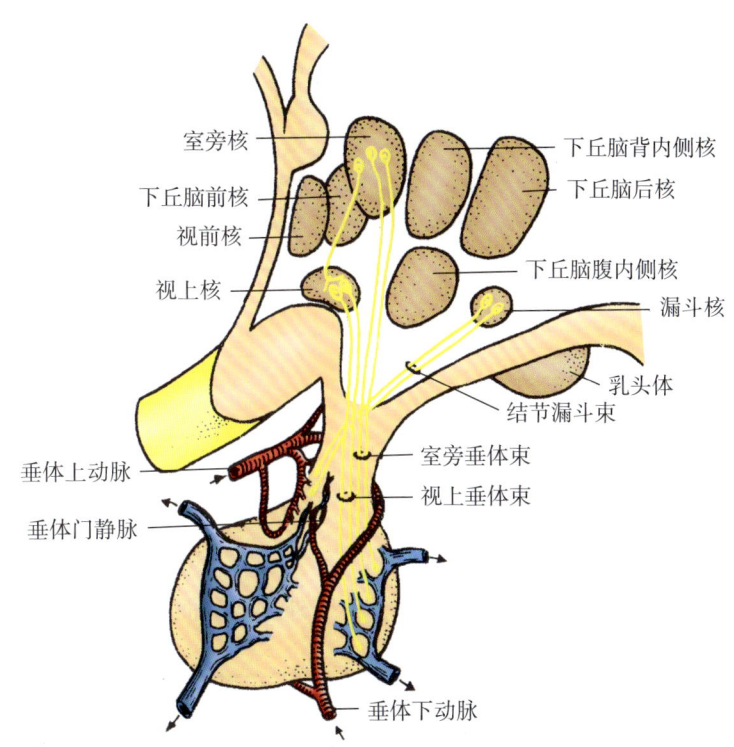

图 10-14 下丘脑核团及其与垂体间的联系示意图

分别对体温升高和降低敏感，体温升高时启动散热机制，体温降低时启动产热机制。⑤昼夜节律调节。

4. **上丘脑**（epithalamus）位于第三脑室顶部周围，主要包括丘脑髓纹、缰三角、缰连合和松果体。丘脑髓纹为一前后方向的纤维束，后端的扩大部分称缰三角，内有缰核，参与调节内脏活动。

5. **底丘脑**（subthalamus）位于背侧丘脑和中脑被盖间的过渡区，内含底丘脑核，与黑质、红核与苍白球间有纤维联系，属锥体外系的结构。

6. **第三脑室**（third ventricle）是位于间脑正中的矢状裂隙，其两侧壁和下壁由背侧丘脑和下丘脑构成，前部借室间孔与侧脑室相通，后经中脑水管与第四脑室相通。

(四) 端脑

端脑（telencephalon）又称大脑，是脑的最高级部位，由左、右大脑半球组成（图 10-15）人类大脑半球高度发育，遮盖着间脑、中脑和小脑上面。大脑半球表面的灰质层，称大脑皮质，深部的白质又称髓质，位于白质内的灰质团块为基底核，大脑半球内的腔隙为侧脑室。

1. **大脑半球的外形和分叶** 大脑半球表面凹凸不平，布满深浅不同的沟，称大脑沟。沟与沟之间的隆起，称大脑回。每侧大脑半球分为上外侧面、内侧面和下面，借 3 条沟分为 5 叶。

左、右大脑半球之间为大脑纵裂，纵裂的底为连接两侧大脑半球宽厚的纤维束，称**胼胝体**（corpus callosum）。大脑和小脑之间为**大脑横裂**（cerebral transverse fissure）。**外侧沟**（lateral sulcus）起于半球下面，行向后上方，至上外侧面。**中央沟**（central sulcus）起于半球上缘中点稍后方，斜向前下方，几乎达到外侧沟。下端与外侧沟隔一大脑回，上端延伸至半球内侧面。**顶枕沟**（parietooccipital sulcus）位于半球内侧面后部，自距状沟起自下向上并略转至上外侧面。在外侧沟上方和中央沟以前的部分为**额叶**（frontal lobe）外侧沟以下的部分为**颞叶**（temporal lobe）。**枕叶**（occipital lobe）位于顶枕沟后方。**顶叶**（parietal lobe）位于外侧沟上方，中央沟后方和顶

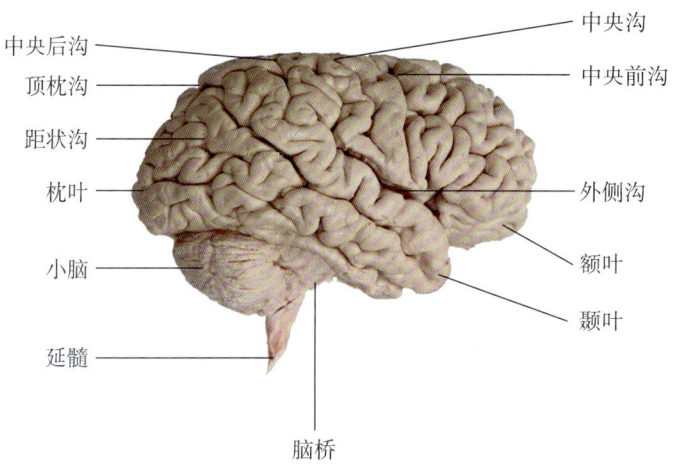

图 10-15　大脑半球（外侧面）

枕沟之间。**岛叶**（insula lobe）呈三角形岛状，位于外侧沟深面，被额、顶、颞叶所掩盖（图 10-16）。

（1）**上外侧面**：中央沟前方，有与之平行的中央前沟，自中央前沟有两条向前水平走行的沟，为额上沟和额下沟。由上述三沟将额叶分成 4 个大脑回：**中央前回**（precentral gyrus）居中央沟和中央前沟之间；**额上回**（superior frontal gyrus）居额上沟的上方，沿半球上缘并转至半球内侧面；**额中回**（middle frontal gyrus）居额上；**额下回**（inferior frontal gyrus）居额下沟和外侧沟之间（在中央沟后方，有与之平行的中央后沟，此沟与中央沟之间为**中央后回**（postcentral gyrus）。在中央后沟后方有一条与半球上缘平行的顶内沟，顶内沟的上方为顶上小叶，下方为顶下小叶，顶下小叶又分为包绕外侧沟后端的缘上回和围绕颞上沟末端的角回。在外侧沟的下方有与之平行的颞上沟和颞下沟。颞上沟的上方为颞上回，自颞上回转入外侧沟的下壁上，有两个短而横行的脑回称**颞横回**。颞上沟与颞下沟之间为**颞中回**。颞下沟的下方为**颞下回**。

（2）**内侧面**：中央前、后回自背外侧面延伸到内侧面的部分为**中央旁小叶**（paracentral lobule）（图 10-17）。在中部有前后方向向上略呈弓形的胼胝体。胼胝体由连接左、右大脑半球的纤维构成。在胼胝体后下方，有呈弓形的距状沟向后至枕叶后端，此沟中部与顶枕沟相连。距状沟与顶枕沟之间称楔叶，距状沟下方为舌回。在胼胝体背面有胼胝体沟。在胼胝体沟上方，有与之平行的扣带沟，扣带沟与胼胝体沟之间为**扣带回**（cingulate gyrus）。

（3）**下面**：额叶内有纵行的嗅束，其前端膨大为嗅球，后者与嗅神经相连。嗅束向后扩大为嗅三角。嗅三角与视束之间为前穿质，内有许多小血管穿入脑实质内。颞叶下面有与半球下缘平行的枕颞沟，在此沟内侧并与之平行的为侧副沟，侧副沟的内侧为海马旁回，后者的前端弯曲，

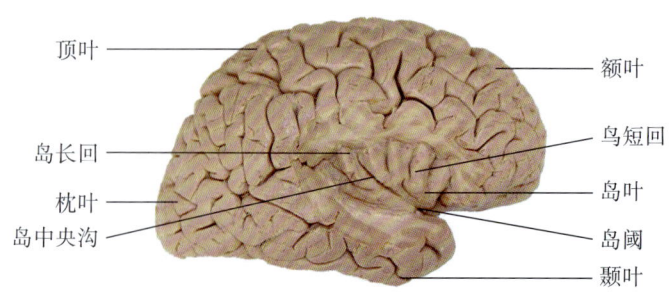

图 10-16　岛叶

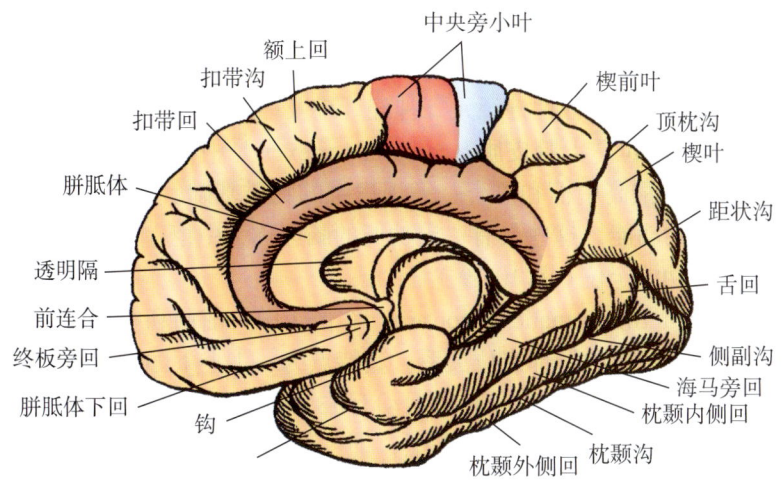

图 10-17 大脑半球（内侧面）

称钩。侧副沟与枕颞沟间为枕颞内侧回，枕颞沟下方为枕颞外侧回。在海马旁回的内侧为海马沟，在沟的上方有呈锯齿状的窄条皮质，称齿状回。从内侧面看，在齿状回的外侧，侧脑室下角底壁上有一弓形隆起，称**海马**（hippocampus），海马和齿状回构成海马结构（图10-17，图10-18）。

大脑半球的内侧面环绕胼胝体周围和侧脑室下角底壁的结构，包括**隔区**（septal area），即胼胝体下回和终板旁回、扣带回、海马旁回、海马和齿状回等，颞极共同组成**边缘叶**（limbic lobe）。边缘叶与皮质下结构（杏仁体、隔核、上丘脑、背侧丘脑前核群和中脑被盖），统称边缘系统。边缘系统属于脑的古老系统，不仅与嗅觉及其联合反射有关，还与躯体运动、内脏活动、情绪、行为、生殖和记忆密切相关。

2. **大脑的内部结构**　大脑半球表层的灰质称大脑皮质，皮质下的白质称髓质。髓质深部的为基底核。大脑半球内有左右对称的腔隙称侧脑室。

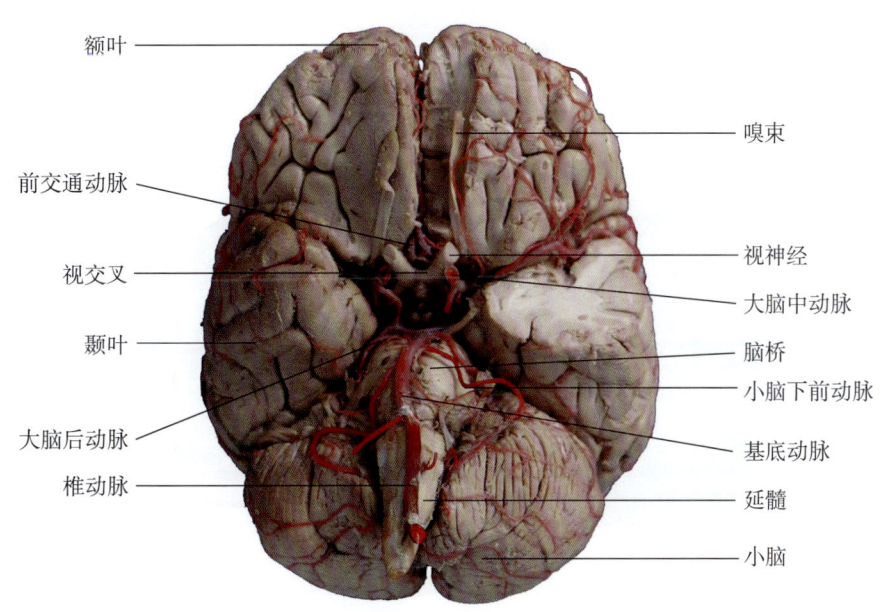

图 10-18 脑的底面

（1）大脑皮质

1）**大脑皮质的结构和分区**：大脑皮质占全脑重的40%。大脑皮质的沟与回扩大了皮质的表面积，总面积约为2200cm²，由各种神经元、神经纤维及神经胶质构成。

2）**大脑皮质的功能定位**：**大脑皮质**（cerebral cortex）是中枢神经系统发育最复杂和最完善的部位，是运动、感觉的最高中枢和语言、意识思维的物质基础。随着大脑皮质的发育和分化，不同的皮质区具有不同的功能，这些具有一定功能的脑区称为中枢。不同的功能相对集中在某些特定的皮质区，为皮质功能定位（图10-19）。

a. **第Ⅰ躯体运动区**（first somatic motor area）：位于中央前回和中央旁小叶前部，该中枢对全身骨骼肌运动的管理有一定的局部定位关系。其特点为：①上下颠倒，但头部是正位，中央前回最上部和中央旁小叶前部与下肢、会阴部运动有关，中部与躯干和上肢的运动有关，下部与面、舌、咽、喉的运动有关；②左右交叉支配，即一侧运动区支配对侧肢体的运动，但一些与运动有关的肌则受两侧运动区的支配，如眼球外肌、咽喉肌、咀嚼肌等；③身体各部分投影区的大小与各部形体大小无关，而取决于功能的重要性和复杂程度，如拇指代表区几乎是大腿代表区的10倍（图10-20）。

b. **第Ⅰ躯体感觉区**（first somatic sensory area）：位于中央后回和中央旁小叶后部，接受背侧丘脑腹后核传来的对侧半身痛、温、触、压以及位置和运动觉，身体各部代表区的投影和第

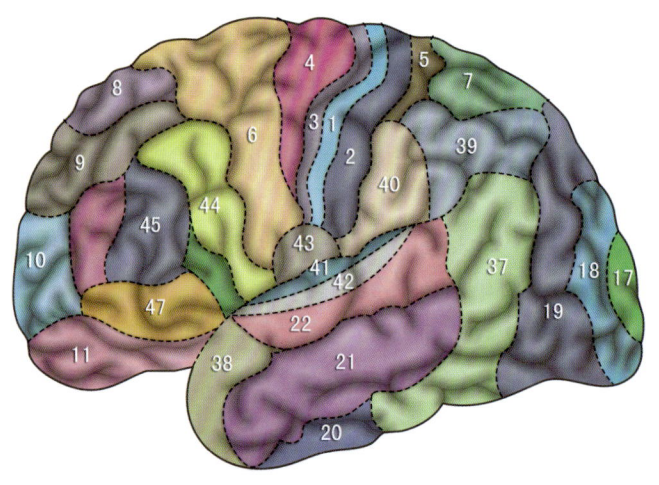

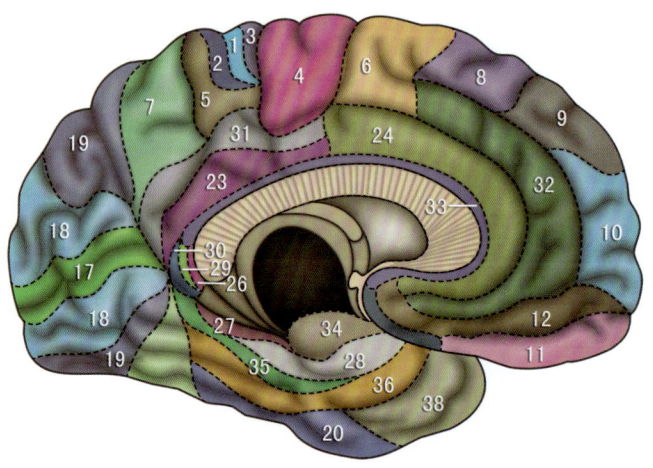

图10-19　大脑皮质的分区（brodmann分区）

Ⅰ躯体运动区相似。身体各部在此区的投射特点是：①上下颠倒，但头部是正位；②左右交叉；③身体各部在该区投射范围的大小取决于该部感觉敏感程度，例如手指、唇、舌、足的投射区较大（图10-21）。

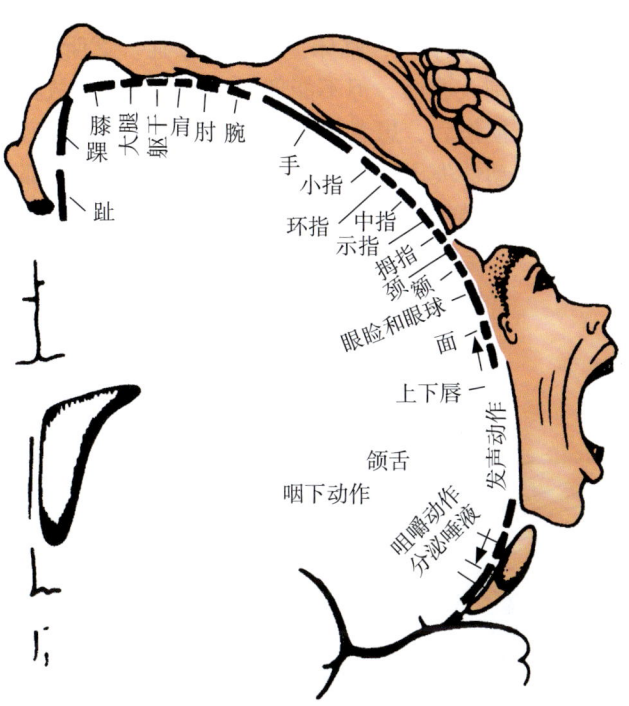

图10-20　人体各部在第Ⅰ躯体运动区的定位

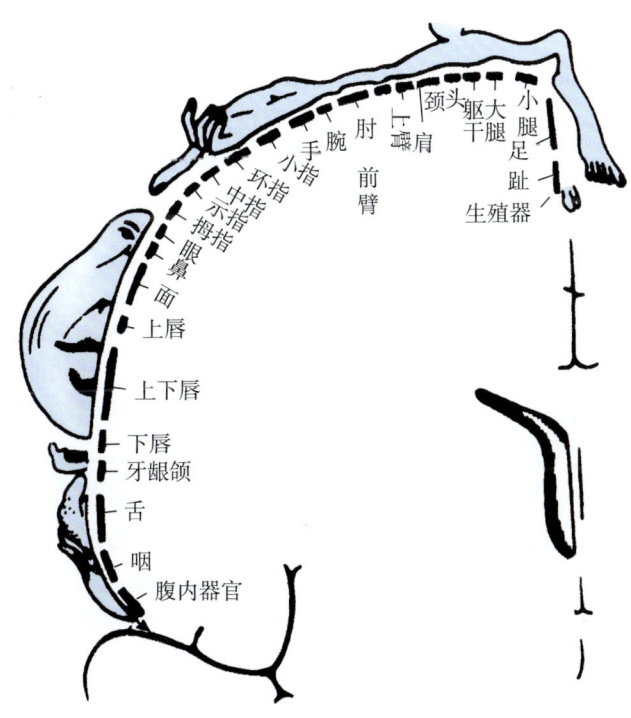

图10-21　人体各部在第Ⅰ躯体感觉区的定位

c. **视区**（visual area）：位于枕叶内侧面距状沟两侧的皮质。损伤一侧视区，可引起双眼对侧半视野向对侧同向性偏盲。

d. **听区**（auditory area）：位于大脑外侧沟下壁的颞横回上。每侧听区接受自内侧膝状体传来的两耳听觉冲动。因此，一侧听区受损，不致引起全聋。

e. **语言中枢**：语言区是人类大脑皮质所特有的。①视觉性语言中枢位于角回。若此中枢受损伤，患者视觉虽然完好但不能阅读书报，临床上叫做失读症。②听觉性语言中枢位于缘上回。若此中枢受到损伤，患者能听到别人谈话，但不能理解谈话的意思。故称感觉性失语症。③运动性语言中枢在额下回后部。当其损伤后，患者将失去说话能力，但与发音说话有关的肌及结构并不瘫痪和异常。临床上称此为运动性失语症。④书写中枢在额中回的后部。若受损，患者其他的运动功能仍然存在，但写字绘画等精细运动发生障碍，称为失写症。

（2）**基底核**（basal nuclei）：位于白质内，位置靠近脑底，主要包括尾状核、豆状核、屏状核和杏仁体（图10-22）。

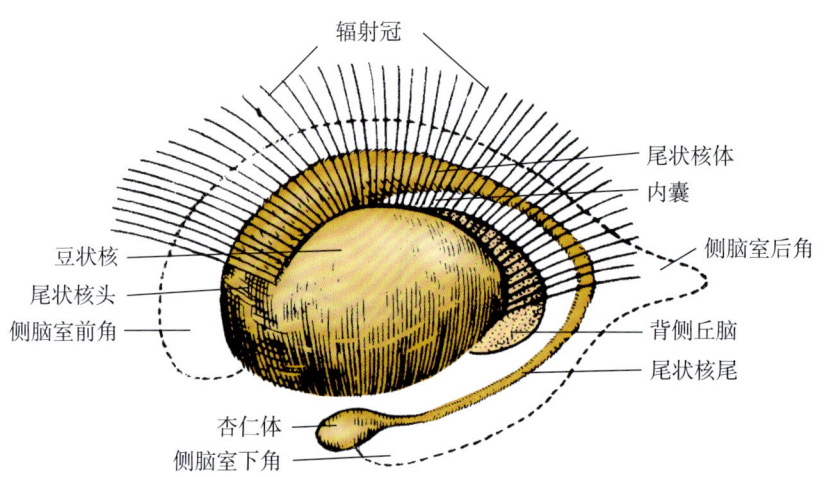

图10-22 基底核与侧脑室、内囊、背侧丘脑示意图

1）**尾状核**（caudate nucleus）：为由前向后弯曲的圆柱体，围绕豆状核及背侧丘脑，全长与侧脑室相邻，分为头、体、尾3部，尾部末端连接杏仁体。

2）**豆状核**（lentiform nucleus）：位于岛叶的深面，借内囊与尾状核和背侧丘脑分开。此核在水平切面上呈三角形，底朝外侧，尖向内侧。豆状核被两个白质板分成3部，内侧两部合称苍白球，外侧部最大，称壳。

尾状核与豆状核合称纹状体。在种系发生上，苍白球较古老，称旧纹状体。纹状体是锥体外系的重要组成部分，在调节躯体运动中起重要作用。

3）**屏状核**（claustrum）：是位于岛叶皮质与豆状核间的皮质，其功能不明。

4）**杏仁体**（amygdaloid body）：与尾状核的末端相连，为边缘系统的皮质下中枢，与调节内脏活动和情绪的产生有关。

（3）**大脑半球髓质**：由大量的神经纤维组成，主要包括联络纤维、连合纤维和投射纤维。

1）**联络纤维**（association fibers）：是联系同侧半球内各部分皮质的纤维，其中短纤维联系相邻脑回称弓状纤维。长纤维主要有钩束、上纵束、下纵束和扣带。

2）**连合纤维**（commissural fibers）：是连合左、右大脑半球皮质的纤维。包括胼胝体、前连合和穹窿连合。

3）**投射纤维**（projection fibers）：由大脑皮质与皮质下各中枢间的上、下行纤维组成。它们大部分经过内囊（internal capsule）。内囊位于背侧丘脑、尾状核和豆状核之间宽厚的白质板。在水平切面上，左、右略呈">＜"状（图10-23），其中内囊前肢位于豆状核与尾状核之间。内囊后肢位于背侧丘脑与豆状核部分。内囊膝部介于前、后肢结合部。

内囊前肢的投射纤维：①额桥束；②丘脑前辐射。

内囊膝部的投射纤维：皮质核束，从中央前回下部至脑干躯体运动核的纤维束。

内囊后肢的投射纤维：①皮质脊髓束，从中央前回中、上部和中央旁小叶前部发出至脊髓前角运动核的纤维束；②皮质红核束；③顶枕颞桥束；④丘脑中央辐射，从丘脑腹后核至中央后回的纤维束；⑤视辐射，从外侧膝状体至视区的纤维束；⑥听辐射，从内侧膝状体至听区的纤维束。

内囊是投射纤维高度集中的区域，一侧内囊大范围损伤时，患者可出现对侧肢体偏瘫（皮质脊髓束、皮质核束损伤）、偏身感觉障碍（丘脑中央辐射损伤）和偏盲（视辐射损伤）即"**三偏综合征**"。

（4）**侧脑室**（lateral ventricle）：位于大脑半球内，内含脑脊液，左、右各一，延伸至半球的各个叶内（图10-24）。分为4部分：中央部位于顶叶内；前角伸向额叶；后角伸入枕叶；下角伸至颞叶内。侧脑室经左、右室间孔与第三脑室相通。中央部和下脚的脑室腔内有脉络丛。

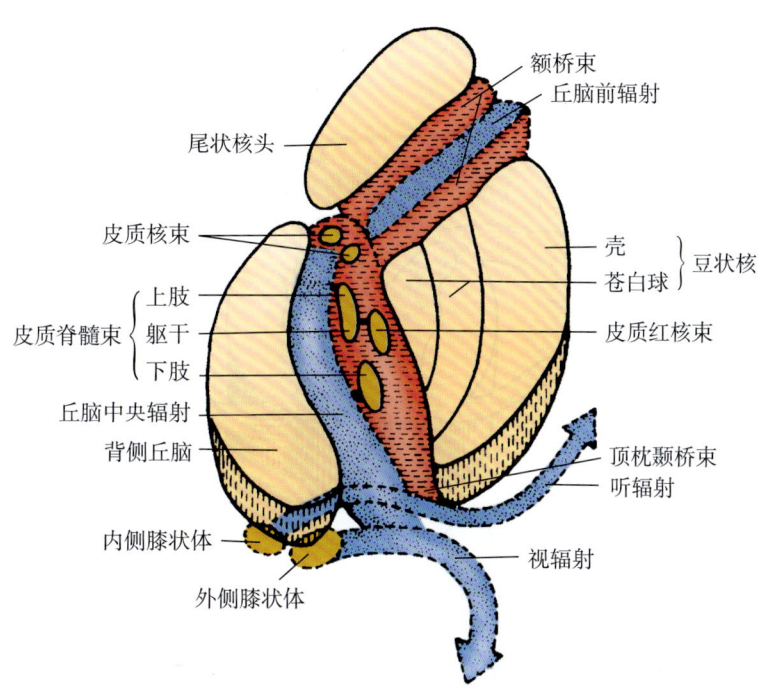

图10-23　内囊模式图

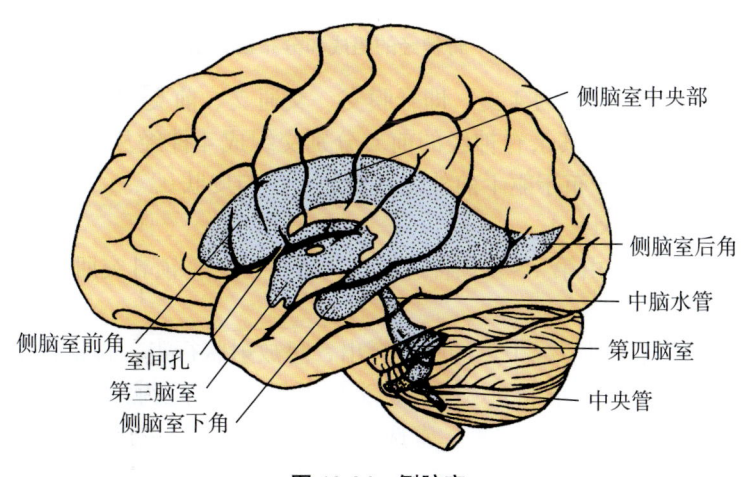

图10-24　侧脑室

第三节　周围神经系统

周围神经系统（peripheral nervous system，PNS）　联络于中枢神经和其它各系统器官之间，包括脊神经、脑神经和内脏神经3部分。脊神经与脊髓相连，主要分布于躯干和四肢；脑神经与脑相连，主要分布于头、颈部；内脏神经随脊神经和脑神经行走，分布于内脏、心血管和腺体。

一、脊神经

脊神经（spinal nerves）：共31对，分5部分，包括8对颈神经，12对胸神经，5对腰神经，5对骶神经和1对尾神经。每对脊神经借前、后根分别与脊髓的前、后外侧沟相连。前根属运动性，由运动神经纤维组成，其胞体位于脊髓的灰质前角内。后根属感觉性，其在椎间孔附近有椭圆形的膨大，称脊神经节，是假单极神经元胞体聚集的部位。其中枢突构成了脊神经的后根，两根在椎间孔处合成一条脊神经，它既含感觉纤维又含运动纤维，因此每对脊神经均为混合性神经（图10-25）。

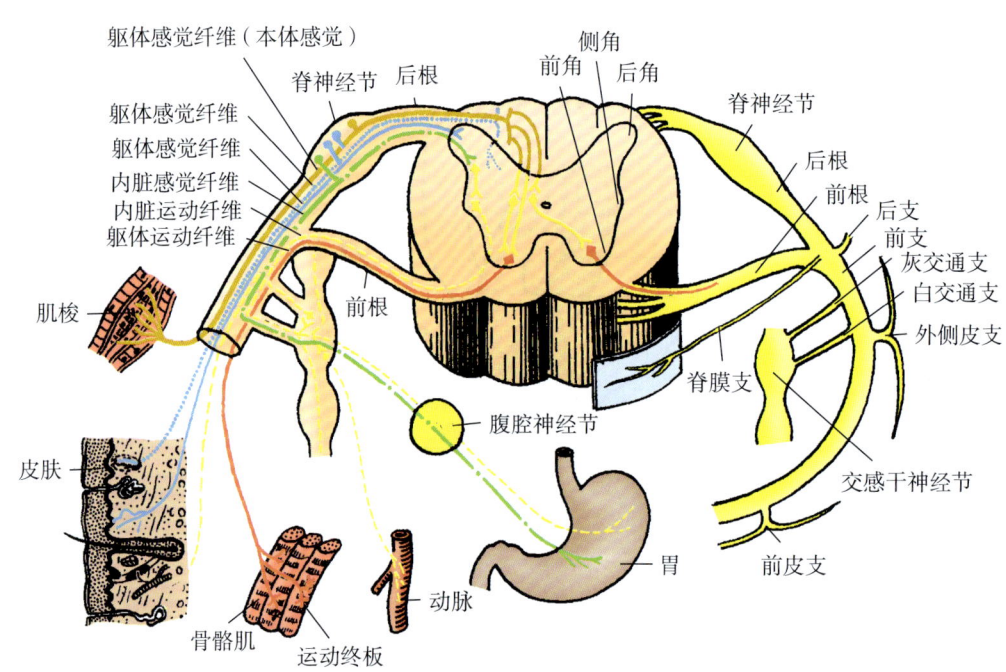

图10-25　脊神经的组成和分布模式图

脊神经出椎间孔后，立即分为4支，即脊膜支、交通支、前支和后支。脊神经的前支粗大，除第2~11胸神经的前支外，其余脊神经的前支分别交织成4神经丛，即颈丛、臂丛、腰丛和骶丛，再由各丛发出分支，分布于躯干前外侧、四肢的肌与皮肤。

（一）颈丛（cervical plexus）

1. **颈丛的组成和位置**　由第1~4颈神经前支构成，位于胸锁乳突肌上部深面。
2. **颈丛的分支**

（1）**皮支**：自胸锁乳突肌后缘中点的附近穿出，呈放射状行走，包括枕小神经、耳大神经、颈横神经和锁骨上神经，分别分布于颈侧部、头后外侧部、耳及肩部相应区域的皮肤（图10-26）。颈部表浅手术时，需麻醉颈丛皮支，常选在胸锁乳突肌后缘中点做局部阻滞麻醉。

（2）**肌支**：主要是膈神经（图10-27）。为混合性神经，从颈丛发出后沿前斜角肌前面下行，

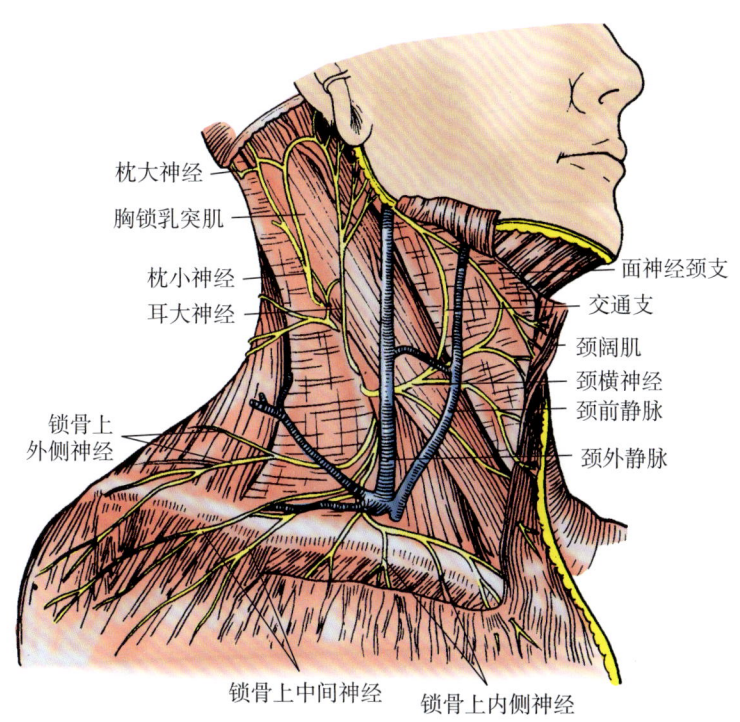

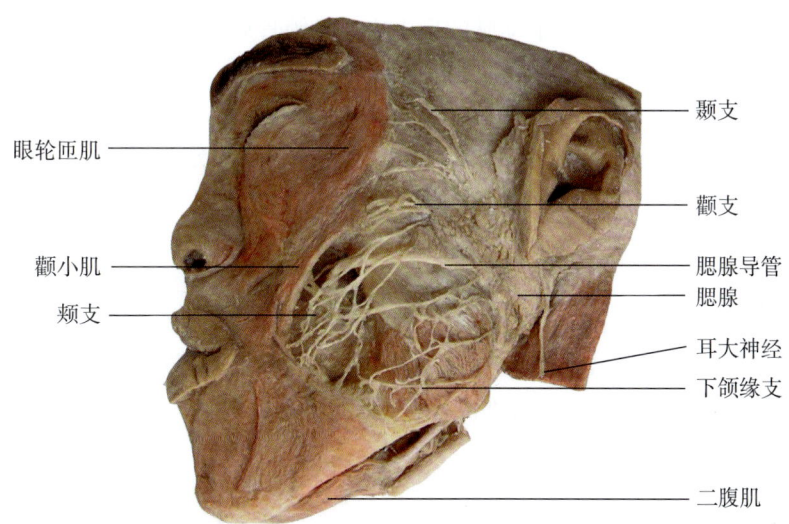

图 10-26　颈丛皮支

经锁骨下动、静脉之间经胸廓上口进入胸腔，经肺根的前方，再沿心包的外侧面下降到达膈。其运动纤维支配膈，感觉纤维主要分布于胸膜、心包及膈下面的部分腹膜。

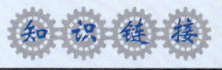

膈神经损伤

临床上，膈神经损伤时的主要表现是伤侧半膈肌瘫痪，腹式呼吸减弱。两侧膈神经损伤，整个膈肌瘫痪，腹式呼吸消失，严重者可有窒息感。膈神经受刺激时，可出现呃逆现象。

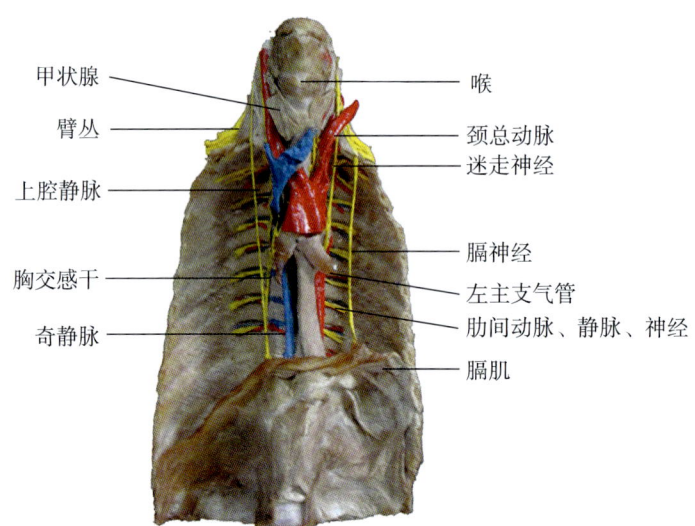

图 10-27 膈神经（前面观）

（二）臂丛（brachial plexus）

1. **臂丛的组成和位置** 由第 5～8 颈神经前支和第 1 胸神经前支大部分纤维组成（图 10-28）。经斜角肌间隙穿出，位于锁骨下动脉的后上方，经锁骨后方进入腋窝。这些神经根经过有规律的反复编织后，形成 3 个束，围绕腋动脉排列，即外侧束、内侧束和后束，各束再发分支分布于胸、背部的浅层肌（斜方肌除外）以及上肢肌和皮肤。

2. **臂丛的主要分支** 分布于上肢的肌肉和皮肤，也支配部分背浅层肌和胸上肢肌。其主要分支有以下几支。

（1）**胸长神经和胸背神经**：胸长神经沿前锯肌表面下降并支配前锯肌。胸背神经支配背阔肌（图 10-31）。

（2）**肌皮神经**（musculocutaneous nerve）：自外侧束发出，向外下穿过喙肱肌，经肱二头肌和肱肌之间下行，沿途发出肌支支配上述 3 块肌，其终支至肘关节稍上方，穿过深筋膜，分布于前臂掌面外侧半的皮肤，改名为前臂外侧皮神经（图 10-29）。

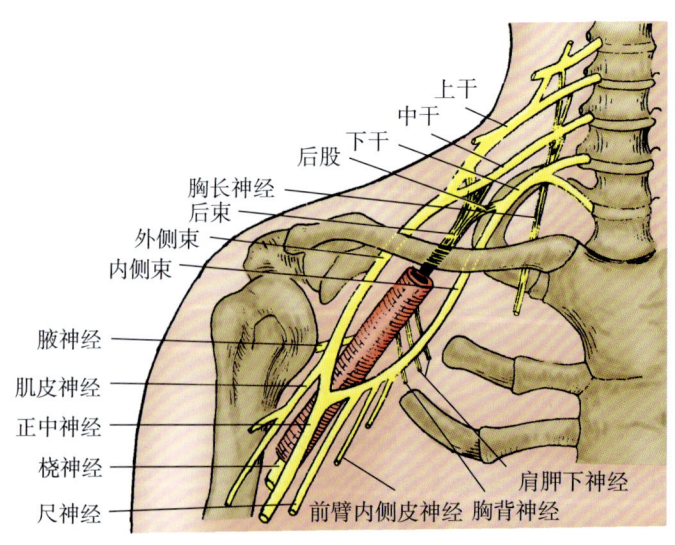

图 10-28 臂丛组成模式图

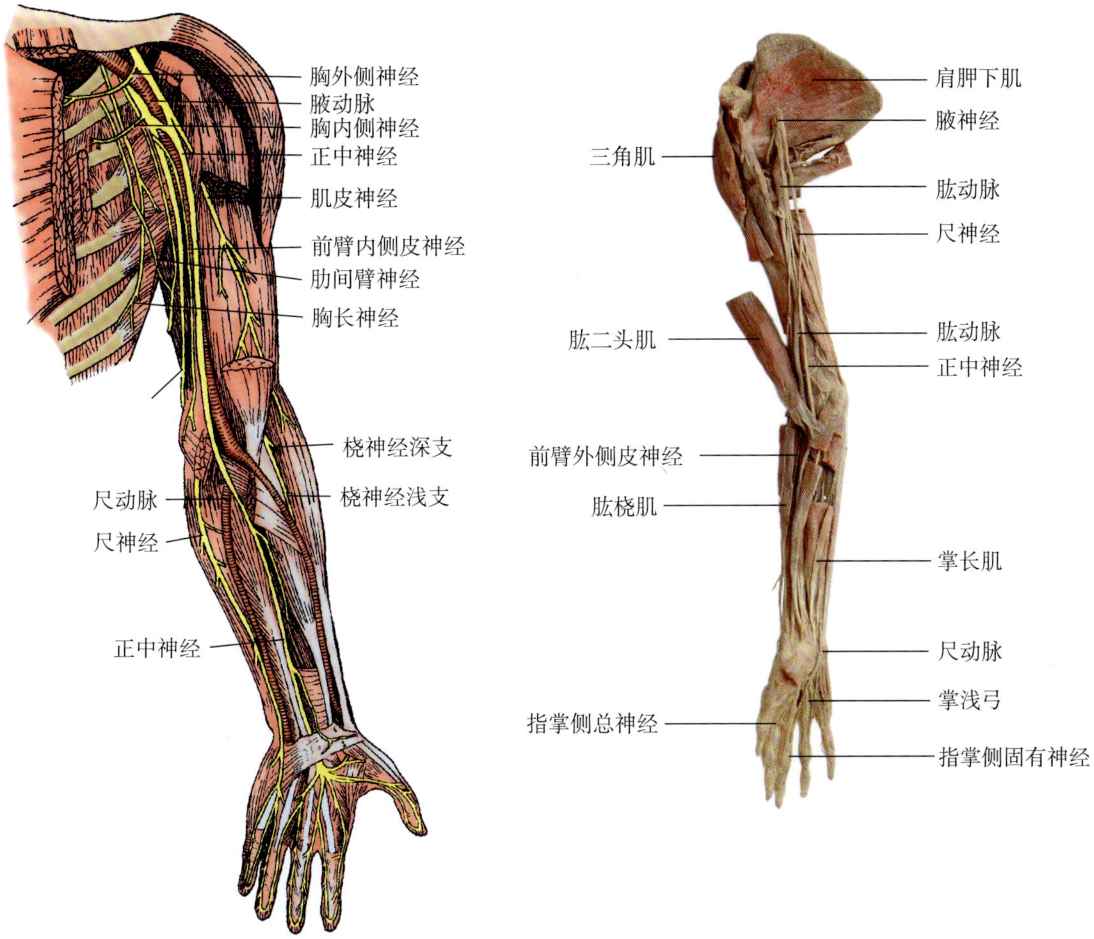

图 10-29　上肢前面的神经

（3）**正中神经**（median nerve）：自臂丛外侧束、内侧束的两根合成，在臂部无分支，与肱动脉伴行下降至肘窝，穿过旋前圆肌，向下行走于前臂前群肌浅、深两层之间，经腕管进入手掌。正中神经在前臂发出肌支，支配除肱桡肌、尺侧腕屈肌和指深屈肌尺侧半以外的所有前臂前群肌。在手掌，正中神经发出肌支，主要支配除拇收肌以外的鱼际肌群。皮支分布于手掌桡侧 2/3、桡侧 3 个半指的掌面及中节和远节指背面的皮肤（图 10-29，图 10-30）。

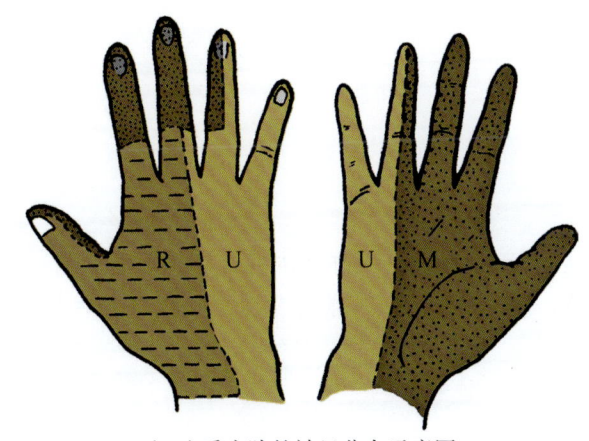

（C）手皮肤的神经分布示意图
M，正中神经；U，尺神经；R，桡神经

图 10-30　手部皮神经分布

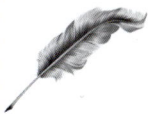

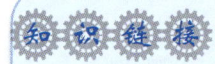

正中神经损伤

正中神经损伤易发生于前臂和腕部，表现为：①鱼际肌萎缩，手掌平坦，形成"猿手"（图10-34）；②运动障碍，屈腕力弱，前臂不能旋前，拇指、示指、中指不能屈曲；③感觉拇指不能做对掌运动障碍；以拇指、示指、中指末节皮肤最为明显。

（4）**尺神经**（ulnar nerve）：发自臂丛内侧束，沿肱二头肌内侧沟下行（尺神经在臂部无分支），至臂中部离开肱动脉向后下，绕过肱骨内上髁后面的尺神经沟至前臂，伴尺动脉下降行于前臂尺侧，经豌豆骨桡侧进入手掌。该神经在腕关节上方分为手背支和掌侧支，掌侧支经豌豆骨桡侧分为掌深支（肌支）和掌浅支（皮支）。尺神经在前臂发出肌支，支配尺侧腕屈肌和指深屈肌尺侧半。在手掌，尺神经支配小鱼际肌群、拇收肌、全部骨间肌和第3、4蚓状肌。尺神经的皮支分布于手掌尺侧1/3及尺侧一个半指掌侧皮肤和手背尺侧半及尺侧两个半手指背侧皮肤（图10-29，图10-30）。

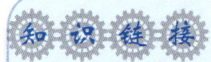

尺神经损伤

尺神经损伤后可引起：①运动障碍——表现为屈腕力减弱，无名指和小指远节指关节不能屈曲，拇指不能内收，各指不能互相靠拢；②感觉障碍——手掌、手背内侧缘皮肤感觉丧失，其他分布区感觉迟钝；③肌肉萎缩，小鱼际萎缩致小鱼际平坦，表现为"爪形手"（图10-34）。

（5）**桡神经**（radial nerve）：发自臂丛后束，沿肱骨背面的桡神经沟向外下行走，到达肱骨外上髁前上方分皮支和肌支（图10-31）。桡神经粗大，支配上肢背侧所有肌和皮肤。其肌支支配肱三头肌、肱桡肌和前臂后群所有肌。皮支分布于臂和前臂后面、手背桡侧半和桡侧两个半指近节背面的皮肤（图10-30）。

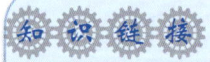

桡神经损伤表现为：①运动障碍——前臂伸肌瘫痪，不能伸腕、伸指，抬起前臂时呈"垂腕"状态（图10-32）；②感觉障碍——前臂背面及手背桡侧半"虎口区"皮肤感觉障碍明显。

（6）**腋神经**（axillary nerve）：自臂丛后束发出，伴旋肱后动脉绕肱骨外科颈后方到三角肌深面。发出肌支支配三角肌和小圆肌；皮支分布于肩部及臂外上部的皮肤（图10-31）。

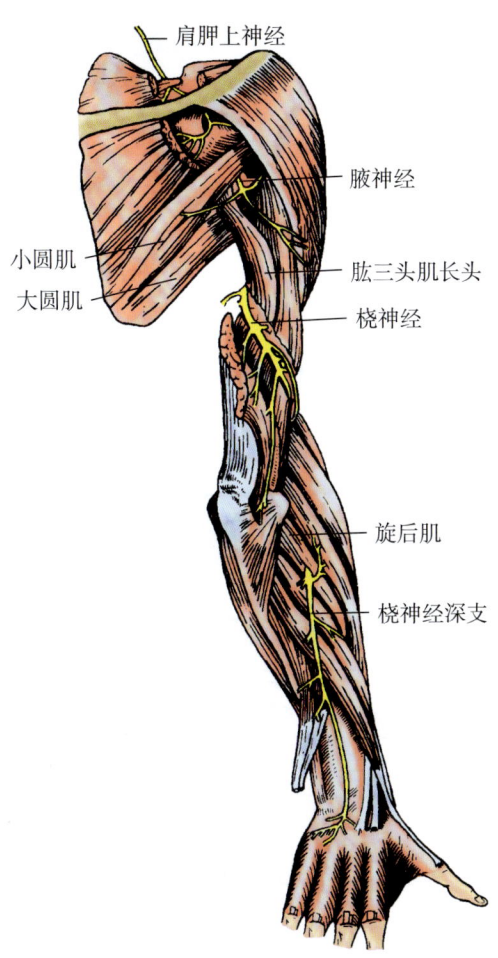

图10-31 上肢后面的神经

腋神经损伤

腋神经损伤的主要表现是：①运动障碍——三角肌瘫痪，上肢不能外展，不能做梳头、戴帽动作，因三角肌瘫痪而发生萎缩，肩部失去圆隆外形，肩峰突出，呈现"方肩"；②感觉障碍——肩部三角肌区皮肤感觉障碍。

（三）胸神经前支

胸神经前支共有12对，第1~11对胸神经前支各自走行于相应的肋间隙内（图10-33），称肋间神经。第12对胸神经前支大部分纤维走行于第12肋的下方，称肋下神经。肋间神经伴肋间血管在肋间内肌和肋间最内肌之间沿肋沟向前行走，所以在胸廓侧面进行胸腔穿刺时，为避免损伤肋间神经，不要在肋下缘进针，应在肋上缘进针。肋间神经的肌支支配肋间肌和腹前外侧壁各

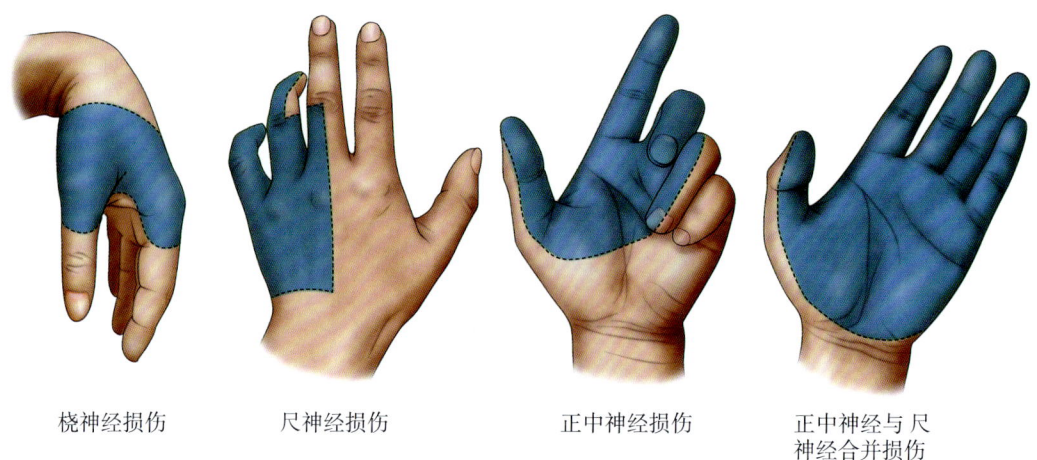

| 桡神经损伤 | 尺神经损伤 | 正中神经损伤 | 正中神经与尺神经合并损伤 |

图 10-32　桡、尺、正中神经损伤

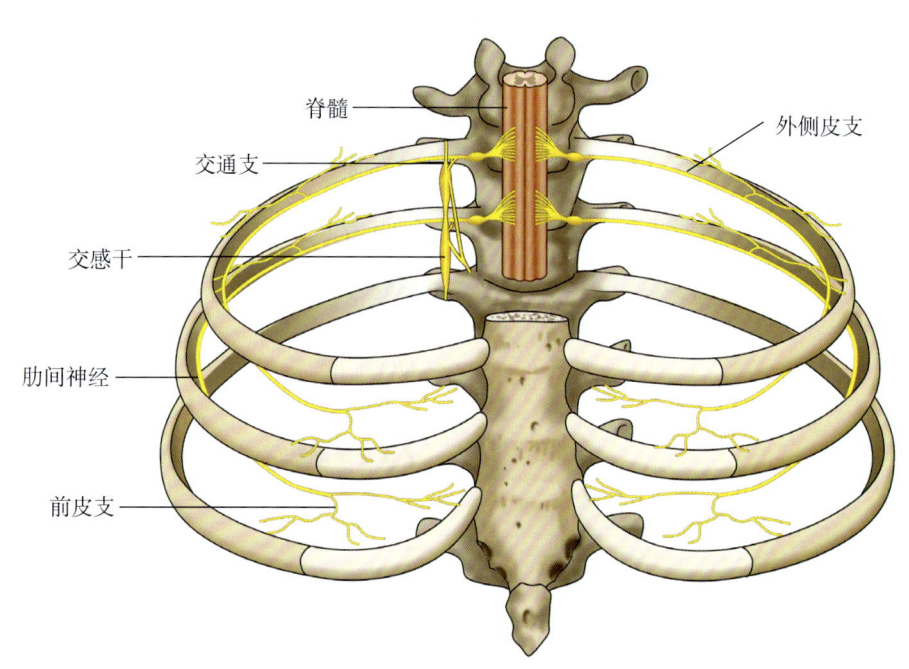

图 10-33　肋间神经

肌。皮支分布于胸前外侧壁的皮肤、壁胸膜，下 5 对肋间神经还分布于腹前外侧壁的皮肤和壁腹膜。

胸神经前支的皮支在胸、腹壁皮肤的分布有明显节段性，由上向下每对前支的皮支分布区呈环带状依次排列（图 10-34）。T2 分布区相当于胸骨角平面；T4 相当于乳头平面；T6 相当于剑突平面；T8 相当于肋弓平面；T10 相当于脐平面；T12 相当于脐与耻骨联合连线的中点平面。临床常以节段性分布区的感觉障碍来推断损伤平面的位置和测定麻醉平面的高低。

（四）腰丛

1. **腰丛的组成和位置**　由第 12 胸神经前支一部分、第 1～3 腰神经前支和第 4 腰神经前支的一部分组成（图 10-35），位于腰大肌的深面，其分支自腰大肌穿出。

2. **腰丛的主要分支**　腰丛除发出分支支配腰方肌和髂腰肌之外，主要分支分布于腹股沟区及大腿前部和内侧部。

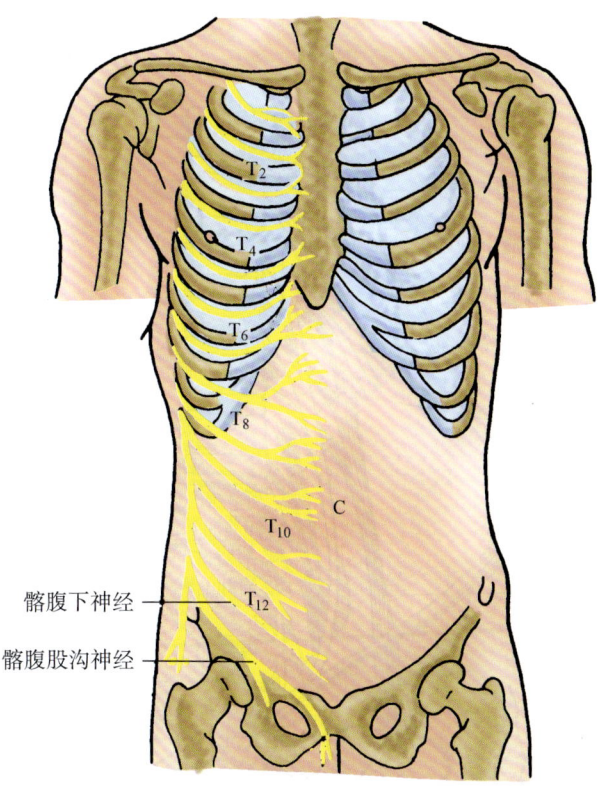

图 10-34 胸神经前支的分布

（1）**髂腹下神经**（iliohypogastric nerve）和**髂腹股沟神经**（ilioinguinal nerve）（图 10-36）：髂腹下神经主要分布于腹股沟区的肌和皮肤。髂腹股沟神经平行于髂腹下神经的下方，分布于腹股沟区的肌和皮肤及阴囊（或大阴唇）的皮肤。

（2）**股神经**（femoral nerve）：股神经是腰丛最大的分支，从腰大肌外侧缘穿出下行，在腹股沟韧带中点稍外侧经韧带的深面、股动脉的外侧进入股三角区，分为数支。肌支主要支配大腿前群肌。皮支分布于大腿前面的皮肤，其中最长的分支称隐神经，该神经与大隐静脉伴行至足的内侧缘，分布于小腿内侧面及足内侧缘的皮肤（图 10-36）。

知识链接

股神经损伤

股神经损伤后表现为：①运动障碍，股前肌群瘫痪，行走时抬腿困难，不能伸小腿。②感觉障碍，大腿前面和小腿内侧面皮肤感觉丧失。③股四头肌萎缩，髌骨突出。④膝跳反射消失。

（3）**闭孔神经**（obturator nerve）：从腰大肌内侧缘穿出，沿骨盆侧壁前行，穿过闭孔到大腿内侧部，肌支支配大腿内收肌群，皮支分布于髋关节及大腿内侧皮肤（图 10-36）。

（4）**生殖股神经**（genitofemoral nerve）：从腰大肌前面穿出下降，在腹股沟韧带上方分为两

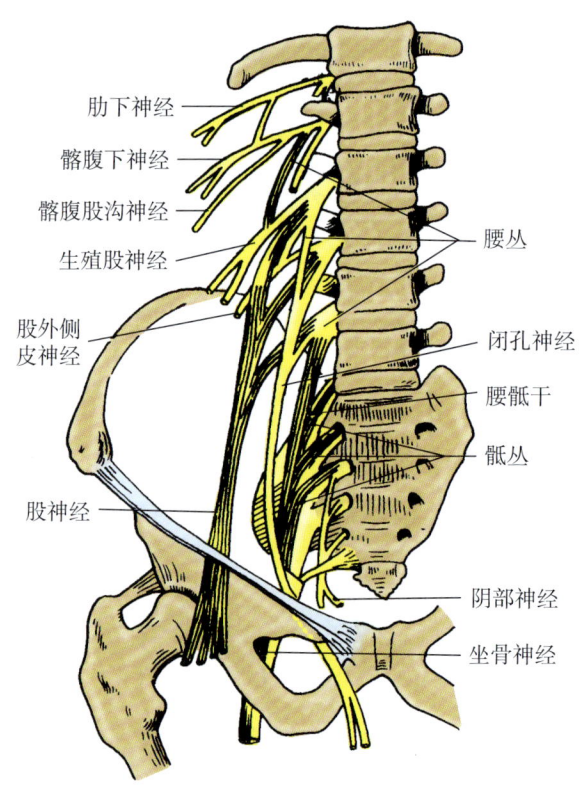

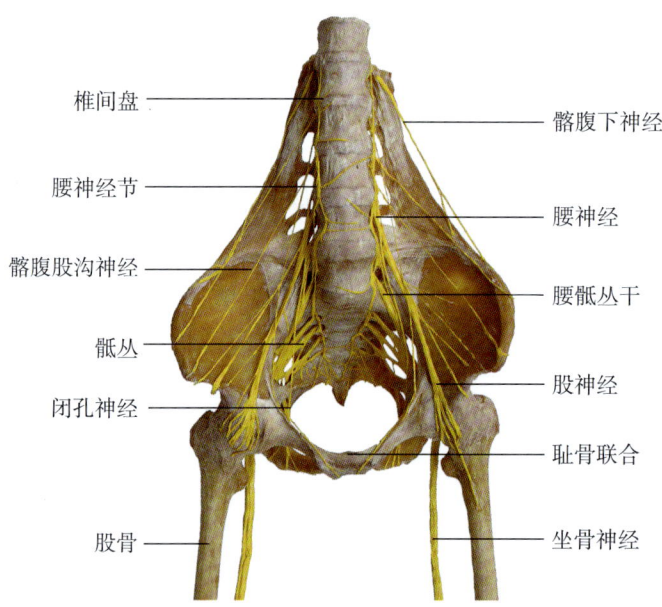

图 10-35　腰骶丛组成

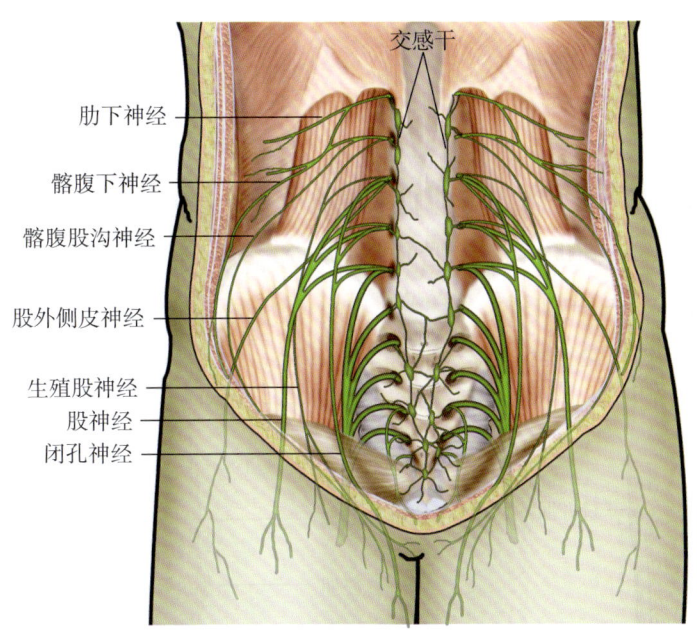

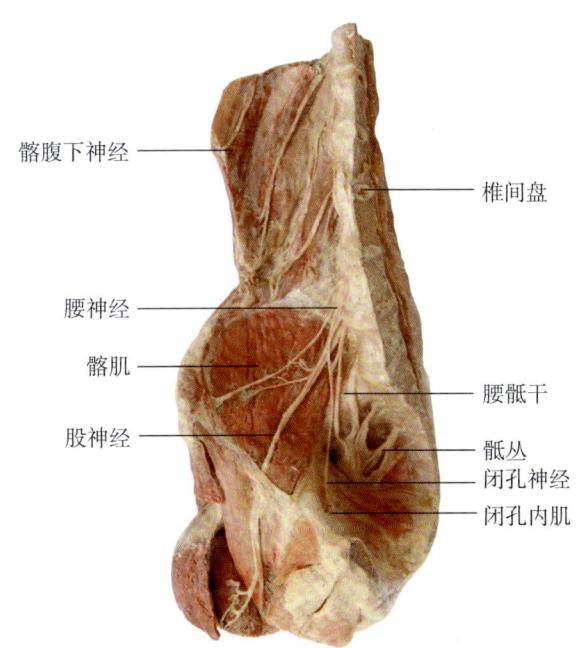

图 10-36　腰丛、骶丛及其分支

支。生殖支经腹股沟管分布于提睾肌和阴囊（或大阴唇）的皮肤。股支分布于股三角区域的皮肤（图 10-36）。

（五）**骶丛**（sacral plexus）

1. **骶丛的组成和位置**　由第 4 腰神经前支余部和第 5 腰神经前支结合而成（腰骶干）、全部骶神经和尾神经前支组成（图 10-35）。骶丛位于小盆腔内、骶骨及梨状肌的前方。其分支分布于盆壁、会阴、臀部、大腿后部、小腿和足的肌和皮肤。

2. **骶丛的主要分支**（图 10-37，10-38）

（1）**臀上神经**（superior gluteal nerve）：由骶丛发出，伴臀上血管经梨状肌的上方出盆腔，支配臀中肌、臀小肌和阔筋膜张肌。

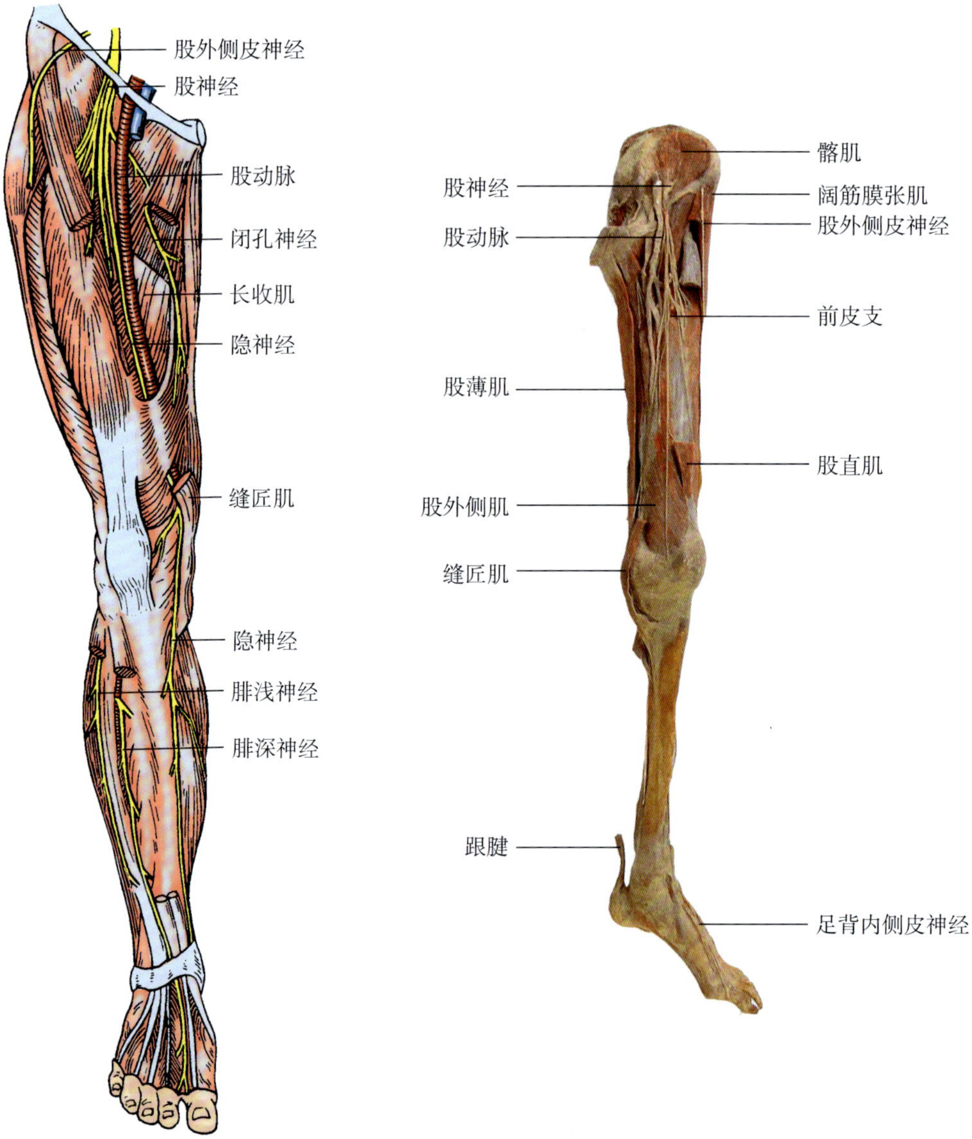

图 10-37 下肢前面的神经

（2）**臀下神经**（inferior gluteal nerve）：由骶丛发出，伴臀上血管经梨状肌的下方出盆腔，支配臀大肌，分布髋关节。

（3）**阴部神经**（pudendal nerve）：自骶丛发出后，经梨状肌下孔出骨盆，分部于会阴部、外生殖器、肛门周围的肌和皮肤。

（4）**坐骨神经**（sciatic nerve）：是全身最长最粗大的神经，由骶丛发出后，在梨状肌的下方出盆腔，在臀大肌深面，经坐骨结节和大转子之间下行至大腿后群肌深面，到腘窝上方，分为胫神经和腓总神经。坐骨神经本干在股后区发出肌支支配大腿后群肌。

1）**胫神经**（tibial nerve）：与腘动脉伴行，在小腿三头肌深面与胫后动脉伴行，经内踝的后方入足底，分为足底内侧神经和足底外侧神经，肌支支配小腿后群和足底肌。皮支分布于小腿后面后部、足底和足背外侧缘的皮肤。

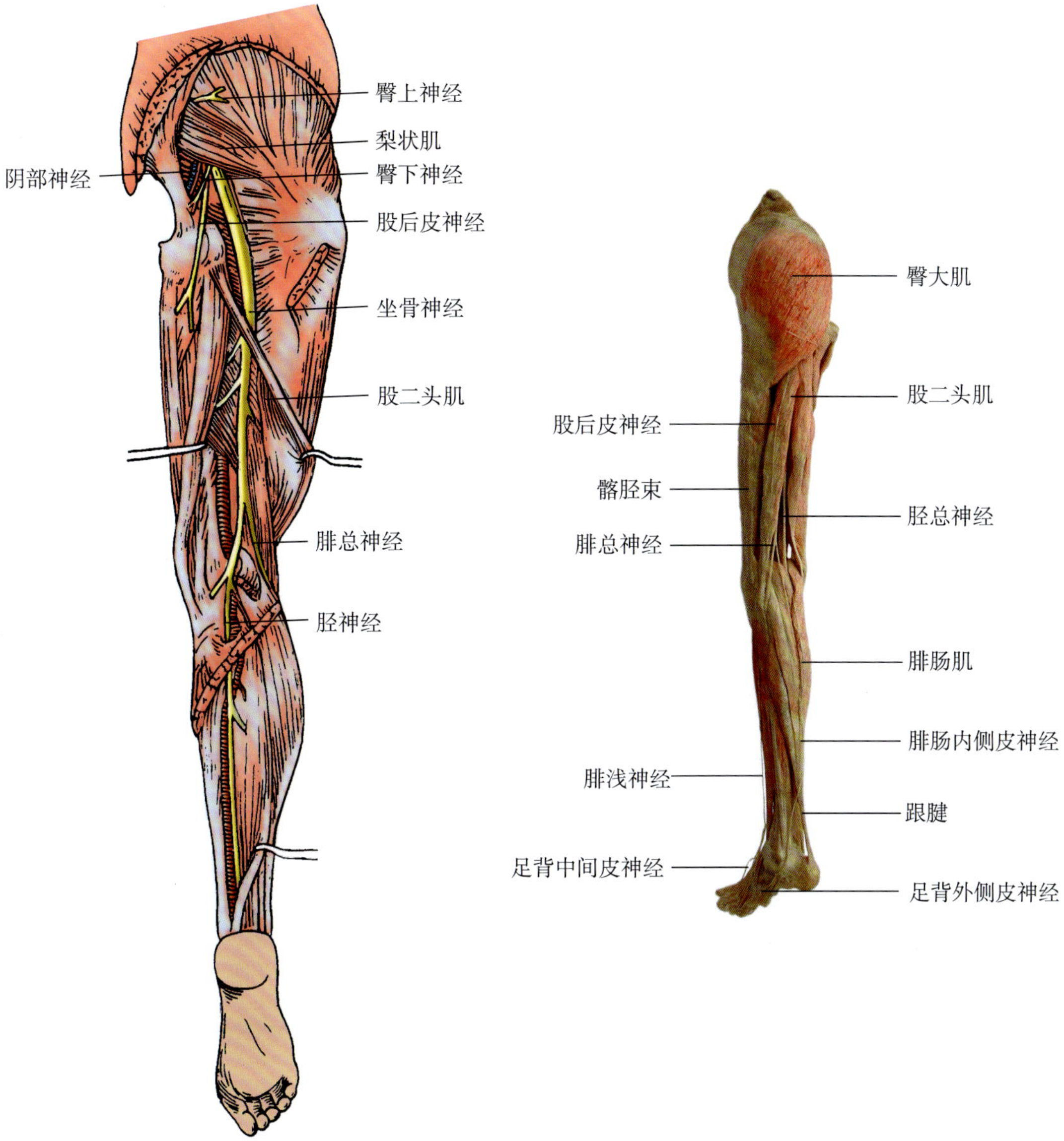

第十章 神经系统

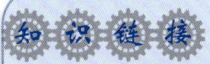

图 10-38 下肢后面的神经

知识链接

胫神经损伤

胫神经损伤后主要表现为：①运动障碍——小腿后群肌无力，足不能跖屈，足内翻力减弱；②感觉障碍——小腿后面及足底皮肤感觉迟钝或丧失；③足畸形——因小腿前外侧群肌过度牵拉，使足背屈、外翻位，出现"钩状足"或称"仰趾足"（图 10-39）。

2）**腓总神经**（common peroneal nerve）：其在腘窝上方由坐骨神经分出后，沿股二头肌内侧缘下降，绕至腓骨颈向前下，穿腓骨长肌，分为腓浅神经和腓深神经。

a. **腓浅神经**：下行于腓骨长、短肌之间，至足背。腓浅神经发出肌支支配腓骨长、短肌；皮支分布于小腿外侧面、足背和趾背的皮肤。

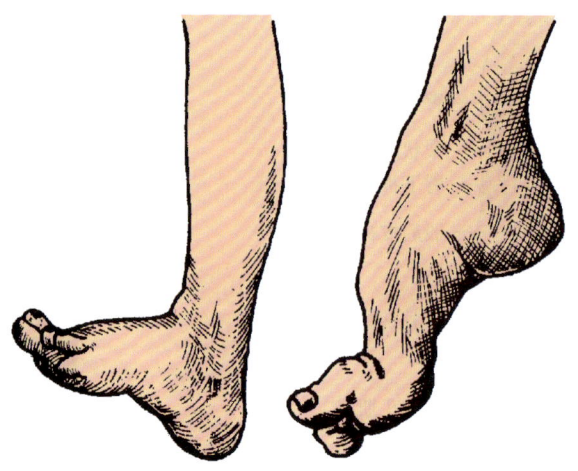

图10-39 胫神经和腓总神经损伤

b. **腓深神经**：与胫前动脉相伴行，肌支支配小腿前群肌，皮支分布于第1、2趾相对缘的皮肤。

腓总神经损伤

腓总神经绕行腓骨颈处位置表浅，易受损伤。受损伤后表现为：①运动障碍——足不能背屈，趾不能伸，足下垂且内翻，行走时呈"跨阈步态"；②感觉障碍——小腿前外侧、足背及趾背感觉迟钝或丧失；③足畸形——久之可呈"马蹄内翻足"（图10-39）。

二、脑神经

脑神经（cranial nerves）是指与脑相连的周围神经，主要分布于头颈部，也可至胸、腹腔脏器（图10-40）。脑神经共12对，常用罗马数字表示序号，详见表10-1。

各对脑神经所含纤维成分有所不同，比脊神经复杂，按其性质可概括为以下4种。

（1）**躯体感觉纤维**：分布于头面部皮肤、肌、肌腱和口、鼻腔大部分黏膜以及前庭蜗器和视器等。

（2）**内脏感觉纤维**：分布于头、颈、胸、腹部脏器及味蕾、嗅器。

（3）**躯体运动纤维**：支配眼球外肌、舌肌、咀嚼肌、面肌、咽喉肌、胸锁乳突肌和斜方肌等。

（4）**内脏运动纤维**（随Ⅲ、Ⅶ、Ⅸ、Ⅹ对脑神经行走的内脏运动纤维均属副交感神经纤维）分布于平滑肌、心肌和腺体。

每对脑神经内所含纤维的种类多少不同。多的4种，少的1种，按各脑神经所含纤维性质不同，可将12对脑神经分为以下3类。

（1）**感觉性神经**：Ⅰ嗅神经、Ⅱ视神经和Ⅷ前庭蜗神经。

（2）**运动性神经**：Ⅲ动眼神经、Ⅳ滑车神经、Ⅵ展神经、Ⅺ副神经和Ⅻ舌下神经。

（3）**混合性神经**：Ⅴ三叉神经、Ⅶ面神经、Ⅸ舌咽神经和Ⅹ迷走神经。

（一）嗅神经

嗅神经（olfactory nerve）由内脏感觉纤维组成。起于鼻黏膜的嗅区中的嗅细胞，向上穿过筛

表 10-1 各脑神经的序号、名称、性质、连脑部位、出入颅部位

序号	名称	性质	连脑部位	出入颅部位
Ⅰ	嗅神经	感觉性	端脑	筛孔
Ⅱ	视神经	感觉性	间脑	视神经管
Ⅲ	动眼神经	运动性	中脑	眶上裂
Ⅳ	滑车神经	运动性	中脑	眶上裂
Ⅴ	三叉神经	混合性	脑桥	眶上裂、圆孔、卵圆孔
Ⅵ	展神经	运动性	脑桥	眶上裂
Ⅶ	面神经	混合性	脑桥	内耳门—茎乳孔
Ⅷ	前庭蜗神经	感觉性	脑桥	内耳门
Ⅸ	舌咽神经	混合性	延髓	颈静脉孔
Ⅹ	迷走神经	混合性	延髓	颈静脉孔
Ⅺ	副神经	运动性	延髓	颈静脉孔
Ⅻ	舌下神经	运动性	延髓	舌下神经管

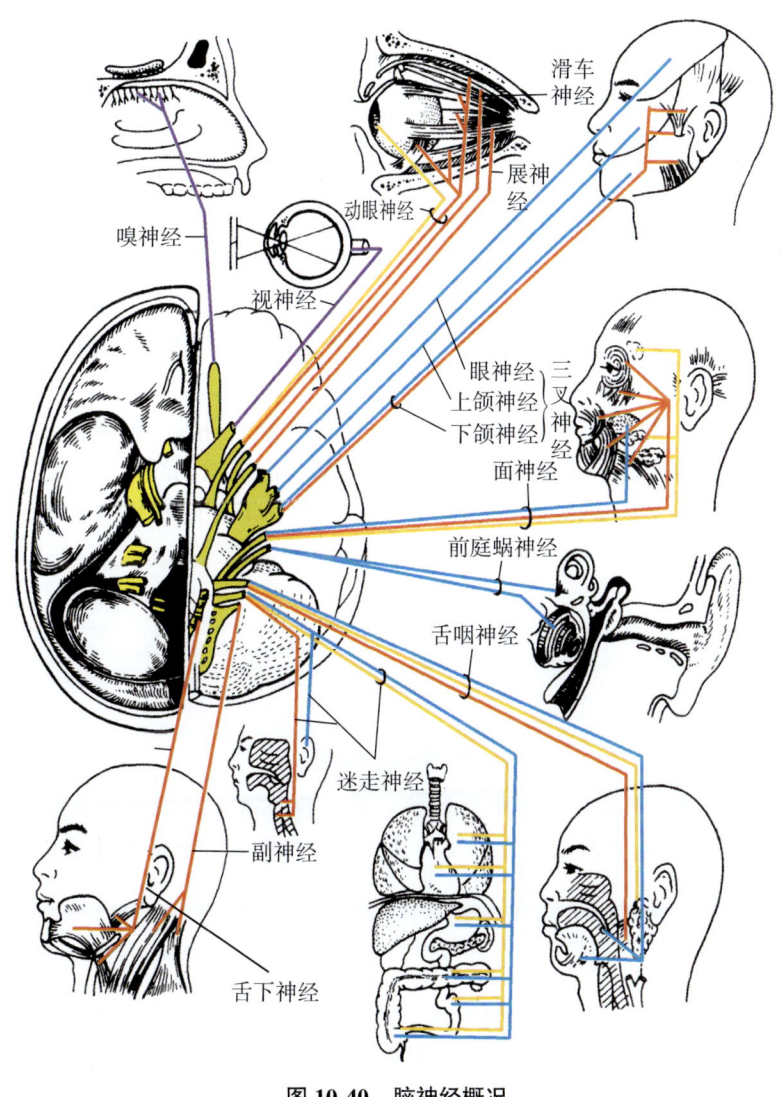

图 10-40　脑神经概况

孔入前颅窝，终止于嗅球，传导嗅觉冲动。颅前窝骨折时，可损伤嗅神经导致嗅觉障碍。

（二）视神经

视神经（optic nerve）由躯体感觉纤维组成。由视网膜节细胞的轴突在视神经盘处聚集，穿出巩膜形成视神经。视神经在眶内行向后内，经视神经管入颅中窝，连于视交叉，再经视束连于外侧膝状体，传导视觉冲动（图10-41）。视神经外包有由脑膜延伸而来的3层被膜，因此，脑蛛网膜下隙也随之延续到视神经的周围，所以在颅内压增高时，可导致视神经水肿。

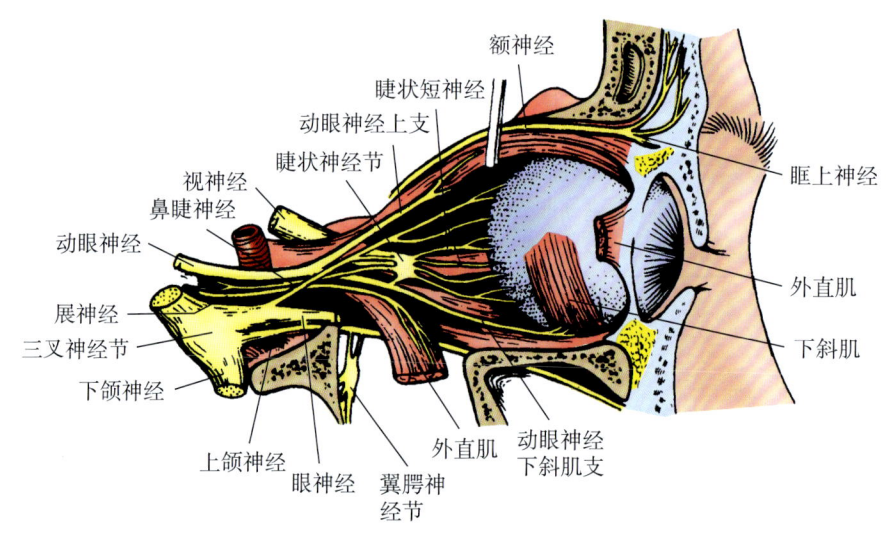

图 10-41　眶内神经（外侧面观）

（三）动眼神经

动眼神经（oculomotor nerve）为运动性神经，含躯体运动纤维、内脏运动纤维两种纤维成分。动眼神经从中脑脚间窝出脑，经海绵窦外侧壁，穿眶上裂入眶，即分上、下二支。上支细小，支配上直肌和上睑提肌。下支粗大，支配内直肌、下直肌和下斜肌。躯体运动纤维起于中脑的动眼神经核，支配除外直肌和上斜肌以外的所有眼球外肌。内脏运动纤维（副交感纤维）起自动眼神经副核，进入睫状神经节内更换神经元后，其节后纤维分布于瞳孔括约肌和睫状肌，完成瞳孔对光反射和调节反射。

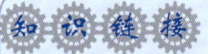

动眼神经损伤

一侧动眼神经损伤患侧可出现下列症状：①上睑下垂；②眼外斜视，眼球不能向内、上、下方运动；③瞳孔散大及瞳孔对光反射消失（强光刺激不能引起缩瞳）等临床表现。

（四）滑车神经

滑车神经（trochlear nerve）为运动性神经，起于中脑下丘平面对侧的滑车神经核。从中脑背侧下丘的下方出脑，绕大脑脚的外侧面，再向前穿过海绵窦外侧壁，经眶上裂入眶，支配上斜肌。该神经受损时患侧瞳孔不能转向下外，有时可出现复视。

(五)三叉神经

三叉神经(trigeminal nerve)为最粗大的混合性神经,含两种纤维成分:①一般躯体感觉纤维,主要分布于头面部皮肤,大部分口、鼻腔黏膜及眶区结构。其胞体位于颅中窝颞骨岩部前面的三叉神经节内(为假单极神经元),周围突形成三叉神经的三大分支,即眼神经、上颌神经和下颌神经。中枢突形成的感觉根,进入脑桥,是三叉神经的主要成分。②特殊内脏运动纤维,起于脑桥内的三叉神经运动核,形成细小的运动根,行经三叉神经节深面,随下颌神经经卵圆孔出颅,分支支配咀嚼肌(图10-42)。

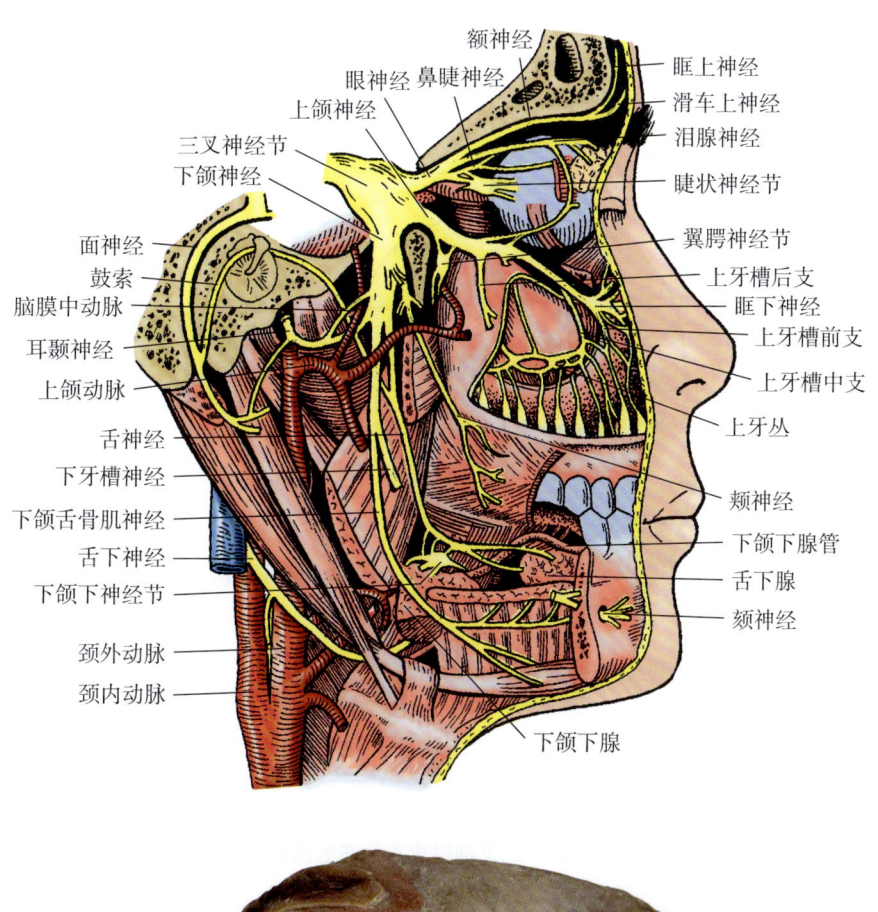

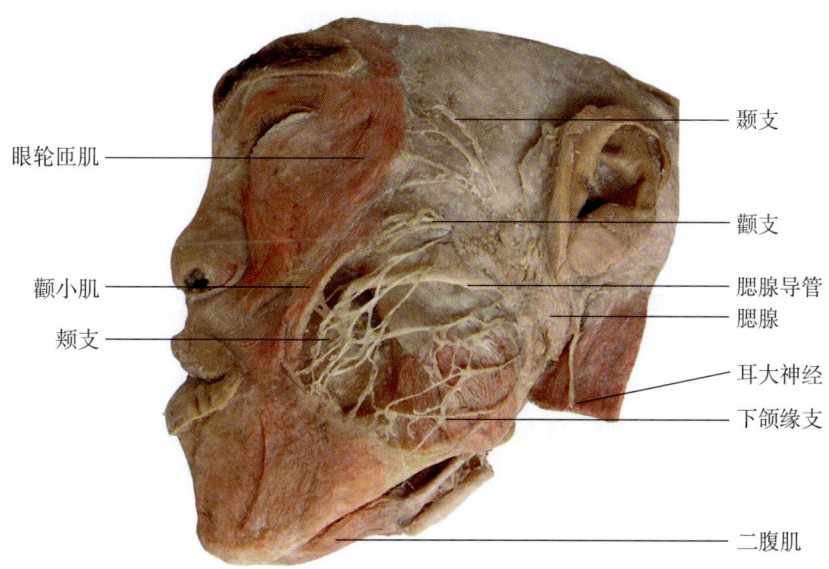

图 10-42　三叉神经

1. **眼神经**（ophthalmic nerve） 为感觉神经，从三叉神经节向前穿过海绵窦外侧壁，经眶上裂入眶。眼神经分为 2~3 支（包括泪腺神经、额神经、鼻睫神经）分布于眼裂以上、额部和鼻背的皮肤（图 10-45），眼球、结膜、泪腺以及部分鼻腔和鼻旁窦的黏膜等，接受来自这些结构的一般感觉刺激，至角膜的分支还参与角膜反射。眼神经分支中最粗大的是**额神经**，在上睑提肌上方前行，分数支，其中眶上神经经眶上切迹（孔）穿出，分布于上睑及额顶部皮肤。

2. **上颌神经**（maxillary nerve） 为感觉神经，自三叉神经节向前穿过海绵窦外侧壁，经圆孔出颅，再经眶下裂入眶。上颌神经分支分布于眼裂与口裂之间的面部皮肤、上颌牙、牙龈和口、鼻腔黏膜等（图 10-43）。上颌神经入眶后移行为眶下神经主干，经眶下沟和眶下管出眶下孔，分布于眼裂与口裂之间及鼻外侧的皮肤和黏膜。临床上做上颌手术时，常在眶下孔进行麻醉。上颌神经在入眶前发出**上牙槽神经后支**，在上颌骨体后方穿入骨质，与眶下神经发出的上牙槽神经中、前支在上颌骨内相互吻合，形成上牙槽神经丛，分支分布于上颌牙、牙龈及上颌窦黏膜等结构。

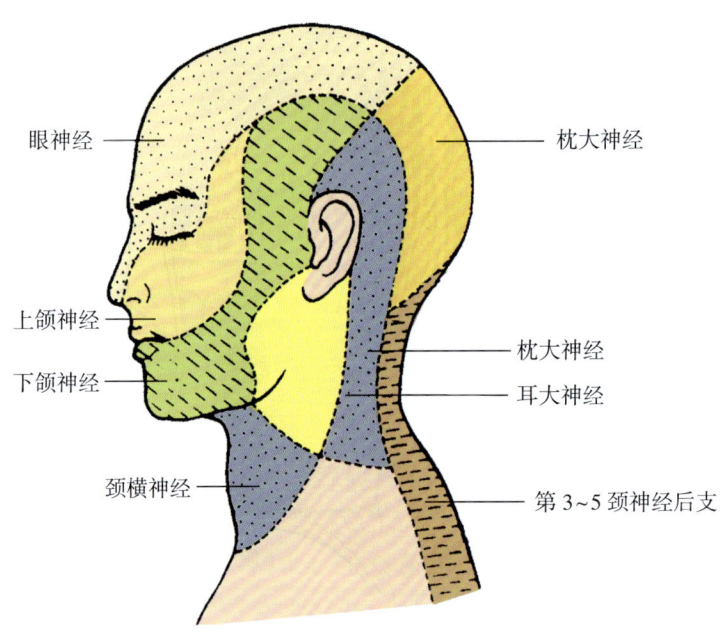

图 10-43 三叉神经皮支分布区图解

3. **下颌神经**（mandibular nerve） 为混合性神经，是三叉神经三大分支中最粗大的一支。经卵圆孔出颅至颞下窝（图 10-43）。其肌支在出颅后立即从主干分出，支配咀嚼肌。感觉支分布于口裂以下、耳前及颞部的皮肤及硬脑膜、下颌牙及牙龈、舌前 2/3 黏膜和口腔底及颊的黏膜，其主要分支有：①**下牙槽神经**，穿经下颌孔入下颌管，终支从颏孔穿出，称**颏神经**，主要分布于下颌牙、牙龈、颏部及下唇的皮肤和黏膜。临床上拔下颌牙时，常在下颌孔等处麻醉下牙槽神经。②**舌神经**，呈弓形越过下颌下腺上方向前进入舌内，分布于口腔底及舌前 2/3 黏膜，传导一般感觉。③**耳颞神经**，以两根夹持脑膜中动脉后合成一干，穿出腮腺实质向上，与颞浅血管伴行，主要分布于腮腺、耳前及颞部皮肤。④**颊神经**，沿颊肌外侧面前行，继而分布于颊部皮肤和黏膜。⑤**咀嚼肌神经**，为运动性神经，分支支配该肌（图 10-43）。

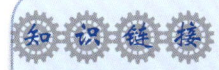

三叉神经损伤

三叉神经损伤的临床表现和三叉神经损伤的部位不同，可有不同的表现：①三叉神经半月神经节以上部位损伤时，可出现患者侧头、面部及舌、口、鼻黏膜一般感觉丧失，角膜反射消失，患侧咀嚼肌瘫痪，张口时下颌偏向患侧。②三叉神经半月神经节以下部位损伤时，可出现各单支损伤表现。眼神经损伤时，出现患侧眼裂以上皮肤感觉障碍，角膜反射消失，上颌神经损伤时可致患侧下睑及上唇皮肤、上唇牙齿、牙龈及硬腭黏膜的感觉障碍，下颌神经损伤时可致患侧下颌牙齿、牙龈及舌前 2/3 和下颌皮肤的一般感觉障碍，并有患侧咀嚼肌的运动障碍。

临床上常见的三叉神经痛能波及三叉神经全部分支或某一分支，此时疼痛的部位与三叉神经 3 个分支在面部的分布区相一致，检查三叉神经时，压迫眶上孔、眶下孔、颏孔时，可诱发患支分布区的疼痛，借此有助于诊断。

（六）展神经

展神经（abducent nerve）属躯体运动神经，起自脑桥的展神经核，自延髓脑桥沟中点的两侧出脑，经眶上裂入眶。分布于外直肌（图 10-41）。展神经损伤可引起外直肌瘫痪，产生内斜视。

（七）面神经

面神经（facial nerve）为混合性神经，含有 4 种纤维成分：①**躯体运动纤维**——起自脑桥的面神经核，从延髓脑桥沟出脑，经内耳门入内耳道，穿过面神经管，经茎乳孔出颅后，穿入腮腺后在其前缘呈放射状发出 5 条分支，即颞支、颧支、颊支、下颌缘支和颈支，支配表情肌和颈阔肌，是面神经的主要成分。临床上面侧区手术忌用纵行切口，以免损伤上述分支。②**副交感纤维**——起自脑桥的上泌涎核，在下颌下神经节（位于舌神经下方）或翼腭神经节（位于翼腭窝中）更换神经元后，支配除腮腺以外的头面部腺体（包括下颌下腺、舌下腺、泪腺和口、鼻腔黏膜内的小腺体）的分泌。③**味觉纤维**（特殊内脏感觉纤维）——其胞体位于膝神经节内，其周围突分布于舌前 2/3 的味蕾，中枢突止于脑干的孤束核。④**躯体感觉纤维**——传导耳部的皮肤感觉（图 10-44）。

面神经出茎乳孔前在面神经管内从主干分出部分纤维（副交感纤维和味觉纤维）形成鼓索，经鼓室穿出颅底，进入颞下窝加入舌神经，味觉纤维随舌神经分布于舌前 2/3 的味蕾。副交感纤维在下颌下神经节换元后，支配下颌下腺和舌下腺的分泌。

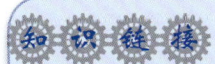

面神经损伤

面神经的行程复杂，损伤可发生在脑桥小脑三角、鼓室附近的面神经管及腮腺区等处。在面神经管内和管外不同部位的损伤，可出现不同的临床表现。①面神经管外损伤。出茎乳孔后的面神经主干损伤，由于面肌瘫痪，患侧额纹消失，不能皱眉，眼裂和口裂不能充分闭合，不能鼓腮，鼻唇沟消失，口角下垂，说话时流涎，笑时口角歪向健侧，患侧角膜反射消失。②面神经管内及其以上面神经干损伤，除有上述表现外，还可出现患者舌

前 2/3 味觉障碍，泪腺、下颌下腺、舌下腺分泌障碍，眼结膜、口、鼻腔黏膜干燥等现象，也可出现听觉过敏（因面神经在鼓室中有分支支配镫骨肌）。

（八）前庭蜗神经

前庭蜗神经（vestibulocochlear nerve）又称位听神经，属特殊感觉性脑神经，含躯体感觉纤维，由前庭神经和蜗神经组成。**前庭神经**（vestibular nerve）传导平衡觉，**蜗神经**（cochlear nerve）传导听觉。前庭蜗神经损伤后，可致伤侧耳聋和平衡功能障碍，眩晕和眼球震颤，伴有呕吐等症状。

（九）舌咽神经

舌咽神经（glossopharyngeal nerve）为混合性神经，连于延髓的后外侧沟，经颈静脉孔出颅，在颈内动、静脉之间下行，然后弓形向前，经舌骨舌肌深面至舌根。在颈静脉孔内其神经干上有两个感觉神经节，即上神经节和下神经节。舌咽神经含有以下 4 种纤维成分：①**躯体运动纤维**，起自疑核，支配茎突咽肌。②**内脏运动（副交感）纤维**，起于延髓的下泌涎核，在耳神经节（位于卵圆孔下方，属副交感神经节）换神经元，发出纤维支配腮腺分泌。③**内脏感觉纤维**（胞体位于下神经节），分布于舌后 1/3 黏膜和味蕾、鼓室及咽黏膜、颈动脉窦和颈动脉小球等，其胞体位于下神经节。④**躯体感觉纤维**，分布于耳后皮肤。上、下神经节细胞的中枢突随主干入脑（分别止于三叉神经脊束核和孤束核）(图 10-44)。

舌咽神经沿途的主要分支有以下 3 条。①**舌支**：分布于舌后 1/3 黏膜和味蕾，司舌黏膜一般感觉和味觉。②**咽支**：分布于咽壁，与迷走神经和交感神经发出的咽支交织成丛，分布于咽黏膜。③**颈动脉窦支**：沿颈内动脉下降，至颈总动脉分叉处，分布于颈内动脉窦的压力感受器和颈动脉小球的化学感受器，调节血压和呼吸。④**鼓室神经**：分布于鼓室的黏膜。其副交感纤维分布于腮腺。一侧舌咽神经损伤表现为同侧舌后 1/3 味觉消失，舌根及咽峡区痛觉消失，同侧咽肌无力。

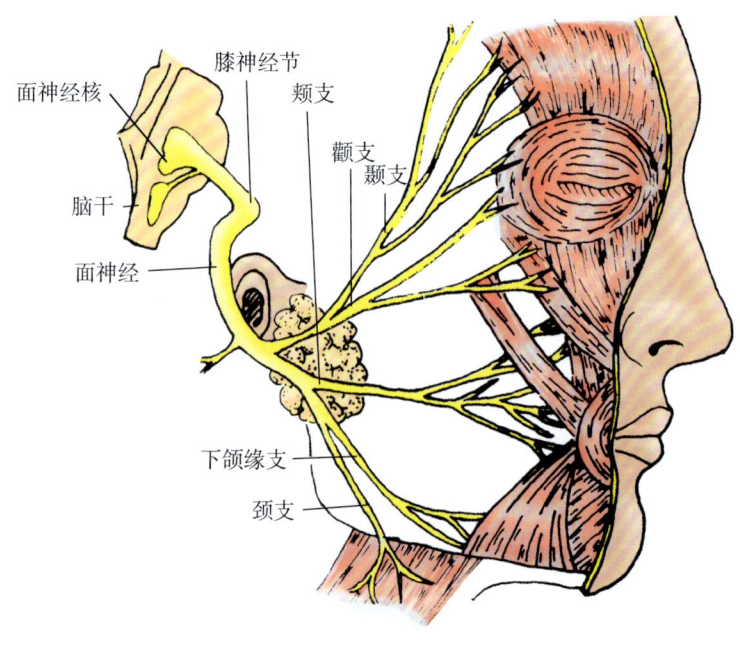

图 10-44　面神经

(十)迷走神经

迷走神经（vagus nerve）（图 10-45，图 10-46）为混合性神经，是行程最长、分布最广的脑神经。它连于延髓橄榄后沟，舌咽神经连脑处的下方，经颈静脉孔出颅（在此有两个膨大的迷走神经上神经节和下神经节）。在颈部迷走神经主干下行于颈动脉鞘内，在颈内静脉与颈内动脉

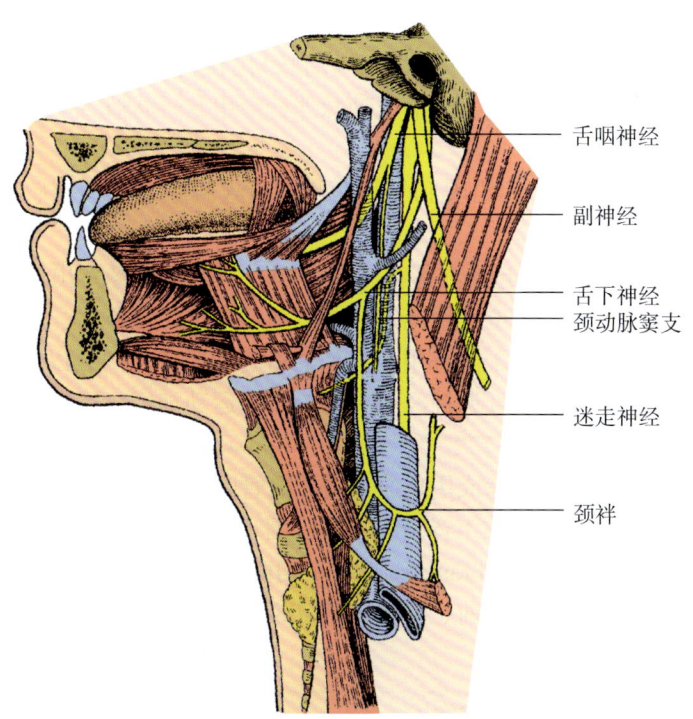

图 10-45　舌咽神经、迷走神经、副神经、舌下神经

或颈总动脉之间的后方下行至颈根部，经胸廓上口入胸腔。在胸部左、右迷走神经的行程略有不同：①**左迷走神经**在左颈总动脉与左锁骨下动脉之间下行，越过主动脉的前方，经左肺根的后方下行至食管迷走神经的前面分支，构成左肺丛和食管前丛，行于食管下段又汇集形成迷走神经前干；②**右迷走神经**越过右锁骨下动脉前方，沿气管右侧下行，经右肺根后方至食管后面，分支构成右肺丛和食管后丛，继续下行又汇集形成迷走神经后干。迷走神经前、后干与食管一起穿过膈的食管裂孔进入腹腔，分布于胃前、后壁，其终支为腹腔支，参与腹腔丛的构成。

迷走神经含有以下4种纤维成分：①**副交感纤维**（内脏运动神经），起于延髓的迷走神经背核，是迷走神经的主要组成成分，纤维随主干分支分布于颈、胸、腹部的大多数脏器，在相应脏器壁内或器官旁的副交感神经节交换神经元，其节后纤维控制这些器官的心肌、平滑肌的运动及腺体的分泌。②

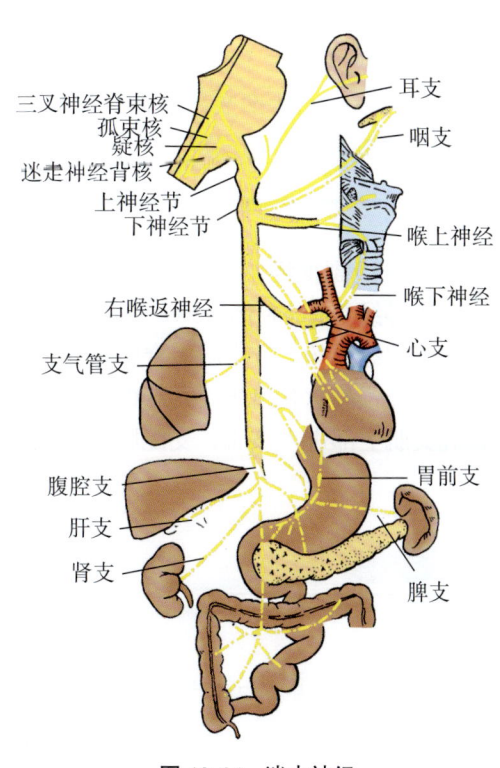

图 10-46　迷走神经

内脏感觉纤维，分布于咽、喉黏膜和胸、腹腔的大部分器官，其胞体位于下神经节，传导内脏感觉冲动。③**躯体感觉纤维**，分布于硬脑膜、耳廓和外耳道皮肤等处。其胞体位于上神经节。上、下神经节细胞的中枢突一起随主干入脑，躯体感觉纤维止于三叉神经脊束核，内脏感觉纤维止于孤束核。④**躯体运动纤维**，支配喉肌及大部分咽肌，自延髓的疑核发出。

迷走神经的主要分支有以下3部。

1. **颈部**

（1）**喉上神经**：是颈部最大的分支，沿颈内动脉与咽侧壁之间下降，分内、外两支，外支与甲状腺上动脉伴行支配环甲肌。内支与喉上动脉伴行穿甲状舌骨膜入喉，分布于声门裂以上的喉黏膜及会厌、舌根等处。

（2）**颈心支**：有上、下两支，沿喉和气管两侧下行入胸腔，与颈交感神经节的分支交织构成心丛，发出分支，分布于心肌。

2. **胸部**　左、右喉返神经的起始和行程有所不同。右喉返神经发出位置略高，由前向后绕过右锁骨下动脉；左喉返神经发出位置稍低，从前方向后绕过主动脉弓。左、右喉返神经返行向上，行于气管和食管沟内，分支支配除环甲肌以外的所有喉肌和声门裂以下的喉黏膜。喉返神经在入喉前与甲状腺下动脉相交叉，喉返神经是喉肌的重要运动神经。还发出心支、支气管支、食管支加入心丛、肺丛和食管丛。

在甲状腺手术结扎甲状腺下动脉或用止血钳夹此血管时，应注意避免损伤喉返神经，以免引起喉肌麻痹、喉黏膜感觉丧失，导致声音嘶哑或呼吸困难。

3. **腹部**　胃支（anterior gastric branches）在贲门附近发自迷走神经前、后干，分别沿胃小弯前后向右，沿途发出小支分布于胃前、后壁，终支以"鸦爪"形分支分布于幽门部前、后壁。

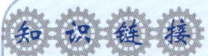

迷走神经损伤

迷走神经主干损伤后，内脏活动障碍表现为脉速、心悸、恶心、呕吐、呼吸深慢和窒息等症状。由于咽喉感觉障碍和肌肉瘫痪，可出现声音嘶哑、语言和吞咽困难，腭垂偏向一侧等症状。

（十一）副神经

副神经（accessory nerve）为运动性神经，由脑根和脊髓根汇合而成。脑根起于延髓的疑核，在迷走神经根丝下方出脑。脊髓根起自颈髓节段的副神经核，向上经枕骨大孔进入颅腔，与脑根汇合同经颈静脉孔出颅。其纤维出颈静脉孔后，并入迷走神经，支配咽喉肌。脊髓根的纤维由胸锁乳突肌上部进入该肌，支配胸锁乳突肌和斜方肌。

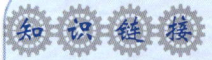

副神经损伤

副神经损伤的表现：①一侧胸锁乳突肌瘫痪，头不能向患侧侧屈，面不能转向健侧；双侧瘫痪，则不能仰头。②斜方肌瘫痪，患侧不能耸肩，出现肩胛骨下垂。

（十二）舌下神经

舌下神经（hypoglossal nerve）为运动性神经。起于延髓的舌下神经核。经延髓的前外侧沟出脑，经舌下神经管出颅，在颈内动、静脉之间弓形向前，沿舌骨舌肌浅面穿颏舌肌入舌，支配舌内肌和舌外肌。

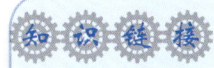

舌下神经损伤

一侧舌下神经完全损伤时，由于患侧颏舌肌瘫痪不能伸舌，故健侧半强力伸舌时，舌尖偏向患侧；若双侧损伤，不能伸舌并伴语言、吞咽障碍。舌肌瘫痪时间过长，可造成舌肌萎缩。

三、内脏神经

内脏神经主要分布于内脏、心血管和腺体，其与躯体神经一样，按性质可分为内脏运动神经和内脏感觉神经。内脏运动神经支配心肌、平滑肌的运动和腺体的分泌，控制和调节动、植物共有的物质代谢活动，不受人的意识所控制，故又称**自主神经**（autonomic nerve）。内脏感觉神经将来自内脏、心血管等处的感觉冲动传至中枢，反射性调节内脏、心血管的活动，维持机体内环境的相对平衡和保障机体正常生命活动。

（一）内脏运动神经

内脏运动神经（visceral motor nerve）和躯体运动神经一样，在结构和功能上有较大差别。①内脏运动神经一般不受意识控制，是不随意的；而躯体运动神经受意识控制，是随意的。②内脏运动神经支配心肌、平滑肌和腺体；而躯体运动神经支配骨骼肌。③内脏运动神经有交感和副交感两种纤维成分，多数内脏器官接受交感和副交感神经的双重支配；而躯体运动神经只有一种纤维成分。④内脏运动神经从低级中枢到达效应器有两个神经元，分别称节前神经元和节后神经元，发出的纤维分别称节前纤维和节后纤维；而躯体运动神经从低级中枢可直接到达效应器，只有一个神经元。⑤内脏运动神经纤维是细的薄髓（节前纤维）和无髓（节后纤维）纤维；而躯体运动神经一般是较粗的有髓纤维（图10-47）。

1. **交感神经**（sympathetic nerve） 分中枢部和周围部。①中枢部：低级中枢位于脊髓胸1~腰3节段的灰质侧角内。②周围部：由交感神经节、交感干、节前及节后纤维和神经丛组成。

（1）**交感神经节**（sympathetic ganglia）：与交感神经节前纤维相连的神经节称交感神经节。因所在位置不同，交感神经节可分为椎旁神经节和椎前神经节：①**椎旁神经节**（paravertebral ganglia）又称交感干神经节（图10-50），位于脊椎两侧，两侧共有19~24对，大小不等，形态不规则。②**椎前神经节**（prevertebral ganglia）位于脊柱前方，腹主动脉脏支根部。其中比较重要的有腹腔神经节、主动脉肾神经节、肠系膜上神经节和肠系膜下神经节（图10-48）。

（2）**交感干**（sympathetic trunk）（图10-48）：每侧的椎旁节借节间支相连，构成一对串珠状的结构，称交感干。交感干上达颅底，下至尾骨。在尾骨的前面，两干下端在尾骨前合并成一个奇神经节。

椎旁节借交通支与相应的脊神经相连。交通支可分白交通支和灰交通支。脊髓侧角神经元发出的节前纤维，随脊神经前根和脊神经走行，出椎管后，离开脊神经，进入相应椎旁神经节。交感神经节前纤维因含髓鞘而色白发亮，所以称白交通支，存在于胸1~腰3共15对，存在于

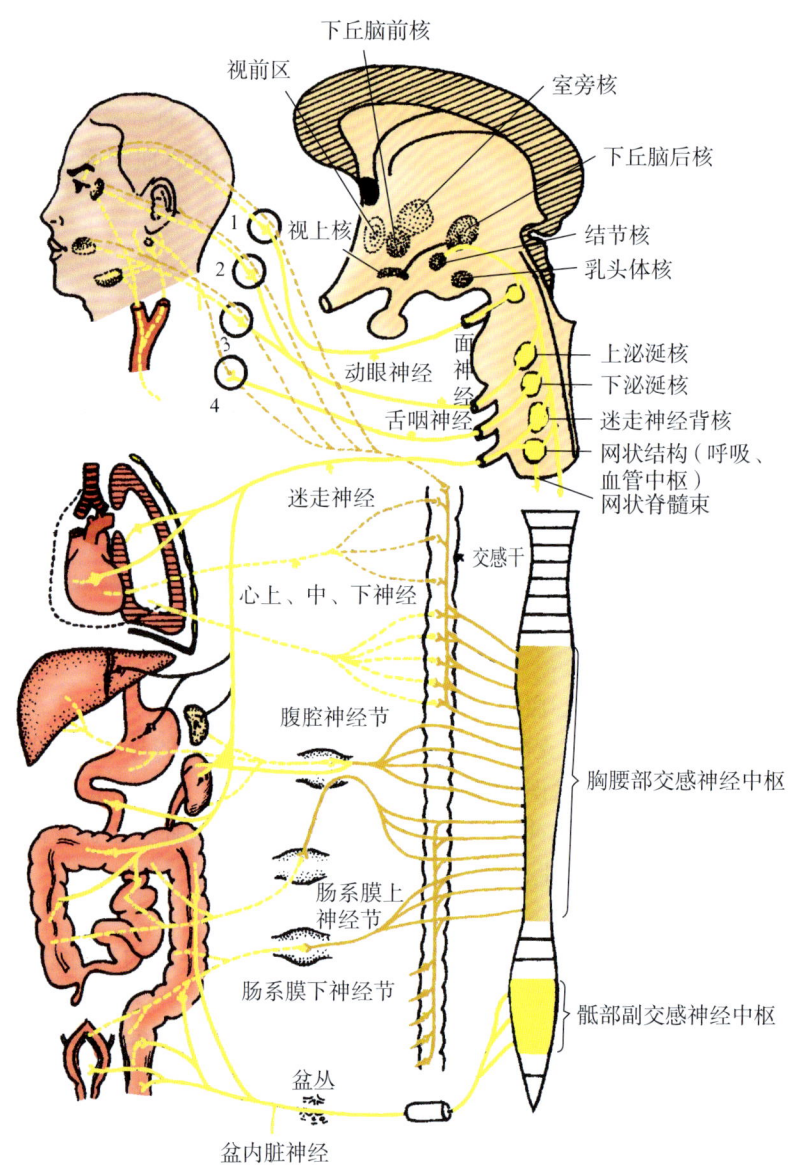

图 10-47　内脏运动神经概况
1 睫状神经节；2 翼腭神经节；3 下颌下神经节；4 耳神经节

相应脊神经与椎旁神经节之间。由椎旁节发出的节后纤维返回脊神经，因失去髓鞘而色泽灰暗，称灰交通支，存在于全部椎旁节和 31 对脊神经之间。

（3）**交感神经节前纤维的去向**：进入椎旁节后有 3 种去向（图 10-49）。①终止于相应的椎旁节，交换神经元。②在交感干内上升或下降，终止于颈部或下腰部及骶尾部的椎旁节，并换神经元。③穿过椎旁节终于椎前节。如脊髓胸 5～12 节段发出的部分节前纤维，穿过交感干胸部下位的椎旁节，组成**内脏大神经**（greater splanchnic nerve）和**内脏小神经**（lesser splanchnic nerve），下行入腹腔，分别止于腹腔神经节和主动脉肾神经节。

（4）**交感神经的节后纤维的去向**：也有 3 种去向（图 10-49）。①经灰交通支返回脊神经，随脊神经分布到躯干和四肢的血管、汗腺和竖毛肌等。②攀附动脉走行，形成同名神经丛，并随动脉分布到所支配的器官。③直接到达所支配的器官。

综上所述，交感神经的节前、节后纤维分布规律如下：①来自脊髓胸 1～5 节段侧角神经元的节前纤维，更换神经元后，其节后纤维分布于头、颈、胸腔器官和上肢的血管、汗腺及竖毛

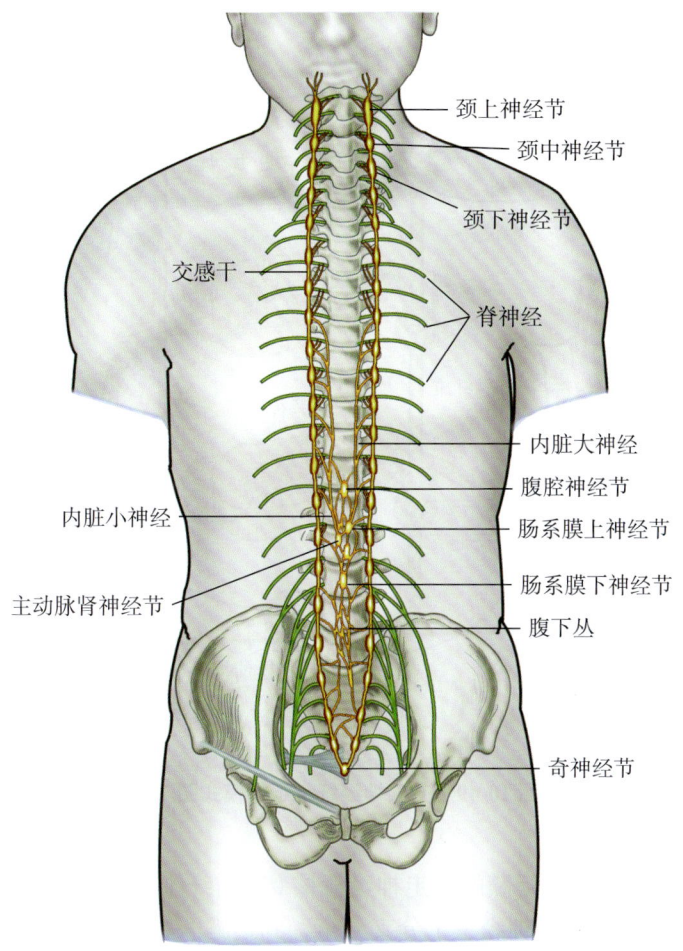

图 10-48　交感干全貌图

肌；②来自脊髓胸 5~12 节段侧角的节前纤维，更换神经元后，其节后纤维分布于肝、脾、胰、肾等实质器官和结肠左曲以上的消化管；③来自脊髓 1~3 腰节段侧角的节前纤维，更换神经元后，节后纤维分布于结肠左曲以下的消化管、盆腔器官和下肢的血管、汗腺及竖毛肌。

2. **副交感神经**（parasympathetic nerve）　分中枢部和周围部。①中枢部：低级中枢位于脑干和脊髓第 2~4 骶节段。②周围部：由副交感神经节、节前及节后纤维组成。

副交感神经多位于其所支配的器官附近或器官壁内，故称器官旁节或器官内节。器官旁节或器官内节一般都较小，但在颅部的器官旁节较大，肉眼可见，有睫状神经节、翼腭神经节、下颌下神经节和耳神经节等。

（1）**颅部副交感神经**：由脑干副交感核发出（节前纤维），分别随Ⅲ、Ⅶ、Ⅸ和Ⅹ对脑神经走行，到达各自支配的器官旁节或器官内节，在节内更换神经元后，节后纤维分布于所支配的器官。

1）**随动眼神经分布**：起自中脑动眼神经副核（节前纤维），随动眼神经走行，入眶后终于睫状神经节（交换神经元），节后纤维穿入眼球分布于瞳孔括约肌和睫状肌。

2）**随面神经分布**：起自脑桥的上泌涎核（节前纤维），随面神经在延髓脑桥沟出脑，部分纤维至翼腭神经节（更换神经元），节后纤维分布于泪腺、鼻腔、口腔及腭部黏膜内腺体。另一部分纤维至下颌下神经节（交换神经元），节后纤维分布于下颌下腺、舌下腺及部分口腔黏膜腺体。

3）**随舌咽神经分布**：起自延髓的下泌涎核（节前纤维），随舌咽神经从延髓出脑，经鼓室神经至耳神经节（交换神经元），节后纤维分布至腮腺。

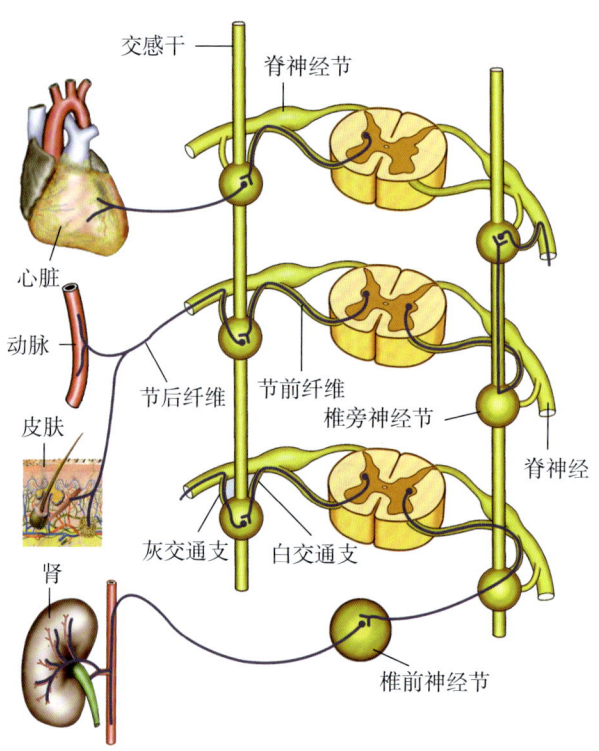

图 10-49　交感神经纤维走行模式图

4）随迷走神经分布：起自延髓的迷走神经背核（节前纤维），构成了迷走神经的主要成分，随迷走神经从延髓出脑，随迷走神经主干分支分布，到达胸、腹腔脏器的器官旁节或壁内节（交换神经元），节后纤维分布到心、肺、脾、胰、肝、肝外胆道、肾及结肠左曲以上消化管的心肌、平滑肌和腺体。

（2）骶部副交感神经：由脊髓骶2～4节段的骶副交感核发出（节前纤维），随骶神经出骶前孔后，离开骶神经，组成盆内脏神经。其纤维到达其所支配脏器的器官旁节或壁内节（交换神经元），（节后纤维）分布于结肠左曲以下的消化管、盆腔器官及外生殖器的平滑肌和腺体。

3. **交感神经和副交感神经的区别**　两者在神经来源、形态结构、分布范围和功能等方面各有自身的不同，区别见表 10-3。

表 10-3　交感神经与副交感神经的区别

不同点	交感神经	副交感神经
低级中枢位置	脊髓胸1～腰3节段灰质侧角	脑干副交感核及脊髓骶2～4节骶副交感核
神经节位置	脊柱的两旁或脊柱的前方	位于所支配器官的附近或在其壁内
节前纤维	短	长
节后纤维	长	短
分布范围	广泛（心肌、全身血管、腺体、胸、腹、盆腔内脏平滑肌，皮肤汗腺、竖毛肌，瞳孔开大肌等）	相对局限（通常认为全身血管、汗腺、竖毛肌，肾上腺髓质等无副交感神经支配）
功能	增强机体分解代谢以供能，使机体处于应激状态	增强机体合成代谢以储能，使机体处于静息、恢复体力状态

（二）内脏感觉神经

人体各内脏器官除有交感和副交感神经支配外，也有感觉神经分布。内感受器接受来自内脏的刺激，**内脏感觉神经**（visceral sensory nerve）将其变成神经冲动，并将内脏感觉性冲动传到中枢，中枢可直接通过内脏运动神经或间接通过体液调节各内脏器官的活动。

内脏感觉神经在形态结构上与躯体感觉神经大致相同，但内脏感觉仍有不同的特点。

（1）正常的内脏活动一般不引起感觉，只有在较强的内脏活动的情况下才引起感觉。如内脏痉挛性收缩可引起剧痛。在饥饿时，胃的收缩可引起饥饿感觉。直肠和膀胱充盈时引起便意感觉等。

（2）内脏对牵拉、膨胀和痉挛等刺激较敏感，而对切、割等刺激不敏感。临床手术中切割内脏时，患者无明显感觉，但当牵拉内脏时，则有较难忍受的感觉。

（3）内脏感觉的转入途径分散，即一个脏器的感觉冲动，可经几条脊神经的后根进入脊髓的几个节段。反之，一条脊神经可包含有来自几个脏器的感觉纤维。因此，内脏痛往往是比较弥散的，定位模糊。

（三）牵涉性痛

当某一器官发生病变（或疼痛）时，可引起体表的一定区域产生感觉过敏或疼痛，这种现象称为牵涉性痛。牵涉性痛可发生在患病器官的附近皮肤，也可发生在与患病器官较远的皮肤。如心绞痛时常在胸前区及左臂内侧皮肤感到疼痛，肝胆疾患时，在右肩感到疼痛等。其发生的原因目前并不完全清楚。一般认为，病变脏器的感觉神经和被牵涉区皮肤的感觉神经都进入相同的脊髓节段。因此，从病变器官传来的感觉冲动可以由感觉神经元扩散到邻近的躯体感觉区，从而产生牵涉性痛。临床上，了解各器官病变时牵涉性痛的发生部位，在诊断某些脏器疾病时有一定的意义。

第四节　神经系统的传导通路

感受器接受机体内、外环境的各种刺激，并将其转变成神经冲动，经周围神经传递至中枢神经系统各个部位，最后至大脑皮质高级中枢产生感觉。神经系统内存在着两大类传导通路：由感受器经过传入神经、各级中枢至大脑皮质的神经通路称**感觉（上行）传导通路**[sensory（ascending）pathway]；由大脑皮质经过皮质下各级中枢、传出神经至效应器的神经通路称**运动（下行）传导通路**[motor（descending）pathway]。

一、感觉传导通路

躯体感觉可分为两类：一般躯体感觉，包括本体觉和浅感觉；特殊躯体感觉，包括视觉、听觉和平衡觉等。

（一）本体（深感觉）感觉传导通路

本体感觉是指肌、腱、关节等运动器官本身在不同状态（运动或静止）时产生的感觉，例如人在闭眼时能感知身体各部的位置，又称深感觉，包括位置觉、运动觉和震动觉。该传导通路还传导皮肤的精细触觉（如辨别两点距离和物体的纹理粗细等）。该传导通路由3级神经元组成（图10-50）。

第1级神经元：为脊神经节细胞，其周围突分布于肌、腱、关节等处的本体觉感受器和皮肤的精细触觉感受器，中枢突经脊神经后根的内侧部进入脊髓，在后索内直接上升。其中，来自第5胸节以下的升支形成薄束，来自第4胸节以上的升支形成楔束。两束上行，分别止于延髓的薄束核和楔束核。

第2级神经元：胞体在薄、楔束核内，由此二核发出的纤维向前绕过中央灰质的腹侧，在中线上与对侧的交叉称内侧丘系交叉，交叉后的纤维转折向上，称内侧丘系。内侧丘系向上经脑干最后止于背侧丘脑的腹后外侧核。

第3级神经元：胞体在背侧丘脑腹后外侧核，发出纤维称丘脑中央辐射。经内囊后肢主要投射至中央后回的中、上部和中央旁小叶后部。

该通路若在内侧丘系交叉的下方或上方的不同部位损伤，则患者在闭眼时不能确定损伤同侧和损伤对侧关节的位置和运动方向以及两点间距离。

（二）痛温觉、粗触觉和压觉（浅）传导通路

浅感觉传导通路传导皮肤、黏膜的痛觉、温度觉、粗触觉和压觉的冲动，由3级神经元组成（图10-51）。

第1级神经元：为脊神经节细胞，其周围突分布于躯干和四肢皮肤内的感受器，中枢突经后根进入脊髓。其中，传导痛温觉的纤维在后根的外侧部入脊髓，经背外侧束再终止于第2级神经元。传导粗触觉压觉的纤维经后根内侧部进入脊髓后索，再终止于第2级神经元。

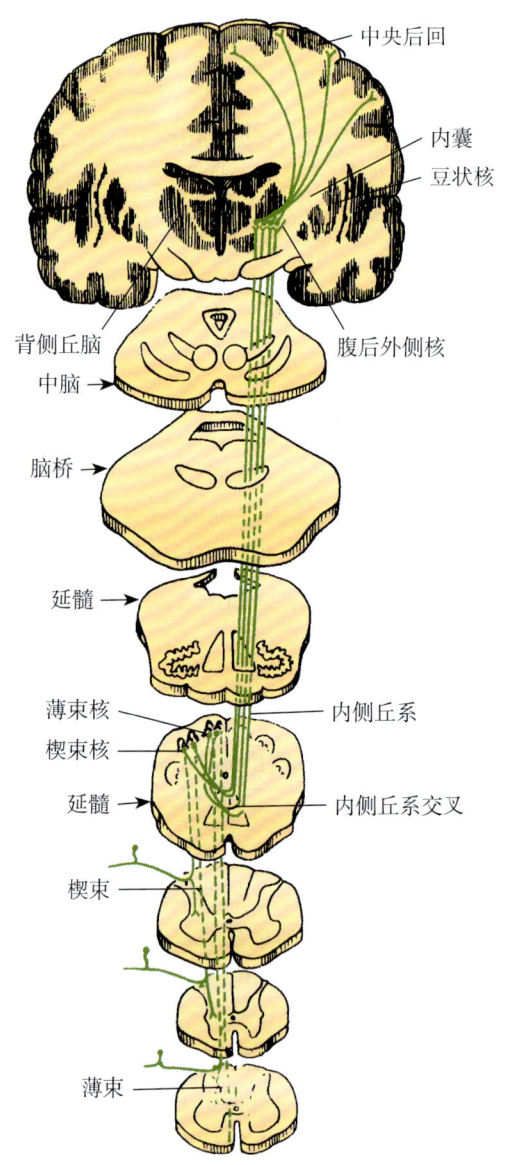

图10-50 躯干四肢本体觉和精细触觉传导通路

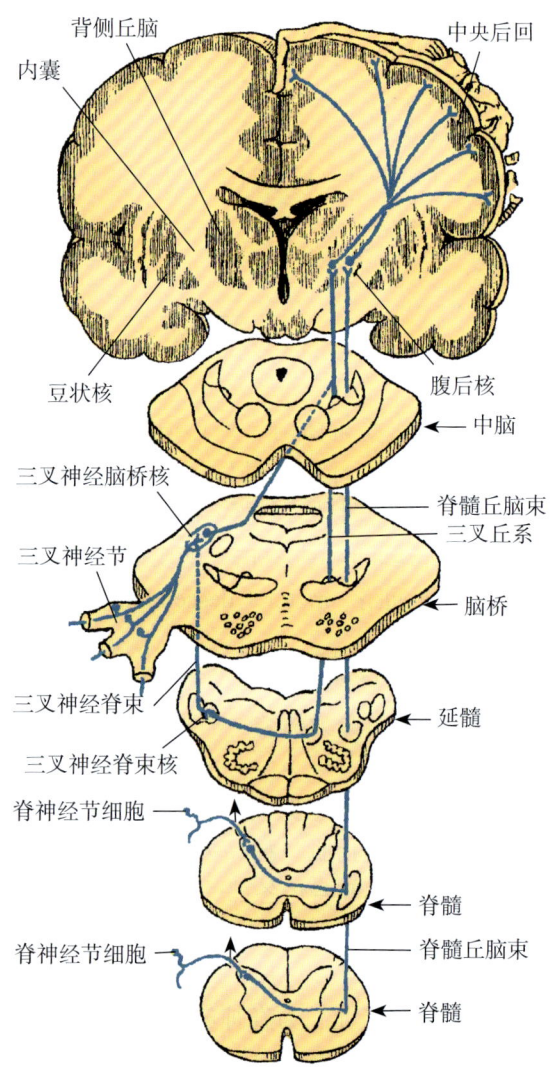

图10-51 痛温觉、粗触觉和压觉传导通路
1 躯干和四肢痛温觉、粗触觉和压觉传导通路

第 2 级神经元：胞体主要位于后角固有核，由后角神经元发出纤维上升 1~2 个脊髓节段经白质前连合到对侧的外侧索和前索内上行，组成脊髓丘脑侧束和脊髓丘脑前束，侧束传导痛温觉，前束传导粗触觉和压觉。脊髓丘脑束上行，经延髓下橄榄核的背外侧，脑桥和中脑内侧丘系的外侧，终止于背侧丘脑的腹后外侧核。

第 3 级神经元：胞体在背侧丘脑的腹后外侧核，它们发出的纤维称**丘脑中央辐射**，经内囊后肢投射到中央后回中、上部和中央旁小叶后部。

通路在脊髓内，脊髓丘脑束纤维的排列有一定的顺序：自外侧向内侧、由浅入深，依次排列着来自骶、腰、胸、颈部的纤维。当脊髓内肿瘤压迫一侧脊髓丘脑束时，痛温觉障碍首先出现在身体对侧上半部（压迫来自颈、胸部的纤维），逐渐波及下半部（压迫来自腰骶部的纤维）。若受到脊髓外肿瘤压迫，则发生感觉障碍的顺序相反。

2. 头面部的痛温觉和触压觉传导通路

第 1 级神经元：为三叉神经节细胞，其周围突经三叉神经分支分布于头面部皮肤及口、鼻黏膜的感受器。中枢突经三叉神经根和舌咽、迷走和面神经入脑干，三叉神经中传导痛温觉的三叉神经根的纤维入脑后下降为三叉神经脊束，连同舌咽、迷走和面神经的纤维一起止于三叉神经脊束核；传导触压觉的纤维终止于三叉神经脑桥核。

第 2 级神经元：胞体在三叉神经脊束核和三叉神经脑桥核内，它们发出纤维交叉到对侧，组成三叉丘脑束，止于背侧丘脑的腹后内侧核。

第 3 级神经元：胞体在背侧丘脑的腹后内侧核，发出纤维经内囊后肢，投射到中央后回下部。

此通路中在三叉丘脑束以上受损，导致对侧头面部痛温觉和触压觉障碍。若在三叉丘脑束以下受损，则同侧头面部痛温觉和触压觉发生障碍。

（三）视觉传导通路和瞳孔对光反射通路

视觉传导通路（visual pathway）包括三级神经元（图 10-52）。眼球视网膜神经部最外层的视锥细胞和视杆细胞为光感受器细胞，中层的双极细胞为第 1 级神经元，最内层的节细胞为第 2 级神经元，其轴突在视神经盘处集合成视神经。视神经经视神经管入颅腔，形成视交叉后，延为视束。在视交叉中，来自两眼视网膜鼻侧半的纤维交叉，交叉后加入对侧视束；来自视网膜颞侧半的纤维不交叉，进入同侧视束。因此，左侧视束内含有来自两眼视网膜左侧半的纤维，右侧视束内含有来自两眼视网膜右侧半的纤维。视束绕过大脑脚向后，主要终止于外侧膝状体。第 3 级神经元胞体在外侧膝状体内，由外侧膝状体核发出纤维组成视辐射经内囊后肢投射到端脑距状沟上、下的视区皮质，产生视觉。

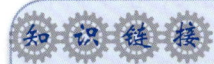

视觉传导通路受损

眼球固定向前平视时，所能看到的空间范围称视野。由于眼球屈光装置对光线的折射作用，鼻侧半视野的物象投射到颞侧半视网膜，颞侧半视野的物象投射到鼻侧半视网膜，上半视野的物象投射到下半视网膜，下半视野的物象投射到上半视网膜。当视觉传导通路的不同部位受损时，可引起不同的视野缺损：①一侧视神经损伤可致该侧眼视野全盲；②视交叉中交叉纤维损伤可致双眼视野颞侧半偏盲；③一侧视交叉外侧部的不交叉纤维损伤，则患侧眼视野的鼻侧半偏盲；④一侧视束及以上的视觉传导路（视辐射、视区皮质）受损，可致双眼病灶对侧半视野同向性偏盲（如右侧受损则右眼视野鼻侧半和左眼视野颞侧半偏盲）。

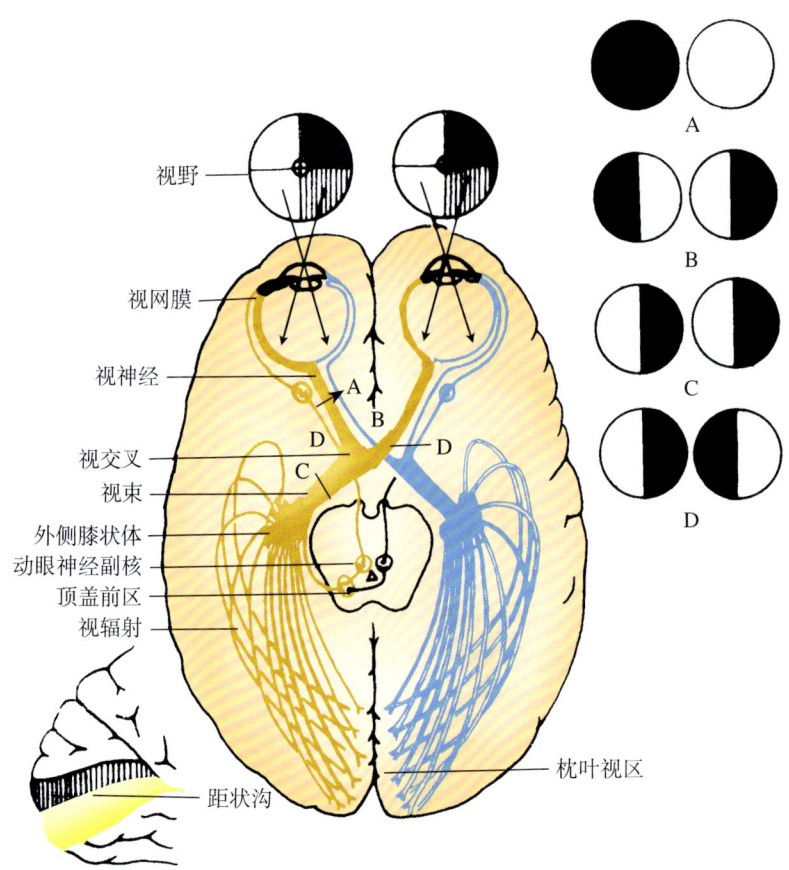

图 10-52　视觉传导通路和瞳孔对光反射通路

二、运动传导通路

运动传导通路是指从大脑皮质至躯体运动效应器的神经联系，由上运动神经元和下运动神经元两级神经元组成，管理骨骼肌的运动。包括锥体系和锥体外系。

（一）锥体系

锥体系（pyramidal system）的上运动神经元是位于中央前回和中央旁小叶前部的锥体细胞，其轴突聚集形成**锥体束**（pyramidal tract），其中下行至脊髓的纤维束称皮质脊髓束；止于脑干内一般躯体和特殊内脏运动核的纤维束称皮质核束（图 10-53）。

1. **皮质脊髓束**（corticospinal tract）管理躯干、四肢骨骼肌的随意运动。主要由中央前回上、中部和中央旁小叶前半部等处皮质的锥体细胞轴突集中而成，下行经内囊后肢的前部、大脑脚底中 3/5 的外侧部和脑桥基底部至延髓锥体。在锥体下端，约 75%～90% 的纤维交叉至对侧，形成锥体交叉。交叉后的纤维继续于对侧脊髓侧索内下行，称**皮质脊髓侧束**，此束沿途发出侧支，逐节终止于前角细胞（可达骶节），主要支配四肢肌。在延髓锥体交叉，皮质脊髓束中小部分 10%～25% 未交叉的纤维在同侧脊髓前索内下行，称**皮质脊髓前束**，该束仅达上胸节，并经白质前连合逐节交叉至对侧，终止于前角运动神经元，支配躯干和四肢骨骼肌的运动。皮质脊髓前束中有一部分纤维始终不交叉而止于同侧脊髓前角运动神经元，主要支配躯干肌。

2. **皮质核束**（corticonuclear tract）管理头面部骨骼肌的随意运动。主要由中央前回下部皮质的锥体细胞的轴突集合而成，下行经内囊膝至大脑脚底中 3/5 的内侧部，由此向下陆续分出纤维，大部分终止于双侧脑神经运动核（动眼神经核、滑车神经核、展神经核、三叉神经运动核、面神

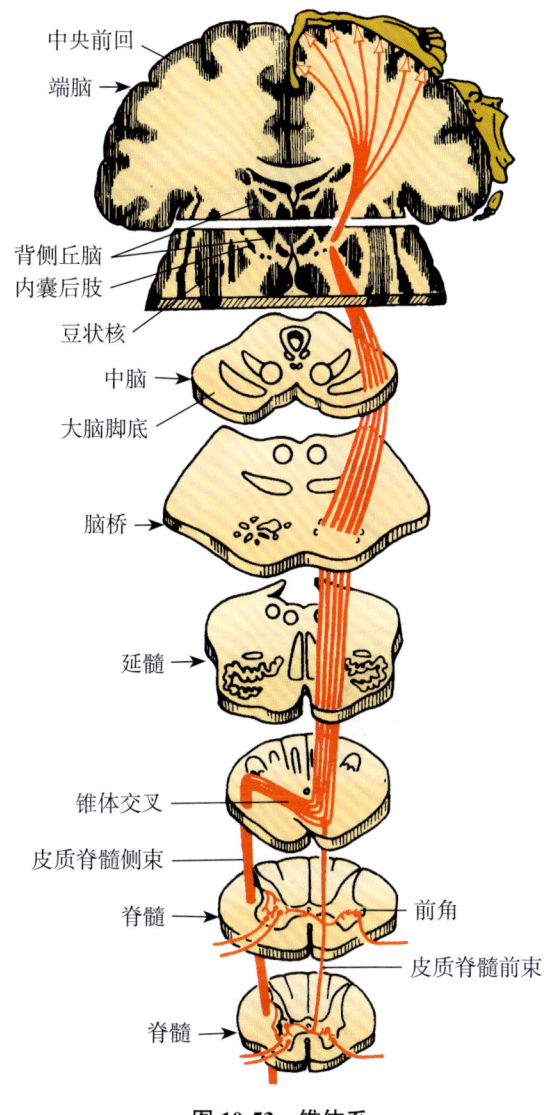

图 10-53　锥体系

经核支配面上部肌的细胞群、疑核和副神经脊髓核），这些核发出的纤维依次支配眼外肌、咀嚼肌、面上部表情肌、胸锁乳突肌、斜方肌和咽喉肌。小部分纤维完全交叉到对侧，终止于面神经核支配面下部肌的神经元细胞群和舌下神经核，二者发出的纤维分别支配对侧面下部的面肌和舌肌。因此，除支配面下部肌的面神经核和舌下神经核只接受单侧（对侧）皮质核束支配外，其他脑神经运动核均接受双侧皮质核束的纤维。

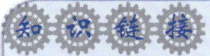

皮质核束损伤

一侧上运动神经元受损，可产生对侧眼裂以下的面肌和对侧舌肌瘫痪，表现为病灶对侧鼻唇沟消失，口角低垂并向病灶侧偏斜，流涎，不能做鼓腮、露齿等动作，伸舌时舌尖偏向病灶对侧，为核上瘫（图10-53）。一侧面神经核的神经元受损，可致病灶侧所有的面肌瘫痪，表现为额横纹消失，眼不能闭，口角下垂，鼻唇沟消失等。一侧舌下神经核的神经元受损，可致病灶侧全部舌肌瘫痪，表现为伸舌时舌尖偏向病灶侧，两者均为下运动神经元损伤，故统称为核下瘫（图10-54）。

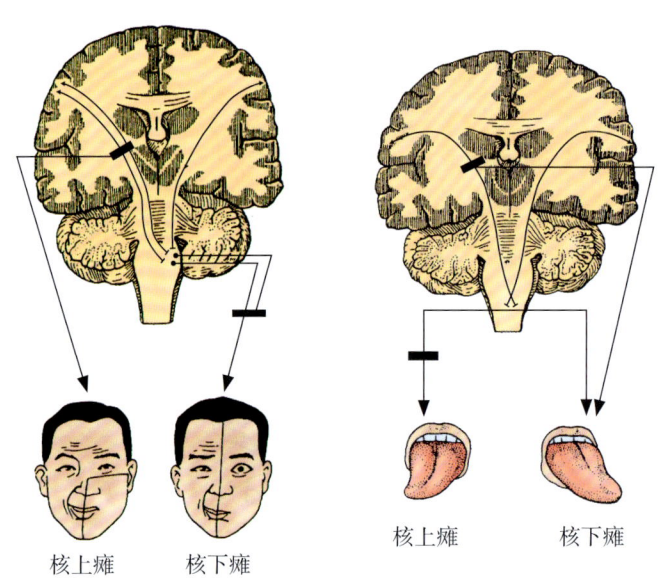

图 10-54　面神经、舌下神经核上、下瘫

锥体系的任何部位损伤，都可引起其支配区的随意运动障碍，出现瘫痪，上运动神经元损伤和下运动神经元损伤表现的体征不同（表10-4）。

表 10-4　上、下运动神经元损伤的区别

症状和体征	上运动神经元	下运动神经元
瘫痪	痉挛性（硬瘫）	弛缓性（软瘫）
肌张力	增高	降低
腱反射	亢进	消失或减弱
病理反射	出现（阳性）	不出现（阴性）
肌萎缩	不明显	明显

（二）锥体外系

锥体外系（extrapyramidal system）是指锥体系以外的影响和控制躯体运动的所有传导路径，其结构十分复杂，包括大脑皮质、纹状体、背侧丘脑、中脑顶盖、红核、黑质、脑桥核、前庭核、小脑和脑干网状结构等及它们的纤维联系。

锥体外系的纤维最后经红核脊髓束、网状脊髓束等中继，下行终止于脑神经运动核和脊髓前角细胞，主要功能是调节肌紧张、协调肌的活动、维持和调整体态姿势、进行习惯性和节律性

动作（例如走路时双臂自然协调地摆动）等。锥体系和锥体外系在运动功能上是互相依赖不可分割的一个整体，只有在锥体外系保持肌张力稳定协调的前提下，锥体系才能完成一切精确的随意运动。

第五节　脑和脊髓的被膜、血管及脑脊液循环

一、脑和脊髓的被膜

脑和脊髓的表面包有3层被膜，由外向内依次为硬膜、蛛网膜和软膜。它们有支持、保护脑和脊髓的作用。

（一）硬膜

硬膜由致密结缔组织构成，厚而坚韧，位于3层被膜的外层，包括硬脊膜和硬脑膜。

1. **硬脊膜**（spinal dura mater）呈管状包裹着脊髓及脊神经根（图10-55）。向上附于枕骨大孔边缘，与硬脑膜相延续，向下在第2骶椎水平逐渐变细，包裹终丝，末端附于尾骨。硬脊膜与椎管内面的骨膜之间有一窄隙称**硬膜外隙**（epidural space），含有疏松结缔组织、脂肪、淋巴管和静脉丛等，此隙略呈负压，内有脊神经根通过，向上不与颅内相通。临床上进行硬膜外麻醉，是将药物注入此间隙，以阻滞脊神经根内的神经传导。在硬脊膜与脊髓蛛网膜之间有潜在的硬膜下隙。

2. **硬脑膜**（cerebral dura mater）坚韧而有光泽，与硬脊膜不同，由内、外两层膜紧密结合而成，在枕骨大孔的边缘与硬脊膜相延续（图10-56）。硬脑膜与颅盖骨连接疏松，易于分离，当硬脑膜血管损伤时，可在硬脑膜与颅骨之间形成硬膜外血肿。硬脑膜在颅底处则与颅骨结合紧密，故颅底骨折时，易将硬脑膜与脑蛛网膜同时撕裂，使脑脊液外漏。如颅前窝骨折时，脑脊

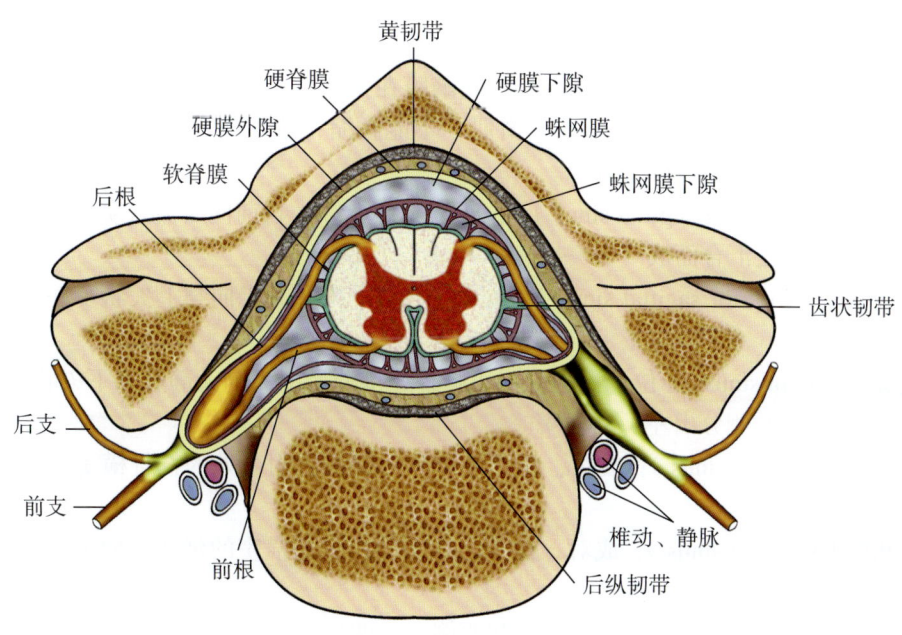

图10-55　脊髓的被膜

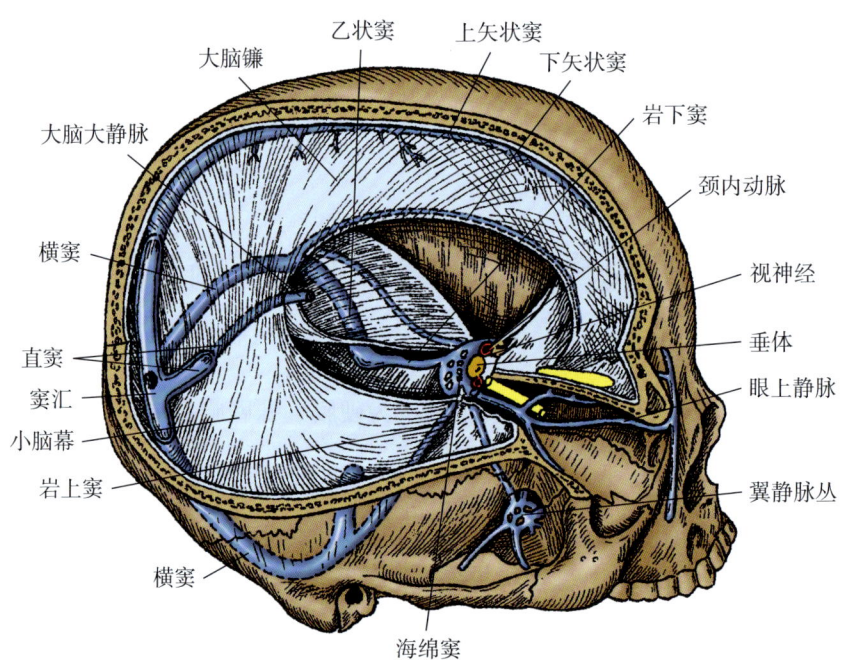

图 10-56 硬脑膜及硬脑膜窦

液可流入鼻腔，形成脑脊液鼻漏。

硬脑膜不仅包被在脑的表面，而且其内层折叠形成若干板状结构伸入脑各部之间，并形成以下结构，以便更好地保护脑。

（1）**大脑镰**（cerebral falx）：呈镰刀形伸入两侧大脑半球之间的大脑纵裂，前端连于鸡冠，后端连于小脑幕的顶，下缘游离于胼胝体的上方。

（2）**小脑幕**（tentorium of cerebellum）：形似帐幕，伸入大、小脑之间。前内侧缘游离形成幕切迹。小脑幕将颅腔不完全地分割成上、下两部。当上部颅脑病变引起颅内压增高时，位于小脑幕切迹上方的海马旁回和钩可能受挤压而移位至小脑幕切迹，形成小脑幕切迹疝而压迫大脑脚和动眼神经，产生肢体瘫痪、瞳孔放大等症状。

（3）**硬脑膜窦**（sinuses of dura mater）：硬脑膜在某些部位两层分开，内面衬以内皮细胞，构成硬脑膜窦。窦内含静脉血，窦壁无平滑肌，不能收缩，故损伤出血时难以止血，容易形成颅内血肿。主要的硬脑膜窦有以下6个。

1）**上矢状窦**（superior sagittal sinus）：位于大脑镰上缘，自前向后流入窦汇。窦汇由上矢状窦与直窦在枕内隆突处汇合而成。

2）**下矢状窦**（inferior sagittal sinus）：位于大脑镰下缘，其走向与上矢状窦一致，向后汇入直窦。

3）**直窦**（straight sinus）：位于大脑镰与小脑幕连接处，由大脑大静脉和下矢状窦汇合而成，向后通窦汇，窦汇向两侧分出左、右横窦。

4）**横窦**（transverse sinus）：成对，位于小脑幕后外侧缘附着处的枕骨横窦沟处，连接窦汇与乙状窦。

5）**乙状窦**（sigmoid sinus）：成对，位于乙状窦沟内，是横窦的延续，向前下在颈静脉孔处出颅续为颈内静脉。

6）**海绵窦**（cavernous sinus）：位于蝶鞍两侧，为两层硬脑膜间的不规则腔隙。腔隙内有许多结缔组织小梁，形似海绵而得名，两侧海绵窦借横支相连。窦腔内侧壁有颈内动脉和展神经通过，在窦的外侧壁内，自上而下有动眼神经、滑车神经、三叉神经的眼神经和上颌神经通过。

海绵窦与周围的静脉有广泛的交通和联系。它前方接受眼静脉，两侧接受大脑中浅静脉，向后外经岩上窦和岩下窦连通横窦、乙状窦或颈内静脉。海绵窦向前借眼静脉与面静脉交通，故面部感染可经上述交通蔓延至海绵窦，引起海绵窦炎和血栓形成，继而累及经过海绵窦的神经，出现相应的症状和体征。硬脑膜窦还借导静脉与颅外静脉相交通，故头皮感染也可蔓延至颅内。

（二）蛛网膜

蛛网膜（arachnoid mater）为半透明的薄膜，缺乏神经和血管，位于硬膜与软膜之间，包括脊髓蛛网膜和脑蛛网膜两部分。蛛网膜与软脊膜之间有较宽阔的间隙称**蛛网膜下隙**（subarachnoid space），两层膜之间有许多结缔组织小梁相连，间隙内充满脑脊液。

脊髓蛛网膜（spinal arachnoid mater）向上与脑蛛网膜相延续。脊髓蛛网膜下隙的下部，自脊髓下端马尾神经根部至第2骶椎水平扩大的马尾神经周围蛛网膜下隙，称**终池**（terminal cistern），内容马尾。临床上常在第3、4或第4、5腰椎间进行腰椎穿刺，以抽取脑脊液或注入药物而不易伤及脊髓。脊髓蛛网膜下隙向上与脑蛛网膜下隙相通。

脑蛛网膜（cerebral arachnoid mater）与硬脑膜之间有硬膜下隙，脑蛛网膜除在大脑纵裂和大脑横裂处以外，均跨越脑的沟裂而不深入沟内，此隙在某些部位扩大称**蛛网膜下池**（subarachnoid cisterns）。在小脑与延髓之间有**小脑延髓池**（cerebellomedullary cistern），临床上可在此进行穿刺，抽取脑脊液进行检查。

脑蛛网膜紧贴硬脑膜，在上矢状窦处形成许多绒毛状突起，突入上矢状窦内，称**蛛网膜粒**（arachnoid granulations）。脑脊液经这些蛛网膜粒渗入硬脑膜窦内，回流入静脉。

（三）软膜

软膜（pia mater）薄而富有血管和神经，紧贴在脑和脊髓的表面，覆盖于脑和脊髓的表面并伸入沟裂内，按位置称为软脑膜和软脊膜。

软脊膜（spinal pia mater）在脊髓下端移行为终丝。软脊膜在脊髓两侧，脊神经前、后根之间形成齿状韧带。该韧带呈齿状，其尖端附于硬脊膜。脊髓借齿状韧带和脊神经根固定于椎管内，并浸泡于脑脊液中，加上硬膜外隙内的脂肪组织和椎内静脉丛的弹性垫作用，使脊髓不易遭受因外界震荡而造成的损伤。齿状韧带还可作为椎管内手术的标志。

软脑膜（cerebral pia mater）在脑室的一定部位，软脑膜及其血管与该部的室管膜上皮共同构成脉络组织。在某些部位，脉络组织的血管反复分支成丛，连同其表面的软脑膜和室管膜上皮一起突入脑室，形成脉络丛。脉络丛是产生脑脊液的主要结构。

二、脑和脊髓的血管

（一）脑的血管

1. 脑的动脉 脑的动脉来源于颈内动脉和椎动脉（图10-57）。以顶枕沟为界，颈内动脉营养大脑半球的前2/3和部分间脑，大脑半球后1/3及部分间脑、脑干和小脑由椎动脉供应。可将脑的动脉归纳为颈内动脉系和椎-基底动脉系，动脉在大脑的分支可分为皮质支和中央支。皮质支营养大脑皮质及其深面的髓质，中央支供应基底核、内囊及间脑等（图10-58）。

（1）**颈内动脉**（internal carotid artery）：起自颈总动脉，向上经颅底颈动脉管进入颅内营养脑和视器，颈内动脉供应脑的主要分支有大脑前动脉和大脑中动脉。

1）**大脑前动脉**（anterior cerebral artery）：自颈内动脉发出后，向前内方进入大脑纵裂内，与对侧的同名动脉借前交通动脉相连，然后沿胼胝体沟向后行。皮质支分布于顶枕沟以前的半球内侧面、额叶底面的一部分和额、顶两叶上外侧面的上部。中央支自大脑前动脉的近侧段发出，供应尾状核、豆状核前部和内囊前肢。

2）**大脑中动脉**（middle cerebral artery）：为颈内动脉的直接延续，向外行进入外侧沟内，分为数条皮质支，营养大脑半球上外侧面的大部分和岛叶，其中包括躯体运动中枢、躯体感觉中枢

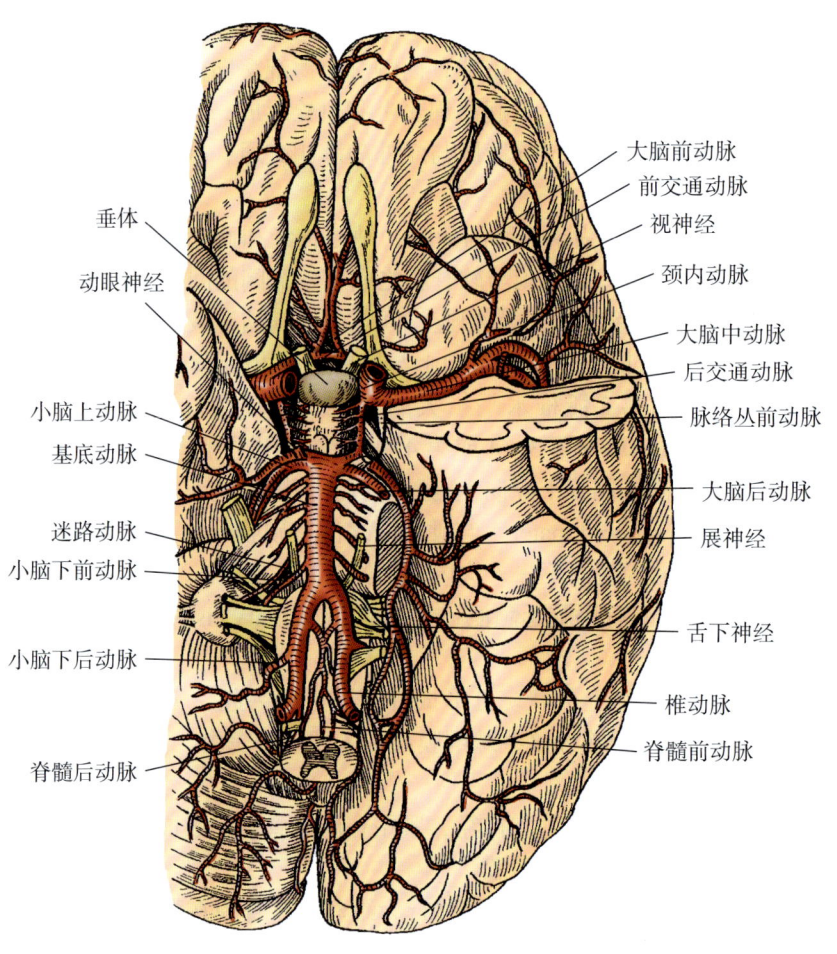

图 10-57 脑的动脉

和语言中枢。大脑中动脉发出一些细小的中央支，又称豆纹动脉，垂直向上进入脑实质，营养尾状核、豆状核、内囊膝和后肢的前部。豆纹动脉行程呈"S"形弯曲，因血流动力关系，在高血压动脉硬化时容易破裂（故又称出血动脉），从而导致脑出血，出现严重的功能障碍。

（2）**椎动脉**（vertebral artery）：起自锁骨下动脉，穿第 6~1 颈椎横突孔，经枕骨大孔进入颅腔。入颅后，左、右椎动脉逐渐靠拢，在脑桥与延髓交界处合成一条基底动脉，后者沿脑桥腹侧的基底沟上行，至脑桥上缘分为左、右大脑后动脉两大终支。

大脑后动脉（posterior cerebral artery）是基底动脉的终末分支。皮质支分布于颞叶的内侧面、底面及枕叶。中央支由起始部发出，分布于背侧丘脑、内侧膝状体、下丘脑和底丘脑等。

（3）**大脑动脉环**（cerebral arterial circle）：也称 **Willis 环**。由两侧大脑前动脉起始段、两侧颈内动脉末段、两侧大脑后动脉借前、后交通动脉共同组成。位于脑底下方，蝶鞍上方，环绕视交叉、灰结节及乳头体周围。此环使两侧颈内动脉系与椎-基底动脉系相交通。在正常情况下，大脑动脉环两侧的血液不相混合，而是作为一种代偿的潜在装置。当此环的某一处发育不良或被阻断时，可在一定程度上通过大脑动脉环使血液重新分配和代偿，以维持脑的血液供应。

2. **脑的静脉** 脑的静脉无瓣膜，不与动脉伴行，可分为深、浅两种。浅静脉收集脑皮质及皮质下髓质的静脉血，直接注入邻近的静脉窦。深静脉收集大脑深部的髓质、基底核、间脑、脑室脉络丛等处的静脉血，最后汇成一条大脑大静脉注入直窦。浅、深静脉经硬脑膜窦回流至颈内静脉。

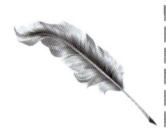

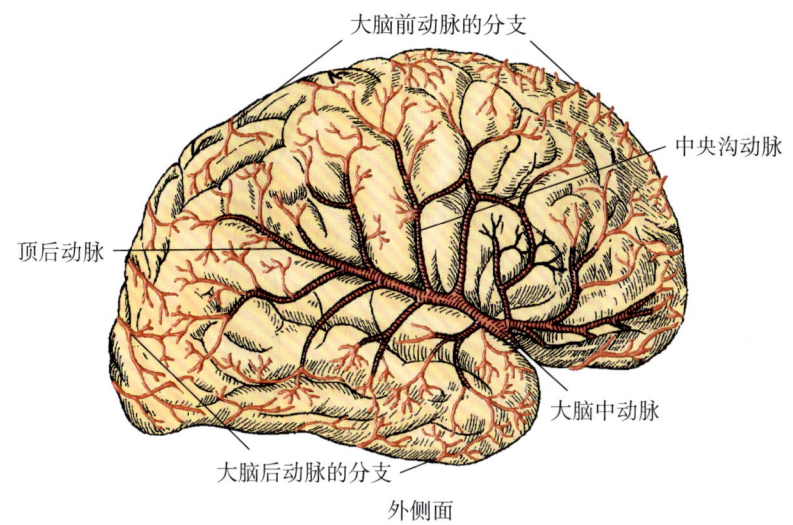
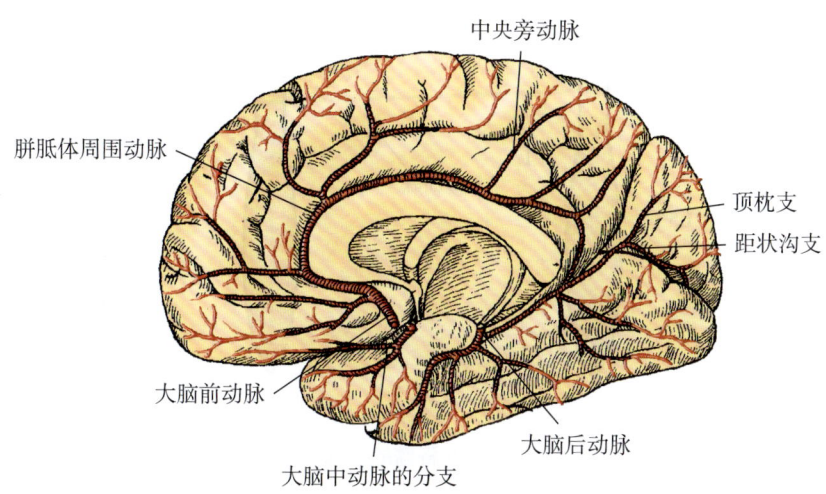

图 10-58　大脑前、中、后动脉在大脑半球表面的分布区域

(二)脊髓的血管

1. **脊髓的动脉**　脊髓的动脉血液供应有两个来源,即椎动脉和节段性动脉(图 10-59)。椎动脉发出脊髓前动脉和脊髓后动脉。它们在下行的过程中,不断得到节段性动脉(如肋间后动脉、腰动脉等)分支的增补,以保障脊髓有足够的血液供应。左、右脊髓前动脉在延髓腹侧合成一干,沿前正中裂下行至脊髓末端。脊髓后动脉自椎动脉发出后,绕延髓两侧向后走行,沿脊神经后根基部内侧下行,直至脊髓末端。脊髓前动脉主要分布于脊髓前角、侧角、前索和外侧索等。脊髓后动脉主要分布于脊髓后角和后索。

2. **脊髓的静脉**　脊髓的静脉在脊髓的表面形成软膜静脉丛和许多纵行静脉干,最后集中于脊髓前、后静脉,通过前、后根静脉注入硬膜外隙的椎内静脉丛。椎内静脉丛与椎管外面的椎外静脉丛相交通。脊髓的软静脉丛、纵行静脉干向上与颅内静脉相通。因此,胸、腹、盆腔内的感染可经此途径累及颅内。

三、脑脊液及其循环

脑脊液(cerebral spinal fluid)主要由脑室脉络丛产生,是充满脑室和蛛网膜下的无色透明液体。成人平均约 150ml,脑脊液对中枢神经系统起缓冲、保护、运输代谢产物和调节颅内压等作

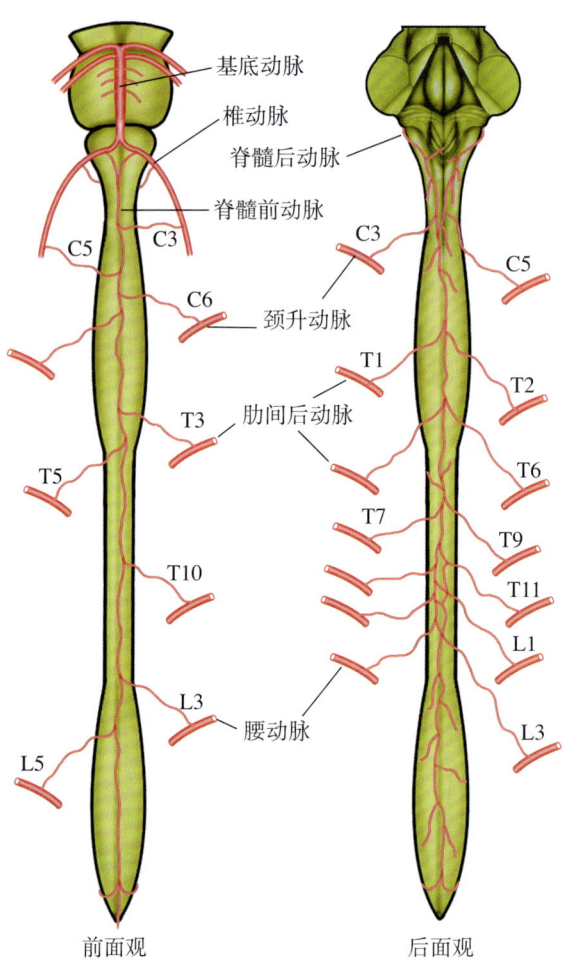

图 10-59 脊髓的动脉

用。脑脊液处于不断产生、循环和回流的平衡状态中（图 10-60）。

由侧脑室脉络丛产生的脑脊液经室间孔流至第三脑室，与第三脑室脉络丛产生的脑脊液一起，经中脑水管流入第四脑室，再汇合第四脑室脉络丛产生的脑脊液一起经第四脑室正中孔和两个外侧孔流入蛛网膜下隙，然后脑脊液再沿此隙流向大脑背面的蛛网膜下隙，经蛛网膜粒渗透到硬脑膜窦（主要是上矢状窦）内，回流入血液中。若脑脊液在循环途中发生阻塞，可导致脑积水和颅内压升高，使脑组织受压移位，甚至出现脑疝而危及生命。

表 10-5 脑脊液循环途径

　　　　　　　　室间孔　　　中脑水管　　　第四脑室正中孔
左、右侧脑室 ──→ 第三脑室 ──→ 第四脑 ──────────→ 室蛛网膜下隙 ──→
　　　　　　　　　第四脑室外侧孔 ──→ 蛛网膜粒 ──→ 上矢状窦 ──→ 颈内静脉

四、脑屏障

中枢神经系统内神经元的正常功能活动需要其周围的微环境保持一定的稳定性，而维持这种稳定性的结构称**脑屏障**（brain barrier）。它能选择性地允许某些物质通过，阻止另一些物质通过。按形态特点，脑屏障可分为血-脑屏障、血-脑脊液屏障和脑脊液-脑屏障 3 类。

D. 舌咽神经
E. 迷走神经

25. **不受**迷走神经支配的器官为
A. 肝
B. 胃
C. 乙状结肠
D. 横结肠
E. 空肠

26. 瞳孔散大是由于损伤了
A. 眼神经
B. 视神经
C. 动眼神经
D. 交感神经
E. 面神经

27. 内脏神经**不支配**
A. 平滑肌
B. 心肌
C. 骨骼肌
D. 胃腺
E. 汗腺

28. 支配三角肌的神经是
A. 肌皮神经
B. 腋神经
C. 胸背神经
D. 肩胛上神经
E. 桡神经

29. 支配肱二头肌的神经是
A. 正中神经
B. 尺神经
C. 肌皮神经
D. 腋神经
E. 桡神经

30. 坐骨神经支配
A. 股四头肌
B. 缝匠肌
C. 股二头肌
D. 臀大肌
E. 臀中肌

31. 下列哪一条传导束**不属于**锥体外系
A. 皮质→红核→脊髓束
B. 皮质网状脊髓束
C. 顶盖脊髓束
D. 前庭脊髓束

E. 皮质脊髓束

32. 只接受左侧皮质核束支配的是
A. 左侧展神经核
B. 右侧面神经核
C. 右侧舌下神经核
D. 左侧副神经核
E. 右侧动眼神经核

33. 瞳孔对光反射**不经过**
A. 动眼神经核
B. 动眼神经副核
C. 视束
D. 视交叉
E. 视神经

34. 内侧膝状体是
A. 听觉传导的中继站
B. 视觉传导的中继站
C. 听觉反射中枢
D. 视觉反射中枢
E. 味觉反射中枢

35. 供应内囊膝部和后肢的动脉是
A. 大脑前动脉
B. 大脑中动脉
C. 大脑后动脉
D. 基底动脉
E. 后交通动脉

36. 一患者左侧上、下肢痉挛性瘫痪，左侧躯体深、浅感觉障碍，双眼视野左侧同向性偏盲，试分析损伤了哪一部位
A. 左第四颈部脊髓节段半横断
B. 右侧中央前、后回
C. 右侧内囊后肢
D. 右侧皮质脊髓束与交叉前
E. 左侧皮质脊髓束与交叉后

37. 损伤视交叉中间部的交叉纤维可出现
A. 左眼全盲
B. 双眼视野左侧半偏盲
C. 右眼全盲
D. 双眼视野右侧半偏盲
E. 双眼视野颞侧偏盲

38. 右侧内囊膝部损伤时面肌瘫痪的部位是
A. 左侧睑裂以下
B. 右侧睑裂以下

C. 左侧睑裂以上
D. 右侧睑裂以上
E. 左侧全部表情肌
39. 属于下运动神经元的核团是
    A. 三叉神经中脑核
    B. 滑车神经核
    C. 红核
    D. 动眼神经副核
    E. 孤束核
40. 脑干的腹侧面观见不到
    A. 锥体交叉
    B. 延髓脑桥沟
    C. 基底沟
    D. 菱形窝
    E. 脚间窝
41. 大脑半球分为5叶，不包括
    A. 额叶
    B. 枕叶
    C. 颞叶
    D. 边缘叶
    E. 岛叶
42. 新纹状体由（ ）组成
    A. 豆状核和尾状核
    B. 尾状核和壳
    C. 壳和苍白球
    D. 苍白球和内囊
    E. 内囊和杏仁体
43. 通过海绵窦内侧壁的神经是
    A. 动眼神经
    B. 滑车神经
    C. 眼神经
    D. 上颌神经
    E. 展神经

四、问答题

1. 简述颈丛、臂丛、腰丛及骶丛的组成、位置及主要分支。
2. 试结合各神经丛主要分支的分布范围，描述神经损伤后的主要临床表现。
3. 试述交感神经与副交感神经在形态结构/支配对象上的主要区别。
4. 肱骨上、中、下端骨折，各可能会损伤什么神经？有何临床表现？
5. 臂丛的组成/位置和主要分支有哪些？
6. 腰丛位于何处？有哪些主要分支？
7. 试述坐骨神经的行程和分支。
8. 内脏神经与躯体神经的主要区别是什么？
9. 颈丛皮支和臂丛的阻滞麻醉应在何处进行？为什么？
10. 怎样寻找膈神经？膈神经损伤后有何后果？
11. 体表如何确定坐骨神经的行径？
12. 何谓瞳孔对光反射？右侧视神经损伤与右侧动眼神经损伤，瞳孔对光反射有什么不同？
13. 叙述角膜反射的概念及反射途径。
14. 试述内囊的位置和分部。
15. 大脑半球有哪几个面？哪几个叶？
16. 大脑皮质的躯体运动/躯体感觉视觉和听觉中枢各位于何处？
17. 基底核主要包括哪几个核？新、旧纹状体各由什么结构组成？
18. 试述躯干和四肢的痛温觉的传导通路。
19. 蛛网膜下隙和硬膜外隙各位于何处？
20. 试述营养大脑的动脉来源和分支分布。
21. 试述大脑动脉环的组成和意义。

（郭 兴 黄 铠 陆曲折）

第十一章 内分泌系统

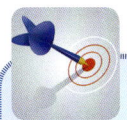

学习目标

掌握
内分泌系统的组成；甲状腺、甲状旁腺、肾上腺和脑垂体的位置、形态、微细结构及功能。

熟悉
内分泌腺的结构特点；下丘脑与垂体的功能联系。

了解
弥散神经内分泌系统的组成。

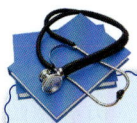

案例 11-1

肖某，女，25 岁，因心悸、怕热多汗，食欲亢进，消瘦无力，体重减轻，伴颈部增粗 3 个月来院就诊。既往体健，无特殊个人史。其姐有桥本甲状腺炎病史。

体格检查：T 37℃，P 108 次/分，R 20 次/分，BP 130/70mmHg。颈软，双侧甲状腺弥漫性 2 度肿大，质软，无压痛。心界不大，心率 108 次/分，二尖瓣区闻及 2 级收缩期杂音。脊柱四肢无畸形，双手细震颤。

实验室检查：TSH 0.005Miu/L，FT 310.9pmol/L，FT 446.7pmol/L。甲状腺摄碘率：2h 50.2%，6h 74.9%，24h 78.9%。甲状腺 B 超：双侧甲状腺弥漫性增大，血流丰富，内部回声欠均匀。

临床诊断：甲状腺功能亢进症

问题与思考：
甲状腺位于何处？微细结构如何？甲状腺激素由何细胞分泌，有何作用？患者为何会出现食欲亢进，体重减轻，消瘦？

内分泌系统是机体的重要调节系统，它与神经系统共同调节机体的生长发育和代谢，并维持内环境的稳定。内分泌系统由独立的内分泌腺和位于其他器官内的内分泌细胞团以及散在于全身各组织、器官内的内分泌细胞组成。内分泌腺包括甲状腺、甲状旁腺、肾上腺、脑垂体和松果体等，内分泌细胞团包括胰岛、黄体和睾丸间质细胞等（图 11-1）。

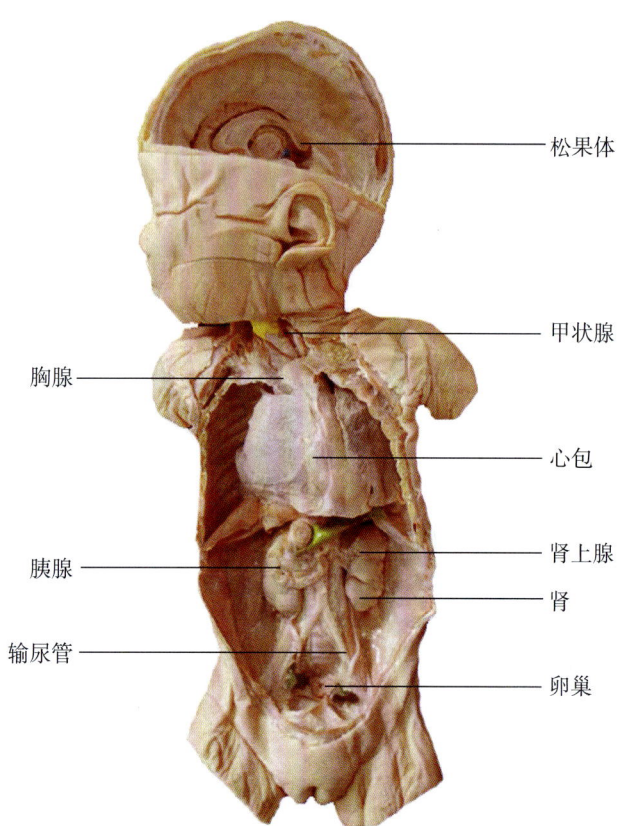

图 11-1　内分泌器官

内分泌腺的腺细胞排列成团索状或囊泡状，无导管，腺细胞间有丰富的毛细血管。内分泌腺所分泌的高效能的生物活性物质称**激素**（hormone）。可远距离作用于特定器官或细胞，也可近距离作用于邻近细胞或内分泌细胞本身。激素按其化学性质可分为含氮类激素和类固醇激素两大类。前者包括甲状腺激素、垂体激素、肾上腺髓质激素等，这些激素主要在腺细胞的粗面内质网和高尔基复合体内合成，其分泌颗粒有膜包被；后者主要包括肾上腺皮质激素和性激素等，这些激素主要在腺细胞的滑面内质网内合成，不形成有膜包被的分泌颗粒。

能够接受激素刺激的特定器官或细胞称**靶器官**（target organ）或**靶细胞**（target cell）。靶细胞具有与激素特异性结合的受体，它们通过靶细胞内不同的信号传导系统，作用于核内相应的基因，调控该基因的表达，产生相应的功能效应。

一、甲状腺

甲状腺（thyroid gland）位于喉下部、气管上部的两侧和前面，是人体最大的内分泌腺，平均重约 25g，棕红色。甲状腺略呈"H"形，由左、右两个侧叶和中间的峡部组成。甲状腺侧叶呈锥体形，贴于喉和气管上段的侧面，上端可达甲状腺软骨中部，下端可达第 5 或第 6 气管软骨高度。甲状腺峡连接两侧叶，位于 2~4 气管软骨间的前面，约有 2/3 的人由峡部向上伸出一个锥状叶，长短不一（图 11-2）。甲状腺的血液供应十分丰富，主要有成对的甲状腺上动脉和甲状腺下动脉。甲状腺静脉在甲状腺的表面和气管的前面形成静脉丛，由丛发出甲状腺上、中、下静脉，分别汇入颈内静脉和左头臂静脉。

甲状腺表面包有薄层结缔组织被膜，被膜发出小梁伸入腺实质，将实质分成许多分界不明显的小叶，每个小叶由 20~40 个滤泡构成。滤泡间有少量结缔组织和丰富的毛细血管，它们构成

甲状腺间质，其内有滤泡旁细胞。

(一) 甲状腺滤泡

甲状腺滤泡（thyroid follicle）大小不等，直径约0.02～0.90mm，呈圆形、椭圆形或不规则形，由单层上皮围成，腔内充满透明胶质。构成滤泡壁的细胞主要为滤泡上皮细胞（图11-3）。

滤泡上皮细胞（follicularepithelialCell）在光镜下通常为立方形，单层围成滤泡。功能活跃时，细胞呈高立方形；功能不活跃时，细胞呈矮立方形或扁平形。电镜下观察，滤泡上皮细胞游离面有少量微绒毛，侧面有紧密连接，基底部有少量质膜内褶；胞质内粗面内质网和高尔基复合体发达，线粒体和溶酶体较多，细胞顶部胞质内有许多分泌颗粒和胶质小泡（图11-4）。滤泡上皮

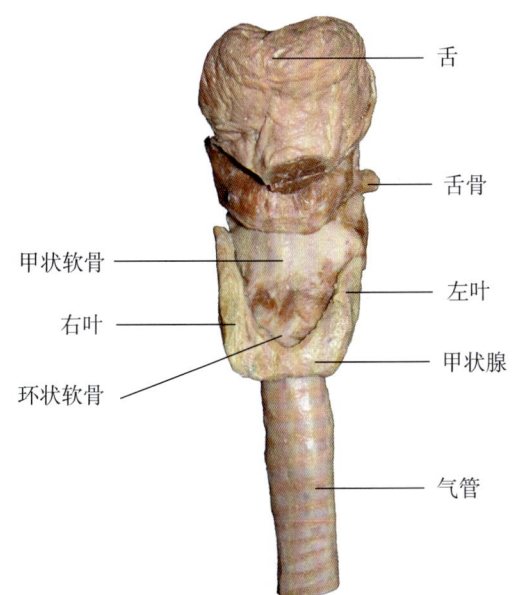

图11-2 甲状腺（前面观）

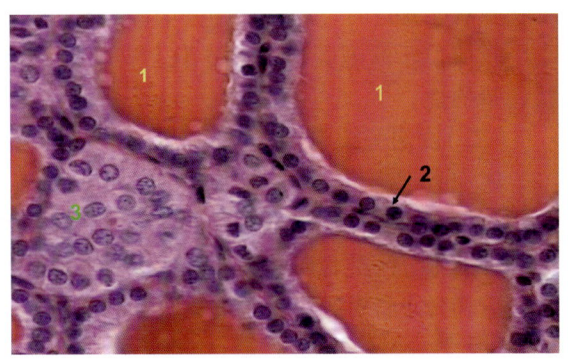

图11-3 狗甲状腺（高倍镜像）
1.胶质 2.滤泡上皮

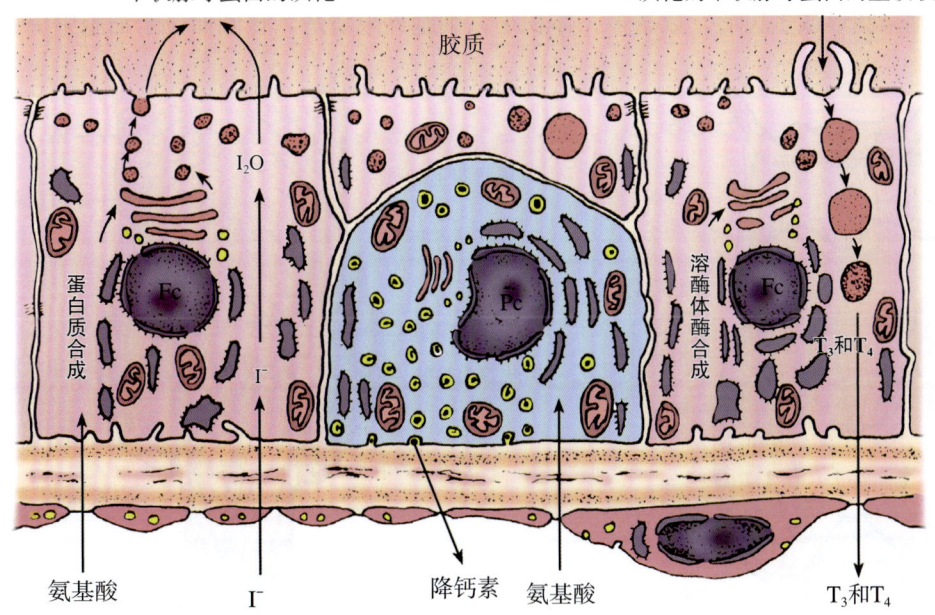

图11-4 甲状腺滤泡上皮细胞（Fe）和滤泡旁细胞（Pc）超微结构及激素合成与分泌模式图

细胞能合成和分泌**甲状腺激素**（thyraid hormone）。甲状腺激素的产生经过了合成、碘化、贮存、重吸收、分解和释放等复杂过程。滤泡上皮细胞从甲状腺毛细血管中摄取氨基酸和I，氨基酸在粗面内质网和高尔基复合体中加工、浓缩成甲状腺球蛋白前体后以分泌小泡的形式排入滤泡腔内，I 在过氧化物酶的作用下活化，并进入滤泡腔，与甲状腺球蛋白前体结合形成碘化的甲状腺球蛋白。贮存在滤泡腔内的碘化的甲状腺球蛋白可被滤泡上皮细胞以胞吞的形式摄入，形成胶质小泡。溶酶体与胶质小泡结合，将小泡内的碘化的甲状腺球蛋白分解成大量的甲状腺素（T_4）和少量的三碘甲腺原氨酸（T_3），经细胞基底部释放入毛细血管。

T_3 和 T_4 的主要作用是增强机体新陈代谢，提高神经兴奋性，促进生长发育。尤其对婴幼儿的骨骼生长和中枢神经系统发育影响显著。先天性甲状腺功能不全的婴儿，如出生后得不到足量的甲状腺激素补充，将出现长骨和脑的生长发育障碍而表现身材矮小，智力低下等现象，称呆小症。成人甲状腺功能低下则引起新陈代谢降低、毛发稀少、精神呆滞，发生黏液性水肿等。反之，甲状腺功能亢进时，新陈代谢率增高、神经兴奋性增强，会出现急躁易怒、怕热、多汗等症状。

胶质位于滤泡腔内，是滤泡上皮细胞的分泌物，即碘化的甲状腺球蛋白，在切片上呈均质状，嗜酸性。

（二）滤泡旁细胞

滤泡旁细胞位于滤泡上皮细胞之间或滤泡之间，锥体形，体积稍大，HE 染色切片中胞质着色浅，镀银染色切片中胞质可见黑色的嗜银颗粒。滤泡旁细胞分泌**降钙素**（calcitonin），通过促进成骨细胞分泌类骨质和钙盐沉着，抑制破骨细胞的生成和活动，减弱骨质内钙的溶解，并抑制胃肠道和肾小管对钙、磷等的重吸收，使血钙、血磷浓度降低。

二、甲状旁腺

甲状旁腺（parathyroid gland）呈扁椭圆形，淡棕黄色，每个重 30～50mg，位于甲状腺两侧叶后面，上、下各一对（图 11-5）。甲状旁腺表面包有薄层结缔组织被膜，被膜少量结缔组织伸入腺体内形成小梁，小梁与其中的血管、神经等构成间质。甲状旁腺实质由主细胞和嗜酸性细胞组成（图 11-6）。

（一）主细胞

主细胞呈圆形或多边形，数量多，体积小，细胞界限清楚，核圆而位于细胞中央，HE 染色

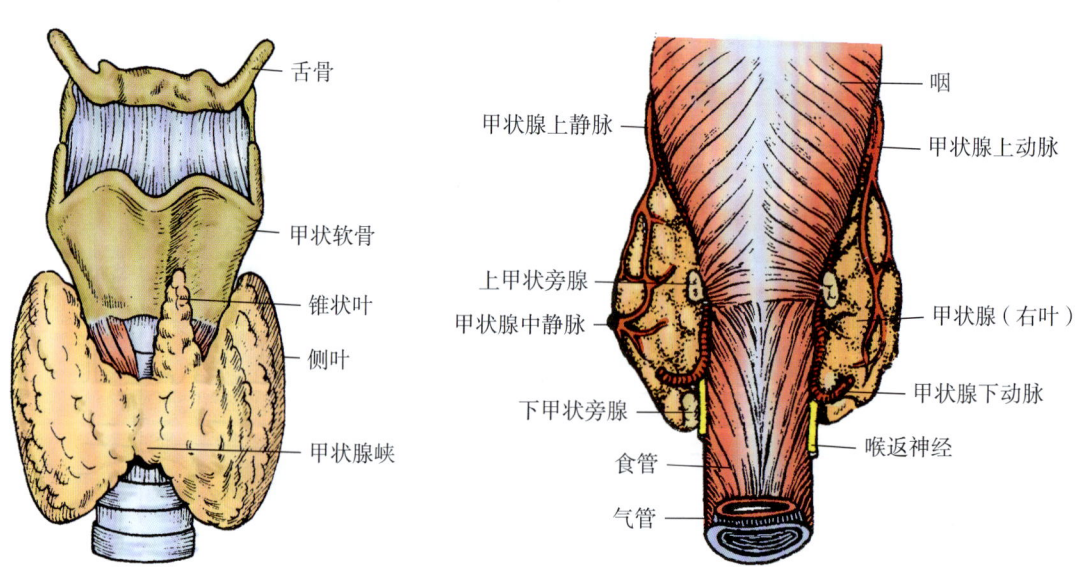

图 11-5　甲状腺和甲状旁腺（后面观）

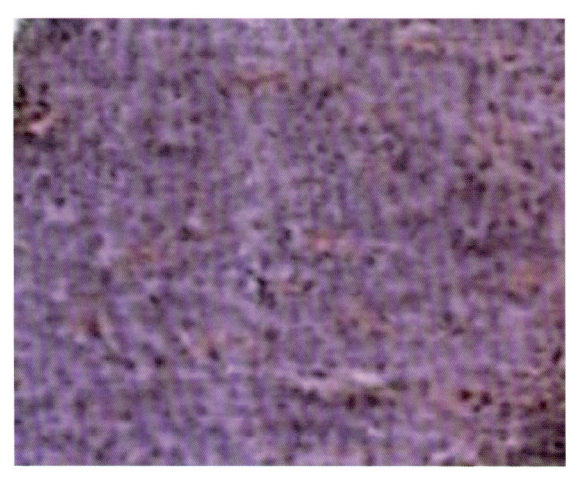

图 11-6 猴甲状旁腺光镜像

胞质着色浅。电镜下，胞质内含有大量粗面内质网、高尔基复合体和膜包分泌颗粒。

主细胞分泌**甲状旁腺激素**（parathyroid hormone，PTH）。甲状旁腺激素的主要靶器官是骨和肾，它使骨细胞内的钙通过钙泵转至细胞外液，并使破骨细胞增生导致骨盐溶解，同时促进肾小管对钙的吸收，从而使血钙浓度升高。人体血钙水平的稳定受甲状旁腺激素和降钙素的共同调节。

（二）嗜酸性细胞

嗜酸性细胞为多边形，数量少，体积大，细胞单独或成群分布，胞质含许多嗜酸性颗粒，其功能意义不明。

三、肾上腺

肾上腺（suprarenal gland）位于腹膜后间隙内，附于肾上端的内上方，为成对器官。右肾上腺呈扁平三角形，左肾上腺呈半月形，重约 7g，棕黄色。肾上腺表面有结缔组织被膜，周围有较多的脂肪，其中少量结缔组织伴随血管和神经深入实质，构成分布在细胞团、索之间的间质。肾上腺实质由周边的皮质和中央的髓质构成。

（一）皮质

皮质约占肾上腺体积的 80%~90%，新鲜时呈浅黄色，其细胞分泌类固醇激素。根据皮质细胞的形状、排列和功能的不同，由外向内可分为 3 个带，即球状带、束状带和网状带（图 11-7，图 11-8）。

1. **球状带**（zona glomerulosa） 紧靠被膜下方，较薄，占皮质总厚度的 15%。球状带细胞集合成球团状，细胞体积较小，呈圆形、矮柱状或锥形，核小，染色深，胞质较少，弱嗜酸性，含有大量的线粒体、滑面内质网和少量脂滴。细胞团间有窦状毛细血管和少量结缔组织。

球状带分泌盐皮质激素，主要为醛固酮，能调节机体的水盐代谢，如促进肾远曲小管和集合管重吸收 Na^+ 和排出 K^+，刺激胃黏膜和汗腺吸收 Na^+，使血中 Na^+ 浓度升高，K^+ 浓度降低。若盐皮质激素分泌增多，可形成原发性或继发性醛固酮增多症，临床上出现高 Na^+、低 K^+、水肿及高血压等症状。

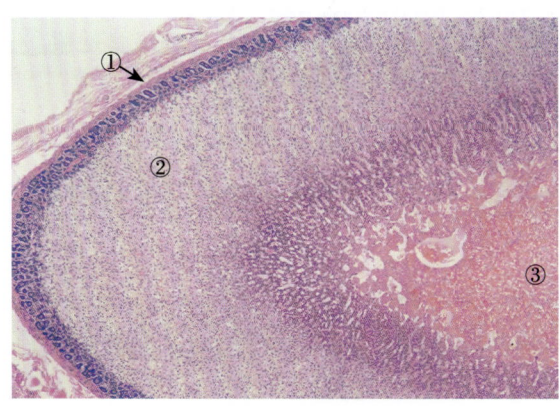

图 11-7 猴肾上腺低倍镜光镜像
1.被膜 2.皮质 3.髓质

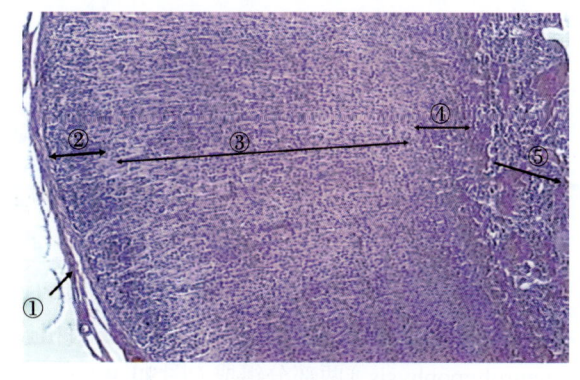

图 11-8 猴肾上腺高倍镜光镜像
1.被膜 2.球状带 3.束状带 4.网状带 5.髓质

2. **束状带**（zona fasciculata）位于球状带深面，占皮质总厚度的78%。束状带细胞集合成索状伸向髓质，细胞体积大，界限清楚，呈多边形，含较多脂滴，核圆形，较大，着色浅，位于细胞中央。

束状带分泌糖皮质激素，主要为皮质醇和皮质酮，可促使蛋白质及脂肪分解并转变成糖，还有抑制免疫应答和抗炎等作用。若糖皮质激素分泌过多或临床过量应用，患者可出现向心性肥胖、满月脸、多毛和腹壁紫纹等一系列库欣病症状。

3. **网状带**（zona reticularis）位于皮质最内层，紧靠髓质，占皮质总厚度的7%。网状带细胞呈索状排列并吻合成网，细胞体积较小，呈多边形或矮柱状，核小，染色深，胞质内脂滴少而小。

网状带分泌性激素，主要分泌雄激素，也分泌少量雌激素和糖皮质激素。在女性，若发生网状带细胞瘤，会导致体内雄激素分泌过多，患者可出现多毛、闭经、声音低沉、肌肉增粗、阴蒂肥大等男性化症状。

（二）髓质

髓质位于肾上腺的中央，约占肾上腺体积的10%~20%。髓质细胞排列成团状或索状，其间有结缔组织及丰富的窦状毛细血管、成束的无髓神经纤维和少量单个或成簇的交感神经节细胞，其细胞体积大，核圆形，核仁明显。

髓质细胞呈圆形或多边形，胞质嗜碱性。经铬盐固定的标本，胞质内可见黄褐色颗粒，故髓质细胞又称**嗜铬细胞**（chromaffin cell）。电镜下，可见胞质内有粗面内质网、高尔基复合体和膜包分泌颗粒。根据分泌颗粒内所含激素的不同，髓质细胞又分为肾上腺素细胞和去甲肾上腺素细胞两种。

1. **肾上腺素细胞** 数量多，约占肾上腺髓质细胞的80%，分泌肾上腺素。该激素能使心率加快、心肌收缩力增强、心输出量增加、心脏和骨骼肌的血管扩张，故临床上常用做"强心剂"。

2. **去甲肾上腺素细胞** 数量较少，约占肾上腺髓质细胞的20%，分泌去甲肾上腺素。该激素对心脏的作用不如肾上腺素，主要使全身小血管收缩，升高血压，故临床上常用作"升压药"。

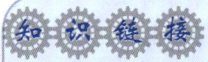

嗜铬细胞瘤

肾上腺髓质的嗜铬细胞过度增生可引起嗜铬细胞瘤，嗜铬细胞瘤能自主分泌儿茶酚胺，包括肾上腺素、去甲肾上腺素以及多巴胺。肿瘤持续释放大量儿茶酚胺，促使血压升高、心动过速、心律失常及血糖升高。持续性高血压，可导致全身组织器官受损，以心肌受累最为重要。因为本病发作时有引起急症意外的危险，加之尚有一部分为恶性嗜铬细胞瘤，故应及早诊治。

四、垂体

垂体（hypophysis）位于颅中窝蝶骨体的垂体窝内，为一椭圆形小体，重约0.5g，表面包以薄层结缔组织被膜，顶部借漏斗与下丘脑相连。垂体由**腺垂体**（adenohypophysis）和**神经垂体**（neurohypophysis）两部分组成（图11-9，表11-1）。

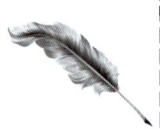

表 11-1 垂体的分部

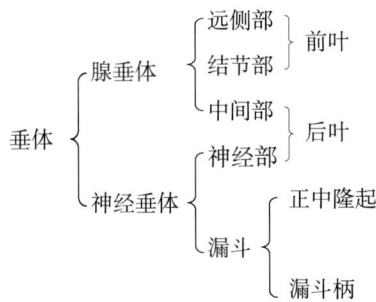

(一) 腺垂体

1. **远侧部**(pars distalis)是垂体的主要部分,体积较大,约占垂体的75%。腺细胞成团索状排列,细胞间有丰富的毛细血管和少量的结缔组织。根据腺细胞的 HE 染色性质可分为嗜酸性细胞、嗜碱性细胞和嫌色细胞(图 11-10)。

(1) **嗜酸性细胞**:数量多,体积大,直径约为 15~20μm,细胞呈圆形或多边形,胞质内充满粗大的嗜酸性颗粒。根据嗜酸性细胞所分泌的激素不同又分为两种。

1) **生长激素细胞**:量多,分泌**生长激素**(growth hormone,GH),能促进机体的生长和代谢,特别是刺激骺软骨细胞增生,促进骨骼生长。如分泌过盛,在幼年引起巨人症,在成人则发生肢端肥大症;如幼年时生长激素分泌不足可导致垂体性侏儒症。

2) **催乳激素细胞**:分泌**催乳激素**(prolactin,GRL),能促进乳腺发育和乳汁分泌。

(2) **嗜碱性细胞**:数量最少,占远侧部细胞的 10% 左右。细胞大小不一,胞质内有嗜碱性颗粒。根据嗜碱性细胞所分泌的激素不同又分为 3 种。

1) **促甲状腺激素细胞**:呈多角形,颗粒较小,分泌**促甲状腺激素**(thyroid stimulating hormone,TSH),促进甲状腺滤泡上皮细胞增生以及甲状腺激素的合成和分泌。

2) **促肾上腺皮质激素细胞**:呈多角形,分泌颗粒大,分泌**促肾上腺皮质激素**(adreno-

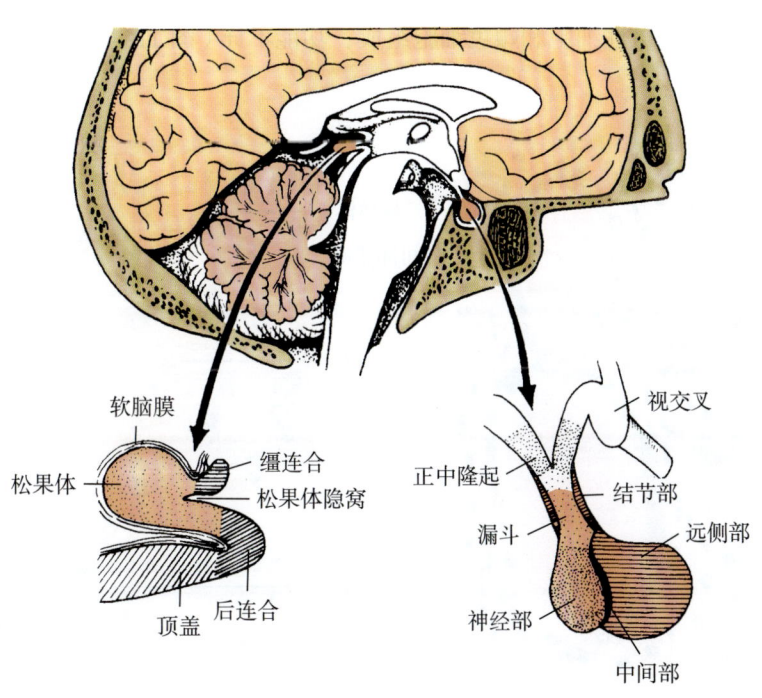

图 11-9 垂体的位置及分部

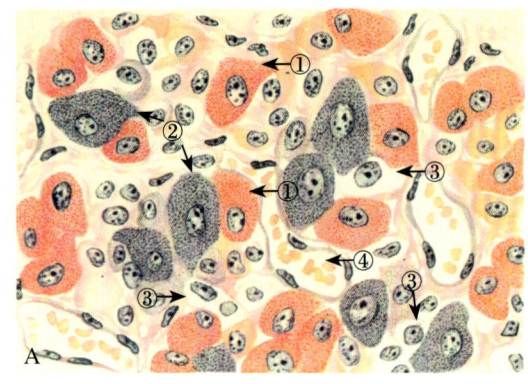
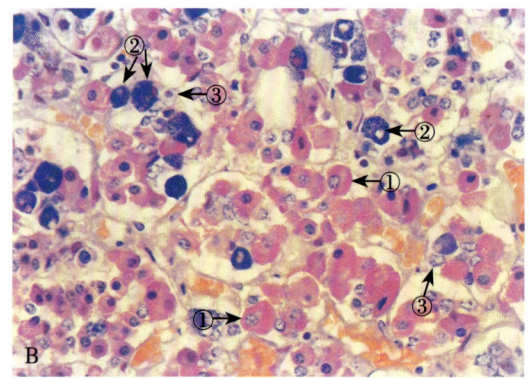

图 11-10　腺垂体远侧部
A.高倍光镜模式图　B.高倍光镜像
1.嗜酸性细胞 2.嗜碱性细胞 3.嫌色细胞 4.毛细血管

corticotropichormone，ACTH），主要促进肾上腺皮质束状带细胞分泌糖皮质激素，也有促进促黑素细胞产生黑色素的作用。

3）**促性腺激素细胞**：细胞体积较大，呈圆形或椭圆形，分泌颗粒中等大小，分泌**促卵泡激素**（follicle stimulating hormone，FSH）和**黄体生成素**（luteinizing hormone，LH）。促卵泡激素在女性促进卵泡发育，在男性则刺激生精小管支持细胞合成雄激素结合蛋白，促进精子发生。黄体生成素在女性促进排卵和黄体形成，在男性则刺激睾丸间质细胞分泌雄激素，故又称间质细胞刺激素。促性腺激素分泌亢进时，可发生性早熟，分泌不足时，可导致弗勒赫利希综合征（肥胖生殖无能综合征）。

（3）**嫌色细胞**：数量最多，约占腺垂体细胞总数的50%。细胞体积小，呈圆形或多角形，胞质少，染色浅，细胞界限不清楚。光镜下未见分泌颗粒，但电镜下可见多数胞质中含少量分泌颗粒。目前认为它们是嗜色细胞的前体细胞或脱颗粒状态。

2. **中间部**（pars intermedia）　是位于远侧部和神经部间的狭长部分，主要由一些大小不等的滤泡以及成束排列的嗜碱性细胞和嫌色细胞组成，功能不详（图11-11）。

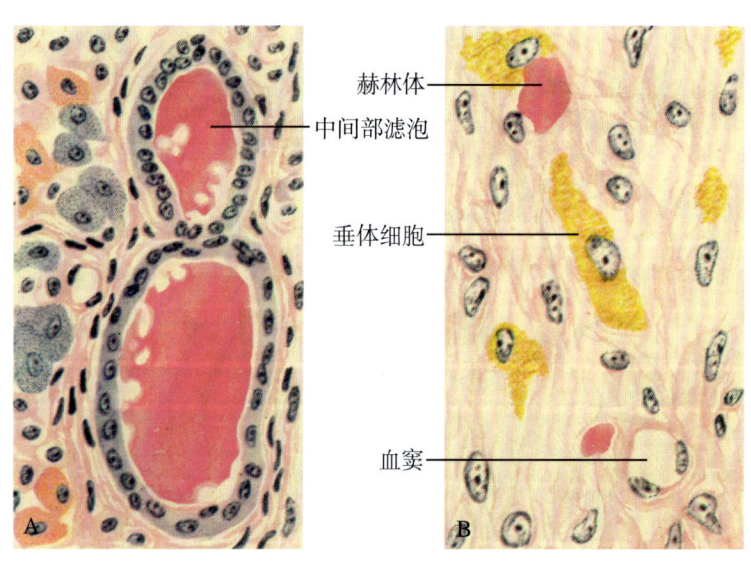

图 11-11　腺垂体中间部（A）和神经部（B）光镜结构模式图

3. 结节部（pars tuberalis） 是从腺垂体向上延伸、扩展并包绕漏斗柄及正中隆起的薄层组织。结节部含有丰富的纵形毛细血管。腺细胞主要为嫌色细胞，也有少量嗜酸性和嗜碱性细胞。

（二）神经垂体

神经垂体属神经组织，由大量无髓神经纤维和神经胶质细胞组成，其间有丰富的窦状毛细血管和少量网状纤维（图11-12）。无髓神经纤维主要来自于下丘脑的视上核和室旁核，并运输视上核和室旁核分泌的激素至神经垂体。神经胶质细胞又称垂体细胞，具有支持和营养神经纤维的作用。HE染色切片中，可见一些大小不等、均质状的嗜酸性团块，称**赫林体**（Herring body），电镜下为轴突内分泌颗粒大量聚集的部位。

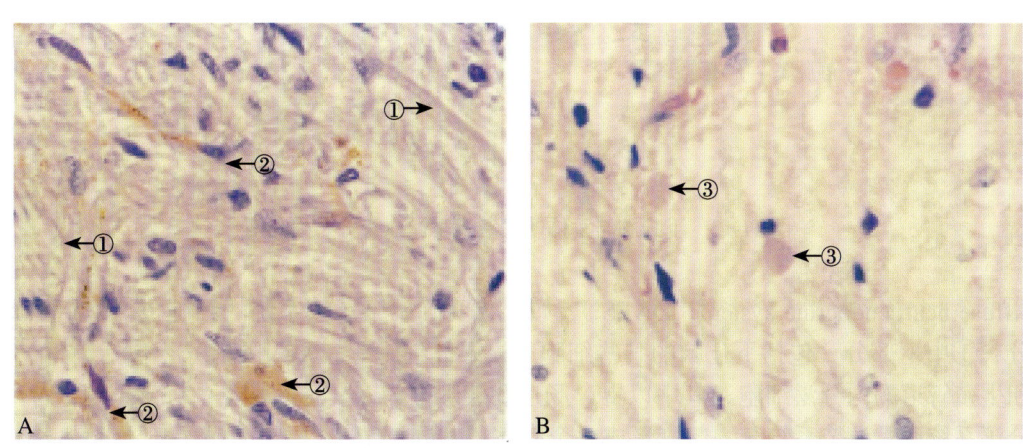

图11-12 人垂体神经部光镜像
1.无髓神经纤维 2.垂体细胞 3.赫林体

神经垂体不含腺细胞，本身不具有分泌功能，主要是储存、释放视上核分泌的**升压素**（vasopressin, VP）和室旁核分泌的**催产素**（oxytocin, OXT）。加压素能引起小动脉和毛细胞血管收缩，升高血压，又能促进肾远曲小管和集合管对水的重吸收，减少尿量，因此升压素又称**抗利尿激素**（antidiuretic hormone, ADH）。当抗利尿激素分泌不足时，尿量极多，称尿崩症。催产素主要促进子宫平滑肌收缩，加速分娩过程。

（三）下丘脑与垂体的联系

下丘脑与垂体在结构和功能上既有直接联系，又有间接联系（图11-13）。

1. 直接联系 下丘脑与神经垂体直接相连，其中下丘脑视上核和室旁核的神经元轴突经漏斗直达神经部，形成下丘脑神经垂体束，直接参与构成神经垂体。下丘脑神经垂体束可将下丘脑神经核所分泌的激素直接运输到神经垂体，在神经垂体内贮存并释放入血液，作用于靶细胞。因此，下丘脑与神经垂体是结构和功能的统一体。

2. 间接联系 下丘脑与腺垂体主要通过垂体门脉系统来实现间接联系。垂体门脉系统由初级毛细血管（漏斗处）、垂体门微静脉和次级毛细血管（远侧部）构成。下丘脑弓状核分泌的释放激素和释放抑制激素可通过垂体门脉系统到达腺垂体来调节腺垂体内各种细胞的分泌活动。

五、弥散神经内分泌系统

目前把具有内分泌功能的神经元和散在分布于机体各器官内的内分泌细胞，即摄取**胺前体脱羧细胞**（amine pre-cursor uptake and decarboxylation cell, APUD），统称为**弥散神经内分泌系**

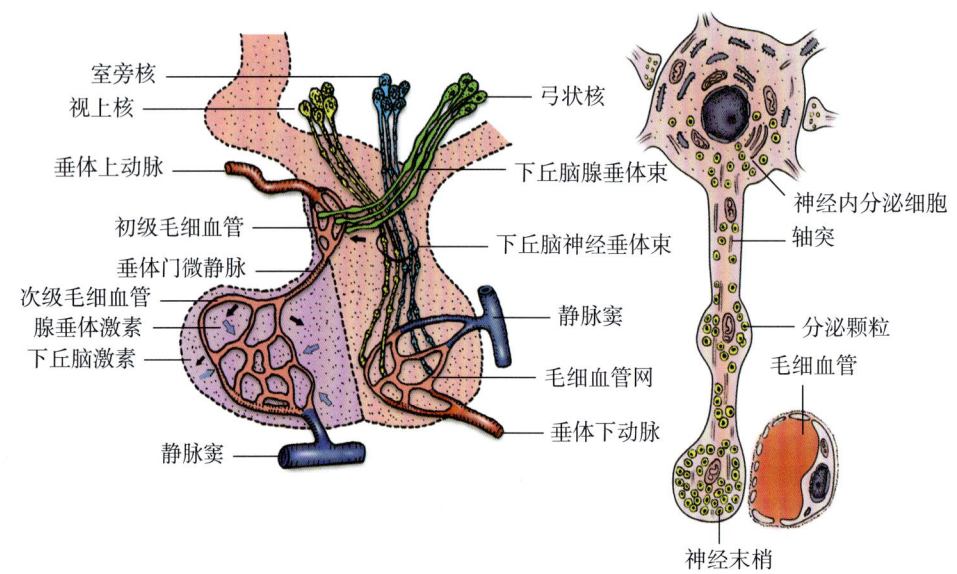

图 11-13 下丘脑与垂体的关系及垂体血管分布模式图

统（diffuse neuroendocrine system，DNES）。如今，明确属于这一系统的细胞包括中枢和周围两大部分：①中枢部分，包括下丘脑的某些细胞和松果体细胞等；②周围部分，包括消化、呼吸、泌尿和生殖管道的内分泌细胞，其中以胃、肠道和胰腺内为多。弥散神经内分泌系统把神经系统和内分泌系统两大调节系统统一起来形成一个整体，共同调节和控制机体的生理活动。

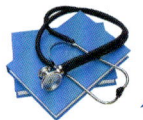

自测题

一、名词解释

嗜铬细胞

二、填空题

1. 甲状腺滤泡壁由_____和_____两种细胞构成，合成和分泌甲状腺激素的细胞是_____，合成和分泌降钙素的细胞是_____。

2. 肾上腺皮质由浅入深分为_____、_____和_____3带。分别分泌_____、_____、_____和_____激素。

3. 腺垂体嗜碱性细胞根据其分泌的激素不同，可以分为_____、_____和_____3种细胞。

三、选择题

1. 关于内分泌腺的描述，以下哪项错误
   A. 腺细胞排成团、索状或囊泡状
   B. 腺组织含丰富的毛细血管
   C. 腺细胞含丰富的粗面内质网和游离核糖体
   D. 无导管
   E. 分泌激素

2. 腺垂体细胞**不分泌**
   A. 促甲状腺激素
   B. 抗利尿激素

C. 催乳素
D. 生长激素
E. 促性腺激素
3. 关于神经垂体的描述，哪项**错误**
A. 有丰富的无髓神经纤维
B. 有大量的垂体细胞
C. 有团块状的赫林体
D. 有丰富的毛细血管
E. 能分泌抗利尿激素和催产素
4. 幼年时甲状腺激素分泌不足可能引起
A. 侏儒症
B. 呆小症
C. 巨人症
D. 肢端肥大症
E. 甲状腺功能亢进

四、问答题

1. 临床上甲状腺肿大主要考虑哪些疾病？做甲状腺次全切除术，为什么要避免切除甲状腺侧叶的后部？
2. 描述肾上腺皮质的微细结构与功能。
3. 某女性因出现月经失调及说话声音低沉、长胡须等明显男性化体征，试估计哪些内分泌腺可能发生病变？
4. 说出腺垂体远侧部的细胞组成与功能。
5. 解释呆小症、侏儒症、巨人症、肢端肥大症与尿崩症的产生原因并说出其临床表现。

（蒋 洁）

第十二章 人体胚胎学总论

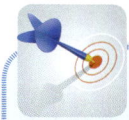

学习目标

掌握
人体胚胎学的研究内容与胚胎发育分期；受精和植入的定义、部位、条件、过程与意义；三胚层的形成与分化；胎膜和胎盘的形态、结构与功能。

熟悉
胚胎龄的计算和预产期的推算；胎儿血液循环及出生后的变化；蜕膜的形成和结构变化。

了解
双胎及多胎的形成原因；畸形产生的可能因素；计划生育有关的基本理论知识。

第一节 概　述

人体胚胎学（human embryology）是研究人体胚胎发生、发育过程及其演变规律的科学，其内容主要包括生殖细胞的发生、受精、植入、早期人胚建立和胚胎发育过程等。

人体胚胎发育开始于受精卵，终止于胎儿出生，历时 38 周（266 天），通常分为 3 个阶段：①**胚前期**（pre-embryonic period），人胚发育前 2 周，此期完成受精，并形成二胚层胚盘；②**胚期**（embryonic period），第 3~8 周，此期完成三胚层的形成和分化，并建立器官原基；③**胎期**（fetal period），第 9~38 周，此期胎儿逐渐长大，各器官、系统继续发育，多数器官出现不同程度的功能活动。

在医学科学中，胚胎学与细胞学、组织学、遗传学、病理学、分子生物学等基础学科联系密切，同时也为妇产科学、矫形外科学、儿科学、肿瘤学等临床学科提供了必要的理论基础。胚胎学的实用价值还体现于临床应用方面，如孕期保健指导，异常妊娠的正确诊断，先天性畸形的预防、检测，不孕症与试管婴儿等。

第二节 生殖细胞与受精

生殖细胞又称**配子**（gamete），包括精子和卵子。生殖细胞经两次减数分裂后成为单倍体细胞，含有 23 条染色单体。单倍体的精子和卵子结合形成受精卵，个体发育即开始。

一、生殖细胞的发生与成熟

(一) 精子的发生与成熟

睾丸生精小管内发育形成的精子,其核型为 23,X 或 23,Y。生精小管内的精子在形态结构上已发育成熟,但无定向运动能力。精子进入附睾管中停留 2~3 周,在附睾上皮分泌物及雄激素作用下,获得定向运动能力,达到功能上的成熟。由于精液内有一种糖蛋白包裹于精子头部,阻止了顶体酶释放,因此射出精液中的精子虽有定向运动能力,却无穿越放射冠及透明带的能力。精子在通过女性生殖管道时,头部糖蛋白被女性子宫和输卵管上皮细胞所分泌的酶降解,精子最终获得释放顶体酶、穿越放射冠和透明带的能力,此过程称**获能**(capacitation)。精子在女性生殖管道内维持有效受精能力约 24h 左右,其受精能力与女性生殖管道内部环境有密切关系(图 12-1)。

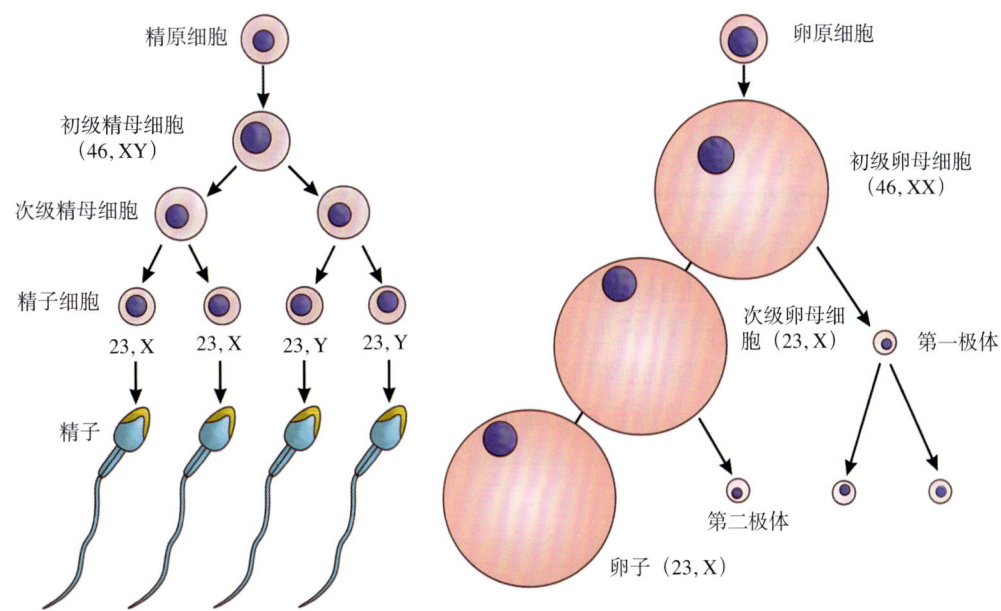

图 12-1 生殖细胞的发生示意图

(二) 卵子的发生与成熟

卵子的发生随着卵巢中卵泡的发育一并进行。胚胎时期,卵原细胞经有丝分裂,数量增加。胎儿出生前,全部卵原细胞体积增大,且进行核内 DNA 复制,形成 46,XX 的初级卵母细胞。进入青春期后,在腺垂体促性腺激素的作用下,初级卵母细胞分批发育,在排卵前完成第一次减数分裂,生成 1 个体积较大的 23,X 次级卵母细胞和 1 个体积较小的第一极体。排卵后,次级卵母细胞经腹膜腔被输卵管漏斗部吸入并送入输卵管壶腹部。次级卵母细胞在输卵管壶腹部与精子相遇后完成第二次减数分裂,形成 1 个成熟的 23,X 卵子和 1 个小的第二极体(图 12-1)。若卵细胞未能与精子相遇,则 12~24h 后退化,并随月经排出体外。

二、受精

精子与卵子相互融合生成受精卵的过程**受精**(fertilization)。正常的受精部位在输卵管壶腹部。

(一) 受精的条件

1. 男、女生殖管道必须畅通 子宫位置后倾、子宫附件炎、输卵管粘连或狭窄均影响受精或导致输卵管妊娠。

2. 必须有足够数量的精子 正常情况下,精子数约为 $1×10^8$/ml 精液。如果每毫升精液内的精子数低于 500 万个,可造成男性不育。

3. 精子的形态结构必须发育正常 精子必须有活跃的直线运动能力和爬高运动能力,如精子活动能力明显减弱或精液中畸形精子(如小头、双头、双尾等)的数量超过 20%,可引起男性不育。

4. 卵细胞发育正常并在 12~24h 内与精子相遇。

5. 卵巢雌激素、孕激素分泌正常 卵巢分泌功能紊乱将影响输卵管的活动及受精过程。

(二)受精的过程

受精是一个连续的过程,可分以下几个阶段(图 12-2)。

1. 精子穿越透明带和放射冠 当获能精子接触放射冠时,顶体酶被激活并释放出来。顶体酶解离放射冠并消化透明带,打开一个只能允许一个精子进入次级卵母细胞的通道,精子经此通道与次级卵母细胞接触。

2. 精卵融合与透明带反应 当精子与卵细胞接触时,精子头部紧贴次级卵母细胞表面,二者细胞膜融合,随即精子头部核物质和部分尾部胞质进入次级卵母细胞内。在精、卵质膜接触的瞬间,次级卵母细胞活化,其浅层胞质内的皮质颗粒立即释放酶类水解透明带的 ZP3 精子受体蛋白,使透明带的结构及化学成分发生变化,称**透明带反应**(zona reaction)。发生透明带反应后,其他精子不能识别透明带,从而阻止了精子重复穿越,保证了人类单精受精。极少数情况下,两个精子同时进入卵子内,形成三倍体细胞的胚胎,而这种胚胎或中途流产,或出生后很快夭亡。

3. 雌、雄原核形成、融合 精子进入卵子后,次级卵母细胞完成第二次成熟分裂,形成一个成熟卵细胞并排出第二极体,卵细胞核形成**雌原核**(female pronucleus),精子细胞核膨大形成**雄原核**(male pronucleus)。雌、雄原核相互靠拢,核膜消失,二者的染色体混合,形成二倍体

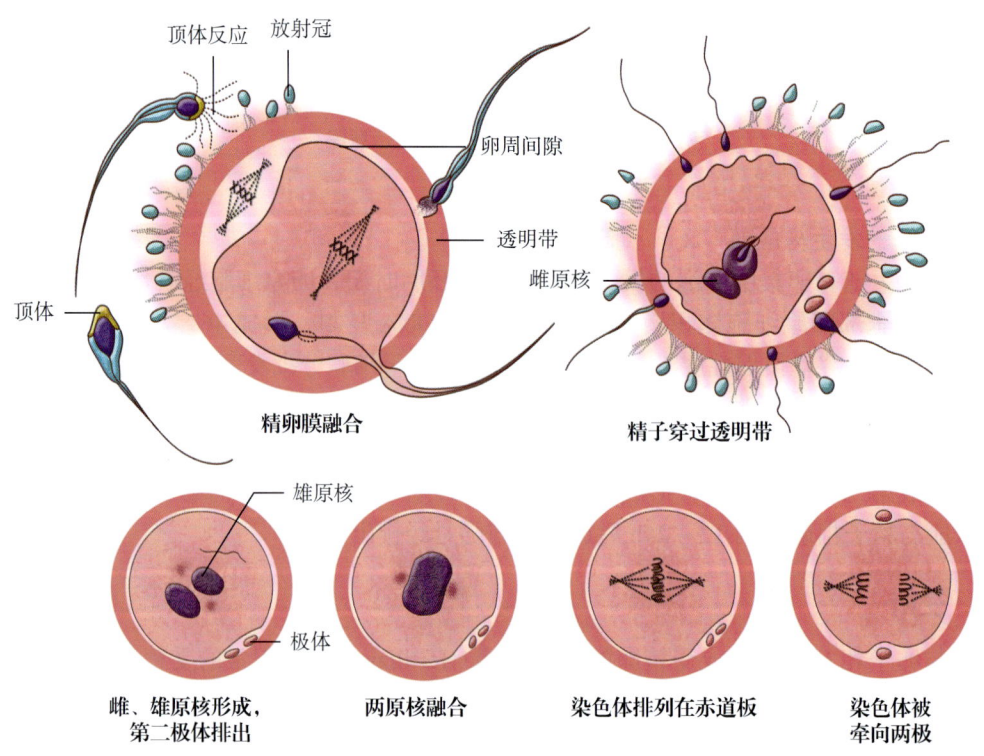

图 12-2 受精过程示意图

的**受精卵**（fertilized ovum），受精完成。

（三）受精的意义

1. 激发卵裂　受精卵形成后，其受精卵内储备的发育信息从关闭状态诱发为激活状态，受精卵迅速分裂和分化，直至形成新个体。

2. 维持物种的稳定性和延续性　精子与卵子结合后，受精卵恢复为二倍体，维持了物种的稳定性和延续性。但在精子与卵子成熟过程中，遗传物质经过重新组合，使新个体既有双亲的遗传特性，又有不同于亲代的特异性。

3. 决定胎儿遗传性别　含 X 染色体的精子与卵子结合，受精卵核型为 46，XX，胚胎将发育为女性；含 Y 染色体的精子与卵子结合，受精卵核型为 46，XY，胚胎将发育为男性。

（四）人工授精与试管婴儿

人工授精是采用人工的方法使精子和卵子结合，可分为体内和体外两种。体内人工授精是把精液注入正处于排卵前期的女性生殖管道内，使精子与卵子结合成受精卵，并在母体内发育成胎儿。体外人工授精即"试管婴儿"，是采用人工方法取出卵子放入试管内，使其与获能的精子在试管内受精形成受精卵，约一周形成胚泡后，再将其植入母体正处于分泌期的子宫内而发育成胎儿。

> **知识链接**
>
> 1978 年 7 月 25 日世界上第一例试管婴儿在英国诞生，1988 年北京北医三院成功诞生了我国第一例试管婴儿。美国如今每年有 3 万多名试管婴儿诞生，全世界试管婴儿已超过 30 万例。近年来，体外受精技术又有新的发展，卵母细胞单精子显微注射术成为第二代技术。早胚优选，胚胎移植术可能成为第三代技术。体外受精技术的开展，为广大不育症人群带来了福音。

第三节　卵裂、胚泡形成与植入

受精完成后，受精卵发生连续的有丝分裂，并逐步向子宫腔方向运行。受精后第 5 天，胚泡形成，受精后第 12 天，胚泡埋入子宫内膜。

一、卵裂与胚泡形成

（一）卵裂

受精卵进行的有丝分裂称**卵裂**（cleavage）。卵裂在受精后约 24h 左右开始，卵裂形成的子细胞称**卵裂球**（blastomere）。卵裂在透明带内进行，多次卵裂后，卵裂球数目不断增加，而胞体越来越小。受精后第 3 天形成了 12~16 个卵裂球组成的实心细胞团，形似桑椹，故称**桑椹胚**（morula）（图 12-3）。

（二）胚泡形成

桑椹胚细胞继续增殖、分裂，细胞间开始出现小的腔隙。受精后第 5 天，卵裂球数目已有 100 多个，此时细胞间腔隙已融合成一个大腔，原实心的桑椹胚演变为中空的泡状结构，称**胚泡**（blastocyst），此时胚泡已进入子宫腔。胚泡由 3 部分组成（图 12-4）。

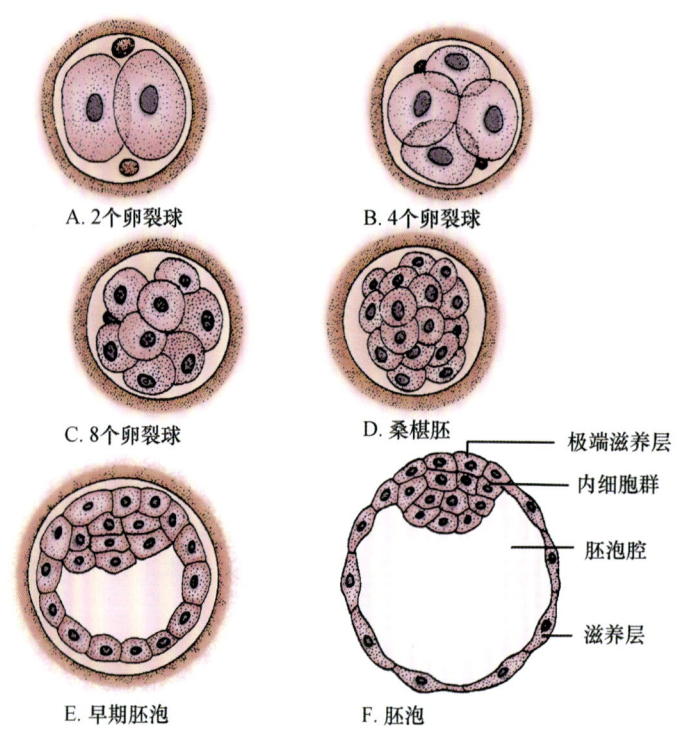

图 12-3　卵裂与胚泡形成示意图

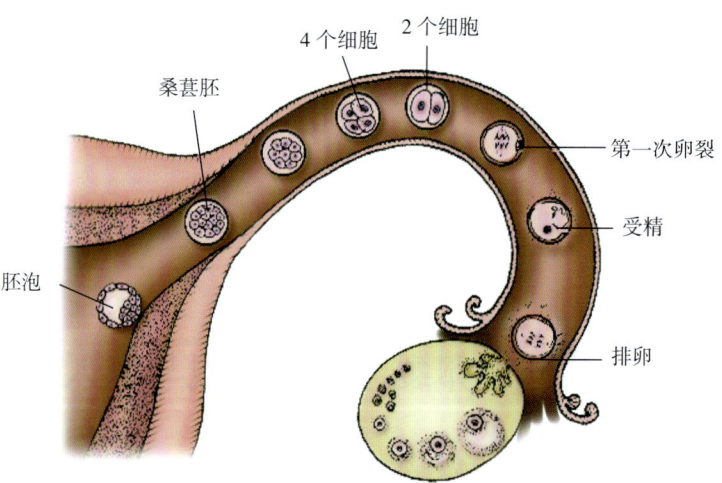

图 12-4　排卵、受精、卵裂和胚泡植入示意图

1. **滋养层**（trophoblast）由单层扁平细胞围成，构成胚泡壁。
2. **胚泡腔**（blastocyst cavity）由滋养层围成的腔，内有胚泡液。
3. **内细胞群**（inner cell mass）胚泡腔一侧的细胞群，是人胚发育的原基。覆盖在内细胞群外面的滋养层，称**极端滋养层**（polar trophoblast）。随着胚泡的增大，其外面的透明带变薄，继而消失。

二、植入

胚泡逐渐埋入子宫内膜的过程，称**植入**（implantation），又称**着床**（imbed）。植入于受精后第 5~6 天开始，第 11~12 天完成。

(一)植入的过程、部位和条件

1. 植入过程 透明带消失后,胚泡极端滋养层与子宫内膜接触,并分泌蛋白酶溶解与其接触的内膜组织,使子宫内膜出现缺口。胚泡沿着缺口逐渐侵入子宫内膜功能层。胚泡全部埋入子宫内膜后,缺口处被周围上皮修复,植入完成(图12-5)。胚泡植入不宜过深,否则会造成分娩时胎盘滞留而大出血。

2. 植入部位 通常在子宫体前、后壁和子宫底部。若植入靠近子宫颈处将形成前置胎盘,这种情况常在分娩时发生大出血,故多行剖宫产。若植入发生在子宫以外,称宫外孕。有大约95%的宫外孕发生于输卵管,也有宫外孕发生于卵巢、腹膜、肠系膜等处。多数宫外孕胚胎早期死亡并被吸收,少数发育较大后出现破裂而引起大出血(图12-6)。

3. 植入条件 正常植入需具备下述条件:①胚泡必须发育良好;②胚泡必须适时进入子宫腔,透明带及时溶解消失;③子宫内环境正常;④子宫内膜必须处于分泌期。口服避孕药或在宫

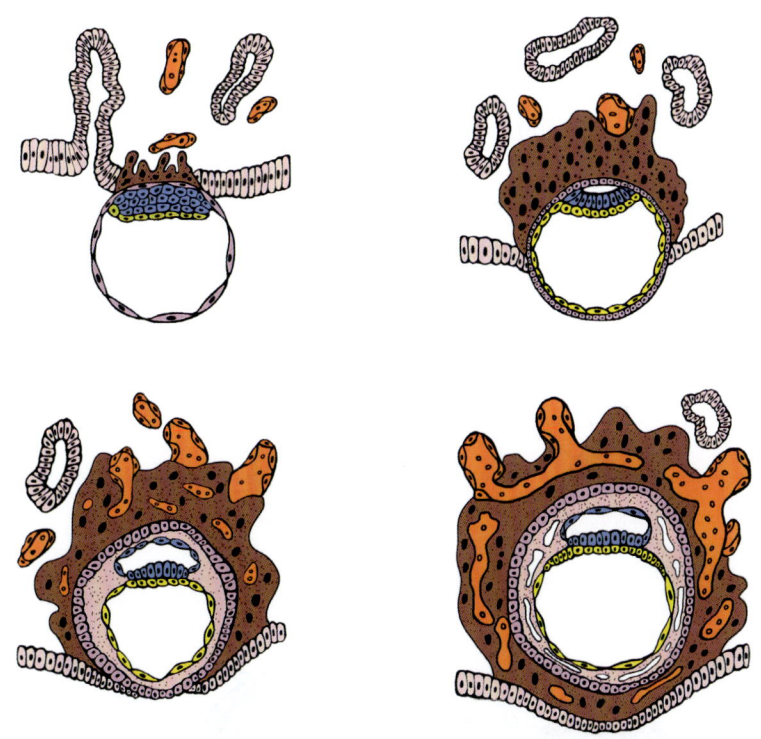

图 12-5 人胚泡植入过程示意图

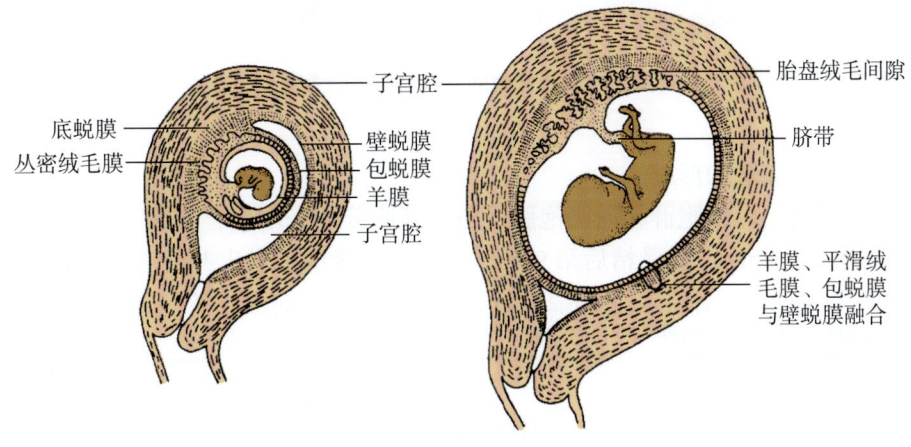

图 12-6 人胚植入部位与子宫蜕膜关系示意图

腔内放置节育环等，均可破坏植入条件而达到避孕目的。

4. 植入后子宫内膜变化 胚泡植入后的子宫内膜称**蜕膜**（decidua）。在植入的刺激下，分泌期的子宫内膜进一步增厚，血液供应更加丰富，子宫腺分泌更加旺盛，功能层的基质细胞变肥大，胞质充满糖原和脂滴，该基质细胞改称蜕膜细胞。根据胚泡与蜕膜的位置关系，可将蜕膜分为3部分（图12-6）。

（1）基蜕膜：位于胚泡深部，参与胎盘的构成。
（2）包蜕膜：覆盖于胚泡表面，逐渐与壁蜕膜相贴，使子宫腔消失。
（3）壁蜕膜：为其余部分的蜕膜。壁蜕膜与包蜕膜之间为子宫腔。

第四节　三胚层形成与分化

从受精后的第2周至第8周，胚泡结构发生连续性变化，14天后形成二胚层胚盘，15天后，二胚层胚盘分化为胚体原基——三胚层胚盘，56天后，三胚层胚盘分化发育为胚胎，初具人形。

一、二胚层胚盘及相关结构的形成

受精后第2周，胚泡完成植入。胚泡在植入过程中，结构发生变化，逐渐形成二胚层胚盘和相关结构（图12-7，图12-8）。

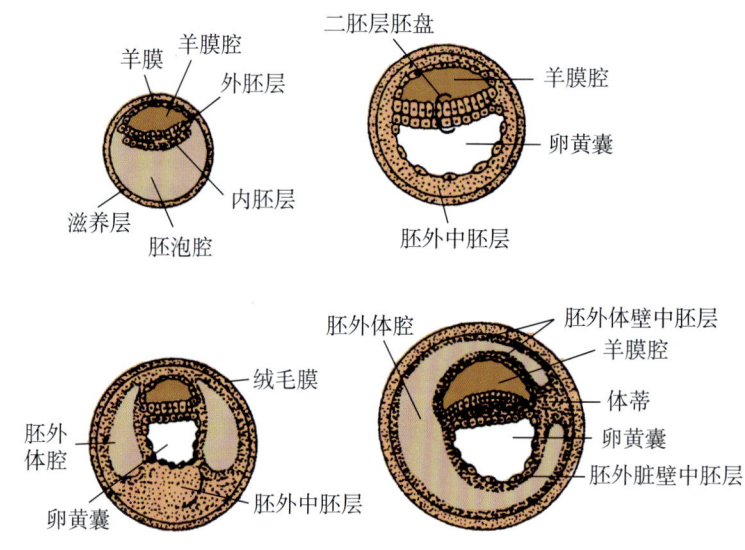

图12-7　人胚两胚层胚盘形成示意图

（一）下胚层与卵黄囊的形成

受精后第2周初，内细胞群朝向胚泡腔一侧的细胞分裂、增生，形成一层整齐的立方形细胞，即为**下胚层**（hypoblast）。受精后第9天，下胚层边缘细胞增生并沿滋养层内面向下迁移，形成了一层扁平细胞。这层细胞在腹侧融合时，便与下胚层共同围成了一个囊，称**卵黄囊**（yolk sac），其囊腔就是原来的胚泡腔。

（二）上胚层与羊膜囊的形成

在下胚层形成的同时，下胚层上方的其他内细胞群细胞重新排列，出现一层整齐柱状细胞，即为**上胚层**（epiblast）。随着上胚层细胞的增生，在细胞间出现了明显腔隙，于是上胚层被分隔

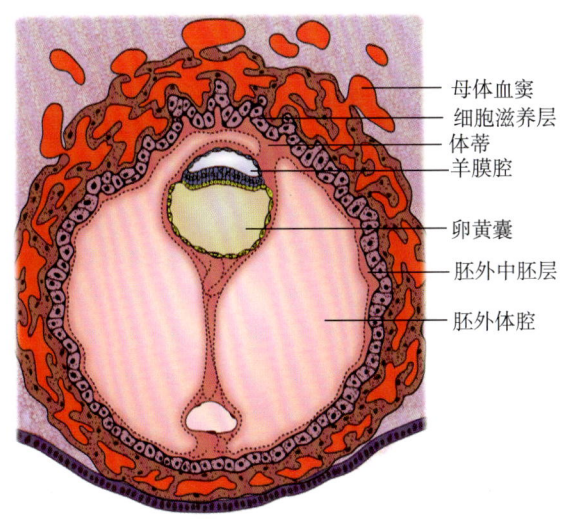

图 12-8　13 天人胚示意图

成两层细胞：①贴近极端滋养层内面的一层细胞为羊膜细胞，后形成羊膜；②与下胚层相贴的一层细胞仍为上胚层。这两层细胞的边缘延续，共同构成了**羊膜囊**（amnion），其中的腔称**羊膜腔**（amniotic cavity），内储羊水。

（三）二胚层胚盘形成

羊膜腔底部的上胚层和卵黄囊顶部的下胚层紧密相贴，形似圆盘，故称**胚盘**（embryonic disk）。此期的胚盘为二胚层胚盘。胚盘是胚体发生的基础，胚盘以外的结构形成胚体的辅助成分。

（四）胚外中胚层形成

在植入过程中，胚泡滋养层细胞增殖，分化为两层：外层细胞相互融合，细胞界限消失，称**合体滋养层**（syncytiotrophoblast）；内层细胞界线清楚，形成单层的立方细胞，称**细胞滋养层**（cytotrophoblast）。细胞滋养层保持较强的分裂增殖能力，不断产生新细胞加入合体滋养层。细胞滋养层分裂产生的子细胞同时也向胚泡腔内迁移，形成**胚外中胚层**（extraembryonic mesoderm）。随着早胚发育，胚外中胚层内出现了明显腔隙，称**胚外体腔**（extraembryonic coelom）。胚外体腔形成后，胚外中胚层一部分覆盖在卵黄囊外表面，构成胚外中胚层的脏层，一部分贴附在细胞滋养层的内表面和羊膜囊外表面，构成胚外中胚层的壁层。随着胚外体腔的扩大，二胚层胚盘及其背侧的羊膜囊和腹侧的卵黄囊仅由一束胚外中胚层与滋养层相连，该部分胚外中胚层，称**体蒂**（body stalk）。体蒂将来发育延长形成脐带的主要部分。

二、三胚层胚盘及相关结构的形成

受精后第 3 周，中胚层形成，原来的二胚层胚盘演变为三胚层胚盘。三胚层胚盘是形成胚体的原基。

（一）原条的发生和内、外胚层形成

第 3 周初，上胚层部分细胞迅速增生，在胚盘之间由两侧向尾端中线迁移，形成一条隆起的细胞索，称**原条**（primitive streak）。原条出现的一端为胚盘尾端，原条向前生长的一端为胚盘头端。原条头端的细胞增殖较快，形成结节状的原结，原结中央出现凹陷为原凹。原条形成后，增生的上胚层细胞继续向原条方向迁移，并经原条下陷至下胚层，下胚层完全被一层来自上胚层的新细胞置换后，改称**内胚层**（endoderm）。当内胚层和中胚层形成之后，上胚层改称**外胚层**（ectoderm）（图 12-9）。

（二）中胚层形成

原条细胞继续增生，两侧细胞隆起，中央凹陷形成原沟，沟底的细胞在上、下胚层之间向胚盘左右两侧及头、尾侧扩展，形成一新的细胞层，称胚内中胚层，简称**中胚层**（mesoderm）。

（三）三胚层胚盘形成

中胚层形成后，内、中、外 3 个胚层相贴，此时胚盘增大呈梨形，形成三胚层胚盘。在胚盘头端和尾端各有一小区域没有中胚层，致使内、外胚层直接相贴，头端构成口咽膜，尾端构成泄殖腔膜。口咽膜前端的中胚层称生心区，是心脏发生的部位（图 12-10）。

（四）脊索发生

原结的细胞继续增殖并下陷，同时在内、外胚层间向头端生长，形成一条细胞索称脊索。原

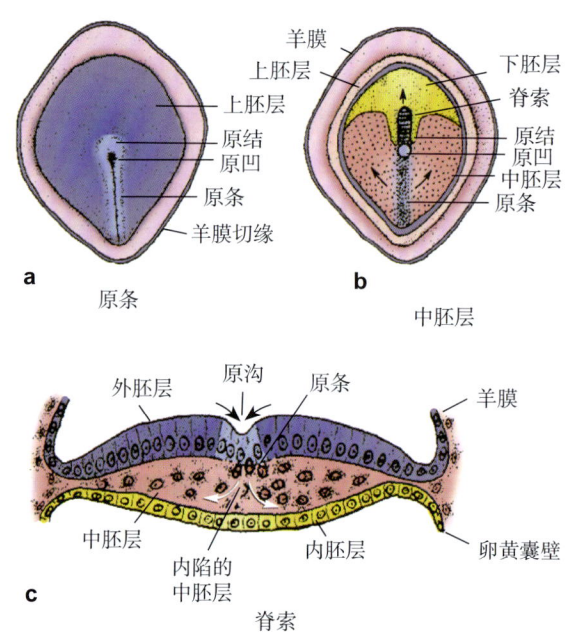

图12-9 第16天人胚模式图，示三胚层胚盘的形成

a.胚盘背面观；b.切除外胚层，示中胚层和脊索；c.通过原条的胚盘横切，示中胚层细胞的形成

条和脊索构成了胚盘的中轴，随着胚盘的发育。原条由头端向尾端逐渐退化消失，若原条细胞未完全消失，可在人体骶尾部形成畸胎瘤；脊索由尾端向头端生长，脊索最后退化为椎间盘中央的髓核。

三、三胚层分化

三胚层分化是指内、中、外3个胚层的原始细胞逐渐分化形成人体具有特定形态结构和生理功能的器官或组织的过程。三胚层分化从第4周开始，经历一个缓慢而复杂的过程。本章仅就各胚层大体分化方向做简要介绍。

（一）外胚层的分化

在脊索的诱导下，脊索背侧的外胚层细胞增厚呈板状，形成**神经板**（neural），也称神经外胚层，是神经系统发生的原基。外胚层其余部分常称表面外胚层。

1. 神经外胚层的分化 神经板沿胚体长轴生长并下陷形成**神经沟**（neural groove）。神经沟两侧边缘隆起，称**神经褶**（neural fold）。第3周末，神经沟加深，两侧的神经褶向中央靠拢并愈合形成**神经管**（neural tube）。神经管由胚体中段向两端延伸，其头、尾端尚未封闭的部分，分别称前神经孔和后神经孔（图12-11，图12-12）。前、后神经孔约在第4周末闭合，若不闭合则形成无脑儿和脊髓脊柱裂。神经管是中枢神经系统的原基，其头端发育迅速，为脑的原基。其余部分较细，为脊髓的原基。中央的管腔将演化为脑室和中央管。神经管还发育松果体、神经

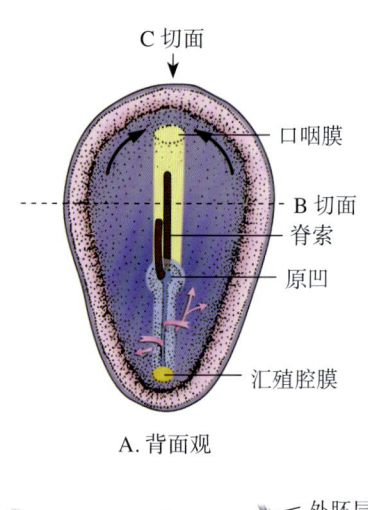

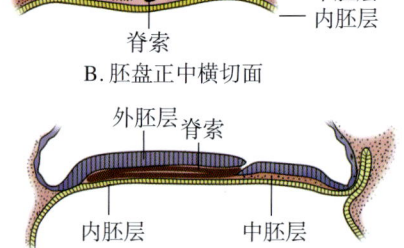

图12-10 第18天人胚模式图，示三胚层胚盘已形成

A.胚盘背面观，示中胚层形成过程中细胞迁移方向；

B.切除外胚层，示已形成的中胚层及脊索、原条、口咽膜和泄殖腔膜

垂体和视网膜等结构。

未参与封闭神经沟的神经褶细胞，在神经管的背外侧形成头、尾走行的两条纵行细胞索，称**神经嵴**（neural crest），是周围神经系统的原基，将分化形成脑神经节、脊神经节、自主神经节及周围神经，并能远距离迁移，形成肾上腺髓质及某些神经内分泌细胞等。

2. 表面外胚层的分化 神经孔闭合后，神经管脱离表面外胚层。被覆于胚体的表面外胚层分化为表皮及其附属结构、牙釉质、角膜上皮、晶状体、内耳迷路和腺垂体等。

（二）中胚层的分化

位于脊索两侧的中胚层，于第3周末分化为3部分，由中轴向两侧，依次为轴旁中胚层、间介中胚层和侧中胚层（图12-13）。

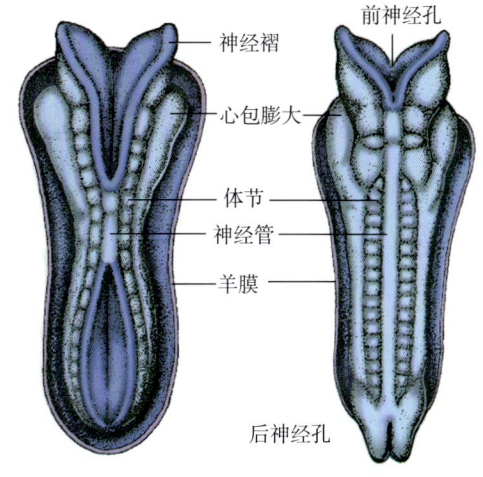

图12-11 第22天（a）和23天（b）人胚模式图，示神经管形成

1. 轴旁中胚层 随着胚体发育，轴旁中胚层迅速增长形成节段性细胞团，称**体节**（somite）。体节左、右成对，从颈部向尾侧依次形成，每天约生成3对，第5周时初，体节可达42～44对，有胚体表面即可分辨，是推测胚胎龄的重要标志之一。体节将来分化形成中轴骨骼、骨骼肌、真皮和皮下组织等结构。

2. 间介中胚层 是体节与侧中胚层之间的细窄区域，将来分化形成泌尿、生殖系统的主要器官。

3. 侧中胚层 早期成板状夹在内外胚层之间发育，随着胚体的发育，在侧板中出现了裂腔，它将侧板分为2层，与外胚层相贴者称体壁中胚层，与内胚层相贴者称脏壁中胚层。体壁中胚层将来分化为体壁骨骼、肌肉和结缔组织。脏壁中胚层将来分化为内脏平滑肌和结缔组织等。胚内体腔将来分化形成心包腔、胸膜腔及腹膜腔。

（三）内胚层的分化

胚体形成的同时，内胚层逐渐被卷入胚体内形成管状结构，称**原肠胚**（gastrula），即原始的消化管（图12-14）。原肠分前肠、中肠和后肠，将来分化形成消化系统、呼吸系统、甲状腺、甲状旁腺和胸腺等上皮的原基。

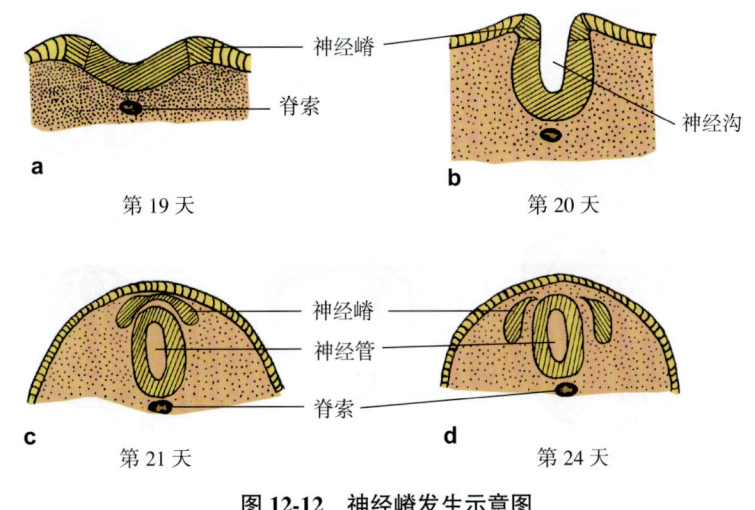

图12-12 神经嵴发生示意图
a、b、c、d 示不同胚龄时神经嵴的发育

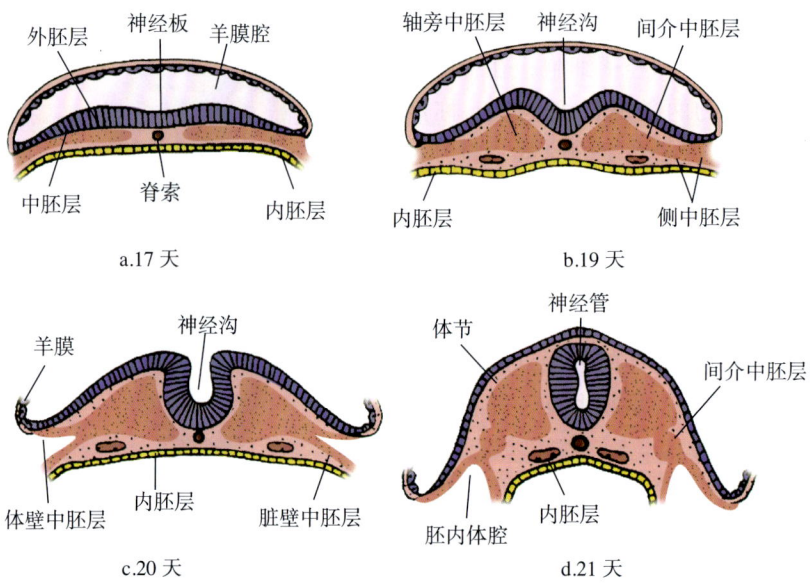

图 12-13 不同胚龄的人胚横切面模式图，示中胚层的分化

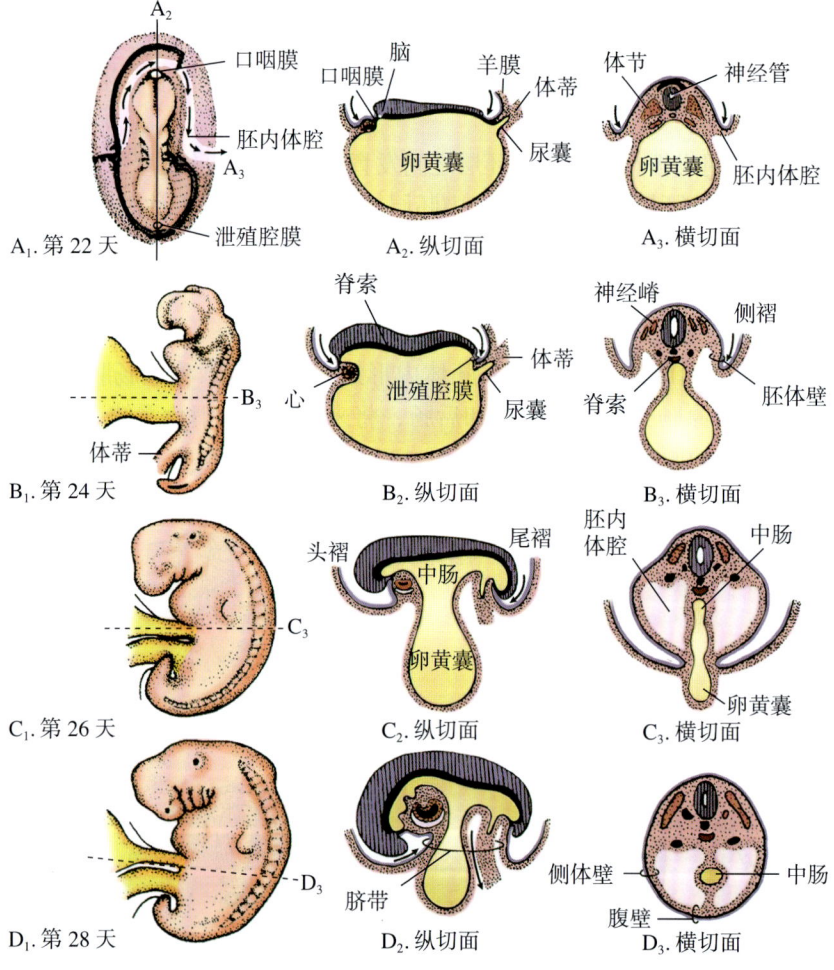

图 12-14 人圆柱形胚体形成与三胚层分化示意图

四、胚体形成

早期胚盘为扁平鞋底状，第4周初，由于胎盘各处生长不平衡，特别是体节及神经管的迅速生长，使胚盘中轴比边缘增殖快，并向羊膜腔内隆起，此时形成头褶、尾褶和侧褶。随着胚体的生长，头、尾及侧褶进一步发展，中胚层和外胚层在腹侧融合，结果胚体由扁平状变为圆柱状（图12-15）。胚体在第5~8周其外形有明显变化，至第8周末已初具人形，故此期称胚胎完成期。该期的主要变化是胚体头部起初向腹侧弯曲呈"C"字形，继而头部逐渐抬起，躯干变直。眼、耳、鼻及颜面逐渐形成。胚体出现肢芽，逐渐形成四肢。外生殖器已发生，但不能分辨性别。

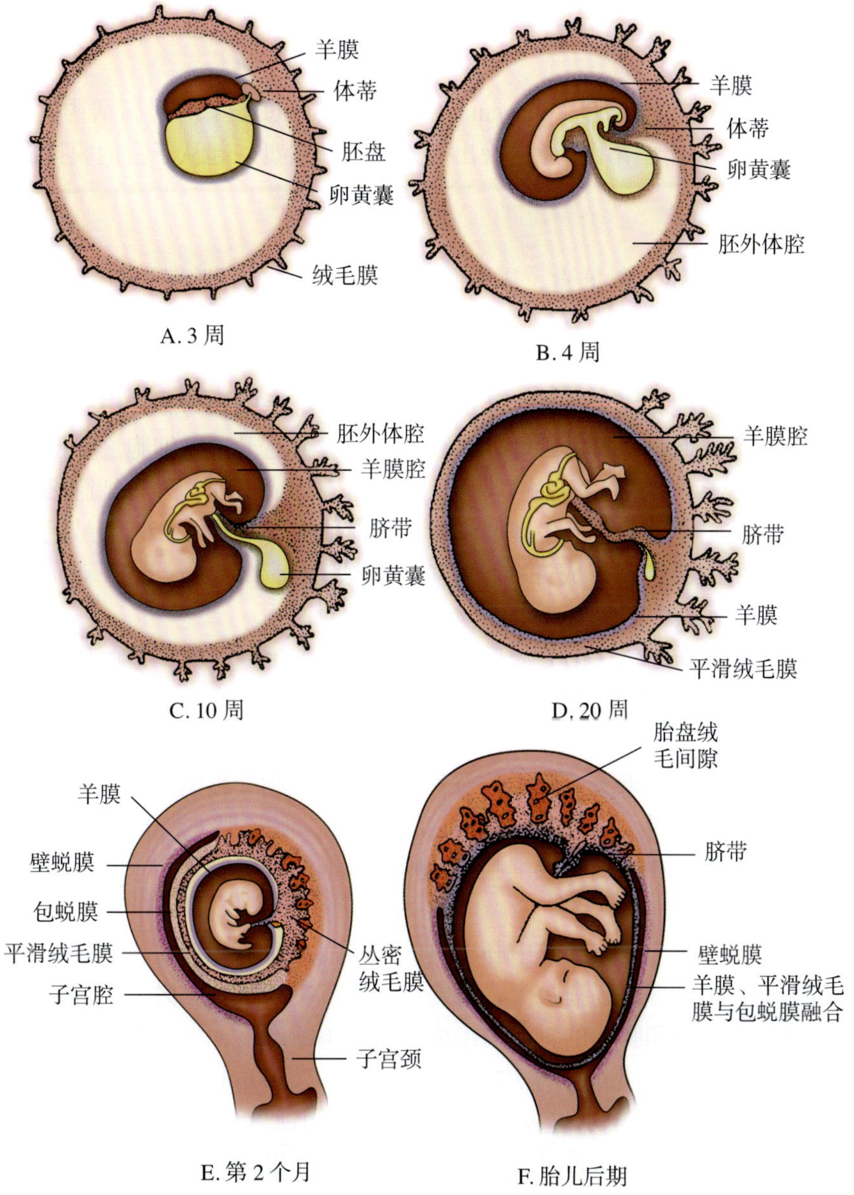

图 12-15　人胎膜与胚胎关系示意图

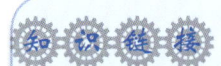

克隆，是 clone 的音译，意为无性繁殖，克隆技术即无性繁殖技术。1997年2月英国罗斯林研究所宣布成功克隆小羊多莉。目前大多数国家允许克隆早期胚胎进行科学实验，其目的是培养胚胎干细胞，培育出与提供细胞的患者遗传特征完全相同的组织或器官，用于治疗白血病、心脏病和器官衰竭等疾病。克隆技术的发展有望为解决器官移植的两大难题——排异反应和供体器官严重缺乏，给患者带来了曙光。

第五节　胎膜和胎盘

胎膜（fetal membrane）与**胎盘**（placenta）是胚胎发育过程中的附属结构，对胎儿起营养、保护、呼吸、排泄和内分泌等作用。胎儿娩出后，胎膜和胎盘一起从子宫内膜排出。

一、胎膜

胎膜包括绒毛膜、羊膜、卵黄囊、尿囊和脐带（图12-15）。胎膜发育异常会影响胎儿的正常发育，严重时引起先天性畸形。

（一）绒毛膜

绒毛膜（chorion）由滋养层和胚外中胚层共同构成。绒毛中轴为胚外中胚层，外包细胞滋养层和合体滋养层。根据绒毛发育的先后可分3级：①初级绒毛干，以细胞滋养层为中轴，外包合体滋养层；②次级绒毛干，胚外中胚层壁层突入绒毛内，构成中轴，外包细胞滋养层和合体滋养层；③三级绒毛干，绒毛中轴的胚外中胚层细胞分化形成血管（图12-16）。绒毛表面的合体滋养层细胞不断溶解邻近的蜕膜组织形成许多小间隙，称**绒毛间隙**（intervillous space）。胚胎借助绒毛从绒毛间隙吸入母体血液中的氧、营养物质并排出代谢产物。

早期绒毛膜的绒毛分布均匀。第8周后，基蜕膜侧的绒毛因营养丰富而生长茂盛，形成**丛密绒毛膜**（villous chorion），参与构成胎盘。包蜕膜侧的绒毛因营养不良而逐渐退化，形成**平滑绒毛膜**（smooth chorion）。

在绒毛膜发育过程中，如果绒毛膜中的血管发育不良，则会影响胚胎发育甚至死亡。如果绒毛表面的滋养层细胞过度增生，绒毛中轴间质变性水肿，血管消失，胚胎被吸收而消失，整个胎块呈囊泡状，称葡萄胎。如果滋养层细胞恶变则为绒毛膜上皮癌。

（二）羊膜

羊膜（amnion）由羊膜上皮与胚外中胚层组成，薄而透明，无血管。羊膜与外胚层共同围成羊膜腔。羊膜腔随着胚体发育而逐渐扩大，最终胚体全部突入羊膜腔内。羊膜腔内充满羊水，羊水由羊膜上皮细胞的分泌物和胚胎的排泄物组成。羊水不断产生，又不断地被羊膜吸收和胎儿吞咽，使羊水不断更新。足月胎儿的羊水约1000ml，若少于500ml为羊水过少，常见于胎儿无肾或尿道闭锁等。多于2000ml为羊水过多，常见于消化管闭锁、无脑儿等。

羊水对胚胎有保护作用，能缓冲外力对胎儿的震动和压迫，可防止胎儿肢体粘连。分娩时羊水还有扩张宫颈和冲洗产道的作用。此外，通过羊膜穿刺术吸取羊水进行细胞学检查或测定某种物质的含量，可确定胎儿染色体有无异常、胎儿的性别以及代谢异常等，为优生工作提供科学根据。

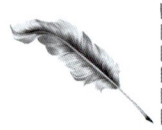

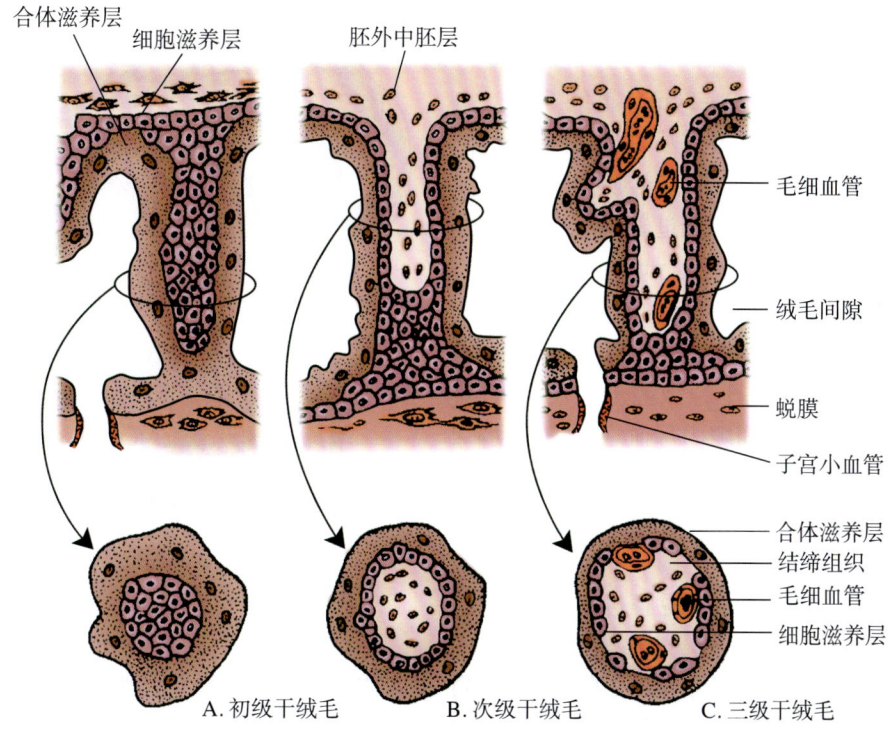

图 12-16 绒毛干的分化发育示意图
上图为绒毛干纵断面，下图为绒毛干横断面：a. 初级绒毛干；b. 次级绒毛干；C. 三级绒毛干

（三）卵黄囊

人类卵黄囊不发达，内无卵黄，退化早。第4周，卵黄囊顶壁的内胚层随着胚盘向腹侧包卷形成原始消化管，其余部分留在胚外形成卵黄管（图12-15）。当卵黄管被包入脐带后成为卵黄蒂，卵黄蒂于第5周闭锁，后退化消失。如果卵黄蒂基部未退化消失，则在成人回肠壁上保留一盲囊，称麦克尔憩室。如果卵黄蒂在出生后仍与中肠保持通畅，则肠内容物可由脐部溢出，称脐粪瘘。人体的造血干细胞和原始生殖细胞分别起源于卵黄囊壁的胚外中胚层和卵黄囊尾侧的内胚层。

（四）尿囊

尿囊（allantois）是从卵黄囊尾侧的内胚层向体蒂内长入的一个盲管（图12-15）。尿囊根部参与膀胱顶部的形成，其余部分卷入脐带内并退化。尿囊壁的胚外中胚层分化形成尿囊动脉和尿囊静脉，将来演化为脐动脉和脐静脉。

（五）脐带

脐带（umbilical cord）是连接胚体与胎盘的条索状结构，是胎儿与胎盘间物质运输的通道，早期脐带由羊膜包绕体蒂、尿囊及卵黄囊等构成，以后上述结构相继闭锁，其内仅有2条脐动脉和1条脐静脉以及粘液组织。

胎儿出生时，脐带长为40～60cm，直径1～2cm。脐带过短可影响胎儿娩出或在分娩时引起胎盘早期剥离而出血过多。脐带过长可发生脐带绕颈或缠绕其他部位，严重时可导致胎儿窒息死亡。

二、胎盘

胎盘是物质交换、营养、代谢、激素分泌和阻止外来微生物或毒素侵入、保证胎儿正常发育的重要器官。

（一）胎盘的形态和结构

足月胎儿的**胎盘**（placenta）呈圆盘状，直径 15～20cm，平均厚 2～3cm，重约 500g，由胎儿的丛密绒毛膜与母体的基蜕膜共同构成（图 12-17）。胎盘的胎儿面被覆羊膜，表面光滑，脐带附于中央或稍偏，透过羊膜可见血管从脐带附着处向周围呈放射状行走。胎盘母体面粗糙，可见 15～30 个稍突起的胎盘小叶。

1. 胎儿部 由丛密绒毛膜构成。丛密绒毛膜发出 40～60 个绒毛干，绒毛干又发出许多游离绒毛，浸于绒毛间隙内母血之中。脐动脉的分支沿绒毛干进入绒毛内，形成毛细血管。每 1～4 个绒毛干及其所属分支形成一个胎盘小叶（图 12-18）。

2. 母体部 由母体的基蜕膜构成。基蜕膜朝向绒毛一侧有细胞滋养层壳被覆，有固定绒毛作用。基蜕膜向绒毛间隙发出短隔称胎盘隔，胎盘隔不完全分隔绒毛间隙，所以绒毛间隙互相连通（图 12-18）。子宫动脉和静脉穿过基蜕膜开口于绒毛间隙，故绒毛间隙内充满母体血液。

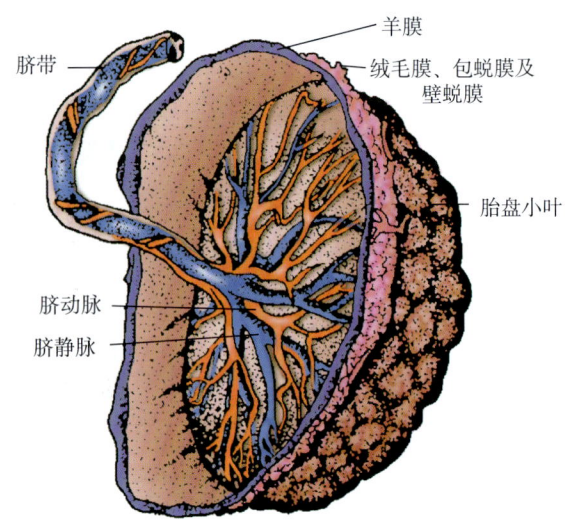

图 12-17 人胎盘外形模式图
a. 胎儿面；b. 母体面

（二）胎盘的血液循环和胎盘屏障

1. 胎盘的血液循环 胎盘内有母体和胎儿两套血液循环（图 12-20）。母体血由子宫内膜的螺旋动脉流入绒毛间隙，在此与绒毛内毛细血管的胎儿血进行物质交换后，由子宫内膜小静脉回流入母体。胎儿的静脉血经脐动脉流入绒毛毛细血管，与绒毛间隙内的母体血进行物质交换后成为动脉血，经脐静脉回流到胎儿体内。

2. 胎盘屏障 母体血与胎儿血各自循环互不相混，但可进行物质交换。母体与胎儿在胎盘内进行物质交换所通过的结构，称**胎盘膜**（placental membrane）或**胎盘屏障**（placental barrier）。

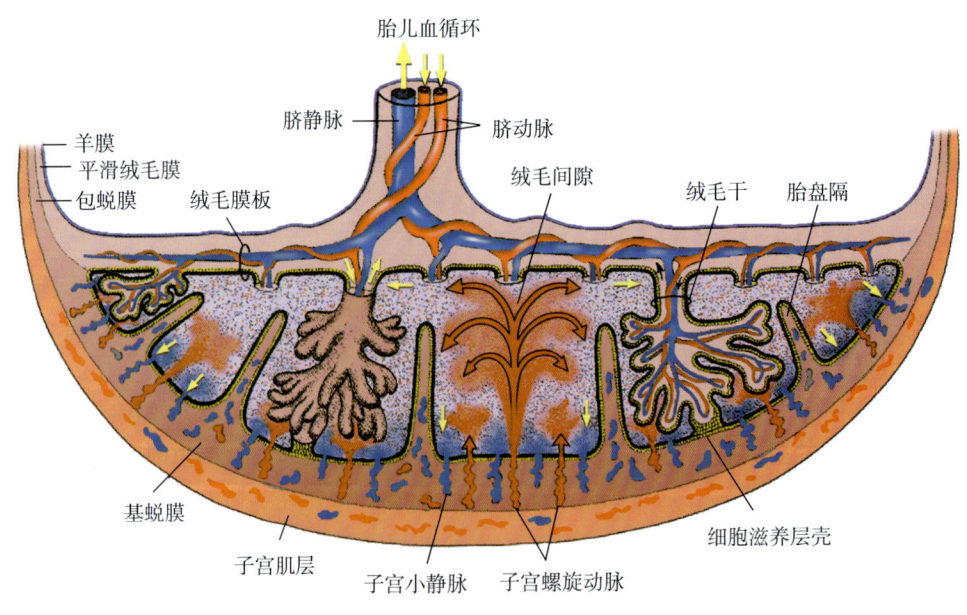

图 12-18 人足月胎盘剖面结构模式图
箭头示血流方向；红色示富含营养与 O_2 的血液；蓝色示含代谢废物与 CO_2 的血液

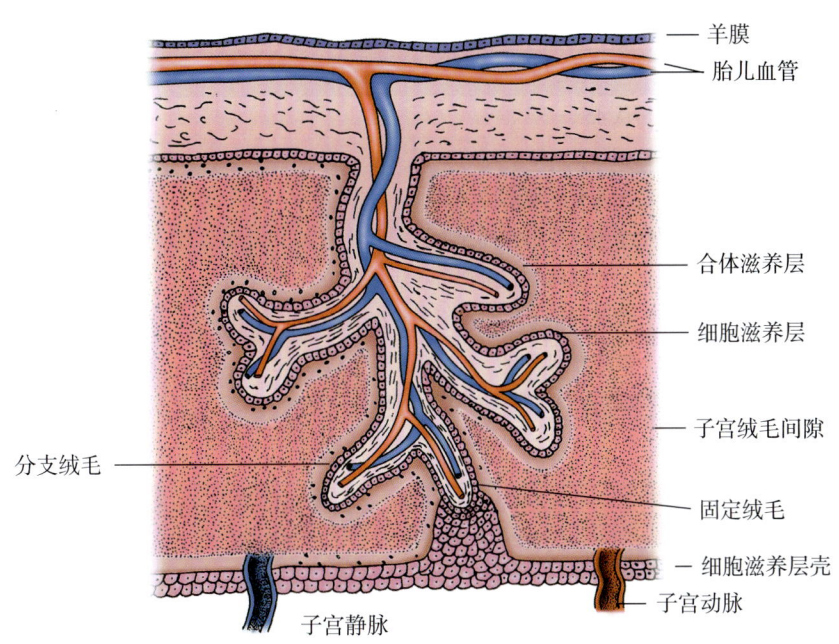

图 12-19 人胎盘屏障结构示意图

胎盘屏障由合体滋养层、细胞滋养层、基膜、绒毛膜内结缔组织、毛细血管基膜及内皮构成（图 12-19）。胎儿发育后期，因细胞滋养层退化，结缔组织也逐渐减少，胎盘屏障越来越薄，只有绒毛内的毛细血管直接与合体滋养层相贴，两者间仅隔一层基膜，这种结构更有利于物质交换。

（三）胎盘的功能

1. 物质交换　胎儿必须通过胎盘从母血中获取所需要的氧和营养物质，排出二氧化碳和代谢产物，故胎盘既是胎儿的营养器官，又是胎儿的排泄器官。

2. 屏障作用　胎盘膜可阻挡大分子有害物质通过，对胎儿具有屏障保护作用。但某些药物、病毒和激素可以透过胎盘屏障进入胎儿体内，影响胎儿发育，故孕妇用药需慎重，并应预防感染。

3. 内分泌功能　胎盘的合体滋养层细胞能分泌多种激素，对维持妊娠、保证胎儿正常发育起着重要作用。胎盘主要分泌的激素有 3 种：①绒毛膜促性腺激素，受精后第 1~2 周即可从孕妇尿中测出，第 8 周达高峰，其作用是促进妊娠黄体继续发育，以维持正常妊娠。检查孕妇尿中该激素可作为早孕诊断的指标之一；②绒毛膜催乳素，妊娠第 2 个月开始出现，第 8 个月达高峰，主要促进母体乳腺生长发育；③孕激素和雌激素，妊娠第 4 个月开始分泌，以后逐渐增多。卵巢内妊娠黄体退化后，主要由这两种激素继续维持妊娠。

第六节　胎期外形特征和胎龄的推算

一、胎期外形特征

胚胎从第 9 周起，已初具人形，故称胎期。胎期的特征是：各器官的生长、组织细胞的分化及机能均逐渐发育完善。各月的胎儿外形特征归纳如表 12-1 所示。

表 12-1　胎儿外形特征及体重

胎龄（月）	胎儿外形特征	体重（均值，g）
3	眼睑闭合，颈明显，性别可以辨认	45
4	颜面已具人形，耳竖起，母体已感胎动	150
5	头与躯干出现胎毛，有胎心音，胎儿有吞咽活动	375
6	指甲全出现，皮下脂肪少，呼吸系统发育不完善	625
7	眼裂张开，睫毛出现，头发明显，皮肤略皱，早产可存活	1210
8	皮下脂肪多，皮肤淡红而丰满，睾丸开始下降，指甲平齐指尖	1780
9	胎毛开始脱落，趾甲平齐趾尖，肢体弯曲	2400
10	胎体圆润，乳房略隆起，指甲超过指尖，睾丸入阴囊	2750

二、胎龄的确定

胚胎龄有月经龄和受精龄两种计算方法。

（一）月经龄计算法

从孕妇末次月经的第 1 天算起至胎儿娩出为止，共计 280 天。以 28 天为 1 个妊娠月，则为 10 个月，妇产科常用此法。此法适应于预产期简单推算，有一定的误差。

（二）受精龄计算法

因排卵通常是在月经周期的第 14 天左右，故实际胎龄应从受精日算起，即受精龄应为 280 天 -14 天 =266 天。此法适应于科研推算，较准确，但要确定受精的时间，有一定的难度，需要采集相关的资料予以佐证。

三、预产期的推算

临床上，以孕妇末次月经的第 1 天算起计算预产期。推算方法：末次月经的第 1 天起，减去 3 个月加 7 天再加 1 年。可概括为年加 1，月减 3，日加 7。例如孕妇末次月经是 2009 年 6 月 3 日，那么预产期是 2010 年（年加 1）3 月（月减 3）10 日（日加 7）。预产期只是一个预计生产的日期，并非十分准确，所以在预产期前、后 2 周内分娩，都属于正常现象。

第七节　双胎、多胎与联胎

一、双　胎

一次分娩 2 个新生儿称双胎，又称**孪生**（twins）可分为单卵孪生和双卵孪生，其发生率约占新生儿的 1%。

（一）单卵孪生

又称真双胎，是由 1 个受精卵分化成为 2 个胎儿。发生单卵双胎的原因有以下 3 种（图 12-20）。

1. 卵裂球分离　受精卵均分为 2 个独立的卵裂球，各自发育成 1 个胎儿。结果孪生胎儿有各自的胎盘、绒毛膜、羊膜腔和脐带（类似双卵双胎）。

2. 形成 2 个内细胞群　受精卵在胚泡时期形成 2 个内细胞群，各自发育成 1 个胎儿，结果孪生胎儿共 1 个胎盘，但有各自的羊膜囊和脐带。

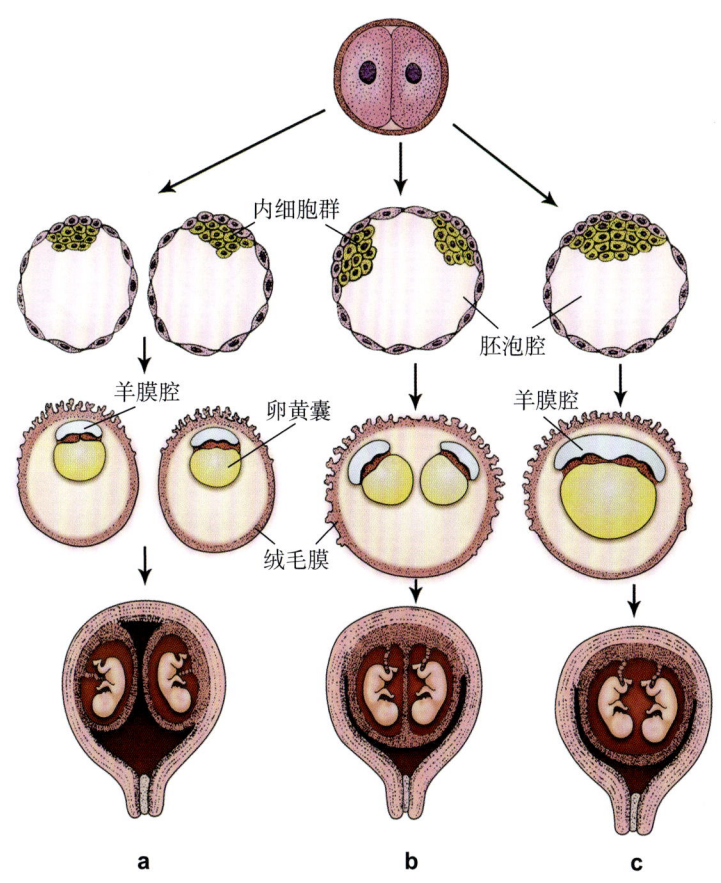

图 12-20　单卵孪生 3 种类型示意图
a.一个胚泡内出现两个内细胞群；b.一个胚盘形成两个原条；c.一个受精卵形成两个胚泡

3. 形成 2 个原条　胚盘上出现 2 个原条与脊索，诱导形成 2 个神经管，发育为 2 个胎儿。结果孪生胎儿共 1 个胎盘，同 1 个羊膜腔，但有各自的脐带。

单卵孪生具有性别一致，外形相似，遗传基因完全相同等特点。

(二) 双卵孪生

又称假双胎，是卵巢一次排出 2 个卵细胞，分别受精后发育为 2 个胎儿，占双胎的大多数。2 个胎儿有各自的胎膜和胎盘，性别相同或不同，外形相貌和生理特性的差异如同一般的同胞兄妹。

二、多胎

一次分娩出 2 个以上的新生儿，称**多胎**（multiple birth）。多胎形成的原因与双胎基本相同，有单卵多胎、双卵多胎和多卵多胎几种类型。多胎的发生率较低，4 胎以上较为罕见。

三、联胎

联胎发生于单卵双胎，当 1 个胚盘出现 2 个原条并发育成 2 个胚胎时，若胚胎分离不完全，2 个胚胎体局部相连，形成**联体双胎**（conjoined twins）。联胎有对称型和不对称型 2 类：对称型指 2 个胚胎大小相同，常见的有胸腹联胎、颜面胸腹联胎及臀部联胎等（图 12-21）；不对称型指 2 个胚胎一大一小，小者常发育不全，形成寄生胎或胎中胎。

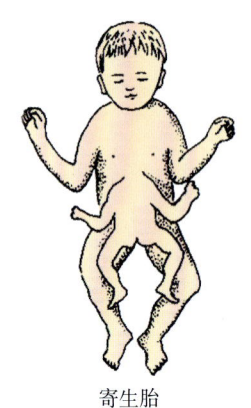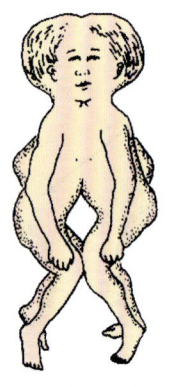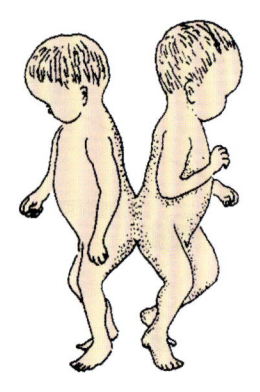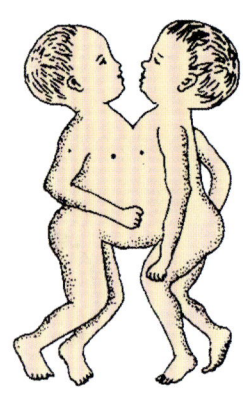

寄生胎　　　　　颜面胸腹联胎　　　　　臀联胎　　　　　胸腹联胎

图 12-21　人联体畸形示意图

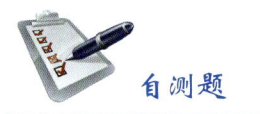

一、名词解释

1．受精　　　　3．植入　　　　5．胎盘
2．卵裂　　　　4．二胚层胚盘　6．胎盘屏障

二、填空

1．胚胎在母体内发育是一个连续和复杂的过程，需时_____天（_____周）。通常将人胚发育分为_____期和_____期2个时期。

2．人胚发育到第5天时，细胞重新排列形成的泡状结构称_____，它由_____、_____和_____3部分构成。

3．根据胚泡和蜕膜的位置关系，可将蜕膜分为_____、_____和_____3部分。随着胚体长大，_____和_____相贴，子宫腔消失。

4．第3周人胚胚盘尾端中线的一条细胞索称为_____，该结构在内、外胚层间形成的新细胞层称为_____。

5．胎膜包括_____、_____、_____、_____和_____5部分。

三、选择题

1．精子获能的部位在
　A．生精小管内
　B．附睾管内
　C．输精管内
　D．射精管内
　E．子宫和输卵管内

2．透明带溶解消失发生在
　A．受精时
　B．卵裂期
　C．桑椹胚期
　D．胚泡期
　E．植入时

3．第2周胚胎发生的结构**不包括**
　A．二胚层胚盘
　B．卵黄囊
　C．细胞滋养层和合体滋养层
　D．体蒂
　E．尿囊

4. 胚盘的中轴是指
   A. 原条
   B. 脊索
   C. 原条与脊索
   D. 神经管
   E. 原始消化管
5. 诱导神经管形成的结构是
   A. 原条
   B. 原结
   C. 原凹
   D. 脊索
   E. 体节
6. 不参与脐带构成的结构是
   A. 脐血管
   B. 卵黄囊
   C. 尿囊
   D. 体蒂
   E. 绒毛干
7. 足月时正常羊水量为
   A. 500ml
   B. 500~1000ml
   C. 1000~1500ml
   D. 1500~2000ml
   E. 2500ml
8. 不是由受精卵发育而来的结构是
   A. 脐带
   B. 羊膜
   C. 绒毛膜
   D. 蜕膜
   E. 脊索
9. 某孕妇，末次月经是2014年5月10日，其预产期大概是
   A. 2014年8月17日
   B. 2015年2月17日
   C. 2015年8月3日
   D. 2015年5月17日
   E. 2015年2月3日

四、问答题

1. 简述受精的过程、条件和意义。
2. 试述胚泡植入的时间、部位、过程和条件。
3. 简述三胚层的形成与分化。
4. 归纳胚胎发生第1周、第2周、第3周及第4~8周的主要变化。

（王喜梅）

中英文专业词汇索引

Ⅰ型肺泡细胞　type Ⅰ alveolar cell　133
Ⅱ型肺泡细胞　type Ⅱ alveolar cell　133

A

氨基酸能神经元　amino acidergic neuron　34
胺能神经元　aminergic neuron　34
胺前体脱羧细胞　amine pre-cursor uptake and decarboxylation cell，APUD　329
靶器官　target organ　322
靶细胞　target cell　322
白膜　tunica albuginea　158
白体　corpus albicans　171
白细胞　leukocyte　25
白线　white line　85，114
白质　white matter　258
白质前连合　anterior white commissure　262
板障静脉　diploic vein　214
半腱肌　semitendinosus　93
半膜肌　semimembranosus　93
半奇静脉　hemiazygos vein　218
半桥粒　hemidesmosome　12
半月板　articular meniscus　67
包皮系带　frenulum of prepuce　166
胞体　cell body　32
薄束　fasciculus gracilis　262
薄束结节　gracile tubercle　264
杯状细胞　goblet cell　112
背侧　dorsal　3
背侧丘脑　dorsal thalamus　269
背阔肌　latissimus dorsi　80
被覆上皮　covering epithelium　8
被囊细胞　capsular cell　36
贲门　cardia　108
贲门部　cardiac part　108
贲门腺　cardiac gland　109
鼻　nose　122
鼻唇沟　nasolabial sulcus　122
鼻旁窦　paranasal sinuses　124
鼻前庭　nasal vestibule　122
鼻腔　nasal cavity　122

鼻咽　nasopharynx　106
鼻翼　nasal ala　122
鼻阈　nasal limen　122
鼻中隔　nasal septum　122
比目鱼肌　soleus　94
闭孔神经　obturator nerve　285
闭锁卵泡　atretic follicle　171
壁腹膜　parietal peritoneum　179
壁细胞　parietal cell　109
壁胸膜　parietal pleura　135
臂丛　brachial plexus　280
边缘叶　limbic lobe　273
扁骨　flat bone　44
扁肌　flat muscle　48
扁桃体窝　tonsillar fossa　103
变移上皮　transitional epithelium　10
表皮　epidermis　252
髌骨　patella　64
玻璃体　vitreous body　242
不规则骨　irregular bone　44

C

侧角　lateral column　262
侧脑室　lateral ventricle　277
侧支循环　collateral circulation　190
肠干　intestinal trunk　231
肠系膜　mesentery　182
肠系膜上动脉　superior mesenteric artery　205
肠系膜上静脉　superior mesenteric vein　219
肠系膜上淋巴结　superior mesenteric lymph nodes　231
肠系膜下动脉　inferior mesenteric artery　205
肠系膜下静脉　inferior mesenteric vein　219
肠系膜下淋巴结　inferior mesenteric lymph nodes　231
肠脂垂　epiploic appendices　113
尘细胞　dust cell　134
成骨细胞　osteoblast　21
成熟的卵细胞　ootid　170
成熟卵泡　mature follicle　170
成纤维细胞　fibroblast　16
尺侧　ulnar　3

尺侧腕屈肌　flexor carpi ulnaris　89
尺侧腕伸肌　extensorcarpiulnaris　90
尺动脉　ulnar artery　202
尺骨　ulna　59
尺神经　ulnar nerve　282
齿状线　dentate line　114
耻骨　pubis　63
耻骨肌　pectine-us　93
耻骨联合　pubic symphysis　65
初级精母细胞　primary spermatocyte　158
初级卵母细胞　primary oocyte　169
初级卵泡　primary follicle　170
触觉小体　tactile corpuscle　37
垂体　hypophysis　326
垂直轴　vertical axis　4
锤骨　malleus　249
雌原核　female pronucleus　334
次级精母细胞　secondary spermatocyte　160
次级卵母细胞　secondary oocyte　170
次级卵泡　secondary follicle　170
丛密绒毛膜　villous chorion　344
促甲状腺激素　thyroid stimulating hormone，TSH　327
促肾上腺皮质激素　adrenocorticotrophichormone，ACTH　327
催产素　oxytocin，OXT　329
催乳激素　prolactin，GRL　327

D

大肠　large intestine　112
大静脉　large vein　221
大脑动脉环　cerebral arterial circle　312
大脑横裂　cerebral transverse fissure　271
大脑后动脉　posterior cerebral artery　312
大脑镰　cerebral falx　310
大脑皮质　cerebral cortex　274
大脑前动脉　anterior cerebral artery　311
大脑中动脉　middle cerebral artery　311
大收肌　adductor magnus　93
大网膜　greater omentum　181
大阴唇　greater lip of pudendum　176
大隐静脉　great saphenous vein　218
大圆肌　teres major　88
单层扁平上皮　simple squamous epithelium　8
单层立方上皮　simple cuboidal epithelium　9
单层柱状上皮　simple columnar epithelium　9
单核细胞　monocyte　26
单细胞腺　unicellular gland　13

胆碱能神经元　cholinergic neuron　34
胆囊　gall bladder　117
胆囊底　fundus of gallbladder　117
胆囊管　cystic duct　117
胆囊颈　neck of gallbladder　117
胆囊静脉　cystic vein　220
胆囊体　body of gallbladder　117
胆囊窝　fossa for gallbladder　115
胆小管　bile canaliculus　117
胆总管　common bile duct　117
弹性软骨　elastic cartilage　20
弹性纤维　elastic fiber　17
弹性圆锥　conus elasticus　126
岛叶　insula lobe　272
镫骨　stapes　249
底丘脑　subthalamus　271
骶丛　sacral plexus　287
骶骨　sacrum　52
骶角　sacral cornu　53
骶曲　sacral flexure　114
骶子宫韧带　uterosacral ligament　174
第Ⅰ躯体感觉区　first somatic sensory area　274
第Ⅰ躯体运动区　first somatic motor area　274
第二肝门　secondary porta of liver　115
第三脑室　third ventricle　271
第四脑室　fourth ventricle　264
蝶骨　sphenoid bone　70
蝶筛隐窝　sphenoethmoidal recess　123
顶叶　parietal lobe　271
顶枕沟　parietooccipital sulcus　271
定向干细胞　committed stem cell　26
动脉　artery　188，198
动眼神经　oculomotor nerve　292
豆状核　lentiform nucleus　276
窦房结　sinuatrial node　195
窦周间隙　Disse 腔　117
端脑　telencephalon　271
短骨　short bone　44
短肌　short muscle　47
短屈肌　flexor hallucis brevis　95
短伸肌　extensor hallucis brevis　95
短收肌　adductor brevis　93
多极神经元　multipolar neuron　33
多能干细胞　mul-tipotential stem cell　26
多胎　multiple birth　349
多细胞腺　multicellular gland　13

E

额骨　frontal bone　70
额上回　superior frontal gyrus　272
额下回　inferior frontal gyrus　272
额叶　frontal lobe　271
额中回　middle frontal gyrus　272
腭　palate　103
腭扁桃体　palatine tonsil　107
腭垂　uvula　103
腭帆　palatine velum　103
腭舌弓　palatoglossal arch　103
腭咽弓　palatopharyngeal arch　103
耳郭　auricle　247
耳蜗　cochlea　249
二尖瓣　mitral valve　194
二尖瓣复合体　mitral valve complex　194
二联体　diad　30

F

反射　reflex　258
反射弧　reflex arch　258
房间隔　interatrial septum　194
房室交点　crux　192
房室结　atrioventricular node　195
房室束　atrioventricular bundle　195
房水　aqueous humor　242
放射冠　corona radiata　170
肥大细胞　mast cell　16
腓侧　fibular　3
腓肠肌　gastrocnemius　94
腓骨　fibula　64
腓骨短肌　peroneus brevis　94
腓骨长肌　peroneus longus　94
腓总神经　common peroneal nerve　289
肺底　base of lung　129
肺动脉瓣　pulmonary valve　193
肺动脉干　pulmonary trunk　198
肺动脉口　orifice of pulmonary trunk　193
肺段支气管　segmental bronchi　130
肺根　root of lung　130
肺尖　apex of lung　129
肺巨噬细胞　pulmonary macrophage　134
肺门　hilum of lung　130
肺泡表面活性物质　surfactant　133
肺泡隔　alveolar septum　133
肺泡巨噬细胞　alveolar macrophage　134
肺泡孔　alveolar pore　134
肺小叶　pulmonary lobule　131
肺循环　pulmonary circulation　189
肺叶支气管　lobar bronchi　130
蜂窝组织　areolar tissue　15
缝匠肌　sartorius　93
缝隙连接　gap junction　12
跗骨　tarsal bones　64
附睾　epididymis　162
附脐静脉　paraumbilical vein　220
复层扁平上皮　stratified squamous epithelium　10
副半奇静脉　accessory hemiazygos vein　218
副交感神经　parasympathetic nerve　301
副神经　accessory nerve　298
腹部胃支　anterior gastric branches　298
腹侧　ventral　3
腹股沟管　inguinal canal　85
腹股沟浅淋巴结　superficial inguinal lymph nodes　230
腹股沟韧带　inguinal ligament　83
腹股沟深淋巴结　deep inguinal lymph nodes　230
腹横肌　transversus abdominis　84
腹膜　peritoneum　179
腹膜腔　peritoneal cavity　179
腹内斜肌　obliquus internus abdominis　83
腹腔干　celiac trunk　205
腹腔淋巴结　celiac lymph nodes　231
腹外斜肌　obliquus externus abdominis　83
腹直肌　rectus abdominis　83
腹直肌鞘　sheath of rectus abdominis　85
腹主动脉　abdominal aorta　204

G

盖细胞　tectorial cell　11
肝　liver　115
肝板　hepatic plate　116
肝方叶　quadrate lobe of liver　115
肝静脉　hepatic vein　219
肝门　porta hepatis　115
肝门静脉　hepatic portal vein　219
肝十二指肠韧带　hepatoduodenal ligament　181
肝索　hepatic cord　116
肝尾状叶　caudate lobe of liver　115
肝胃韧带　hepatogastric ligament　181
肝小叶　hepatic lobule　116
肝血窦　hepatic sinusoid　116
肝胰壶腹　hepatopancreatic ampulla　118
肝胰壶腹括约肌　oddi 括约肌　118
肝右管　right hepatic duct　117
肝右叶　right lobe of liver　115

肝圆韧带　ligamentum teres hepatis　115
肝总管　common hepatic duct　117
肝左管　left hepatic duct　117
肝左叶　left lobe of liver　115
感觉（上行）传导通路［（sensory ascending）pathway］　303
感觉器官　sensory organ　239
感觉神经末梢　sensory nerve ending　37
感觉神经元　sensory neuron　33
感受器　receptor　37，239
橄榄　olive　263
冈上肌　supraspinatus　87
冈下肌　infraspinatus　87
肛瓣　anal valves　114
肛窦　anal sinuses　114
肛管　anal canal　114
肛梳　anal pecten）痔环　114
肛提肌　levator ani　86
肛柱　anal columns　114
睾丸　testis　157
睾丸动脉　testicular artery　205
睾丸间质细胞　testicular interstitial cell，又称 Leydig 细胞　162
睾丸静脉　testicular vein　218
睾丸网　rete testis　162
睾丸纵隔　mediastinum testis　158
隔区　septal area　273
隔缘肉柱　septomarginal trabecula　193
膈　diaphragm　82
膈面　diaphragmatic surface　115，129，191
膈胸膜　diaphragmatic pleura　135
肱动脉　brachial artery　202
肱二头肌　biceps brachii　88
肱骨　humerus　58
肱肌　brachialis　89
肱桡肌　brachioradialis　89
肱三头肌　triceps brachii　89
巩膜　sclera　240
孤立淋巴小结　solitary lymphoid nodule　112
股薄肌　gracilis　93
股动脉　femoral artery　208
股二头肌　biceps femoris　93
股骨　femur　63
股骨头　femoral head　63
股三角　femoral triangle　95
股神经　femoral nerve　285
股四头肌　quadriceps femoris　93
骨半规管　bony semicircular canals　249

骨传导　bone conduction　251
骨单位　osteon　22
骨干　diaphysis　44
骨骼肌　skeletal muscle　28
骨间背侧肌　dorsal interossei　95
骨间足底肌　plantar interossei　95
骨迷路　bony labyrinth　249
骨密质　compact bone　22，44
骨膜　periosteum　45
骨盆　pelvis　65
骨松质　spongy bone　22，44
骨髓　bone marrow　45
骨细胞　osteocyte　21
骨性口腔　bony oral cavity　73
骨原细胞　osteoprogenitor cell　21
骨质　sclerotin　44
骨组织　osseous tissue　20
鼓膜　tympanic membrane　248
鼓室　tympanic cavity　248
固有鼻腔　nasal cavity proper　122
固有口腔　oval cavity proper　103
关节唇　articular labrum　47
关节面　articular surface　46
关节囊　articular capsule　46
关节盘　articular disc　47
关节腔　articular cavity　47
关节突关节　zygapophysial joints　54
冠状窦　coronary sinus　197
冠状窦口　orifice of coronary sinus　192
冠状沟　coronary sulcus　191
冠状面　coronal plane　4
冠状韧带　coronary ligament　183
冠状轴　coronal axis　4
光学显微镜　light microscope，LM　5
贵要静脉　basilic vein　217
腘动脉　popliteal artery　208
腘窝　popliteal fossa　95

H

海绵窦　cavernous sinus　310
海绵体部　cavernous part　167
汗腺　sweatgland　254
合体滋养层　syncytiotrophoblast　339
核周体　perikaryon　32
赫林体　Herring body　329
恒牙　permanent teeth　105
横窦　transverse sinus　310
横断面　transverse plane　4

横结肠　transverse colon　114
横结肠系膜　transverse mesocolon　182
横切面　transverse section　4
横小管　transverse tubule　29
红骨髓　red bone marrow　45
红核脊髓束　rubrospinal tract　262
红细胞　erythrocyte　23
虹膜　iris　240
喉　larynx　125
喉肌　muscles of larynx　126
喉结　laryngeal prominence　125
喉口　aperture of larynx　127
喉腔　laryngeal cavity　127
喉咽　laryngopharynx　107
骺　epiphysis　44
骺软骨　epiphysial cartilage　44
后　posterior　3
后角　posterior column　262
后丘脑　metathalamus　269
后室间沟　posterior interventricular groove　191
后索　posterior funiculus　262
后叶　posterior lobe　268
后正中沟　posterior median sulcus　260
后纵隔　posterior mediastinum　137
后纵韧带　posterior longitudinal ligament　53
呼吸系统　respiratory system　121
壶腹嵴　crista ampullaris　250
滑车神经　trochlear nerve　292
滑膜　synovial membrane　47
滑膜层　synovial layer　49
滑膜囊　synovial brusa　49
环层小体　pacinian corpuscle　38
环骨板　circumferential lamella　22
环甲关节　cricothyroid joint　125
环杓关节　cricoarytenoid joint　125
环转　circumduction　47
环状软骨　cricoid cartilage　125
寰枢关节　atlantoaxial joint　54
寰枕关节　atlantooccipital joint　54
寰椎　atlas　51
黄斑　macula lutea　241
黄骨髓　yellow bone marrow　45
黄韧带　ligament flava　54
黄体　corpus luteum　171
黄体生成素　luteinizing hormone，LH　328
灰质　gray matter　258
回肠　ileum　111
回盲瓣　ileocecal valve　113

会厌软骨　epiglottic cartilage　125
会阴　perineum　178
会阴浅横肌　superficial transverse muscle of perineum　86
会阴曲　perineal flexure　114
会阴深横肌　deep transverse muscle of perineum　86
喙肱肌　coracobrachialis　89
获能　capacitation　333

J

肌腹　muscle belly　47
肌腱　tendon　47
肌节　sarcomere　29
肌皮神经　musculocutaneous nerve　280
肌梭　muscle spindle　38
肌外膜　epimysium　28
肌纤维　muscle fiber　28
肌样细胞　myoid cell　158
肌原纤维　myofibril　28
肌质网　sarcoplasmic reticulum　29
肌组织　muscle tissue　28
基底层　stratum basale　252
基底核　basal nuclei　276
基膜　basement membrane　12
基质　ground substance　18
畸形　anomaly　3
激素　hormone　322
极端滋养层　polar trophoblast　336
棘层　stratum spinosum　252
棘间韧带　interspinal ligament　54
棘上韧带　supraspinal ligament　54
集合管　collecting tubule　149
集合淋巴小结　aggregated lymphoid nodule　112
脊神经　spinal nerves　278
脊神经节　spinal ganglia　260
脊髓　spinal cord　260
脊髓丘脑束　spinothalamic tract　262
脊髓丘系　spinothalamic tract　266
脊髓圆锥　conus medullaris　260
脊髓蛛网膜　spinal arachnoid mater　311
颊　cheek　103
颊肌　buccinator　78
甲状旁腺　parathyroid gland　324
甲状旁腺激素　parathyroid hormone，PTH　325
甲状软骨　thyroid cartilage　125
甲状舌骨膜　thyrohyoid membrane　126
甲状腺　thyroid gland　322
甲状腺激素　thyraid hormone　324

甲状腺滤泡 thyroid follicle 323
岬 promontory 52, 248
假单极神经元 pseudounipolar neuron 33
假复层纤毛柱状上皮 pseudostratified ciliated columnar epithelium 9
尖淋巴结 apical lymph nodes 230
间骨板 interstitial lamella 23
间脑 diencephalon 269
间质腺 interstitial gland 171
肩峰 acromion 57
肩关节 shoulder joint 60
肩胛骨 scapula 57
肩胛提肌 levator scapulae 80
肩胛下淋巴结 subscapular lymph nodes 230
腱滑膜鞘 synovial sheath of tendon 49
腱鞘 tendinous sheath 49
腱系膜 mesotendon 49
腱纤维鞘 fibrous sheath of tendon 49
浆膜心包 serous pericardium 197
浆细胞 plasma cell 16
降部 descending part 110
降钙素 calcitonin 324
降结肠 descending colon 114
交感干 sympathetic trunk 299
交感神经 sympathetic nerve 299
交感神经节 sympathetic ganglia 299
胶原纤维 collagenous fiber 17
角膜 cornea 239
角切迹 angular incisure 108
角质层 stratum corneum 252
节制索 moderator band 193
结肠 colon 113
结肠带 colic band 113
结肠袋 haustra of colon 113
结肠右曲（肝曲） right colic flexure 114
结肠左曲（脾曲） left colic flexure 114
结缔组织 connective tissue 15
结间体 internode 37
结节部 pars tuberalis 329
结膜 conjunctiva 243
睫状体 ciliary body 241
睫状突 ciliary processes 241
解剖学姿势 anatomical position 3
界沟 terminal sulcus 103
界嵴 crista terminalis 192
紧密连接 tight junction 12
近侧 proximal 3
近端小管 proximal tubule 148

晶状体 lens 242
精囊 seminal vesicle 164
精索 spermatic cord 163
精索内筋膜 internal spermatic fascia 165
精索外筋膜 external spermatic fascia 165
精原细胞 spermatogonium 158
精子 spermatozoon 160
精子细胞 spermatid 160
颈丛 cervical plexus 278
颈动脉窦 carotid sinus 198
颈动脉小球 carotid glomus 198
颈干 jugular trunk 229
颈阔肌 platysma 79
颈内动脉 internal carotid artery 311
颈内静脉 internal jugular vein 215
颈黏液细胞 mucous neck cell 109
颈膨大 cervical enlargement 260
颈外侧浅淋巴结 superficial lateral cervical lymph nodes 228
颈外侧深淋巴结 deep lateral cervical lymph nodes 229
颈外静脉 external jugular vein 215
颈椎 cervical vertebrae 51
颈总动脉 common carotid artery 198
胫骨 tibia 64
胫骨后肌 tibialis posterior 95
胫骨前肌 tibialis anterior 94
胫后动脉 posterior tibial artery 208
胫前动脉 anterior tibial artery 212
胫神经 tibial nerve 288
静脉 vein 188, 214, 220
静脉瓣 venous valve 214
静脉角 venous angle 214
静脉韧带 venous 115
局部解剖学 topographic anatomy 1
巨噬细胞 macrophage 16
距小腿关节 talocrural joint 68
菌状乳头 fungiform papillae 104

K

抗利尿激素 antidiuretic hormone，ADH 329
颏舌肌 genioglossus muscle 104
颏下淋巴结 submental lymph nodes 228
颗粒层 stratum granulosum 170
颗粒层 stratum granulosum 252
颗粒黄体细胞 granulosa lutein 171
可兴奋膜 excitable membrane 32
空肠 jejunum 111

口唇　oval lips　103
口轮匝肌　orbicularis oris　78
口腔　oral cavity　103
口腔前庭　oral vestibule　103
口咽　oropharynx　107
扣带回　cingulate gyrus　272
库普弗细胞，Kupffer cell　116
髋骨　hip bone　62
髋关节　hip joint　66
眶　orbit　71
阔筋膜张肌　tensor fasciae latae　92

L

阑尾　vermiform appendix　113
阑尾系膜　mesoappendix　182
郎飞结　Ranvier node　37
肋　ribs　55
肋膈隐窝　costodiaphragmatic recess　136
肋弓　costal arch　55
肋骨　costal bone　55
肋间内肌　intercostales interni　82
肋间外肌　intercostales externi　82
肋面　costal surface　129
肋软骨　costal cartilage　55
肋胸膜　costal pleura　135
泪道　lacrimal passage　245
泪器　lacrimal apparatus　244
泪腺　lacrimal gland　244
梨状肌　piriformis　92
连合纤维　commissural fibers　276
连续性毛细血管　continuous capillary　222
联络纤维　association fibers　276
联体双胎　conjoined twins　349
镰状韧带　falciform ligament of liver　115，183
淋巴导管　lymphatic duct　227
淋巴干　lymphatic trunk　226
淋巴管　lymphatic vessel　226
淋巴细胞　lymphocyte　25
淋巴组织　lymphoid tissue　227
菱形肌　rhomboideus　81
菱形窝　rhomboid fossa　264
隆椎　vertebra prominens　52
颅　cranium　69
颅侧　cranial　3
颅后窝　posterior cranial fossa　74
颅前窝　anterior cranial fossa　74
颅中窝　middle cranial fossa　74

卵巢　ovary　168
卵巢动脉　ovarian artery　205
卵巢静脉　ovarian vein　218
卵巢系膜　mesovarium　168
卵巢悬韧带　suspensory ligament of ovary　168
卵黄囊　yolk sac　338
卵裂　cleavage　335
卵裂球　blastomere　335
卵泡刺激素　follicle stimulating hormone，FSH　161
卵泡激素　follicle stimulating hormone，FSH　328
卵泡腔　follicular antrum　170
卵泡细胞　follicular cell　169
卵丘　cumulus oophorus　170
卵圆窝　fossa ovalis　193
轮廓乳头　vallate papillae　104
轮匝肌　orbicular muscle　48
螺旋襞　spiral fold　117
螺旋器　spiral organ，也称 Corti 器　250
滤过屏障　filtration membrane　146
滤泡上皮细胞　follicularepithelialCell　323

M

马尾　cauda equina　260
麦氏点　McBurney point　113
脉管系统　angiological system　188
脉络膜　choroid　241
盲肠　cecum　113
毛细淋巴管　lymphatic capillary　226
毛细血管　capillary　188，221
门管区　portal area　117
门裂　fissure of glottis　127
弥散神经内分泌系统　diffuse neuroendocrine system，DNES　329
迷路　labyrinth　249
迷走神经　vagus nerve　297
泌尿系统　urinary system　142
面静脉　facial vein　214
面神经　facial nerve　295
膜半规管　semicircular ducts　250
膜部　membranous part　167
膜黄体细胞　theca lutein cell　171
膜迷路　membranous labyrinth　250
拇短伸肌　extensor pollicis brevis　90
拇长屈肌　flexor pollicis longus　90
拇长伸肌　extensor pollicis longus　90
拇长伸肌　extensor hallucis longus　94
拇长展肌　abduct or pollicis longus　90

N

男性尿道　male urethra　167
脑　brain　263
脑干　brain stem　263
脑脊液　cerebral spinal fluid　313
脑屏障　brain barrier　314
脑桥　pons　264
脑桥基底部　basilar part of pons　264
脑神经　cranial nerves　290
脑蛛网膜　cerebral arachnoid mater　311
内　internal　3
内侧　medial　3
内侧丘系　medial lemniscus　266
内耳　internal ear　249
内分泌腺　endocrine gland　12
内膜　tunica intima　212
内膜层　theca interna　170
内胚层　endoderm　339
内皮　endothelium　8
内细胞群　inner cell mass　336
内脏大神经　greater splanchnic nerve　300
内脏感觉神经　visceral sensory nerve　303
内脏神经　visceral nerve　258
内脏小神经　lesser splanchnic nerve　300
内脏运动神经　visceral motor nerve　299
内脏运动神经末梢　visceral motor nerve ending　38
尼氏体　Nissl body　32
尿道　urethra　153
尿道括约肌　sphincter of urethra　86
尿道球腺　bulbourethral gland　164
尿囊　allantois　345
尿生殖膈　urogenital diaphragm　86
尿生殖三角　urogenital trigone　178
颞肌　temporalis　78
颞窝　temporal fossa　71
颞下颌关节　temporomandibular joint　76
颞下窝　infratemporal fossa　71
颞叶　temporal lobe　271

P

排卵　ovulation　170
膀胱　urinary bladder　151
膀胱三角　trigone of bladder　152
膀胱子宫陷凹　vesicouterine　183
胚盘　embryonic disk　339
胚泡　blastocyst　335
胚泡腔　blastocyst cavity　336
胚期　embryonic period　332
胚前期　pre-embryonic period　332
胚胎学　embryology　1
胚外体腔　extraembryonic coelom　339
胚外中胚层　extraembryonic mesoderm　339
配子　gamete　332
盆膈　pelvic diaphragm　86
皮肤　skin　252
皮肤线　skin line　252
皮下组织　hypodermis　252
皮质　cortex　258
皮质核束　corticonuclear tract　267, 306
皮质脊髓侧束　lateral corticospinal tract　262
皮质脊髓前束　anterior corticospinal tract　262
皮质脊髓束　corticospinal tract　262, 267, 306
皮质脑桥束　corticopontine tract　267
脾　spleen　232
脾静脉　splenic vein　219
脾肾韧带　splenorenal ligament　183
胼胝体　corpus callosum　271
平滑肌　smooth muscle　31
平滑绒毛膜　smooth chorion　344
屏状核　claustrum　276
破骨细胞　osteoclast　21
浦肯野　Purkinje　195
浦肯野纤维　Purkinje fiber　196

Q

奇静脉　azygos vein　217
脐带　umbilical cord　345
起搏细胞　pacemaker cell　196
气管　trachea　127
气管杈　bifurcation of trachea　127
气管隆嵴　carina of trachea　127
器官　organ　2
髂腹股沟神经　ilioinguinal nerve　285
髂腹下神经　iliohypogastric nerve　285
髂骨　ilium　62
髂嵴　iliac crest　62
髂内动脉　internal iliac artery　208
髂内静脉　internal iliac vein　218
髂外动脉　external iliac artery　208
髂外静脉　external iliac vein　218
髂腰肌　iliopsoas　92
髂总动脉　common iliac artery　205
髂总静脉　common iliac vein　218
前　anterior　3
前角　anterior horn　260

前锯肌　serratus anterior　82
前列腺　prostate　163
前列腺部　prostatic part　167
前室间沟　anterior interventricular groove　191
前索　anterior funiculus　262
前庭　vestibule　249
前庭襞　vestibular fold　127
前庭窗　fenestra vestibule　248
前庭脊髓束　vestibulospinal tract　262
前庭裂　vestibular fold　127
前庭球　bulb of vestibule　177
前庭神经　vestibular nerve　296
前庭蜗器　vestibulocochlearorgan　247
前庭蜗神经　vestibulocochlear nerve　296
前叶　anterior lobe　267
前正中裂　anterior median fissure　260
前纵隔　anterior mediastinum　137
前纵韧带　anterior longitudinal ligament　53
浅　superficial　3
浅筋膜　superficial fascia　48
腔静脉沟　sulcus for vena cava　115
桥粒　desmosome　12
球囊　saccule　250
球囊斑　macula sacculi　250
球旁复合体　juxtaglomerular complex　149
球旁细胞　juxtaglomerular cell　149
球状带　zona glomerulosa　325
躯体神经　somatic nerve　258
躯体运动神经末梢　somatic motor nerve ending　38
去甲肾上腺素能神经元　noradrenergic neuron　34

R

桡侧　radial　3
桡侧腕短伸肌　extensor carpi radialis brevis　90
桡侧腕屈肌　flexor carpi radialis　89
桡侧腕长伸肌　extensor carpi radialis longus　90
桡动脉　radial artery　202
桡骨　radius　59
桡神经　radial nerve　282
桡腕关节　radiocarpal joint　62
人体解剖学　human anatomy　1
人体胚胎学　human embryology　332
韧带　ligament　47
妊娠黄体　corpus luteum of pregnancy　171
绒毛间隙　intervillous space　344
绒毛膜　chorion　344
绒球小结叶　flocculonodular lobe　267
肉膜　dartos coat　164

乳房　mamma　177
乳房悬韧带　suspensory ligament of breast　177
乳糜池　thoracic chyli　227
乳头　mammary papilla　177
乳头层　papillary layer　252
乳头管　papillary duct　145
乳突小房　mastoid cells　249
乳腺　mammary gland　177
乳牙　deciduous teeth　105
乳晕　areola of breast　177
软骨　cartilage　19
软骨细胞　chondrocyte　20
软骨组织　cartilage tissue　20
软脊膜　spinal pia mater　311
软膜　pia mater　311
软脑膜　cerebral pia mater　311

S

腮腺　parotid gland　106
腮腺管　parotid duct　106
三叉丘系　trigeminothalamic tract　266
三叉神经　trigeminal nerve　293
三尖瓣　tricuspid valve　193
三尖瓣复合体　tricuspid valve complex　193
三角肌　deltoid　87
三联体　triad　29
桑椹胚　morula　335
筛骨　ethmoid bone　70
上　superior　3
上部　superior part　110
上颌神经　maxillary nerve　294
上胚层　epiblast　338
上皮组织　epithelial tissue　8
上腔静脉　superior vena cava　214
上腔静脉口　orifice of superior vena cave　192
上丘　superior colliculus　264
上丘脑　epithalamus　271
上矢状窦　superior sagittal sinus　310
上纵隔　superior mediastinum　137
杓状软骨　arytenoid cartilage　125
少突胶质　oligodendroglia　35
少突胶质细胞　oligodendrocyte　35
舌扁桃体　lingual tonsil　104
舌根　root of tongue　103
舌尖　apex of tongue　103
舌乳头　lingual papillae　104
舌体　body of tongue　103
舌系带　lingual frenulum　103

舌下襞 sublingual fold 103
舌下阜 sublingual caruncle 103
舌下神经 hypoglossal nerve 299
舌下腺 sublingual gland 106
舌咽神经 glossopharyngeal nerve 296
射精管 ejaculatory duct 163
深 profundal 3
深筋膜 deep fascia 48
神经 nerve 260
神经板 neural 340
神经垂体 neurohypophysis 326
神经沟 neural groove 340
神经管 neural tube 340
神经核 nucleus 258
神经肌梭 neuromuscular spindle 38
神经胶质 neuroglia 35
神经胶质细胞 neuroglial cell 32, 35
神经节 ganglions 260
神经膜细胞 neurolemmal cell 36
神经末梢 nerve ending 37
神经系统 nervous system 258
神经细胞 nerve cell 32
神经纤维 nerve fiber 36
神经原纤维 neurofibril 33
神经褶 neural fold 340
神经组织 nerve tissue 32
肾 kidney 143
肾大盏 major renal calices 145
肾单位 nephron 145
肾蒂 renal pedicle 143
肾动脉 renal artery 204
肾窦 renal sinus 143
肾筋膜 renal fascia 145
肾静脉 renal vein 218
肾门 renal hilum 143
肾皮质 renal cortex 145
肾乳头 renal papillae 145
肾上腺 suprarenal gland 325
肾上腺静脉 suprarenal vein 218
肾上腺中动脉 middle suprarenal artery 204
肾髓 renal medulla 145
肾小管 renal tubule 148
肾小囊 renal capsule 146
肾小体 renal corpuscle 145
肾小盏 minor renal calices 145
肾盂 renal pelvis 145
肾柱 renal columns 145
肾锥体 renal pyramids 145

升部 ascending part 110
升结肠 ascending colon 114
升压素 vasopressin，VP 329
升主动脉 ascending aorta 198
生精上皮 spermatogenic epithelium 158
生精小管 seminiferous tubule 158
生长激素 growth hormone，GH 327
生殖股神经 genitofemoral nerve 285
生殖系统 genital system 157
声襞 vocal fold 127
施万细胞 Schwann cell 36
十二指肠 duodenum 110
十二指肠大乳头 major duodenal papilla 110
十二指肠空肠曲 duodenojejunal flexure 110
十二指肠悬肌 suspensory muscle of duodenum 110
十二指肠纵襞 longitudinal fold of duodenum 110
食管 esophagus 107
食管静脉丛 esophageal venous 220
矢状面 sagittal plane 4
矢状轴 sagittal axis 4
示指伸肌 extensor indicis 90
视觉传导通路 visual pathway 305
视器 visual organ 239
视区 visual area 276
视神经 optic nerve 292
视神经盘 optic disc 241
视神经乳头 optic papilla 241
视网膜 retina 241
室管膜细胞 ependymal cell 36
室间隔 interventricular septum 195
嗜铬细胞 chromaffin cell 326
嗜碱性粒细胞 basophilic granulocyte 25
嗜染质 chromophil substance 32
嗜酸性粒细胞 eosinophilic granulocyte 25
收肌 abductor hallucis）] 95
收肌管 adductor canal 95
受精 fertilization 333
受精卵 fertilized ovum 335
枢椎 axis 51
梳状肌 pectinate muscles 192
疏松结缔组织 loose connective tissue 15
输胆管道 bile duct 117
输精管 deferent duct 162
输卵管 uterine tube 172
输卵管伞 fimbriae of uterine 172
输尿管 ureter 150
束状带 zona fasciculata 326
树突 dendrite 33

竖脊肌　erector spinae，又称骶棘肌　81
竖毛肌　arrector pilli muscle　253
双极神经元　bipolar neuron　33
水平部　horizontal part　110
水平裂　horizontal fissure　130
水平面　horizontal plane　4
丝状乳头　filiform papillae　104
苏木精　hematoxylin　5
髓质　medulla　258
锁骨　clavicle　57
锁骨下动脉　subclavian artery　200
锁骨下静脉　subclavian vein　216

T

胎膜　fetal membrane　344
胎盘　placenta　344，346
胎盘膜　placental membrane　346
胎盘屏障　placental barrier　346
胎期　fetal period　332
肽能神经元　peptidergic neuron　34
提睾肌　cremaster　165
体蒂　body stalk　339
体节　somite　341
体型　body type　3
体循环　systemic circulation　188
听区　auditory area　276
听小骨　auditory ossicles　249
瞳孔　pupil　240
头臂干　brachiocephalic trunk　198
头臂静脉　brachiocephalic vein　214
头静脉　cephalic vein　217
投射纤维　projection fibers　276
透明层　stratum lucidum　252
透明带　zona pellucida　170
透明带反应　zona reaction　334
透明软骨　hyaline cartilage　20
透射电子显微镜　transmission electron microscope，TEM　5
突触　synapse　34
突触后部　postsynaptic element　34
突触间隙　synaptic cleft　34
突触前部　presynaptic element　34
突起　process　33
蜕膜　decidua　338
臀大肌　gluteus maximus　92
臀上神经　superior gluteal nerve　287
臀下神经　inferior gluteal nerve　288
椭圆囊　utricle　250

椭圆囊斑　macula utriculi　250
唾液腺　salivary gland　106

W

外　external　3
外鼻　external nose　122
外侧　lateral　3
外侧沟　lateral sulcus　271
外侧淋巴结　lateral lymph nodes　229
外侧丘系　lateral lemniscus　266
外侧索　lateral funiculus　262
外耳　external ear　247
外分泌腺　exocrine gland　12
外膜　tunica adventitia　212
外膜层　theca externa　170
外胚层　ectoderm　339
腕骨　carpal bone　59
腕关节　wrist joint　62
腕管　carpal canal　91
网膜孔　omental foramen　182
网膜囊和网膜孔　网膜囊　omental bursa　182
网织红细胞　reticulocyte　24
网状层　reticular layer　252
网状带　zona reticularis　326
网状结构　reticular formation　260
网状纤维　reticular fiber　18
网状组织　reticular tissue　19
微静脉　venule　220
微绒毛　microvillus　11
微循环　microcirculation　223
尾侧　caudal　3
尾骨　coccyx　53
尾状核　caudate nucleus　276
卫星细胞　satellite cell　36
未分化的间充质细胞　undifferentiated mesenchymal cell　17
胃　stomach　108
胃大弯　greater curvature of stomach　108
胃底　fundus of stomach　108
胃底腺　fundic gland　109
胃结肠韧带　gastrocolic ligament　181
胃脾韧带　gastrosplenic ligament　183
胃体　body of stomach　108
胃小弯　lesser curvature of stomach　108
胃右静脉　right gastric vein　219
胃左静脉　left gastric vein　219
蜗窗　fenestra cochleae　248
蜗管　cochlear duct　250

蜗神经　cochlear nerve　296
无髓神经纤维　unmyelinated nerve fiber　37

X

吸收细胞　absorptive cell　111
膝关节　knee joint　67
系统　system　2
细胞　cell　2
细胞间质　intercellular substance　20
细胞连接　cell junction　11
细胞滋养层　cytotrophoblast　339
细段　thin segment　149
下　inferior　3
下颌后静脉　retromandibular vein　214
下颌神经　mandibular nerve　294
下颌体　body of mandible　70
下颌下淋巴结　mastoid lymph nodes　228
下颌下腺　submandibular gland　106
下颌支　ramus of mandible　71
下胚层　hypoblast　338
下腔静脉口　orifice of inferior vena cave　192
下丘　inferior colliculus　264
下丘脑　hypothalamus　270
下矢状窦　inferior sagittal sinus　310
纤毛　cilium　11
纤维层　fibrous layer　49
纤维膜　fibrous membrane　46
纤维囊　fibrous capsule　144
纤维软骨　fibrous cartilage　20
纤维束　fasciculus　260
纤维心包　fibrous pericardium　197
腺垂体　adenohypophysis　326
腺泡　acinus　13
腺上皮　glandular epithelium　12
消化管　digestive canal　102
消化系统　digestive system　100
消化腺　alimentary gland　115
小凹　caveola　31
小肠　small intestine　110
小肠绒毛　intestinal villus　111，112
小肠腺　small intestinal gland　112
小胶质　microglia　35
小胶质细胞　microglia　35
小脑　cerebellum　267
小脑半球　cerebellar hemisphere　267
小脑核　cerebellar nuclei　269
小脑幕　tentorium of cerebellum　310
小脑皮质　cerebellar cortex　268

小脑延髓池　cerebellomedullary cistern　311
小腿三头肌　triceps surae　94
小网膜　lesser omentum　181
小阴唇　lesser lip of pudendum　176
小隐静脉　small saphenous vein　218
小鱼际　hypothenar　90
小圆肌　teres minor　87
小指短屈肌　flexor digiti minimi brevis　95
小指伸肌　extensordigitiminimi　90
小趾展肌　abductor digiti minimi　95
楔束　fasciculus cuneatus　262
楔束结节　cuneate tubercle　264
斜方肌　trapezius muscle　80
斜裂　oblique fissure　130
心　heart　188
心瓣膜　cardiac valve　194
心包　pericardium　197
心包腔　pericardial cavity　197
心传导系统　conduction system of heart　195
心底　cardiac base　190
心肌　cardiac muscle　30
心肌层　myocardium　194
心尖　cardiac apex　190
心力衰竭细胞　heart failure cell　134
心内膜　endocardium　194
心外膜　epicardium　194
心血管系统　cardiovascular system　188
星形胶质　astroglia　35
星形胶质细胞　astrocyte　35
杏仁体　amygdaloid body　276
胸大肌　pectoralis major　82
胸导管　thoracic duct　227
胸骨　sternum　55
胸骨角　sternal angle　55
胸肌淋巴结　pectoral lymph nodes　230
胸肋面　sternocostal surface　190
胸膜　pleura　135
胸膜顶　cupula of pleura　135
胸膜腔　pleural cavity　135
胸腔　thoracic cavity　135
胸锁乳突肌　sternocleidomastoid　79
胸小肌　pectoralis minor　82
胸主动脉　thoracic aorta　203
胸椎　thoracic vertebrae　52
雄激素结合蛋白　androgen binding protein，ABP　161
雄原核　male pronucleus　334
嗅神经　olfactory nerve　290
旋后肌　supinator　90

旋内　medial rotation　47
旋前方肌　pronator quadrates　90
旋前圆肌　pronator teres　89
旋外　lateral rotation　47
血窦　sinusoid　222
血管球　glomerulus　146
血红蛋白　hemoglobin，Hb　24
血浆　plasma　23
血 - 脑屏障　blood-brain barrier　315
血 - 气屏障　blood-air barrier　134
血清　serum　23
血 - 生精小管屏障　blood seminiferous tubule
　barrier　161
血细胞　blood cell　23
血小板　blood platelet　26
血液　blood　23
血液循环　blood circulation　188

Y

牙　teeth　104
牙根　root of tooth　104
牙根管　root canal of tooth　105
牙冠　crown of tooth　104
牙颈　dental neck　104
牙腔　dental cavity　105
牙髓　dental pulp　105
牙质　dentine　105
咽　pharynx　106
咽扁桃体　pharyngeal tonsil　107
咽鼓管　auditory tube　249
咽鼓管咽口　pharyngeal opening of auditory tube　106
咽鼓管圆枕　tubal torus　107
咽峡　isthmus of fauces　103
咽隐窝　pharyngeal recess　107
延髓　medulla oblongata　263
眼　eye　239
眼动脉　ophthalmic artery　245
眼睑　eye lids　243
眼轮匝肌　orbicularis oculi　78
眼球外肌　ocular muscles　245
眼神经　ophthalmic nerve　294
羊膜　amnion　344
羊膜囊　amnion　339
羊膜腔　amniotic cavity　339
腰骶膨大　lumbosacral enlargement　260
腰方肌　quadratus lumborum　84
腰淋巴结　lumbar lymph nodes　231
腰椎　lumbar vertebrae　52

咬肌　masseter　78
叶状乳头　foliate papillae　104
腋动脉　axillary artery　202
腋淋巴结　axillary lymph nodes　229
腋神经　axillary nerve　283
腋窝　axillary cavity　90
伊红　eosin　5
胰　pancreas　118
胰岛　pancreas islet　118
胰管　pancreatic duct　118
胰体　body of pancreas　118
胰头　head of pancreas　118
胰尾　tail of pancreas　118
移行细胞　transitional cell　196
乙状窦　sigmoid sinus　310
乙状结肠　sigmoid colon　114
乙状结肠系膜　sigmoid mesocolon　183
异常　abnormal　3
翼点　pterion　71
翼内肌　medial pterygoid　78
翼外肌　lateral pterygoid　78
阴部神经　pudendal nerve　288
阴道　vagina　176
阴道前庭　vaginal vestibule　177
阴道穹　fornix of vagina　176
阴蒂　clitoris　177
阴阜　mons pubis　176
阴茎　penis　165
阴茎包皮　prepuce　166
阴囊　scrotum　164
蚓状肌　lumbricales　95
硬脊膜　spinal dura mater　309
硬膜外隙　epidural space　309
硬脑膜　cerebral dura mater　309
硬脑膜窦　sinuses of dura mater　310
硬脑膜窦　sinuses of duramater　214
幽门　pylorus　108
幽门瓣　pyloric valve　109
幽门部　pyloric part　108
幽门窦　pyloric antrum　108
幽门管　pyloric canal　108
幽门腺　pyloric gland　109
游离神经末梢　free nerve ending　37
有被囊神经末梢　encapsulate nerve ending　37
有孔毛细血管　fenestrated capillary　222
有髓神经纤维　myelinated nerve fiber　36
右房室口　right atrioventricular orifice　192
右肺动脉　right pulmonary artery　198

右冠状动脉　right coronary artery　196
右淋巴导管　right lymphatic duct　227
右心耳　right auricle　192
右心房　right atrium　192
右心室　rightventricle　193
釉质　enamel　105
鱼际　thenar　90
原肠胚　gastrula　341
原始卵泡　primordial follicle　169
原条　primitive streak　339
远侧　distal　3
远侧部　pars distalis　327
远端小管　distal tubule　149
月经黄体　corpus luteum of menstruation　171
运动（下行）传导通路［motor（descending）pathway］　303
运动神经末梢　motor nerve ending　38
运动神经元　motor neuron　33

Z

脏腹膜　visceral peritoneum　179
脏面　visceral surface　115
脏胸膜　visceral pleura　135
造血干细胞　hemopoietic stem cell　26
造血祖细胞　hemopoietic progenitor　26
展肌　abductor hallucis　95
展神经　abducent nerve　295
长骨　long bone　44
长肌　long muscle　47
长屈肌　flexor hallucis longus　95
长收肌　adductor longus　93
掌骨　metacarpal bone　59
掌浅弓　superficial palmar arch　203
掌深弓　deep palmar arch　203
掌长肌　palmaris longus　89
着床　imbed　336
真皮　dermis　252
砧骨　incus　249
枕额肌　occipitofrontal　78
枕骨　occipital bone　70
枕叶　occipital lobe　271
正中神经　median nerve　281
支持细胞　sustentacular cell　161
支气管肺段　bronchopulmonary segments　130
支气管肺淋巴结　bronchopulmonary lymph nodes　230
支气管树　bronchial tree　130
脂肪囊　fatty renal capsule　144
脂肪细胞　fat cell　17
脂肪组织　adipose tissue　18
直肠　rectum　114
直肠横襞　transverse folds rectum　114
直肠壶腹　ampulla of rectum　114
直肠静脉丛　rectal venous plexus　220
直肠膀胱陷凹　rectovesical pouch　183
直肠子宫陷凹　rectouterine pouch　183
直窦　straight sinus　310
直精小管　tubulus rectus　162
植入　implantation　336
跖骨　metatarsal bones　65
指（趾）甲　nail　254
指骨　phalanges of fingers　59
指浅屈肌　flexor digitorum superficialis muscle　90
指伸肌　extensor digitorum　90
指深屈肌　flexor disitorum profundus　90
趾短屈肌　flexor digitorum brevis　95
趾短伸肌　extensor digitorum brevis　95
趾骨　phalanges of toes　65
趾长屈肌　flexor digitorum longus　95
趾长伸肌　extensordigitorumlongus　94
质膜内褶　plasma membrane infolding　12
致密斑　macula densa　149
致密结缔组织　dense connective tissue　18
中耳　middle ear　248
中间部　pars intermedia　328
中间连接　intermediate junction　12
中间神经元　interneuron　33
中静脉　medium-sized vein　221
中膜　tunica media　212
中脑　midbrain　264
中胚层　mesoderm　339
中枢神经系统　central nervous system，CNS　258
中枢突　central process　34
中性粒细胞　neutrophilic granulocyte　25
中央凹　fovea centralis　241
中央沟　central sulcus　271
中央管　central canal　260
中央后回　postcentral gyrus　272
中央静脉　central vein　116
中央淋巴结　central lymph nodes　230
中央旁小叶　paracentral lobule　272
中央前回　precentral gyrus　272
中央乳糜管　central lacteal　112
中纵隔　middle mediastinum　137
终池　terminal cistern　311
终池　terminal cisterna　29
终丝　filum terminale　260

周围神经系统　peripheral nervous system　258
周围神经系统　peripheral nervous system，PNS　278
周围突　peripheral process　34
轴突　axon　33
肘关节　elbow joint　60
肘窝　cubital fossa　91
肘正中静脉　median cubital vein　217
蛛网膜　arachnoid mater　311
蛛网膜粒　arachnoid granulations　311
蛛网膜下池　subarachnoid cisterns　311
蛛网膜下隙　subarachnoid space　311
主动脉　aorta　198
主动脉瓣　aortic valva　194
主动脉弓　aortic arch　198
主动脉口　aortic orifice　194
主细胞　chief cell　109
主支气管　principal bronchus　128
椎动脉　vertebral artery　312
椎弓　vertebral arch　51
椎骨　vertebrae　51
椎管　vertebral canal　51
椎间盘　intervertebral discs　53
椎孔　vertebral foramen　51
椎内静脉丛　internal vertebral plexus　218
椎旁神经节　paravertebral ganglia　299
椎前神经节　prevertebral ganglia　299
椎体　vertebral body　51
椎外静脉丛　external vertebral plexus　218
锥体　pyramid　263
锥体交叉　decussation of pyramid　263
锥体束　pyramidal tract　266，306
锥体外系　extrapyramidal system　308
锥体系　pyramidal system　306

滋养层　trophoblast　336
子宫肌层　myometrium　174
子宫颈　neck of uterus　173
子宫阔韧带　broad ligament of uterus　173
子宫内膜　endometrium　174
子宫腔　cavity of uterus　173
子宫体　body of uterus　173
子宫外膜　perimetrium　174
子宫峡　isthmus of uterus　173
子宫圆韧带　round ligament of uterus　173
子宫主韧带　cardinal ligament of uterus　174
自主神经　autonomic nerve　299
纵隔　mediastinum　137
纵隔面　mediastinal surface　130
纵隔前淋巴结　anterior mediastinal lymph nodes　230
纵隔胸膜　mediastinal pleura　135
纵切面　longitudinal section　4
足背动脉　dorsal artery of foot　212
足底方肌　quadratus plantae　95
足弓　arches of foot　69
组织　tissue　2
组织细胞　histocyte　16
组织学　histology　1
左房室口　left atrioventricular orifice　194
左肺动脉　left pulmonary artery　198
左肺小舌　lingula of left lung　130
左冠状动脉　left coronary artery　196
左心耳　left auricle　194
左心室　left ventricle　194
左右三角韧带　left and right triangular　183
坐骨　ischium　63
坐骨神经　sciatic nerve　288

参考文献

1. 于恩华，李静平. 人体解剖学. 3版. 北京：北京大学医学出版社出版社，2008.
2. 高秀来. 人体解剖学. 2版. 北京：北京大学医学出版社，2009.
3. 唐军民，高俊玲，白咸勇. 组织学与胚胎学. 3版. 北京：北京大学医学出版社，2008.
4. 窦肇华，吴建清. 人体解剖与组织胚胎学. 7版. 北京：人民卫生出版社. 2014.
5. 郭兴，刘伏祥，韩利军. 人体解剖学. 2版. 西安：世界图书出版公司. 2011.
6. 曹述铁，刘求梅. 人体解剖学. 西安：世界图书出版公司，2010.
7. 曹述铁，易德宝，周国兴. 人体解剖学. 河南：河南科学技术出版社，2007.
8. 徐凤生，艾晓清，王喜梅. 人体解剖学与组织胚胎学. 北京：北京大学医学出版社，2011.